Chiari 畸形

The Chiari Malformations

原　著　［美］R. Shane Tubbs

　　　　［土］Mehmet Turgu

　　　　［美］W. Jerry Oakest

主　译　郭付有　赵洪洋

副主译　刘献志　徐建国　刘　勇

　　　　张文川　闫东明

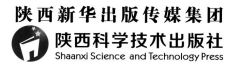

陕西新华出版传媒集团

陕西科学技术出版社

Shaanxi Science and Technology Press

———— 西　安 ————

图书在版编目（CIP）数据

Chiari 畸形／（美）沙恩·塔布斯，（土）梅赫梅特
·图尔古特，（美）杰里·奥克斯著；郭付有，赵洪洋主
译. — 西安：陕西科学技术出版社，2022.3
　书名原文：The Chiari Malformations
　ISBN 978-7-5369-8350-2

　Ⅰ. ①C… Ⅱ. ①沙… ②梅… ③杰… ④郭… ⑤赵…
Ⅲ. ①神经外科手术 Ⅳ. ①R651

中国版本图书馆 CIP 数据核字（2022）第 034809 号

著作权合同登记号：25-2022-008

First published in English under the title
The Chiari Malformations（2nd Ed.）
edited by R. Shane Tubbs, Mehmet Turgut and W. Jerry Oakes
Copyright © Springer Nature Switzerland AG, 2020
This edition has been translated and published under licence from
Springer Nature Switzerland AG.

Chiari 畸形

郭付有　赵洪洋　主译

策　　划	曹高腾
责任编辑	高　曼
封面设计	段成凤

出 版 者	陕西新华出版传媒集团　陕西科学技术出版社
	西安市曲江新区登高路 1388 号陕西新华出版传媒产业大厦 B 座
	电话（029）81205187　传真（029）81205155　邮编 710061
	http://www.snstp.com
发 行 者	陕西新华出版传媒集团　陕西科学技术出版社
	电话（029）81205180 81206809
印　　刷	西安瀚墨印务有限责任公司
规　　格	889mm×1194mm　1/16
印　　张	25.5
字　　数	660 千字
版　　次	2022 年 3 月第 1 版
	2022 年 3 月第 1 次印刷
书　　号	ISBN 978-7-5369-8350-2
定　　价	298.00 元

译者名单

主　　译　　郭付有　　郑州大学第一附属医院

　　　　　　赵洪洋　　华中科技大学同济医学院附属协和医院

副 主 译　　刘献志　　郑州大学第一附属医院

　　　　　　徐建国　　四川大学华西医院

　　　　　　刘　勇　　清华大学玉泉医院

　　　　　　张文川　　上海交通大学医学院附属第九人民医院

　　　　　　闫东明　　郑州大学第一附属医院

译　　者　（按姓氏笔画排序）

　　　　　　王　蒙　　郑州大学第一附属医院

　　　　　　左玉超　　郑州大学第一附属医院

　　　　　　孙红卫　　郑州大学第一附属医院

　　　　　　朱文德　　华中科技大学同济医学院附属协和医院

　　　　　　刘学友　　郑州大学第一附属医院

　　　　　　刘智强　　福建三博福能脑科医院

　　　　　　宋来君　　郑州大学第一附属医院

　　　　　　汪　磊　　华中科技大学同济医学院附属协和医院

　　　　　　陈海锋　　四川大学华西医院

　　　　　　李　昊　　清华大学玉泉医院

　　　　　　李治华　　郑州大学基础医学院

　　　　　　陈　曦　　郑州大学附属中心医院/郑州市中心医院

　　　　　　肖文天　　上海交通大学医学院附属第九人民医院

　　　　　　林志雄　　首都医科大学三博脑科医院

　　　　　　周迎春　　华中科技大学同济医学院附属协和医院

　　　　　　胡　岩　　郑州大学第一附属医院

　　　　　　赵培超　　郑州大学第一附属医院

　　　　　　娄永利　　郑州大学附属中心医院/郑州市中心医院

　　　　　　徐　滨　　北京中医药大学东直门医院

　　　　　　陶晓刚　　郑州大学第一附属医院

主译简介

郭付有

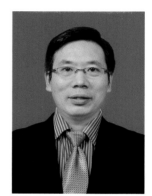

郭付有教授,主任医师,留美归国学者,博士生导师。就职于郑州大学第一附属医院神经外科,国家重点研发项目课题负责人,河南省神经系统畸形国际联合实验室主任。中华人民共和国教育部学位论文评议专家,河南省、浙江省、广东省、江西省、河北省等科技成果评审专家。SCI 杂志 *Neurocritical Care*、*Aging-US*、*Cancer Biology & Medicine*、*Neurotoxicity Research*、*Orphanet Journal of Rare Diseases* 等评审专家。中国医师协会神经外科医师住培/专培全国督导专家。

2005 年博士研究生毕业于四川大学,获临床技能型博士学位,2007—2008 年在美国密歇根大学进行博士后研究。现任中国抗癌协会脑肿瘤热疗和分子病理临床转化委员会主任委员,中华医学会神经外科分会功能神经外科全国委员,河南省医学会神经外科分会青年委员会第一副主任委员。

从事神经外科临床工作 20 余年。每年独立手术治疗各种颅内肿瘤、脊髓肿瘤、脑血管病、功能神经外科疾病及各种先天畸形 600 例以上,术后并发症少,远期随访效果好。擅长各种颅内肿瘤包括功能区胶质瘤、颅底肿瘤尤其岩斜区肿瘤、脑干肿瘤、海绵窦肿瘤等各种高难度肿瘤的显微外科治疗;对小儿各种颅内肿瘤尤其是颅咽管瘤积累了大量的显微手术治疗经验;率先在河南省独立开展各种复杂颅颈交界畸形的微创减压+钉棒内固定手术,尤其精于 Chiari 畸形合并脊髓空洞的手术治疗,已积累样本近 1000 例手术经验;对各种出血性脑血管病(如动脉瘤夹闭术及 Moyamoya 病架桥术)亦有一定造诣;擅长各种功能神经外科的手术,如面肌痉挛和三叉神经痛微血管减压,近年来在郑州大学第一附属医院率先开展三叉神经痛的球囊压迫术治疗技术,具有精准微创、安全有效特点。

近年来以第一作者和通讯作者在国际 SCI 杂志发表学术论文 40 余篇,其中包括 *Annals of Neurology*、*Neurology*、*Translational Stroke Research*、*Journal of Molecular Neuroscience*、*Neuroscience*、*FASEB Journal* 等。主持国家重点研发项目、国家自然科学基金和省部级课题 4 项,获河南省医学科学科技进步一等奖 2 项,获中华人民共和国实用新型专利 1 项。培养研究生 10 余名。

赵洪洋

二级教授,主任医师,硕士、博士研究生导师。2003 年获德国萨尔州立大学医学博士,曾任华中科技大学同济医学院附属协和医院神经外科主任、伽玛刀治疗研究中心主任、外科副主任。

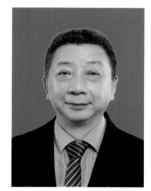

擅长显微神经外科(各种颅内、椎管内肿瘤和血管畸形、动脉瘤)手术;腰椎间盘突出的微创手术;立体定向手术;立体定向放射神经外科(颅内各种肿瘤,血管畸形,眼、口腔、鼻咽肿瘤,帕金森病,三叉神经痛)手术。特别擅长脊髓和颅颈交界区肿瘤、颅咽管瘤治疗。

近年开展新技术、新业务,其中原发性三叉神经痛的伽马刀双靶点治疗和延颈髓髓内肿瘤的显微外科技术分别获华中科技大学武汉协和医院新技术、新业务二等奖。多维度联合术式治疗复杂 Chiari 畸形(2017—2018)和两端相向汇聚法显微外科切除大型、巨大型听神经瘤分别获华中科技大学武汉协和医院新技术、新业务三等奖。

学术任职:湖北省神经外科学会主任委员、湖北省第一届神经外科医师协会主任委员、世界华人神经外科学会委员、中国卫健委继教中心颅底外科委员会主任委员、湖北省脑血管病防治协会副会长、中国精准放疗学会常务委员、中国神经外科医师协会委员(两届)、湖北省神经电生理学会名誉会长。国家及省部级基金项目及科技奖评委,教育部科技奖评委,教育部长江学者和特聘教授评委。《中国临床神经外科杂志》副主编、*Neurocritical Care* 编委、*Stem cell research & therapy* 审稿人、《中华外科杂志》特约通讯编委、《中华神经外科杂志》编委、《中华神经外科杂志(外文版)》编委、《中华神经医学杂志》编委、《中华神经康复杂志》编委、《立体定向和功能性神经外科杂志》编委、《临床外科杂志》编委、《临床神经外科杂志》编委、《中国耳鼻咽喉颅底外科杂志》编委、《卒中与神经疾病杂志》编委、《华中科技大学学报(医学版)》编委。

荣誉任职:湖北省有突出贡献中青年专家,湖北省医疗保健专家,湖北省医学司法鉴定委员会委员。

国外任职:德国萨尔州立大学客聘教授。

获湖北省科技进步二等奖 4 项,中国人民武装警察部队科技进步二等奖 1 项,湖北省卫生科技成果一等奖 1 项,云南省卫生科技成果二等奖 1 项。获国家专利 2 项,获国家自然科学基金及省部级课题 10 项。主编专著《神经外科学新进展》《颅底显微神经外科》《神经外科手术难点和要点》3 部,副主编专著《鞍区神经外科学》1 部,参编专著 15 部,主译专著《萨米伊神经外科精要》1 部。在国内外期刊已发表论文 200 余篇,其中第一作者和通讯作者论文 100 余篇,SCI 收录 50 余篇。

中文版序言

  Chiari 畸形(Chiari malformation，CM)也称小脑扁桃体下疝畸形，常合并脊髓空洞，是神经外科最常见的先天畸形之一。但 Chiari 畸形的确切发病机制仍不清楚，临床治疗尚不规范，基础研究相当薄弱，而且至今国内尚未出版有关 Chiari 畸形的临床专著。

  《Chiari 畸形》是一部由德国著名的施普林格出版社于 2020 年出版的关于 Chiari 畸形的国际权威专著，该书由美国杜兰大学医学院 R. Shane Tubbs 教授主编，全书分 52 章 236 节，共 890 千字，不少章节配有精美彩图，图文并茂，内容丰富。该书首次由郑州大学第一附属医院神经外科郭付有教授和华中科技大学同济医学院附属协和医院神经外科赵洪洋教授联合领衔，全面、系统、科学地翻译了有关 Chiari 畸形的胚胎发育、病理生理、基因遗传、解剖异常、影像学特征，以及儿童和成人 Chiari 畸形的手术治疗、并发症预防等。该书最大特点如下：①临床紧密结合基础，不仅包含 Chiari 畸形的深度基础研究，而且对不同类型、不同年龄及合并骨质异常的复杂 Chiari 畸形的手术规范治疗也进行了详细地权威描述；②书中图文并茂，图片生动直观，可读性强，尤其是精美绝伦的术中照片更具有临床指导价值；③适合国内不同读者的个体化需要，如该书的最后部分添加了有关 Chiari 畸形的动物实验研究及研究进展，不仅为临床医师打开了眼界，而且特别适合研究生科研参考，为深入研究 Chiari 畸形的病理生理变化及临床治疗 Chiari 畸形提供了坚实的理论基础。

  我们还非常荣幸邀请到刘献志教授、徐建国教授、刘勇教授、林志雄教授、张文川教授、宋来君教授、闫东明教授、周迎春教授等国内多位有关 Chiari 畸形的临床大家亲自翻译、指导并审校，既忠实地表达了原著者的临床诊治思路，又使用了通俗易懂的翻译方式，书中图表齐全，便于广大读者学习记忆，可以为 Chiari 畸形的规范治疗提供一定帮助。

  本书是编译团队集体辛勤劳动的结晶，由于时间仓促及翻译水平有限，难免存在差错或不足，真诚希望大家不吝赐教，我们将虚心学习、改进。

2021 年 2 月

原著序言

在过去的半个世纪中，儿童和成人 Chiari 畸形一直是一个备受争议的学术主题。现如今，随着磁共振成像的频繁使用，Chiari 畸形愈发常见。从单纯颅颈减压术到后颅窝减压术伴硬膜成形术和小脑扁桃体切除术，手术治疗的最佳选择更具争议性。

自第一版 Chiari 畸形出版以来，我们已经确定了更多需要讨论的主题。本书章节中包括了以下主题：胚胎学和解剖学、腹侧压迫、颅缝、诊断、高级成像、良性 Chiari 畸形处理、实验模型，以及预测和治疗分析。本书新增加了 20 个章节的相关话题。与第一版相同，本书也纳入了这一领域领军人物的相关章节。希望本书对于广大神经学家和临床医生有所裨益。

R. Shane Tubbs

Mehmet Turgut

W. Jerry Oakes

原著前言

尽管美国国立卫生研究院(National Institutes of Health,NIH)网站的遗传与罕见病信息中心(Genetic and Rare Diseases Information Center,GARD)依然收录以 Hans Chiari 命名的脑畸形,但目前认为,小脑扁桃体低位是一种常见的、与年龄相关的解剖异常,长期以来一直是 Chiari 畸形 I 型的病理特征。本书首次出版后公布了上述及其他观察结果,为相关的诊断和治疗争议提供了支持,这些争议(对病理、何时治疗、如何治疗的考量)涉及解剖和临床特征的组合。从 20 世纪至今,对后脑疝的诊断和手术治疗已经从探索性研究转向分析性研究。

与其他儿科神经外科学科相似,一批智慧的年轻神经外科医生发现并发展了 Chiari 领域,这些先驱和专家认为儿童应有自己的外科专家,并对各领域学科及其外科管理进行分类和界定。

随着新一代专业人士的出现,该领域也进入了一个科学、质量改进和技术的时代。在此背景下,我们通过循证医学的视角审视及分析那些过去的观察和假设,利用不断快速发展的技术来解决诊断和手术难题,使用科学方法揭示病理生理学的原理。

除此以外,我们还需要不断获取相关知识,以及专业人士的帮助。因此,Chiari 的研究中纳入了基础科学、生物统计学、流行病学、遗传学、工程学和其他领域的专家,以及儿科神经外科医生,他们中的一些人接受过其他培训,多数在本书中将会予以介绍。最终形成了一本综合性的书籍(第二版),全书共五十二章,集结解剖学、生理学、放射学、临床和外科的新老权威专家,对 Chiari 畸形和相关疾病的历史、现状和前景进行了报告。

Bermans J. Iskandar

神经外科医学博士

美国威斯康星大学麦迪逊分校小儿神经外科

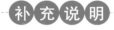

本书所有的参考文献条目已上传至网络,有需要的读者可自行扫码查阅。

目 录
CONTENTS

第一章　Chiari 畸形的历史

R. Shane Tubbs，Mehmet Turgut，W. Jerry Oakes

第一节　后脑疝的早期描述

虽然与脊柱裂相关的后脑疝直到 19 世纪末才进行了彻底的研究,但其实在早期文献中已经发现了罕见的报道。例如,在 1641 年出版的《医学观察》中,荷兰著名内科医生和解剖学家 Nicolaes Tulp（1593—1674）（图 1.1）描述了一个脊髓发育不良的个体,可能指的是后脑疝[1,2]。1829 年,法国巴黎的病理学家和解剖学家 Jean Cruveilhier（1791—1874）（图 1.2）也描述了一名出生时患有脊髓脊膜膨出的患者:"相当大的颈部膨出包块含有延髓和相应的小脑部分,小脑被拉长并覆盖在第四脑室,第四脑室本身也被扩大和拉长"[3]。Cruveilhier 所描述的病例被称为 Chiari 畸形 II 型。然而,Cruveilhier 对这种畸形的描述比 Arnold 和 Chiari 明确描述它的时间早了 55 年。事实上,有些人用"Cruveilhier-Cleland-Chiari 畸形"来描述这类后脑疝患者[3]。John Cleland 于 1883 年发表了关于脊柱裂的文章[4]。Cruveilhier 描述的是一个患有脊髓脊膜膨出的儿童,该病患死于继发于脑膜炎的脓毒症[3]。他对尸检的描述揭示了脊柱裂的骨质异常和相关的脊髓分叉畸形,以及后颅窝和小脑的变异,现在被称为 Chiari 畸形 II 型。Cruveilhier 注意到另外两个有类似发现的病例,这使他得出结论:脊柱裂继发于发育异常。Cruveilhier 的进一步观察显示,这些临床病例涉及一个覆盖脊髓脊膜膨出的囊。在囊被打开之前,孩子不会发生相关的危险。当囊被刺穿时,孩子最终会出现以下一种或多种症状:发烧、抽搐、感染、截瘫、败血症和癫痫发作,死亡通常发生在几个小时到几天内。

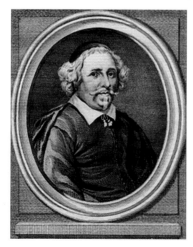

图 1.1　Nicolaes Tulp

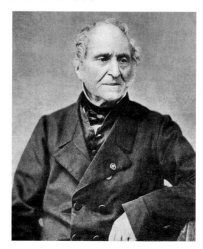

图 1.2　Jean Cruveilhier

可能是 Theodor Langhans(图 1.3)第一次描述了没有脊髓发育不良的后脑疝,也就是后来被称为 Chiari 畸形 Ⅰ 型的情况,称之为"锥体肿瘤"。Langhans 于 1839 年 9 月 28 日出生于德国拿骚的布辛根,在哥廷根师从 Henle,在柏林师从 von Recklinghausen[5]。他也是 Virchow(图 1.4)、Trauber 和 Frerichs[6] 的学生。他担任 von Recklinghausen 的助理直到 1867 年[6],后来在吉森被任命为正教授,于 1872 年移居瑞士,在那里他接替 Klebs 被任命为伯尔尼病理解剖学教授系主任。Langhans 与内科医生 Sahli 和外科医生 Kocher 组成了三巨头,这使得伯尔尼的医学院闻名于世[7]。

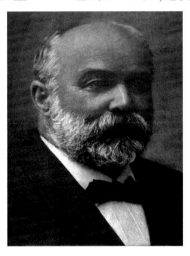

图 1.3　Theodor Langhans

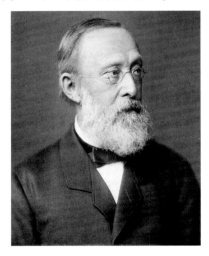

图 1.4　Rudolph Virchow

在 1881 年发表的《脊髓空洞的形成是血流受阻的结果》一文中,Langhans 提出了许多远远领先于他那个时代的观察结果和假说[8]。例如,他推测枕骨大孔处的病理导致了脊髓空洞的形成[9]。

以下是 Langhans 的这篇文章中的摘录[8]:

"在这个案例中,我第一次注意到,在小脑腔改变后,有必要寻找脊髓中的空洞形成,我找不到压力增加的原因;但上方对脑桥和延髓的巨大压力确实是显而易见的。解剖小脑时,除两个扁桃体有明显的发育外,没有显著的异常,扁桃体以两个对称的锥体肿瘤的形式向下突出,并将延髓向前推进,几乎成直角"。

"根据我的观察,空洞的形成与中枢神经系统的其他变化有关,更具体地说,与小脑腔的变化有关,这肯定在很大程度上阻碍了血液循环。小脑腔内压力的增加会阻碍或极大地阻碍血液和脑脊液的外流"。"在所有情况下,脊髓的腹侧部分都会受到影响,就算存在背部受影响情况,也只占一小部分。这些空洞不是始于延髓,也不是始于延髓根部或者脊髓上部 1~2 cm 的位置"。

"中央管的延伸方向是恒定地向一侧和向后延伸。在我看来,决定这一点的因素是白质的一致性。空腔的形成始于小脑腔中的压力增加最高的地方,因此,空洞只能出现在压力较低的区域"。

"根据我的理论,空洞扩张比中央管扩展更有可能发生,因为背部空洞的发展遇到的阻力比中央管小[8]"。

这些描述很引人注目,有几个原因:首先,Langhans 首先描述了病理性扁桃体异位,并假设这种枕骨大孔处的梗阻导致脊髓空洞的形成;其次,Langhans 清楚地认识到脊髓空洞通常不包括颈髓的第一段这一事实[8];最后,Langhans 意识到,脊髓内的液体积聚可以通过中央管的扩张或该区域之外的扩张发生。

Hans Chiari 最令人难忘的研究是他在 1891 年发表的论文《大脑脑积水引起的小脑变化》,这篇论文对现在认为的 Chiari 畸形进行了描述[10-13]。Chiari(图 1.5)于 1851 年 11 月 4 日出生于维也纳。Chiari 出身于一个医生家庭,他的父亲 Johann Baptist Chiari(1817—1854)被认为是研究泌乳素瘤的专家[10]。Chiari 在维也纳学习医学,在维也纳病理研究所协助当时最受尊敬的病理学家之一 Karl Rokitansky(1804—1878)。Chiari 受聘为维也纳研究所的教授,该研究所以其在 Rokitansky 领导下的学科和研究而闻名。1875 年,Chiari 完成医学院学业,同时 Rokitansky 退休。Richard Ladislaus Heschl(1824—1881)接替 Rokitansky 担任维也纳病理解剖系主任,Chiari 一直协助他,直到 1881 年 Heschl 去世。1878 年,Chiari 在维也纳获得病理解剖学资格,4 年后,他在布拉格的德国大学时成名。再一年后,他被任命为布拉格病理解剖博物馆的教授兼馆长[10]。

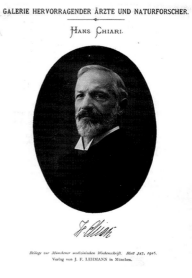

图 1.5　Hans Chiari

Chiari 的大部分成就都是在布拉格期间取得的。例如,在 1877 年,Chiari 被认为是第一个描述绒毛膜癌特征的人[10]。1899 年,Chiari 与英国内科医生 George Budd(1808—1882)一起提出了肝静脉血栓形成的临床和病理学解释,即所谓的 Budd-Chiari 综合征[10]。在 Chiari 之前,这种综合征已经被描述过,但从未在任何程度上得到解释。Chiari 还有很多其他成就。Chiari 研究了颈动脉斑块和血栓形成之间的关系。Chiari 的名字也与异物摄入或枪伤后的主动脉食道瘘相关的症状有关。1883 年,Chiari 在 X 射线照相术出现前,描述了第 1 例也是唯一 1 例创伤性气颅畸形的真实病例。他在 1 例鼻漏后死于脑膜炎的患者中证实了额叶气泡和筛窦之间的瘘管联系,从而首次提出了一种在这种情况下解释脑膜炎的机制。有趣的是,Chiari 认为打喷嚏是导致这种疾病的一个诱因。Chiari 还为垂体瘤的观察做出了重大贡献,并在 1912 年开发了一种新的经鼻入路方法用以治疗垂体病变[14]。值得注意的是,Schloffer 首先在奥地利因斯布鲁克进行了经蝶窦垂体手术,他从布拉格 Chiari 获得的标本中检查了垂体腺瘤。1888 年,Chiari 观察到脊髓空洞通常与脊髓中央管相通。这项研究于 1891 年发表于《德国医学周刊》,后来在 1896 年《先天性脑积水对小脑、脑桥和延髓的影响》(图 1.6)一书中,Chiari 首次发表关于后脑畸形的相关研究(图 1.7)。他首次描述了 Chiari 畸形Ⅰ型,患者是一名 17 岁的女性,死于伤寒,患有脑积水,但没有与小脑或延髓相关的症状。她的畸形被描述为“小脑扁桃体呈钉状延长,小脑下内侧分成两个锥形突起,伴随着延髓进入椎管”,并挤压延髓[15]。

ÜBER

VERÄNDERUNGEN DES KLEINHIRNS, DES PONS UND DER MEDULLA OBLONGATA

IN FOLGE VON

CONGENITALER HYDROCEPHALIE DES GROSSHIRNS

VON

DR. H. CHIARI,

PROFESSOR DER PATHOLOGISCHEN ANATOMIE AN DER DEUTSCHEN UNIVERSITÄT IN PRAG.

(Mit 8 Tafeln.)

VORGELEGT IN DER SITZUNG VOM 7. FEBRUAR 1895.

In der folgenden Abhandlung will ich die Resultate einer über mehrere Jahre ausgedehnten, systematischen Untersuchung vorlegen, welche sich mit dem Studium der Veränderungen der Lage, der Architektur und der Textur des Kleinhirns, des Pons und der Medulla oblongata beschäftigte, insoweit solche Veränderungen durch congenitale Hydrocephalie des Grosshirns hervorgerufen werden können.

Wie ich schon seinerzeit in einer vorläufigen Mittheilung über dieses Thema[1] zu bemerken Gelegenheit hatte, haben diese Veränderungen bis jetzt eigentlich gar keine Berücksichtigung erfahren. Doch aber erscheinen sie mir von grossem Interesse, und zwar einerseits deswegen, weil dadurch gezeigt wird, wie bedeutend die Gebilde des Hinter- und Nachhirns durch congenitale Hydrocephalie des Grosshirns in ihrer Entwicklung beeinflusst werden können, andererseits aber auch aus dem Grunde, weil damit vielleicht in manchen Fällen von Hydrocephalie etwaige klinische Erscheinungen seitens des Pons, der Medulla oblongata oder auch des Kleinhirns ihre Erklärung finden könnten.

In meiner vorläufigen Mittheilung zählte ich drei Typen von Veränderungen auf, nämlich

I. Die Verlängerung der Tonsillen und der medialsten Theile der Lobi inferiores des Kleinhirns zu zapfenförmigen Fortsätzen, welche die Medulla oblongata in den Wirbelcanal begleiten,
II. Die Verlagerung von Theilen des Kleinhirns in den erweiterten Wirbelcanal innerhalb des verlängerten, in den Wirbelcanal hineinreichenden vierten Ventrikels und
III. Die Einlagerung nahezu des ganzen, selbst hydrocephalischen Kleinhirns in eine Spina bifida cervicalis.

Ich illustrirte diese drei Typen damals durch einzelne Beispiele.

[1] Über Veränderungen des Kleinhirns in Folge von Hydrocephalie des Grosshirns. Deutsche med. Wochenschr. 1891, Nr. 42.

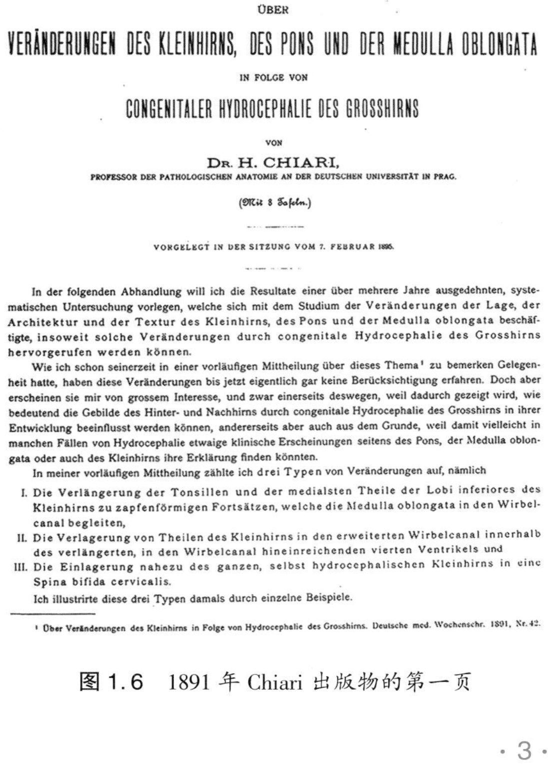

图 1.6　1891 年 Chiari 出版物的第一页

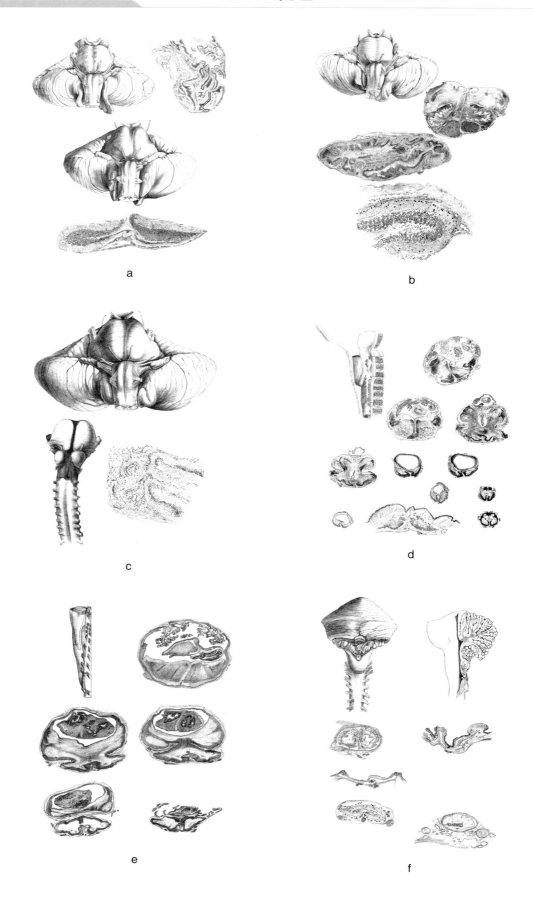

a

b

c

d

e

f

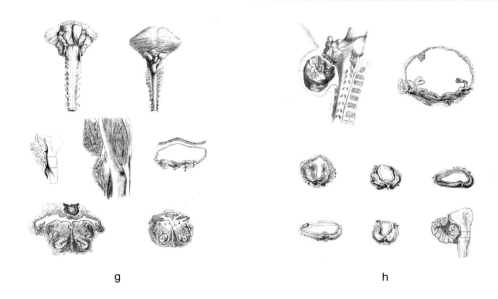

图 1.7 Chiari 畸形(a~h 是从 Chiari 对后脑疝的描述中得到的图纸,记录了尸检中的发现,这些发现在今天以"Chiari 畸形"广为人知)

对于 Chiari 畸形,Chiari 根据自己的研究发表了以下评论:

"在这篇文章中,我将讨论我的广泛而系统的研究结果,这项研究持续了几年,目的是观察小脑、脑桥和延髓的结构和质地变化,这种改变可能是先天性脑积水的继发性改变。"

"正如我在关于这个话题的初步纪录[11]中提到的那样,这种变化在过去很少受到关注。然而,我对它们非常感兴趣,因为它们显示了先天性脑积水对后脑和后脑的发育演变有显著的影响,而且在某些脑积水病例中,这可能解释了有关脑桥、延髓和(或)小脑可能的临床表现。在我的初步记录中,我列出了三种类型的变化,即:① I 型:小脑扁桃体伸长和小脑下内侧分叉形成锥形突起,使延髓进入上椎管;② II 型:在延长的第四脑室内,小脑的一部分延伸到扩大的椎管内,第四脑室延伸到椎管内;③ III 型:几乎整个脑积水的小脑都从颈部的脊柱裂疝出。在此之前,我通过给出每种类型的具体示例来说明这三种类型。我打算把 1889—1892 年这 4 年间收集的关于这个主题的全部研究材料(基于对 4276 具尸体和 63 例先天性脑积水的解剖)供以读者阅览。我将详细讨论前面提到的三种类型,以及另外一种类型:IV 型,即小脑发育不良,小脑不会突出到椎管内[12]。"

1891 年,德国的 Otto Mennicke 报告了 2 例尸检标本,均为脊髓空洞症,其中 1 例被发现有相关的小脑扁桃体异位[16]。Mennicke 报道了 1 例严重的颈和上胸段脊髓空洞症,包括继发性脊髓变性和扁桃体的喙状下部伸长,患者为 29 岁女性,大脑半球正常。以下是 Mennicke"脊髓空洞"这篇论文的摘录,特别是讨论他在第 2 个病例中观察到的扁桃体异位的部分:

"这个病例是关于延髓的严重破坏,特别是在锥体和颈髓上部的交叉区,小脑扁桃体向下强烈挤压,对延髓造成明显的压迫。这些改变的原因尚不完全清楚,但可能是由于枕骨大孔区骨质部分脱位所致。结果,我们发现灰质大量变性,主要是后索以及斜方窝和锥体底部的灰质,从延髓的前部到后部是极其扁平的[16]。"

1894 年,Julius Arnold(1835—1915)报道了 1 例没有脑积水的单个脊髓发育异常的婴儿,第四脑室和小脑通过枕骨大孔疝出,而没有延髓疝出[17]。Arnold 在海德堡师从 Rudolf Virchow(1821—1902)(图 1.4)和 Nikolaus Friedreich(1825—1882),后来成为解剖学教授[10]。Chiari 畸形 II 型与 Arnold 描

述的情况相似,被描述为"部分小脑和延长的第四脑室移位,伸入颈部椎管"[3]。Chiari 后来改进了他对 Ⅱ 型畸形的描述,包括更多的后脑受累,如"部分下蚓部移位、脑桥移位及延髓移位至颈椎管,第四脑室延长至颈椎管"[3]。1907 年,Schwalbe 和 Gredigg 在 Arnold 的实验室工作时,将 Chiari 畸形 Ⅱ 型重新命名为 Arnold-Chiari 畸形[18]。虽然这份报告中几乎没有提到后颅窝畸形,但 Arnold 的学生们抓住这个机会,给他们的教授贴上了"Arnold-Chiari"的称号,使其永垂不朽[19,20]。然而,归根结底,正是 Chiari 的重大贡献揭示了这些形式的后脑突出症。因此,现在将它们称为 Chiari 畸形仍是恰当的。

1883 年,苏格兰医生 John Cleland 描述了 Chiari 畸形 Ⅱ 型,他称之为"颅底特别综合征"。Cleland 从尸检中注意到了这一畸形,并将其描述为"小脑蚓部突起,向上延伸到形似锥体并接触到四叠体,当从悬雍垂向后看时,层状结节从扩大的后髓帆上垂下,就像一个约 2 cm 长的尾端,位于第四脑室"[4,21]。Cleland 认为,这种畸形是由原发性脑干发育不全引起的,而且"脑积水的起源显然要晚得多,那时大脑的不同部分已经形成"[4]。尽管 Cleland 的工作早于 Chiari 的工作,但他的工作对科学界更好地理解后脑畸形几乎没有影响[2,22],而 Chiari 认为这些畸形是由脑积水引起的[11]。Chiari 描述了他观察到的一个最严重的后脑畸形病例:Ⅲ 型,颈椎裂,小脑幕部分缺失,第四脑室和小脑脱出进入颈椎管,并伴有与第四脑室相通的脊髓空洞[12]。Chiari 畸形 Ⅳ 型的显著表现包括枕叶的脑膨出、脑积水、小脑发育不良和一个小的后颅窝[23]。1896 年,Chiari 描述了另外 63 例先天性脑积水合并 Ⅰ 型畸形(14/63)和 Ⅱ 型畸形(7/63)[12,24]。

1906 年,由于哈布斯堡帝国内部的紧张局势,Chiari 离开布拉格(担任大学校长、正教授和布拉格病理解剖博物馆馆长),前往法国斯特拉斯堡大学,在那里他被任命为病理解剖学教授。1916 年 5 月 6 日,Hans Chiari 在事业有成后,因咽喉感染去世。这位多产的作家在 1876—1916 年间发表了大约 180 篇论文,他总是非常谦虚地将功劳归功于他人的发现[25]。

多年后,在 1935 年,伦敦医院的 Russell 和 Donald[26] 描述了另外 10 个后脑突出症的病理标本。

第二节　Chiari 畸形的手术史

虽然许多人认为 20 世纪 50 年代的 James Gardner(见下文)是第一位 Chiari 畸形手术成功的医生,但更早些时候的外科减压也被尝试过[27,28]。20 世纪 30 年代末,蒙特利尔的 Wilder Penfield 评论道:"这种异常(Chiari 畸形)可能会出现一个意想不到的临床问题,需要神经外科医生来处理。"1938 年,Penfield 和 Coburn[29] 报道了一位 29 岁的女性患者,其听力丧失,右侧面瘫,既往病史显示在婴儿时期进行了胸椎脊柱裂手术。体格检查发现,患者出现眼球震颤、右角膜反射消失、躯干共济失调、外周反射减少。患者接受了后颅窝探查,两人在鉴别中未考虑后脑突出。后来,他们说:"回想起来,我们似乎应该怀疑是 Arnold-Chiari 畸形。相反,我们为其进行了枕下开颅手术,初步诊断为双侧听神经瘤[29]。"

不幸的是,Penfield 和 Coburn 的患者再也没有苏醒过来,于术后两个月去世。在尸检中,两人发现了 Chiari 畸形 Ⅱ 型和脑积水。因此他们建议在以后的手术时保留完整的小脑扁桃体,切除枕骨大孔的后缘和 C_1 及 C_2 的后部[29]。

许多人不知道的是,在 Penfield 和 Coburn 报道的 8 年前,荷兰人 Cornelis Joachimus van Houweninger Graftdijk(1888—1956)(图 1.8)在 1930 年为 1 位患有脊髓脊膜膨出和经脑室造影证实的后

脑疝患者进行了手术,此患者的头部发育很迅速[30]。这篇论文发表在他的医学博士论文中,题目是《脑积水过多》(图 1.9)[31]。他通过手术解决了因多余的小脑组织在颅颈交界处造成的脑脊液(cerebrospinal fluid,CSF)阻塞。尽管他的手术患者已经死亡,但这份报告标志着已知的第一次后脑疝的外科矫正术。van Houweninge Graftdijk 说:"为了让脑脊液更好地流动,我决定试着扩大脑部突出处的空间。"[31]

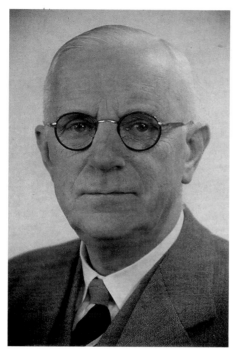

图 1.8　Cornelis Joachimus van Houweninge Graftdijk　　　图 1.9　论文封面

　　1932 年,van Houweninge Graftdijk 首次提出了这样的观点:第四脑室的出口移位到椎管的上端,可能导致脑积水,而整个异常可能起到瓣膜作用[31]。在这个病例中,部分枕骨和上两个椎体的后部被切除。不幸的是,患者在术后第 2 天出现发烧,术后 84 天发生膀胱穿孔,术后第 98 天死亡。van Houweninge Graftdijk 也提出了证据,表明液体更容易从脊柱流向头部,但很难从头部流向脊柱[32]。他从患有脊柱裂的儿童中得出结论:脑膜膨出内的压力低于颅内的压力[33]。相反,Russell 和 Donald[26]对 van Houweninge Graftdijk 的理论进行了评论,推测这些患者的后脑疝不会导致脑积水。有趣的是,在 1935 年,两位作者阐述:"如果先天性或手术后的脑积水是由这种畸形引起的,那么通过腰椎途径注入的空气会聚集在脑室,而不是脑疝处的脑沟。这样的结果不仅具有学术价值,而且具有临床意义。这将表明在枕骨大孔处对脊髓进行减压是可取的,以便于软脑膜间隙的液体循环。但这样的操作还没有进行[26]。"

　　然而,两位作者亦在补充说明中指出,虽然他们的上述论文正在出版,但他们的注意力被 van Houweninge Graftdijk 的论文吸引。van Houweninge Graftdijk 还推测,脑脊液可以很容易地从椎管向上流到脑室或大脑蛛网膜下腔,但很难从脑室向下进入椎管。为了解决这些问题,如前所述,他切除了畸形后表面多余的小脑组织和(或)骨[26,31]。van Houweninge Graftdijk 还假设脊髓脊膜膨出的尾部牵引力将后脑"拉"到尾部,从而导致 Chiari 畸形 II 型[33]。

　　van Houweninger Graftdijk 出生在荷兰的吉森达姆,他的父亲是吉森达姆的一名家庭医生,他的弟弟因脑积水而英年早逝。虽然他的兄弟姐妹被赋予了姓氏"Graftdijk",但 Cornelis 被赋予了"van Houweninger Graftdijk"这个姓氏,因为他的父母不想让这个姓氏消失。Cornelis 于 1913 年毕业于莱顿大学,后成为一名内科医生,并听从他的老师 Korteweg 教授的建议,成为一名船医,以便获得一些"实用知识"。1914 年,他跟随 Korteweg 教授学习了 5 年的外科,然后在莱顿的 Diaconessenhuis 医院开始了自己的执业生涯。他与莱顿大学医院的 Zaaijer 教授保持联系,除了从事普通外科手术,还治疗患有脑积水的儿科患者。这种兴趣可能源于他对患有脑积水哥哥的担忧。van Houweninger Graftdijk 是训练有素的外科医生,多年来一直担任大学医院外科主任。

20 世纪 30 年代初,van Houweninger Graftdijk 撰写了关于脑积水的论文[31],1932 年 6 月 21 日,他以优异成绩获得博士学位。不久之后,Zaaijer 教授离开了学校,取而代之的是对脑积水不感兴趣的 Suermondt 教授。尚不清楚 van Houweninger Graftdijk 为什么没有接替 Zaaijer 教授,但由于这一原因,他离开了大学医院,无法继续治疗脑积水。他继续在 Diaconessenhuis 医院工作,成为荷兰外科协会的主席。1940 年,他写了一本名为《医疗理论指导临床》的书[34],这是一本家庭医生的外科教科书。

1938 年,McConnell 和 Parker[35]发表了他们对 5 例 Chiari 畸形 Ⅰ 型患者进行后颅窝减压术的结果:其中 2 名患者获得了成功的治疗效果。1945 年,Bucy 和 Lichstein[19]报道了对一位 40 岁无脑积水的 Chiari 畸形 Ⅰ 型患者成功进行减压手术的案例。1948 年,Chorobski 和 Stepien[36]为一位由 Valsalva 动作引起的致命头痛和 Chiari 畸形 Ⅰ 型的女性患者进行了手术,术后症状完全消失。最令人难忘的是来自克利夫兰诊所的 James Gardner(图 1.10)对后脑的直接研究。1957 年,他和 Goodall[27]报道了通过手术治疗脊髓空洞症的研究,对 17 名患者进行后脑减压,并封闭了空洞和第四脑室之间潜在的通道。报告显示 13 例好转,3 例变差,1 例死亡。在他们的系列研究中,一些患者的术前症状有所改善。Gardner 和 Goodall 的研究使后颅窝减压术在后脑疝的治疗中被广泛采用,在接下来的几十年里出现了更多的报道[2,15,23,24,37,38]。事实上,在 PubMed 上搜索 Chiari 畸形和外科手术一词可以发现,1950—2019 年间发表了大约 2000 篇相关论文。最近,W. Jerry Oakes(图 1.11)加深了我们对 Chiari 畸形的理解,创造了 Chiari 畸形 0 型和 1.5 型,并写了 100 多篇论文以及专门讨论这个主题的章节。

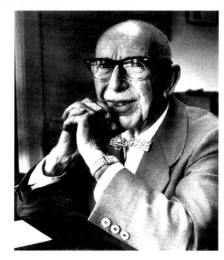

图 1.10　James Gardner

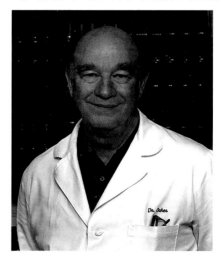

图 1.11　W. Jerry Oakes

后脑疝手术的发展要归功于上面所提及的先驱者们。目前,我们对这些胚胎异常的理解和治疗,是建立在多年的观察和外科试验及其错误的基础上的。

第二章 Chiari 畸形的定义：过去和最新的分类

R. Shane Tubbs，Mehmet Turgut

第一节 引 言

Hans Chiari(1851—1916)首次详细描述了现在所说的 Chiari 畸形。1891 年,他描述了几种由于脑积水而引起小脑的先天性异常,本文列举了三种不同类型的异常[1]。四年后,也就是 1895 年,Chiari 撰写了第二篇论文,描述了两名患者的 IV 型畸形[2]。在传统上,这些胚胎学异常被归类为 Chiari 畸形 I 型、II 型、III 型和 IV 型。然而,一些畸形并不完全符合这四种类型中的任何一种,因为这些畸形在解剖学上或症状上表现都不同。Chiari 所建立的最初的系统将这些畸形识别为特定的、个别的情况。他的命名与小脑扁桃体在连续谱上的变异无关[3]。因此,后来建立了更多的子分类[4,5]。目前,已使用以下 8 种分类:Chiari 畸形 0 型、I 型、1.5 型、II 型、III 型、3.5 型、IV 型和 V 型。

根据 Chiari 的分类,畸形被分成不同的类别。I 型(图 2.1)包括向下延伸至枕骨大孔的小脑扁桃体突出。然而,根据临床医学的最新进展,0 型(图 2.2 和 2.3)和 1.5 型(图 2.4)被认为是 Chiari 畸形 I 型的变体。Chiari 畸形 0 型被认为是交界性缺陷,其中脊髓空洞对后颅窝减压有反应,尽管很少或根本没有小脑扁桃体突出(<3.0 mm)。Chiari 畸形 1.5 型是 I 型的更严重形式,因为更多的脑组织挤满了枕骨大孔。虽然症状和解剖学方面的表现非常相似,但 Chiari 畸形 I 型和 1.5 型的治疗效果不同。因此,彻底了解新的分类系统对于正确识别和治疗不适合传统亚型的 Chiari 畸形患者至关重要。以下是 Chiari 对原有畸形分类和较新分类的描述。

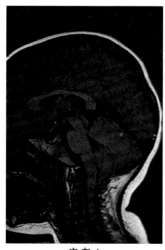 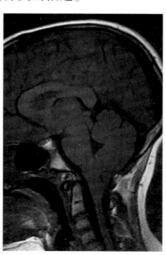 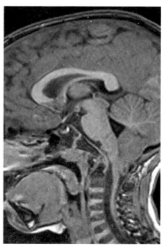

患者 1　　　　　　　　患者 2　　　　　　　　患者 3

图 2.1　Chiari 畸形 I 型患者的正中矢状位磁共振成像表现

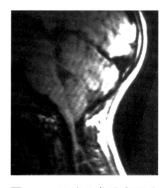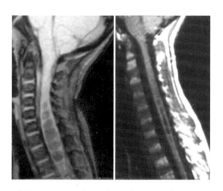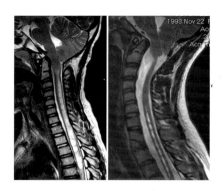

图 2.2 颈胸段脊髓空洞症患者术前影像(无后脑脱出。在证实后颅窝减压术后空洞改善之前,不能将其归类为 Chiari 畸形 0 型)

图 2.3 颈胸段脊髓空洞症患者颅颈交界处减压术前术后影像对比(左图显示术前空洞较大,无后脑突出;右图显示术后空洞缩小,从而证实了 Chiari 畸形 0 型的诊断)

图 2.4 2 例扁桃体异位患者影像(正中矢状面 T_2 加权 MRI 表现与 Chiari 畸形 I 型一致,但增加了一个细长的、向尾部移位的脑干,从而形成了所谓的 Chiari 畸形 1.5 型。图示右侧患者齿状突向后移位)

第二节　Chiari 畸形 I 型

一、诊断学

Chiari 对 Chiari 畸形 I 型(Chiari malformation type I,CM I)的描述是小脑扁桃体下疝,小脑扁桃体可通过枕骨大孔下疝达 3.0 mm[10]。

Barkovich 等的结论是 CM I 的判断点是扁桃体突出 3.0 mm[11]。虽然研究者对小脑扁桃体向下突出的测量结果存在差异,但人们普遍认为 CM I 扁桃体突出的下限应是在枕骨大孔下 5.0 mm[12]。技术也有其局限性,因为小脑扁桃体是双侧结构,颅底点和颅后点是很难被识别的(特别是在年轻人群中),后枕骨切除后对尾部下降程度的评估是有挑战性的,因为头部的屈曲/伸展可能会改变扁桃体的位置(图 2.5 和 2.6)[14,15]。由于骨内髓腔发育不良,矢状位 MRI 上的颅底点和颅后点在年龄较小的儿童中定位更具挑战性,因此评估小脑扁桃体下移程度的风险将增加。

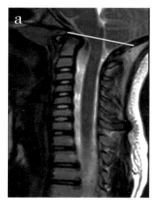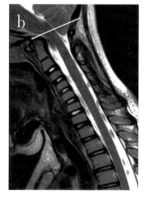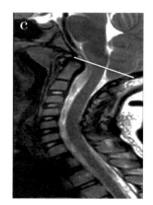

图 2.5 CM I 患者小脑扁桃体在不同状态下的位置(a. 中立位;b. 屈曲位;c. 后伸位,后伸会导致扁桃体位于更低的水平)

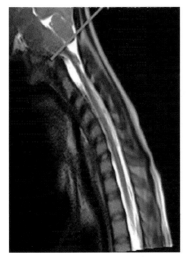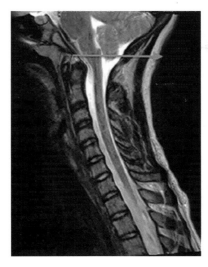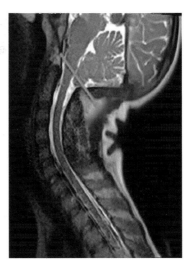

图2.6　CM Ⅰ患者的影像（图示与图2.5相似，但在这例CM Ⅰ患者中，后伸位导致扁桃体位于更低的水平）

Tubbs 等发现，在 MRI 的冠状位中，96%的患者左右小脑扁桃体不对称，推测 CM Ⅰ通常涉及扁桃体异位不对称（图2.7）[16]。在研究一组有 CM Ⅰ相关症状的儿童患者时，18%的患者因异位不对称而出现临床症状。此外，对于那些同时患有脊髓空洞症的患者，有 95%右侧扁桃体下疝程度更大（图2.7）。此外，不对称的扁桃体异位可能导致误诊，因为正中矢状面 MRI 捕捉到的扁桃体下移较少，而遗漏了对侧扁桃体。

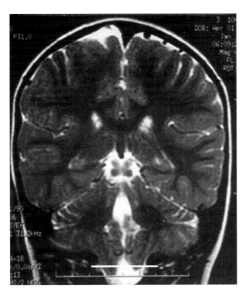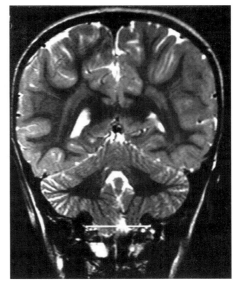

图2.7　2例 CM Ⅰ患者的冠状位图像（在冠状位成像上可以看到左右扁桃体之间的不对称，在这两位患者中，如仅看左侧扁桃体是不符合 CM Ⅰ标准的）

在 Tubbs 等进行的另一项研究中，在诊断 CM Ⅰ时，冠状面和正中矢状面之间存在差异（图2.8）[16]。在大多数病例中，冠状面 MRI 不符合 CM Ⅰ诊断标准，而正中矢状面 MRI 便于做出此类诊断。此外，这些研究还发现，在冠状切面上，一个扁桃体通常更多地向尾部下降[16]。由此得出的结论是正中矢状面 MRI 可能高估了 CM Ⅰ[16]。

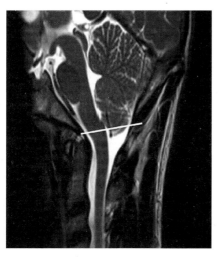
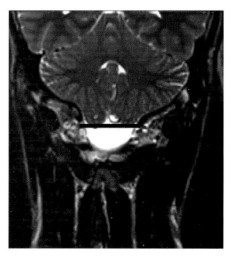

图 2.8　CM Ⅰ 患者的冠状位影像(左图显示经矢状位 MRI 诊断为 3~4 mm CM Ⅰ 的患者,但经冠状位 MRI 分析,右图未见明显的小脑扁桃体疝出)

二、治疗

根据 Bindal 的说法,所有症状性 CM Ⅰ 患者都应该进行减压手术,以缓解症状并阻止进行性恶化[13]。手术方法包括切除枕骨大孔后的枕骨和 C₁ 后弓,加或不加硬脑膜成形术,也可能需要前路减压,特别是齿状突向后上突出时。

第三节　Chiari 畸形 0 型

Chiari 畸形 0 型(Chiari malformation type 0, CM 0)是 Chiari 畸形的一个种类,患者有脊髓空洞症,很少或没有相关的后脑疝出(<3.0 mm),并且对颅颈减压有反应(图 2.2 和 2.3)[4,6]。与 CM Ⅰ 类似,CM 0 的症状被认为是由颅颈交界处脑脊液流动中断引起的。这种相似性使其成为"交界性 Chiari"或"Chiari 样病理生理学"与"紧闭的枕大池"的同义词[17]。

1969 年,Newton 和 Iskandar 等将其命名为无后脑疝的脊髓空洞症。在分析了后颅窝减压后的症状和脊髓空洞大小改善的病例后,将这种情况命名为 CM 0[4,18]。尽管从那时起已经报告了一些 CM 0 病例,但病例陈述的总数一直很少。CM 0 也可能代表静态成像上看不到的间歇性后脑突出。

一、特征

Tubbs 等完成了一项对 CM 0 患者后颅窝的研究,结果发现与对照组有差异[19]。放射成像显示,圆孔尖端低于平均值两个标准差[19]。在枕骨大孔水平,脊髓延髓交界处正中矢状面前后距离增加[19]。第四脑室底部与斜坡之间的夹角抬高,但斜坡角和桥前池间隙均在正常范围内[19]。其他研究也报道了类似的发现[20,21]。

Sekula 等研究发现,与对照组相比,在这个群体中,小脑-小脑幕的角度更大,而基底-斜坡、基底-蝶骨和基底-枕骨的角度则明显变小[22]。此外,还发现某些无后脑突出症的脊髓空洞症患者受影响的小脑扁桃体位于枕骨大孔平面，在脑干前方有一个开放的蛛网膜间隙[17]。

二、发病机制

在小脑疝几乎不存在的情况下，如 CM 0，空洞的形成最有可能是由于脑脊液循环障碍所致。这种血流阻塞可以归因于手术中经常发现的第四脑室孔形成的隔膜或蛛网膜粘连，这通常涉及 Magendie 孔。后颅窝狭小也可能导致脑脊液流动受阻[4,17,19]。

由于 CM 0 和 CM Ⅰ 之间有很多的病理生理学相似性的证据，家族聚集性提示了遗传和多因素的影响，如表观遗传和环境因素，导致两者的分化[23]。因此，CM 0 和 CM Ⅰ 可能是一个病变的两个阶段，而不是没有联系的两种畸形。

三、临床表现

CM 0 和 CM Ⅰ 患者有相似的表现，如四肢无力、脊柱侧弯和感觉异常[24]。此外，患者通常会出现持续时间较短的枕后 Chiari 样头痛，并可由 Valsalva 动作诱发[24]。这种头痛被认为是间歇性扁桃体脱出的症状，这在 MRI 上是看不到的[20]。

四、诊断和治疗

虽然已经提出了许多治疗 Chiari 畸形的技术，但通过后颅窝减压术并恢复正常的脑脊液循环是必要的[24,25]。Badie 等(1995)认为，无论有无硬脑膜成形术，枕骨开颅术都能减少颅颈压力差，使症状在术后消失[26]。手术包括切除枕骨大孔后侧的一部分颅骨、切除寰椎后弓、切开或不切开硬脑膜、松解蛛网膜粘连/隔膜，以重建通过 Magendie 孔的正常脑脊液循环[4,17]。这可以用硬脑膜成形术或不用硬脑膜成形术来完成。

术前，CM 0 的诊断是一种排除法，只有在术后临床症状改善时才能得到确认[24]。最后，虽然 CM 0 也被用来描述在没有脊髓空洞症的情况下<3.0 mm 的扁桃体突出的情况，但这显然不是该术语[24]的恰当用法。

第四节　Chiari 畸形 1.5 型

Chiari 畸形 1.5 型(Chiari malformation type 1.5，CM 1.5)(图 2.4)是 CM Ⅰ 的一种更复杂的形式，表现为扁桃体突出，但脑干的延长和下移增加，闩部位于颅底点和颅后点之间连线的尾侧[5,27,28]。虽然 CM 1.5 的确切发病率尚不清楚，但认为其不像 CM Ⅰ 那样常见[29]。由于 CM Ⅰ 和 CM 1.5 在形态和解剖学上有相似之处，因此需要进行鉴别诊断，因为它们之间的手术结果可能不同[27]。根据 Tubbs 等的说法，与 CM Ⅰ 患者相比，CM 1.5 患者更有可能在最初的后颅窝减压术中失败，通常表现为脊髓空洞症的持续存在[5,30,31]。

一、临床表现

CM 1.5 的表现与 CM Ⅰ 相似，两者的体征或症状没有区别。然而，有文献报道，不管有无

Valsalva 动作、呼吸短促、下巴疼痛、说话困难、反张、呕吐反射消失、嗜睡和跌倒发生,患者都会觉得头痛[5,6,24,28]。

二、治疗

治疗 CM 1.5 首先要在病理上确定根本原因,包括脑积水、颅缝早闭和(或)脑瘤。对于颅缝早闭的患者,推荐枕后路减压术[5,32.34]。此外,还应确定是否存在空洞。如果有的话,建议进行减压手术,以减少对延髓颈髓交界处的压迫。

与其他 Chiari 畸形一样,后路减压术是唯一有效的治疗方法;然而,有报道称脊髓蛛网膜下腔分流术已用于治疗 CM 1.5[5,35]。在许多症状性 CM 1.5 合并脑干下移的病例中,患者对后颅窝减压的反应较差,如果伴有脊髓空洞症的患者更是如此[5,30,31]。

第五节　其　他

一些后脑突疝症还不清楚。最常见的情况是,枕骨大孔下方>3.0 mm 的扁桃体受压并逐渐变细,被认为是 CM Ⅰ。然而,无症状患者的圆形小脑扁桃体外观正常、尾部轻微移位(图 2.9)也是 CM Ⅰ 吗?这类圆形扁桃体位于枕骨大孔或以下的患者可能会被误解为 CM 0。如前所述,这一定是对后颅窝减压术有反应的脊髓空洞症。另外,脑室增大或脑积水时,在枕骨大孔下方发现的小脑扁桃体是否可以被认为是 CM Ⅰ(图 2.10)?一些人认为脑积水先于后脑疝出;因此,后脑疝出是继发性的,不应该被考虑在 CM Ⅰ 分类中。最后,CM Ⅰ 的某些表现可能没有得到充分分类或诊断,因为它们超出了"正常"的表现。例如,枕骨大孔狭窄可能导致小脑扁桃体疝出,疝位于枕骨大孔下方,而不是通常所见的脑干或脊髓之后。在这些病例中,典型的正中矢状面影像可能遗漏了这个解剖变异(图 2.11),而它们应该被考虑在 CM Ⅰ 的分类中。

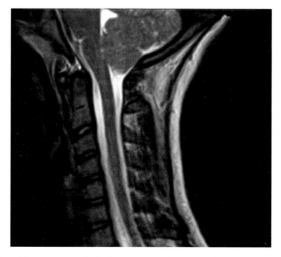

图 2.9　小脑扁桃体轻微移位(尾部轻度下降,但本例未见受压迹象,这些结构呈正常圆形外观)

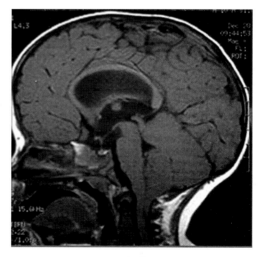

图 2.10　脑室扩大患者(小脑扁桃体尾侧移位,对一些人来说是 CM Ⅰ,但对另一些人来说仅仅是脑室扩大的结果)

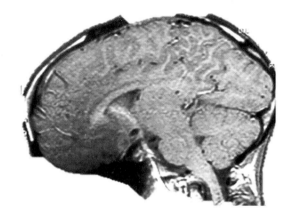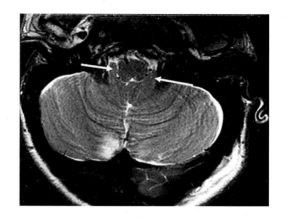

图 2.11　CM I 患者的非"正常"表现（左图显示患者在正中矢状面像上未见扁桃体移位，但在轴位像上可见；右图显示小脑扁桃体位于脊髓延髓交界处的侧方）

第六节　Chiari 畸形 II 型

　　Chiari 畸形 II 型（Chiari malformation type II，CM II）几乎仅见于脊髓发育不良和脑积水。在 II 型畸形中，通过枕骨大孔疝出的结构包括小脑膨出、脑干和第四脑室（图 2.12～2.14）。除了这些神经结构，伴行的脉络丛、基底动脉和小脑后下动脉也可能发生尾部移位。后颅窝通常较小，枕骨大孔较大，许多患者可见脊髓空洞症。

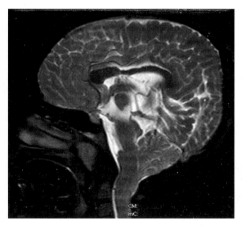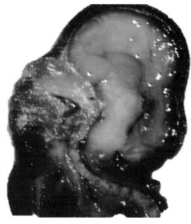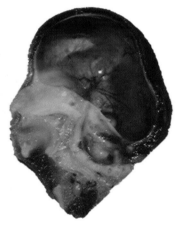

图 2.12　CM II 患者的正中矢状位 T_2 加权磁共振成像（可见增大的中间块，畸形的顶盖和胼胝体，小脑蚓部通过枕骨大孔突出）

图 2.13　CM II 胎儿标本的颅骨和上脊椎正中矢状面（图示上颈管内菱形脑发育的程度）

图 2.14　图 2.13 中切除大脑的标本（图示后颅窝下移及其较小的体积）

　　CM II 发生于大多数（>95%）有脊髓脊膜膨出的患者，是目前接受治疗的脊髓发育不良患者的主要死亡原因。其中约 1/3 的患者在 5 岁时出现脑干症状，超过 1/3 的患者，通常死于呼吸衰竭。事实上，多达 20% 的症状性 CM II 患者可能表现为神经急重症。急性发作时，舌咽和迷走神经功能障碍，影响呼吸、吞咽和声带功能,常伴有颤音、反张和眼球震颤。无论给予何种治疗类型或治疗速度,进行性脑干功能障碍症状恶化可能是不可逆转的,甚至会导致死亡。特别难治疗的是新生儿,他们从出生起就没有足够的呼吸。由于怀疑呼吸驱动力不足,因此持续独立通气的可能性很小或没有,但他们的治疗,结局常是糟糕的,并且会面临困难的伦理决定。

与 CM Ⅰ 患者不同的是,CM Ⅱ 患者的症状类型与发病年龄之间有很强的相关性。新生儿通常没有任何症状,年龄较大的儿童和年轻人最常表现出脊髓和小脑功能障碍的症状和体征,许多其他症状和体征可能出现在老年患者身上。老年患者常见的症状是眼科表现,包括斜视、水平型眼球震颤(尤其是仰视时)、眼球的追随运动和会聚异常,以及视动运动缺陷。

CM Ⅱ 的特点是小脑蚓部和脑干的延长和尾部移位,几乎所有病例都有脊髓脊膜膨出,多数病例有脑积水,脊髓空洞症常见(40%~95%),尤其是在下颈髓。然而,CM Ⅱ 的改变构成了一组颅骨和脊髓畸形,范围包括后颅窝、上颈管、脑室系统和大脑的神经组织。

相关的神经异常包括顶盖喙,它继发于丘系部分或完全融合成一个向后尖峰,并在颅颈交界处水平扭曲。另一种异常是由于部分延髓尾侧移位,脊髓被齿状韧带固定在相对静止的状态所致。小脑通常比平时小,小脑向上疝出可能很明显。此外,在 CM Ⅱ 患者中,经常有胼胝体发育不全或皮层发育不全,以及被称为"多脑回"的大脑皮质模式异常(不要与多微小脑回的异常四层皮质相混淆)。

除了脑积水,脑室系统还表现出多种异常。第三脑室可能仅轻度扩张,并含有一个大的中间块。第四脑室通常较小、扁平和拉长,并延伸至颈椎管内。侧脑室可能呈不对称扩张,伴有室腔和枕角的突起(综合征),透明隔常缺如。在子宫超声检查中,可以相对容易地看到额角(柠檬征)和第四脑室的尾部移位(香蕉征)。

上颈椎管还表现为几个与 CM Ⅱ 相关的骨质和脊髓异常:C_1 后弓经常缺失或裂开,一小部分患者存在颈椎 Klippel-Feil 融合异常,颅底压痕和 C_1 同化在 CM Ⅱ 中少见,还可以看到斜坡明显缩短和扇形。CM Ⅱ 的其他 X 射线征象包括 Lückenschädel、岩尖后表面的扇形异样、大脑镰发育不全、大脑镰开窗、天幕发育不全伴有宽切迹和小的后颅窝、枕骨大孔增大等。

第七节　Chiari 畸形Ⅲ型

Chiari 畸形是一种复杂的后脑畸形,由 Hans Chiari 于 1891 年首次描述和记录[1]。Chiari 畸形Ⅲ型是 Chiari 畸形中最罕见的一种,其特征是高颈或枕部脑膨出和骨缺损,以及部分 Chiari 畸形Ⅱ型的解剖学特征,包括后颅窝内容物疝出、髓质异常、脑积水和小的后颅窝(图 2.15~2.18)[1]。自 1891 年以来,文献中仅报道了 57 例[36]。Chiari 畸形Ⅲ型患者的预后比Ⅰ型和Ⅱ型患者差,存活者死亡率高和(或)有严重的神经和发育缺陷。

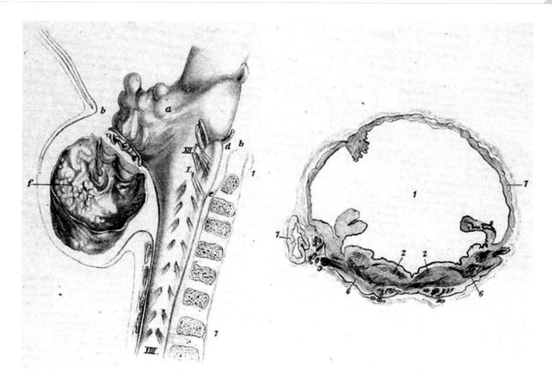

图 2.15　Chiari 绘制的 Chiari 畸形Ⅲ型图（转载自 Chiari[40]）

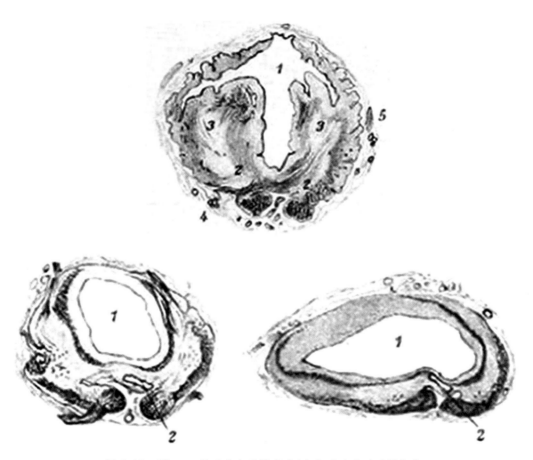

图 2.16　图 2.15 所示患者的横断术（包括通过脊髓的横断术）

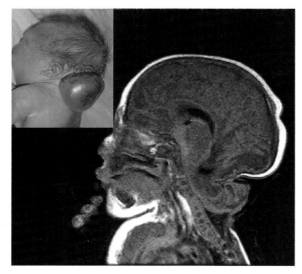

图 2.17　Chiari 畸形Ⅲ型患者的照片和矢状位 MRI

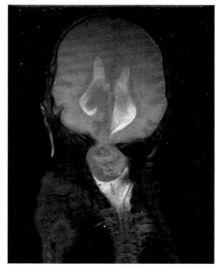

图 2.18　图 2.17 所示患者的冠状位 MRI

一、Chiari 对Ⅲ型畸形的原始描述(1891 年)

以下是 Chiari 对Ⅲ型畸形的观察和描述[1]：

慢性先天性脑积水引起的第三种类型的小脑系列改变,我只有一个病例。它显示了最大程度的小脑移位,从颅腔通过枕骨大孔进入椎管,几乎整个小脑移位到颈椎裂中(图 2.15),本身就是脑积水。

这一病例也来自凯撒 • 弗朗茨 • 约瑟夫儿童医院 Bayer 医生的外科科室,是一名 5 个月大的女孩,于 1890 年 11 月入院接受手术。这孩子的头很大,内斜视。在她的脖子上有一个鸡蛋大小的波动、柔软、容易压缩的肿块,从枕骨延伸到第七颈椎。它覆盖着薄薄的皮肤,被认为是颈部脊髓积水,其底部可以触摸到上椎骨一条宽阔的裂隙。此患者没有出现瘫痪。

11 月 15 日,Bayer 医生切除了肿块的底部,并将其拔出。在此过程中,一根手指大小的中心茎被结扎并分离。术后第 1 天,伤口无反应。然而,11 月 18 日发生脑脊液渗漏,伤口被缝合。11 月 21 日出现脑膜炎,孩子于 11 月 23 日死亡。

手术后,立即用米勒的溶液配制肿块标本。这是一个半圆形的囊状物,有几层壁。最外层是皮肤,有大量的汗腺,稀疏的毛囊和皮脂腺。其次是一层相当厚的皮下组织,几乎没有脂肪组织,硬脑膜附着在肿块底部附近。下一层是相当容易脱落的薄膜,内表面光滑,我认为这是蛛网膜。囊的最里面部分由一个拇指大小的洞口组成,外面覆盖着一层松散的、大量血管化的组织。其壁厚平均只有 1.0 mm,在显微镜下,由白色和灰色坚硬的组织构成,上面覆盖着许多结节,这让人想起硬化的中枢神经组织。

在 11 月 24 日的尸检中,我发现手术中取出的组织来自小脑。侧脑室和第三脑室明显扩张。小脑幕缺失,取而代之的是一个坚果大小的突起,位于脑桥和延髓的背侧表面。小脑的残留物位于扩大的枕骨大孔内。上三节椎体后弓呈裂开状,距离较远。脑桥腹面下缘位于齿状突顶端水平,延髓完全位于椎管内。

脑桥和延髓的横切面显示它们是扁平的。侧脑室、导水管和第四脑室扩张。残存的小脑由截面处开口的空洞组成,壁厚约 1.0 mm,结节增厚至 5.0 mm。脊髓有很大的脊髓空洞(图 2.16)。

根据解剖发现,这是 1 例颈部小脑积水性脑膨出。枕部脑膨出通常包括小脑,但在本例中值得注意的是小脑从颅腔通过枕骨大孔进入颈椎裂。小脑移位可能是由脑积水引起的,由此我认为有理由将此病例作为第三种类型的脑积水引起的小脑改变的代表[1]。

二、临床表现

在所有的 Chiari 畸形中,Chiari 畸形Ⅲ型的发病率在不同的临床中心不同,报告显示发病率为 0.65%~4.4%。脑膨出的发生率更高,每 5000 名新生儿中就有 1~2 名,其中 75%~90% 是枕叶[36]。畸形通常在出生时表现为枕部肿块,随着孩子年龄的增长而扩大。临床表现包括眼球运动障碍,如姿势和眼球震颤、感觉丧失、无力、共济失调、呼吸功能不全、呼吸衰竭、肌强直、反射亢进、吸气后吞咽困难、肌肉痉挛或肌张力下降以及吸气性喘鸣。

三、解剖

Chiari 畸形Ⅲ型的脑膨出组织(图 2.17 和 2.18)通常是异常和无功能的,包括增生的胶质、坏死的神经组织、脑膜炎症、纤维化、大脑和小脑组织、脑室脉络丛和异位灰质。异常深静脉和异位硬膜静脉窦是常见的表现。大多数 Chiari 畸形Ⅲ型的患者脑部有异常。此外,文献还报道了其他脑部异常,包括岩尖后和斜坡的扇形、小脑过度生长、小脑缺乏、脊髓空洞症、脑干周围的小脑半球爬行,以及后部大脑镰发育不全。最常见的脑囊部位依次为小脑、枕叶和顶叶。枕骨缺损可见于部分 Chiari 畸形Ⅲ型。这一组中的脑积水不是一个重要的发现,但在大多数病例中都有报道。其他的脑室异常包括脑室间隔、头畸形以及部分和完全的胼胝体发育不全。脊髓空洞症通常与 Chiari 畸形Ⅲ型有关。70% 的 Chiari 畸形Ⅲ型患者 C_1 后弓融合不全。

第八节　Chiari 畸形 3.5 型

都灵大学的 Giuseppe Muscatello(1866—1951)在法国斯特拉斯堡的病理研究所与 von Recklinghausen 共事时,报告了一种独特的 Chiari 畸形Ⅲ型变体[37]。这篇文章发表在 1894 年的《Langenbecks 临床外科档案》中,标题为《关于头骨和脊柱的遗传性裂缝》。在这本出版物中,Muscatello 描述了 1 例他称之为脑脊髓囊肿的病例。由于枕颈部脑膨出,后颅窝解剖异常(如脑干扁平、小脑幕缺失),我们认为这是 Chiari 畸形Ⅲ型的一个独特变体,因此被称为 Chiari 畸形 3.5 型(图 2.19)。

Muscatello 的案例描述如下:

患者是一名 7 个月大的早产女婴,在出生后只活了 10 min。孩子从头到臀部长 19 cm。没有观察到颈部,面部平坦,鼻子受压。头皮肿块呈卵形,覆盖着萎缩的皮肤,从下枕骨延伸至肩胛区(图 2.19)。拇指头形颅骨大小为 101 mm×72 mm,颧骨较大(50 mm× 30 mm)。肿块表面不规则,32 mm×42 mm×28 mm。颅底略后凸,脊柱较短,仅由 22 个椎体组成(尾骨 4 个,骶骨 5 个,腰椎 5 个,胸椎 8 个),大多发育不全。颈部周围几乎没有肌肉,胃和肠位于胸腔和心脏后方(后纵隔)。硬脑膜未伸入椎管,也未见小脑幕或横

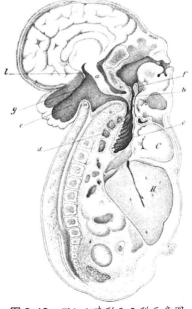

图 2.19　Chiari 畸形 3.5 型示意图

窦的征象。大脑半球长 9.5 cm,小脑严重缺失。枕骨肿块的矢状径为 38 mm,值得注意的是,它与胃的前方相连。椎管终止于第三腰椎(图 2.19)。

Muscatello 在组织学上发现,第四脑室与食道之间的连接通道呈薄切状,显示出通道壁的背侧和腹侧两部分。可以辨认出食道的结构及其正常成分(黏膜和黏液腺、松散的黏膜下层、平滑肌纤维和松散带有横纹肌的结缔组织)[37]。直接与食道相连的是无神经节细胞的组织,富含血管,有瘀斑渗入神经组织。值得注意的是,黏膜像毯子一样附着在神经组织上,变得越来越薄,甚至只能看到一层上皮。

第九节　Chiari 畸形Ⅳ型

在 Chiari 发表论文四年后(1895),他的第二篇关于这类脑疝的论文描述了两名患者的Ⅳ型畸形(图 2.20~2.22)[2]。

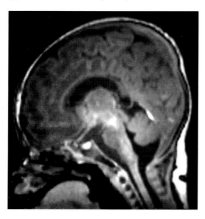

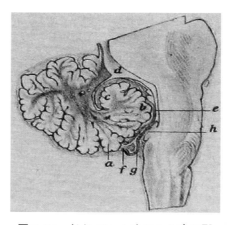

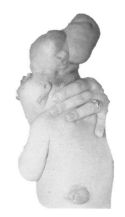

图 2.20　一名被描述为 Chiari 畸形Ⅳ型患者的图像(根据 Chiari 的原始描述这是不正确的)

图 2.21　根据 Chiari 对 Chiari 畸形Ⅳ型的原始描述绘制的小脑和脑干的矢状图

图 2.22　符合 Chiari 畸形Ⅳ型合并幕上突出的原始描述标准的患者(示脊髓脊膜膨出)

他对这种畸形的描述如下:

Ⅳ型:无后颅窝内容物疝入椎管的小脑发育不全。在这里,我描述了两例继发于先天性脑积水的小脑改变,而不像其他类型中遇到的后颅窝内容物疝入到椎管内。整个小脑明显发育不良,小脑内蚓部卷曲,第四脑室背壁凹陷。

第 23 例:两天大的女婴,在 Bayer 教授所在的凯撒·弗朗茨·约瑟夫儿科医院外科,1892 年 3 月 19 日解剖(死后 30 h)。

临床诊断:枕部截面脑膨出、脑炎、硬皮病。

病史:脑膨出由一个圆柱形,宽基,长 6.0 cm、宽 3.0 cm 的皮囊组成。囊上有一个长约 8.0 cm 的溃烂开口。通过这个开口,另一个 4.0 cm 宽的内囊突出,末端也有类似的溃疡。第二个内囊是由脑膜组成的,这些脑膜上有纵向的皱褶,类似一个小手指大小。内囊通过一个 1.0 cm² 大小的开口与脑室相通,该开口位于后囟门的正下方。外囊与头皮伴生。在外科手术中,内囊在颅内开口处被切断并切除，并在其上覆盖多余的皮肤而闭合。患者在手术后 36 h 死亡。

病理解剖诊断：脑室化脓性脑膜炎、脑室脓肿、溃疡性枕部积液脑膜脑炎（死后 36 h），脑室先天性扩张、双侧小叶性肺炎、皮下脂肪硬化症。

中枢神经系统解剖：与身高（47 cm）相比，孩子的头大到不成比例，只是稍微窄了一点。剃去头发，后囟门下方有一个 6.0 cm×3.0 cm×2.0 cm 大小的皮肤隆起，上方有一个 6.0 cm 长的闭合切口，边缘有水肿和红斑。

软颅骨有瘀血，面色苍白，隆起区域有水肿、浆液性和脓性。头骨的周长为 27 cm，骨缝是裂开的，矢状缝宽 0.5 cm。前囟较大，长 4.0 cm，宽 2.5 cm；后囟大小正常。头盖骨相当坚硬。在枕骨鳞部髓腔内，后囟下方 2.0 cm 处，有一个小指甲大小的开口。开口周围是蛛网膜颗粒的矢状突起裂。通过这个开口，脑膜、脑实质出血和坏死的肿块被挤出。硬脑膜基质内有深色液体，也有新鲜凝结的血液。大矢状窦从后囟区域分成两个窦，形成左右横窦。小脑幕狭窄，镰状小突缺如，后颅窝小。颅底内表面有很深的压印。枕骨大孔明显狭窄。脑膜苍白，有浆液性和脓性液体浸润。

大脑的脑回和脑沟看起来是正常的。侧脑室和第三脑室增大，含有浆液性和脓性液体。大脑物质苍白、潮湿、柔软。起源于楔前的两个脑组织突起，包括侧脑室的枕角和脉络丛，并从前面提到的开口突起中通过。

小脑的大小只有正常小脑的一半，宽 3.5 cm，长 2.0 cm，从上到下表面的最大直径为 3.0 cm。小脑是不对称的，左半球比右半球小得多。上叶、后叶和下叶容易区分，扁桃体和小叶发育不全。下蚓部较突出，后缘切迹缺失。脑桥和延髓分别长 14 mm 和 11 mm，两者都很薄。

小脑、脑桥、延髓和上颈髓的正中矢状面（图 2.21）显示，小脑活树下部异常卷曲，导致小脑锥体位置深（a），小脑悬垂部（b）位置高，下蚓结节（c）位于卷曲的小脑活树的上端。第四脑室背侧壁（d）因小脑活树卷曲而弯曲，后髓帆很长（e）。第四脑室脉络膜的入口处有明确的界限（f），并且位于通常的位置。桥臂（g）更长更厚，后髓帆也是如此。小脑齿状体较小，形状正常，脑桥和延髓正常。

脊髓具有致密的结构。延髓、脑桥和小脑的内膜不是脓性的。

用 Mülleri 液固定标本后，对枕叶膨出、小脑蚓部、脑桥、延髓、右侧小脑半球齿状体区、第五颈段、第五和第九胸段和第三颈段脊髓进行显微镜检查。

脑膨出的内囊有两层。外层是高度血管化和出血的内脑膜，而内层是硬化性脑组织。后者构成了前面提到的纵向褶皱。囊的内表面衬有圆柱状上皮。

用右半切面检查蚓部、脑桥和延髓。蚓部具有正常的质地，其皮质有外颗粒层、分子层和内颗粒层，浦肯野细胞数量众多。苏木精-铜染色显示延髓大部分为黑色。脑桥和延髓正常。只有椎体没有髓质。第四脑室排列着正常的上皮。延长的后髓帆和第四脑室脉络丛带是硬化的。

小脑齿状突具有明显的褶皱和大量的多极神经节细胞。脊髓中央管轻度扩张，内衬上皮，锥体束缺乏髓质[2]。

混淆：由于 Chiari 畸形Ⅳ型这一术语的持续误用，一些报告完全误解和曲解了这种病理的定义（图 2.20）。术语 Chiari 畸形Ⅳ型的混乱和错误用法更加令人费解，因为一些人报道这种畸形与 Dandy-Walker 畸形或变体有相似之处。

从最初的论文开始，文献就错误地使用了 Chiari 畸形Ⅳ型这一术语[38]。正如 Chiari 所描绘的（图

2.21），在他 1895 年的巨著中只有后颅窝的内容，这可能导致许多人曲解他的发现，并宣传 Chiari 畸形Ⅳ型的主要特征是小脑发育不全的观点。从现在开始，这种畸形的主要特征与 Chiari 最初的描述一致，应该是枕部脑膨出，伴有幕上内容。基于原始描述的其他相关内容应如下所示：①围绕枕部脑膨出的上矢状窦分叉；②脑积水；③小脑发育不全，但不是不发育；④小脑镰缺失；⑤小脑幕变窄；⑥后颅窝小；⑦枕骨大孔狭窄；⑧延长的下髓帆；⑨卷曲的小脑下蚓部；⑩第四脑室后壁塌陷。

第十节　Chiari 畸形 V 型

我们之前曾报道过 1 例骶骨脊髓脊膜膨出的新生儿，他在出生第一天就被修复了[39]。头颅计算机断层扫描（computed tomography，CT）显示脑积水，在出生后第 4 天分流，头围增大，前囟紧张和隆起。患者出现严重喘鸣，MRI 显示小脑缺失，枕叶疝出枕骨大孔（图 2.23）。所有图像上均未显示小脑。对其进行了气管切开术，并解决了喘鸣的问题。在 6 个月大时，经过体格检查，患者清醒，睁开眼睛，瞳孔等大等圆，对光有反应。用眼睛追踪，没有眼球震颤。分流管和脊髓脊膜膨出闭合部位愈合良好。患者尚不能坐起来，继续每周接受物理和康复治疗。能很好地移动上肢和下肢。我们认为所描述的病例是此类病例中的第 1 例，并建议使用 Chiari 畸形 V 型一词来描述这一现象[39]。

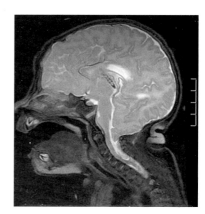

图 2.23　枕叶经枕骨大孔疝出表现为 Chiari 畸形 V 型

第十一节　结　论

Chiari 畸形的旧分类仍然有意义，但需要额外的子分类，并且澄清原始定义，例如 Chiari 畸形Ⅳ型。我们需要更新的分类知识来改善患者的治疗和结果。更好地了解它们的胚胎学和临床表现，将有助于更准确地对这些患者进行分类。

第三章　新的亚分类：Chiari 畸形 1.5 型和 0 型

Rima S. Rindler，Joshua J. Chern

第一节　引　言

Chiari 畸形 Ⅰ 型是指小脑扁桃体下降到枕骨大孔以下，通常由后颅窝、颅底和（或）颈椎的骨形态变异引起。具体来说，它可能是由于枕骨基底部的成角更小，斜坡更加水平，或齿状突的后倾或陷入引起的。这些改变可能会减少后颅窝的体积，并可能导致扁桃体尾部下降和颈髓在枕骨大孔的压迫。另外的解剖发现了另一类 Chiari 畸形，称为 Chiari 畸形 1.5 型，此病灶定义为扁桃体异位，伴脑干经枕骨大孔下行。这些患者表现为典型的 Chiari 畸形 Ⅰ 型症状，并可能包括与脑干压迫相关的附加症状，如下所述。Chiari 畸形 1.5 型患者的年龄（40 岁）小于 Chiari 畸形 Ⅰ 型（50 岁），但两者发生颈髓空洞的概率相同。一些研究者认为，Chiari 畸形 1.5 型只是 Chiari 畸形 Ⅰ 型的一个亚型，而不是一个单独的分类，因为它们的表现和手术结果相似[1]。Chiari 畸形 0 型是另一种特殊的后颅窝畸形。这些患者发展为特发性颈椎脊髓空洞症，没有经枕骨大孔明显的扁桃体突出。这是一种排除性的诊断，其病因确定不是创伤、感染、脊柱闭合不全或肿瘤[2]。在这些罕见的病例中，脑积水形成的可能机制是由于枕骨大孔处拥挤[3]，形成蛛网膜网，受到韧带束或"致密的枕大池"的压迫，小脑扁桃体在枕骨大孔上方阻碍了脑脊液流出[4]。这些患者的病情通常在枕骨大孔减压和去除梗阻的因素后缓解，如果随访，会发现空洞在术后消失。1989—2010 年，在 400 余例后颅窝减压患者中，只有 15 例（3.7%）符合 Chiari 畸形 0 型的诊断标准[5]。一些研究者认为，Chiari 畸形 0 型实际上属于 Chiari 畸形 Ⅰ 型，而不是一个单独的类别[6]。

本章将着重于讨论较新的 Chiari 畸形的诊断和治疗选择。

第二节　临床表现

Chiari 畸形 0 型和 1.5 型患者的症状一般与其他 Chiari 畸形 Ⅰ 型患者相似[7-9]，包括由 Valsalva 动作诱发的枕部头痛（在休息后立即缓解）、颈痛、感觉异常、呼吸困难、吞咽困难和步态变化。就像散度不全引起的复视一样，Chiari 畸形 1.5 型患者也会出现颅神经功能障碍[10]。有趣的是，与 Chiari 畸形 Ⅰ 型相比，Chiari 畸形 1.5 型中可能由脑干压迫导致的临床表现并不常见[8]。患者很少会出现局灶性血管压迫引起椎基底动脉供血不足的状况[11]。在没有空洞的情况下，体格检查可能是正常的。有空洞的患者可发展为痛温觉分离，并在上肢保留轻触觉和本体感觉，呈帽状分布。这可能出现在较大的儿童。随着空洞向尾部发展,会导致腹部反射消失。症状发展为明显颈椎脊髓病的情况罕见。肠道和膀胱症状通常不存在,因为括约肌纤维位于脊髓的外围,相对不受中央脊髓空洞的影响。罕见的发现包括斜颈、四肢无力或脊髓病、角弓反张/肌张力亢进和脊柱侧凸[5]。后组颅神经表现可能包括咽反射消失、睡眠呼吸暂停和声音嘶哑。当出现口咽功能障碍时,特别是 3 岁以下的患者,应考虑可能是脑干压迫导致的后脑疝[9]。

第三节　诊断和治疗

诊断 Chiari 畸形最常用的是脑和脊柱的 MRI。任何出现与颅颈受压有关体征和症状的患者,都需要进行脑部和颈椎 MRI 非造影剂检查。这对于正确描述颅颈交界的解剖特征、识别扁桃体突出是否存在,以及阐明颅颈受压或脑脊液流出梗阻的潜在原因是必要的。重要的是,其他颅内病变,如脑积水或特发性颅内压增高,应排除小脑扁桃体下疝的原因。

Chiari 畸形 Ⅰ 型的典型定义是小脑扁桃体尾部下降超过枕骨大孔 5.0 mm。这种测量在患有 Chiari 畸形 1.5 型的患者中更为明显,其长度可达 12 mm 甚至更长[8]。在 Chiari 畸形 0 型患者中没有扁桃体下疝。

Chiari 畸形 1.5 型和 Chiari 畸形 0 型都具有脑干尾部移位的特征[3](图 3.1 和 3.2)。第四脑室的闩部,特别是在 Chiari 畸形 1.5 型中,常位于或低于枕骨大孔水平(在一个系列中平均低于 14 mm[8],在健康患者中通常位于枕骨大孔水平之上的 8~17 mm)。在 Chiari 畸形 0 型中,闩部仅在枕骨大孔以上 2.0 mm,或更低[3]。当然,这些患者颅颈交界区矢状面的前后径比平均值略长(Chiari 畸形 0 型为 13 mm,对照组为 9.5 mm),可能是由于延髓的慢性尾端下降,其比脊髓粗[3]。与对照组相比,Chiari 畸形 0 型患者枕骨大孔水平的脑脊液间隙宽度相应减小[2]。在正中矢状面基底和枕骨之间的距离也增加了(不同年龄对照组为 34∶28.6),表明枕骨大孔大于正常人[3]。其他的 X 射线骨测量显示,Chiari 畸形 Ⅰ 型伴空洞和 Chiari 畸形 0 型颅底骨发育不全并伴有扁平颅底,提示患者的颅底变形可能导致枕骨大孔和颅底拥挤[2]。

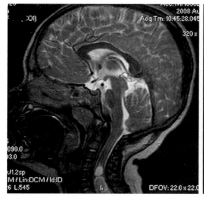
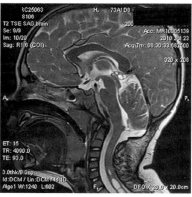
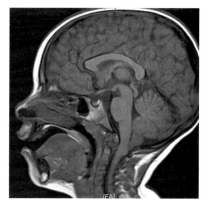

a. 后颅窝减压前　　　　b. 后颅窝减压后

图 3.1　Chiari 畸形 0 型(图示颅颈连接处的减压和空洞的缩小)

图 3.2　Chiari 畸形 1.5 型(闩部的位置在枕骨大孔的水平以下)

脊髓空洞的存在是诊断 Chiari 畸形 0 型的必要条件。在 Chiari 畸形 1.5 型中，空洞的发生率≥50%[8]，这与 Chiari 畸形 Ⅰ 型患者中出现的概率相似（50%~70%）。与 Chiari 畸形相关的空洞被认为是通过枕骨大孔的脑脊液流出异常或阻塞的结果。当出现脊髓空洞时，需要进行全面的脑和脊柱 MRI 平扫或 MRI 增强以确定脊髓空洞的范围，并排除脊髓内肿瘤、脊髓栓系或脊髓闭合不全等原因[5]。是否有严重创伤、脑膜炎、蛛网膜炎的病史，以及其他导致空洞的原因也应予以考虑[4,5]。空洞通常累及颈胸段。空洞的大小和长度可从跨几个脊柱节段的小空洞到贯穿整个脊髓的大空洞。

如果在 MRI 上发现颅颈交界区的正常解剖形态，枕骨大孔处的脑脊液流出梗阻可能不明显。脑脊液的动态流动检查可作为鉴别枕骨大孔处脑脊液流出梗阻的有效辅助手段，特别是在颈部空洞存在的情况下（如 Chiari 畸形 0 型[6]）。在枕骨大孔区的脑脊液动态检查中没有脑脊液流过的 Chiari 畸形 0 型患者，在减压后，脑脊液流量可恢复[12]。一些临床医生认为，脑脊液动态流动检查并不能准确地预测减压给患者带来的益处[7]。此外，由于颅颈交界区不稳定而造成的间歇性和动态颅颈压迫应被视为一种解释。齿状突后部有大血管翳形成的患者，应估计到其有颅颈的不稳定，因为这被认为是由于渐进的高移动性导致了韧带改变。颈椎屈伸片对评估这种可能性是有用的。如果存在不稳定，有必要通过薄层颅颈交界区 CT 检查骨质解剖。为了便于手术前的准备，应该特别注意椎动脉的位置及其颅外走行。

准确诊断 Chiari 畸形 1.5 型和 0 型是指导治疗的必要条件。出现上述定义的扁桃体异位和（或）脊髓空洞症体征和症状的患者，应考虑后颅窝减压。在分流原发性颈髓空洞前应考虑枕骨大孔减压。值得注意的是，偶尔发现的小于两个脊髓节段的脊髓空洞患者常无症状，对于他们来说，明智的选择是进行严密的神经和影像学随访，而不是后颅窝减压。

第四节　手术入路和术中所见

对枕骨大孔进行标准的骨减压并去除寰椎后弓是治疗 Chiari 畸形 1.5 型和 0 型的推荐手术方法[4,5]。患者俯卧在凝胶垫上，头部固定在屈曲的位置，颈肌拉伸恰当，并以 3 点式头钉固定头部。沿正中切开枕下肌肉组织对减少术后疼痛和椎动脉损伤至关重要。当接近 C_1 后弓时必须小心，因为有时会遇到 C_1 缺失和吸收。在一些患者中也发现枕骨大孔骨增厚，枕骨后唇向上突。枕下颅骨切除术宽、高均约 2.5 cm[7]。过多的骨摘除可导致小脑下垂。

对于 Chiari 畸形 0 型和 1.5 型的患者，应考虑硬膜外和硬膜内减压。

硬膜外压迫可由枕骨大孔狭窄、枕骨后唇增厚或绷紧的寰枕韧带引起。如果在 Chiari 畸形 1.5 型患者中发现了硬膜外的压迫因素并及时治疗，硬膜探查可能就没有必要。这可以通过术中超声确认，以齿状韧带搏动为代表的颅颈交界区脑脊液流动来证实。相反，在 Chiari 畸形 0 型病例中，最好同时排除硬膜内和硬膜外的病理，因为可能的潜在病因是脑脊液流动障碍[7]。异常的蛛网膜粘连或膜、瘢痕组织和较大扁桃体的小脑后下动脉都是硬脑膜内脑脊液流动阻塞的潜在原因（图 3.3），但并非所有病例都存在[7]。如行硬脑膜内探查，电凝单侧、双侧或异位的小脑扁桃体软膜是较好的方法。

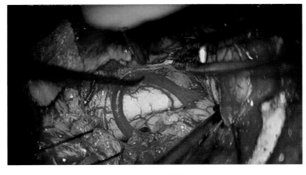
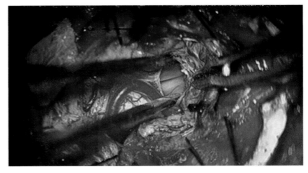

a. 术前   b. 术后

图 3.3   *Chiari* 畸形 0 型患者第四脑室出口发现蛛网膜膜状结构

重要的是尽量减少血液溢出到蛛网膜下腔,因为蛛网膜下腔出血会导致炎症,这可能进一步阻塞该区域的脑脊液自由流动。所有患者均行硬脑膜成形术,这对于恢复脑脊液在颅颈交界区的流动和促进水密缝合硬脑膜是很重要的。

第五节 　 临床结果

掌握好手术适应证,表现为 Chiari 畸形 1.5 型或 0 型的患者在手术减压后有望得到改善,头痛和颈部疼痛通常会迅速缓解。但其他体征和症状,如斜颈、感觉异常和与运动相关的不适,通常需要数周至数月的时间才能缓解。在长期随访中,77.8% Chiari 畸形 1.5 型的患者术后明显改善,类似于 Chiari 畸形 Ⅰ 型(81.7%)[1]。Chiari 畸形 0 型的脑积水在不分流的情况下,自愈的概率很高[4]。

在减压后的几个月内,空洞的问题往往会解决[5,7]。在 Chiari 畸形 0 型组中,术后 1 个月时空洞大小稳定[12],6~12 个月后几乎全部变小(93.3%[7]),与 Chiari 畸形 Ⅰ 型相似[9]。Chiari 畸形 0 型的脊柱侧凸可以随着空洞的消退而稳定下来,甚至可以在几个月到几年的时间内自行好转。然而,这一最终结果在 Chiari 畸形 1.5 型患者中可能不太成功。一项研究中,13.6% 出现脊髓空洞症的患者需要反复手术,并且经常伴有进行性脊柱侧凸[8],而 Chiari 畸形 Ⅰ 型患者的复发率为 6.9%[8]。术后症状改善与空洞大小改善之间的关系尚不清楚。在一项研究中,症状通常在空洞大小改善之前得到改善[12]。

虽然期望 Chiari 畸形 1.5 型和 0 型有良好的临床结果是合理的,但是对于减压手术后仍有症状的患者如何治疗依然存在临床上的考量。理想的术后恢复和等待症状或空洞改善的时间尚未确定。经过一定的观察期(在我们的实践中大约为 6 个月)再进行探查和施行空洞蛛网膜下腔或空洞胸腔分流都是可行的选择[6,13]。

第六节 　 总 　 结

Chiari 畸形 1.5 型患者一般与 Chiari 畸形 Ⅰ 型表现相似,对后颅窝减压反应良好,最大的区别是在 Chiari 畸形 1.5 型中存在延髓疝。Chiari 畸形 0 型是另一个单独的类别,有枕骨大孔处脑脊液流动异常,而没有扁桃体疝。枕骨大孔减压术可能会消除硬脑膜下的流出障碍,改善空洞大小和症状。在恢复正常的脑脊液流动动力学后,可能会有良好的临床和影像学结果。

第四章　颅颈交界区和后颅窝的胚胎学

Mohammadali M. Shoja，Skyler Jenkins，R. Shane Tubbs

第一节　引　言

脊索主要在胚胎发生过程中形成,是刺激神经管发育、硬核生成和轴旁中胚层模式形成的关键启动因子[1-4]。Sensenig 将椎体发育描述为三个相互重叠的阶段,此外,这三个阶段中还包括了枕骨区早期融合的骨元素,这些骨元素早期融合形成基底骨和外枕骨[5]。第一阶段强调脊索在胚胎发生的第 4 周开始成熟。早期胚胎生命中脊索发育的细节研究得非常详细,但不是本文的重点。脊索发育的一般情况和特征如图 4.1 所示[6]。第二阶段是在妊娠第 5～6 周,生骨节细胞向脊索增殖和迁移,筋膜外生骨节间充质形成,神经嵴扩张和形成,脊神经形成。第三个也是最后一个阶段,即软骨化和骨化,大约发生在第 6 周的中期。

在胚胎板背部中线的外胚层形成原始条纹时,源自原始条纹的中胚层前体细胞在外胚层和内胚层之间迁移(此处未显示)。中胚层细胞的纵向中线浓聚在原始条纹前形成头突或脊索板。如图 4.1,a 示脊索板有内腔(3)、紧靠内胚层(4)的底部和紧靠外胚层神经板(1)的顶部。b 示脊索板的底部与内胚层融合。c、d 示然后底部消失,留下脊索板的顶部(在这个阶段称为脊索沟)附着在两边的内胚层上。e、f 示脊索沟随着内胚层的生长而加深,边缘接近。g 示随着脊索沟边缘的融合,形成脊索管,并从内胚层中解放出来。h 示脊索管的管腔消失,管腔凝固,形成成熟的脊索。此过程是基于 Frazer 的研究[6]。

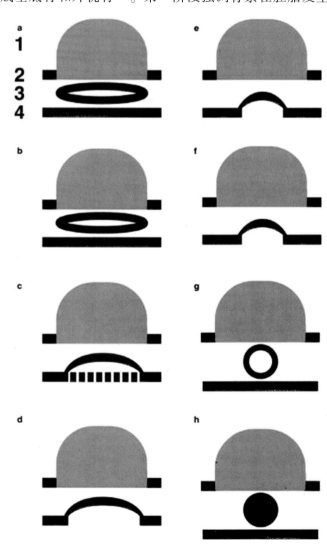

图4.1　胚胎板中部横切面(显示了脊索发育和成熟的过程)

第二节 椎体的形成和发育

妊娠第 4 周末期,新生成的生骨节是由脊索诱导的间充质细胞从体细胞的近轴中胚层凝聚向腹内侧迁移而形成的。这些细胞环绕脊索形成初级生骨节,它们按各自体节的模式进行分割。随着初级生骨节的重新排列(或重新分割),来自不同体细胞的生骨节细胞聚集在一起,形成具有分割模式的次级生骨节,这种生长模式适用于全部椎体[5]。体细胞发生和初级生骨节的形成和重排均发生在颅尾侧方向。因此,枕颈区域的椎体分化早于尾区的发育[5]。随着生骨节细胞重排,由密集细胞区来源的亚群生骨节细胞沿神经管背侧迁移,并在脊神经和神经节之间迁移,建立椎弓的间充质原基[5]。早期椎体的基本结构由各椎体间充质原基的软骨化形成,包括软骨椎体(椎体前体)和神经管周围的神经弓[5,7]。C_2 椎体上下初级生骨节采用不同的重排方式,以满足上面颅颈交界区和下面其余椎体的解剖和功能要求。

第三节 C_2 以下椎体的发育

枢椎(C_2 椎体)以下椎体发育的基本概念在一个多世纪前就已被认识(参考 Robinson,1918),并由 Sensenig 于 1957 年的开创性工作中得出结论[5]。在胚胎发育的第一个月末,脊索和神经管被由初级生骨节层组成的生骨性中胚层组织包围,初级生骨节层来自神经管两侧发现的体节腹内侧部分。Dockter 解释说,每个初级生骨节的细胞分布是不均匀的,从颅尾到中外侧区存在梯度差[8]。此外,尾侧和侧方生骨节区域的细胞密度高于颅内区和中间区。初级生骨节的初始分段遵循体细胞模式,随后不久发生二次分段。脊神经和血管在 von Ebner 裂隙生成,该裂隙将外侧区的主要生骨节分成两部。次级生骨节形成时,每个初级生骨节的头部部分细胞疏松,尾部部分细胞密集,与椎体前体相对应(图 4.2)。在部分生骨节细胞背外侧迁移后,在每个次级生骨节中可见致密的侧块和中心块

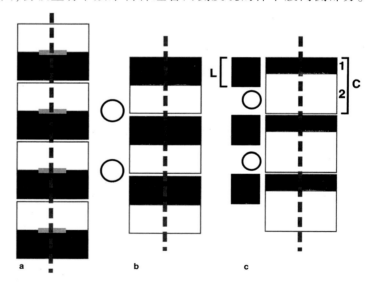

图 4.2 C_2 以下椎骨初级生骨节重排和椎体发育的简化模型

(包含致密的上部和疏松的下部)(图 4.2)。密集的侧块形成椎弓根,包括椎弓根、关节面和椎板。中央团块内较大、较低的疏松区域形成椎体。次级生骨节孔中间致密细胞的密集生骨节组织有时被称为下弦弓[7,9]、弦周盘[5]、下椎体[10]或椎间体[11]。在这篇综述中,选择术语“下弦弓”。通常是指下弦弓退化为椎间盘的纤维部分[7]。

图 4.2a 显示初级生骨节,上部疏松(白色),下部致密(黑色),部分被 von Ebner 裂隙(灰色横条)分隔。纵向虚线表示脊索。b 显示重排后的次级生骨节。圆圈代表脊髓根神经节,这些圆代表了出现在松散细胞区域水平的脊髓根神经节、神经和血管。c 显示脊髓根神经节和神经之间的密集区域的细胞亚群在背外侧迁移后,椎骨的主要生骨节。在这个阶段,中央(C)和侧方(L)肿块清晰可见。中央块由下弦弓(1)和椎体(2)组成。

第四节　颅颈交界区的发育

Ludwig[12]、O'Rahilly 和 Muller[9],以及 Muller 和 O'Rahilly[13,14]对目前颅颈交界区发育的知识做出了大量贡献。上四个体节,即枕部体节1~4,是由生骨节细胞体节1~4从腹正中向脊索头端迁移而形成的。这种细胞迁移产生了初级枕生骨节1~4(O_1~O_4)。舌下神经根在枕骨生骨节下弦弓之间横向走行,而 C_1 脊神经在生骨节 O_4 和 O_5(S_5 或第一颈椎生骨节)之间走行。最初,枕骨生骨节孔1~3连接形成了间充质基底环的主要部分[9]。大约在妊娠的第5周,在顶臀长(crown-rump length,CRL)为 9.0 mm 的胚胎中,O_4(寰椎前体)和 S_5(寰椎)的下弦弓在颅颈交界区中明显[12],这些下弦弓位于脊索的腹侧[12]。O_1~O_3 混合体喙和 O_4 在 CRL 为 9~11 mm 的胚胎中(妊娠第6周左右)连接在一起,形成 O_1~O_4 混合体间充质,包绕脊索头端[9]。在妊娠后期,这种间充质混合体在妊娠后期软骨形成后变成弦软骨。O_2 的下弦弓较小,与 O_3 的下弦弓在侧面融合后,其内侧消失。O_2~O_4 下弦弓的背外侧延伸形成侧块。这些块体往背部的继续伸展增加了外枕部的发育,与典型的椎体神经弓同源。O_3 形成舌下神经和神经管的枕外侧喙侧部分,O_4 形成尾侧部分。最后,S_3 和 S_4 的侧块融合在舌下管的腹背侧形成一个单一的外置块体。在寰椎前体和寰椎下弦弓之间松散排列的生骨节细胞,对应于初级生骨节5的椎体,外侧形成枕髁,内侧形成枢椎齿状突的顶端[9,13]。

图 4.3 给出了一种颅颈交界区发育的简化模型。O_3 的下弦弓退化,除了它的侧凸。由于与 O_2 的下弦弓融合,这些侧凸被扩大,延伸至枕外。妊娠第5周时,O_3 的下弦弓出现在 O_4 的下弦弓外侧上方和前方[9]。舌下管内的骨性分离由 O_3 脊索下弦弓的内侧残余形成[14]。O_4 下弦弓的正中部分仍然是穿过中线的一个连续的团块,并在间质期开始与基底环余下部分向上融合[9]。软骨化后,其融合完成,形成基底。S_5 的下弦弓

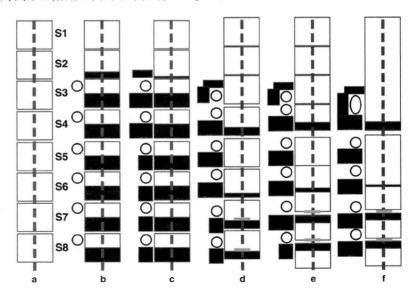

图 4.3　基于 O'Rahilly 和 Muller[9],Muller 和 O'Rahilly[13],Sensenig[5] 的颅颈交界区和上颈椎椎体发育简化模型

形成了寰椎前弓,消失于 S_5 和 S_6 初级生骨节之间的疏松区域[14]。S_5(C_1)侧块包绕齿状突形成寰椎神经/后弓,而 S_6 侧块形成寰椎神经弓[13,14]。

图 4.3a 示腹内侧体细胞向脊索迁移,形成分节状的生骨节,纵向虚线表示脊索线。b 示枕 2、3、4 的下半部分和颈生骨节切块发生凝结(暗色区域)。节段神经节和神经,以圆圈表示,从神经嵴开始发育。c 示来自硬脑膜尾侧的细胞通过神经节间的间隙向外侧迁移。注意在神经弓的发展过程中,颅尾神经的梯度,枕骨区脊索下弓的背外侧延伸比颈区多。在这一阶段,建立了中位(中央)和外侧节段,大致代表发育中的椎体和神经弓。S_2 的下弦弓中位开始消失。$S_3 \sim S_8$ 正中段仍然由密集的尾部和疏松的头端组成。d 示 S_2(或 O_2)和 S_5(C_1)中央致密尾侧消失。其他主要生骨节的尾部变小了。von Ebner 裂隙(水平灰色条)将 S_7 和 S_8(分别为 C_3 和 C_4)的尾部和疏松的头端分开。S_3 下弦弓的正中部分消失,来自 S_2 的下弦弓的侧块在外侧与 S_3 的下弦弓融合,使两个舌下神经小根在同一根管内。e 示在 $S_7 \sim S_9$ 中枢的重排以这样的方式发生:S_7 的致密尾端部分与 S_8 的松散头端部分($S_7 \sim S_8$ 融合或未来 C_3 椎体)连接,S_8 的致密尾端部分与 S_9 的松散上部($S_8 \sim S_9$ 融合或未来的 C_4 椎体)连接。a~d 图中没有显示 S_9。$S_1 \sim S_4$ 的中心融合形成基底枕骨。S_5、S_6 椎体与 S_7 椎体的疏松头端融合形成 C_2 椎体的凹穴和体。注意 S_3 和 S_4 的下弦弓是横向融合的。f 示颅颈交界区的最终重排完成。注意骶髂外枕骨内的舌下神经是由 $O_2 \sim O_4$ 脊索下弓的侧条(或延伸)融合而形成的。S_7、S_8 侧杆形成 C_3、C_4 神经弓。$S_7 \sim S_8$ 上致密部位融合形成 $C_2 \sim C_3$ 椎间盘,$S_8 \sim S_9$ 上致密部位融合形成 $C_3 \sim C_4$ 椎间盘。其余椎骨的发育与 C_3 和 C_4 椎骨相似。

第五节　枕骨髁的发育

枕骨髁起源于枕骨大孔的前外侧区域,是两个半月状的突起,呈内凹外凸状[10]。髁形成软骨关节面,在腹背侧和内侧呈凸状。它们也有骨质部分,而且内侧比外侧大。在胚胎发育过程中,S_4 的下弦弓和 S_5 的疏松区形成了枕髁的主要生骨节。枕部软骨发育后,枕部和枕部结合,骨化中心独立出现在这些节段内。前枕内联合软骨由枕外和枕下骨化中心的腹侧和背侧区域融合而成。横贯枕骨髁的软骨组织见于儿童,与未硬化的前枕内软骨组织相对应[15]。软骨组织将髁突分成较小的前枕骨区和较大的后枕骨区[15]。这种软骨组织骨化发生在中外侧方向[15],从 1~2 岁开始,到 7~10 岁时完成[16]。在完全融合后,枕骨髁表现为单一骨性突出,并有一致的关节面。然而,有时成年人的关节面有横向分裂,这是由其中部侵蚀造成的[15]。

骨嵴("枕骨前弓")有时连接枕骨髁的前端,位于枕骨大孔前缘的前方[17-21]。如果骨嵴的内侧消失,其外侧部分将被单侧或双侧保留,形成基底突,呈嵴样或凹凸状[18]。然而,如果外侧部分消失,骨嵴的内侧部分可以保留为单一平面或两个旁正中突出物[18,22]。这些变异包括假髁状突[18,19]或前髁突[22]和真髁状突,位于枕骨大孔前缘[19,20](图 4.4[21,23])。它们都来自前寰椎下弦弓–前寰椎前弓的残余部分[18]。前髁突是枕髁前端的延续,位于枕骨大孔稍前[18]。

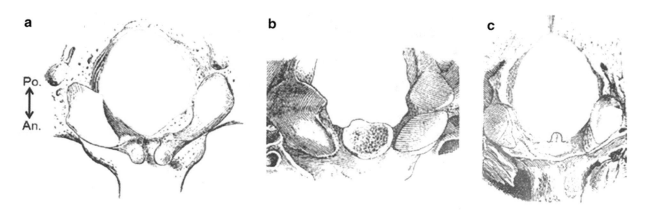

图 4.4 前寰椎前弓的残余部分 [节选自 Oetteking B[21]。箭头表示标本的方向，An 为前，Po 为后；a 显示两个基底突（旁髁前突），b 显示单个大的三级髁，c 显示从枕骨大孔前缘正中向外的一个后突状突起。一些人认为这种突出物不是来源于前寰椎，而是表现为根尖韧带附着处骨化[21,23]]

第六节 前寰椎发育畸形及其各种临床表现

前寰椎存在于一些低等脊椎动物中，在人类中不常见，它是一种位于枕骨和寰椎之间分开独特的寰椎状脊椎骨[24,25]。人类在正常情况下，是由 S_4 的下弦弓与 S_5 的椎体融合失败而形成的。它部分退化，通常只作用于基底脊椎的下半部和外侧脊椎的尾侧。

S_5 椎体形成齿状突的顶点，是顶韧带的内侧，并参与枕髁外侧区的发育。这种独特的颅脑、生骨节的发育模式决定了人体内前寰椎的中胚层成分应与枕骨和轴结合。但是，如果颅颈交界区的发育模式紊乱，前寰椎的中胚层成分分布异常，S_4 过度增大或部分退变，S_5 椎体异常地从轴上分离或与 S_4 的下弦弓融合，则颅颈连接处可能存在异常和变异，称为"前寰椎分割失败或畸形"[26-28]。相关异常或变异统称为"前寰椎残留体"或"前寰椎表现"，它们被归入"枕椎表现"这一更广泛的类别（表 4.1）[7,9,14,15,17,19,21,22,27-56]。

表 4.1 枕骨的一些发育异常和骨变异（包括枕骨椎骨的表现）

异常或变异	表现	参考
基底内侧管	头脊索出生后的残余；在基底脑中线呈皮质良好的纵向管状	Madeline 和 Elster[32]
枕正中缝	降落伞板正中融合的中线轨迹	Madeline 和 Elster[32]
枕纵裂	基底脑部分中线裂；双侧降落伞板的中线融合	Madeline 和 Elster[32]
蝶枕十字型软骨结合	纵向的前枕骨和蝶窦骨裂伴未硬化的蝶枕骨软骨粘连	Madeline 和 Elster[32]

续表

异常或变异	表现	参考
横（冠状）枕裂	保留了基底枕骨原基的分节性质；可以部分或全部经过基底枕骨；可以是一个不完整的沟槽或完全的缺口；在放射学上与蝶枕软骨结合相似，但实际上充满了纤维组织而不是软骨；非常罕见	Kruyff[33]、Johnson 和 Israel[34]；Prescher[19]
枕骨发育不全	枕区轴旁中胚层功能不全或蝶枕骨软骨结合过早闭合的后果；伴有基底动脉内凹	Smoker[35]；Nishikawa 等[36]；Noudel 等[37]
舟状窝	一种浅的凹陷，位于基底骨前部的下表面，约 3 mm×5 mm	Cankal 等[38]
咽结节	正中粗隆位于基底枕骨下表面，大约在枕骨大孔前 1.0 cm 处；是咽中缝的着陆点；3.8% 的病例影像学上有直径 1.5~2.0 cm 的结节	Robinson[7]；Hauser 和 De Stefano[39]；Finke[40]
舌下神经管	通过骨刺舌下管分裂；S_3 下弦弓残余物	O'Rahilly 和 Müller[9]；Müller 和 O'Rahilly[14]
枕髁分裂	关节突的部分或完全的细分；可单侧或双边；与寰椎上关节面的分割有关；发病率约 5%	Tubbs 等[41]；Kunicki 和 Ciszek[42]；Tillmann 和 Lorenz[15]
髁突发育不全	枕髁发育不全；与寰枕关节的水平方向多于斜方向和基底动脉内凹有关	Smoker[35]
枕髁增生	枕骨髁过度增生；导致颈髓受压	Ohaegbulam 等[43]；Halanski 等[44]
桡旁突（顺乳突或颈静脉）	外侧髁区（枕骨颈突）的一个充气骨突，位于枕髁和乳突之间的侧头直肌插入点；可单侧或双边；是否与图谱的横向过程融合；发病率为 2%~4%	Lang[45]；Tubbs 等[41]；Anderson[46]；Taitz[17]；Prescher[19]
枕髁的外侧（横向）突	与其侧块引起的寰椎横突过程类似；前寰椎残余	Stratemeier 和 Jensen[47]；Gladstone 和 Erichsen-Powell[48]
枕前弓或枕骨大孔前唇	连接枕骨髁末端的 U 形脊；表现为前寰椎的腹弓	Prescher[19]；Taitz[17]；Oetteking[21]
基底突	外侧结节和枕骨前弓的残余；前寰椎残余；有时被认为是前髁突的一种变体或与前髁突相同	Prescher[19]；Oetteking[21]
髁状突	位于枕骨大孔前边缘向下骨投影；与齿状突小骨发病率增加有关；发病率约为 1%	Smoker[35]；Prescher[49]；Prescher[19]
髁前突或假髁状突	枕骨下表面的单个正中或两个旁正中投影，位于枕骨大孔前缘前几厘米处；成人发病率高达 25%；是前寰椎残余；也被认为是寰枕前膜中间部分的骨化；与第二髁不同，它包含一个矢状管	Vasudeva 和 Choudhry[22]；Prescher[19]；Hauser 和 De Stefano[39]

续表

异常或变异	表现	参考
枕骨大孔前结节	从枕骨大孔前边缘向后水平突出、小的中间三角形结节;不同于向下突出的髁突;可以代表顶端韧带附着骨化	Lakhtakia 等[50];Prescher[19];Oetteking[21]
枕骨大孔后唇	从一个或两个枕骨髁后端沿着后孔边缘延伸的骨嵴;不向后融合;可以增生,表现为枕骨大孔后缘周围的骨赘;前寰椎残余	Gladstone 和 Erichsen - Powell[48]; Prescher[19];Menezes 和 Fenoy[29];Oetteking[21]
耳小骨或圆形小骨	枕上骨下边缘的单个正中骨或旁正中骨;可能有两个副中间听小骨,融合形成单一的中间听小骨;出现在胎儿第四个月和第五个月,通常在出生前与枕上融合;很少保持完全分离;尽管有争议,但一些人认为这是前寰椎残余	Piersol[51];Le Double[52];Caffey[53];Madeline 和 Elster[32]
无名(后枕骨内)软骨结合的副小骨	在 0.4% 的新生儿中,在枕上肌和外肌之间的关节突内可见 1~4 个听小骨;可以很大,向外和向内突出;在生命的第一年与枕上融合;位于中间的听小骨被认为是原发性听骨残留	Caffey[53]
持续性枕骨横裂/缝合	枕骨鳞状细胞中间部分和顶间部分之间的裂隙/缝合线;有时被误称为 mendosal 裂缝	Lochmuller 等[54];Nayak 等[55];Tubbs 等[56]
寰枕同化	寰椎和枕骨沿枕骨大孔边缘部分或完全融合;与基底内陷相关	Smoker[35]

　　从进化意义上讲,前寰椎发育畸形代表了颅颈交界区个体发育的系统发育退化,试图保留前寰椎并将其从枕骨区分离出来[47,48]。据我们所知,在人类物种中,仅报道过 1 例持续性前寰椎作为一种附加的类寰椎状脊椎骨持久性前寰椎的病例[57-59]。

　　原寰段畸形由于发育过程复杂,其解剖表现多种多样,有的具有较高的临床相关性。较少临床相关的表现包括残余形成基底骨、前髁突和基底骨前弓。临床显著异常的发生率为 1.4%,通常包括下脑干压迫[26],以及枕骨大孔周围异常骨质赘生物[26,47]。在这种情况中,齿状突的尖部缺失,基底枕骨趋于拉长,从后向下突入枕骨大孔[26,29]。在胚胎学上,这个突出物来源于 S_5 的椎体。偶在齿状突的顶端出现,但通常很小且畸形。在齿状突发育不全的情况下,位于枕骨大孔前缘的后下向正中骨突出部位为第三枕髁(第三髁),有时与齿状突尖或寰椎的前弓相连[19]。由于脊索向 S_4 下弦弓后部移动,根尖韧带前面出现了骨质异常,如第三髁,代表了下弦弓的衍生物,根尖韧带连接在第三髁上方的基底[10]。临床上重要的前寰椎残留体变异包括:①来自枕骨大孔前缘的三角形突出物;②枕髁内侧凹陷,未融合;③内髁的位移和过度增生;④永久末端小骨(图 4.5)[48,60];⑤齿状突小骨[20,26,47]。Menezes 发现,100 例患者中有 8 例有临床意义上的前寰椎发育畸形,同时伴有 Chiari 畸形和颅颈交界区异常[29]。同样,33% 的病例中后脑疝伴有前寰椎发育畸形[26]。

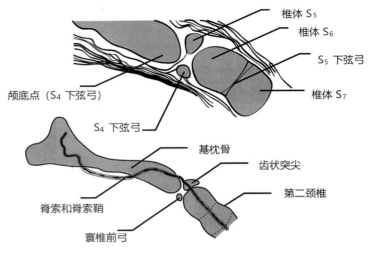

图 4.5 前寰椎-永久末端小骨(Bergman's ossicle)胚胎发生变异致

发育畸形(以 Gladstone 和 Erichsen-Powell 命名[48])

图 4.5 上下两幅图像分别显示颅颈交界区的间叶/软骨和骨阶段。在上面的图像中,一小段脊索
(星形)在 S_5 和 S_6 之间穿行。在下面的图像中,胎儿位置的脊索重叠在颅颈交界区的组成部分上。
值得注意的是,S_4 的弦下弓位于基底部,S_5 的椎体位于齿状突的顶端或突起。一般情况下,$S_5 \sim S_7$ 的
中心部位形成枢椎的齿状突和体部。融合失败会导致 S_5 椎体形成一个独立的软骨中心和骨化中心,
并导致齿状突顶端分离,导致骨终端持续骨化。另一方面,如果齿状突间充质融合和软骨化正常,则
齿状突的顶端可通过 S_5 下弦弓退化残体的间质软骨化与齿状突体分离。这种软骨组织通常有骨化,
但这种骨化失败会导致骨化持续存在。脊索呈 S 形穿过脊椎,并到达永久末端小骨,它位于基底脑正
中的腹面,在头端和尾端中斜行[60]。

第七节 寰椎的骨化

寰椎的中胚层原基来源于 S_5 的下弦弓。Ganguly 和 Roy 认为,在胚胎 CRL 达到 30 mm(约为妊娠
第 8 周)之前,前软骨前体被分开,其背侧尾侧一半整合到寰椎的软骨原基中,而其腹侧颅侧部分整合
到枕骨大孔前边缘的枕骨软骨中[10]。虽然其他作者同意这一观点,但其准确性是不确定的[26,61]。这
种不确定性是由于缺乏与 CRL 为 11~30 mm 相关的胚胎标本,这是 Ganguly 和 Roy 提出的颅颈交界
区发育的一个主要时期[10]。在怀孕的第 5 周,Macalister 认为寰椎环已经完全软骨化,到第 7 周左右
后骨半弓形成[62]。这些足弓是由两个骨化中心形成的,这两个骨化中心出现在靠近侧块的后足弓根
部,并沿逆行方向生长。这种生长在出生后继续,直到 4 岁时后弓的左右半弓在背内侧平面融合并闭
合。双侧骨化中心也向前延伸到侧块,并向外延伸到横突[62]。1 岁时前弓骨化有一个延迟,最初两个
大小不等的骨化中心出现在软骨前弓的中部,迅速融合形成单一的优势骨化中心。它向后和横向生
长,在 5 岁时出现侧块[62]。如果前弓正中骨化中心发育失败,骨化将从寰椎侧块向中线发育[63]。

第八节　寰枕融合和其他寰椎发育异常

颅颈交界区最常见的异常之一是寰椎枕骨化,即寰枕融合,患病率为 0.5% ~ 3%。这是寰椎与枕骨完全或部分融合的过程[64-67],这似乎是由很多因素造成的,通常有家族聚集性[68]。寰枕融合的综合征形式与 Klippel-Feil 综合征和 DiGeorge 综合征有关[61,66]。胚胎学上,同化作用发生在寰椎和枕骨的原基仍然是软骨的时候;不过,它也可能发生在中胚层早期[62]。寰椎前弓与枕骨大孔前边缘的基底部融合,后弓与枕骨上下端融合于枕骨大孔后边缘,上关节面与枕骨髁融合于枕骨大孔前外侧,寰椎横突与枕骨颈静脉突融合[62,63]。寰枕融合导致枕骨大孔表面积减少 15% ~ 35%[69],偶尔还伴有齿状突游离和颅底凹陷[66]。动物模型表明,这种寰枕融合可能与同源盒(Hox)基因表达的异常有关,同源盒(Hox)基因编码转录调节蛋白,参与脊椎动物中轴骨骼的模式化和决定片段命运[70-73]。从进化的角度来看,与前寰枕发育畸形不同,寰枕融合代表了颅颈交界区个体发育的系统进化过程,这一融合过程试图将一个额外的椎骨整合到枕骨区域[47,48]。

寰椎的其他发育异常已有报道[20,62,63]。前弓的缺陷,如发育不全、发育不良、发育不全或裂隙,不如后弓常见。在 21 例确诊或疑似 Chiari 畸形 I 型的患者中,寰椎前弓或后弓发育不全或寰枕融合程度不同是颅颈交界区最常见的骨质异常[74]。Menezes 发现,92% 的 Chiari 畸形和伴随的颅颈交界区异常的患者存在寰枕融合[29]。这些观察表明,寰椎的异常在后脑疝患者中是常见的,可能表明一种常见的潜在个体发育错误,或者实际上可能存在因果关系。

第九节　颅底发育

颅底由平坦的前部和倾斜的后部(斜坡)组成。后部包括由蝶枕结合软骨连接的基蝶骨(前上外侧)和基枕骨(后外侧)组成;脊索的头端描绘了脊髓背角的尾侧部分。颅底的发育分为三个阶段:间充质凝结、软骨化和骨化[75,76]。一旦间充质细胞(去细胞或胚)在颅底形成,软骨化和骨化从后向前发生,从后颅窝开始,到前颅窝结束[75]。软骨化和骨化在不同的位置同时发生。例如,当后颅底开始骨化时,颅底前部发生软骨化[75]。在妊娠的第 3 个月,软骨化已经完成。以下是与后颅底有关的内容,有助于后颅窝的形成。

已经在小牛、大鼠和人类中研究了发育中基枕骨的分段(硬结)性质[77]。发现最初的颅底间充质原基发生在妊娠的第 1 个月。第 2 个月时枕骨区出现软骨化[77]。在怀孕的第 5 周,两个纵向软骨板(也称为旁软骨板)在头部脊索的两侧形成[60,75,77]。同时,软骨耳囊也在发育,但与副软骨分离[75,77]。两个副脊索板在中线处融合形成一个单一的板,称为基底板或脊索板,围绕脊索[75,77]。

然后将耳囊横向并入基底板[77]。基底枕的节段性在间充质后期开始消失,并由于软骨中心的融合而完全消失[77,78]。枕骨板,即枕骨的软骨原基,是由基底软骨的尾部分裂和背外侧延伸在水平面和大孔的两侧而形成的[77-79]。舌下神经穿过枕骨软骨的一个孔。该孔在软骨期较大,但随着骨化而变小。在脊索的鼻端前端(也标志着弦旁板的鼻端边界)的前方,软骨化发生在弦前软骨及其附带组织中[78]。

在 CRL 为 20 mm(妊娠第 8 周)的胚胎中(图 4.6),颅底骨基质由四个区域组成:枕骨、耳部、眶颞和筛窦[79]。在研究的基础上发现,其中心部分由两个连续的腹侧和背侧软骨组成,分别是弦后板和弦前板,其间有一个横嵴[78,79]。横波是鞍背的原基,软骨的耳囊与基底板的外侧边界融合在一起,融合线标记为基本联合或沟,基底板的尾端标记为大孔前缘。在腹侧,每个枕骨板由两个颅底和尾根组成,中间有一个孔,舌下神经从该孔穿过。这些根代表枕椎的椎弓根(神经弓)。背侧两个根部结合形成单一的扁平软骨板,称为枕骨后翼。腹侧枕骨外侧孔的枕骨与枕囊分开,并在枕骨-枕骨联合处背侧融合。枕骨后翼在其后边界处连接称为枕骨顶板的三角形软骨薄板,其顶点朝前指向耳囊。上边界是自由的,而顶板的下边界则与前耳囊和后枕翼融合。从顶板后缘的上部,一条狭窄的软骨带从任一板的背侧延伸,并与对侧融合,形成一条薄的软骨带,称为"Kernan"或"Crentii"膜[78,79]。颅骨发育的后期特征是两侧顶叶板和枕骨后翼之间的枕后区的发育,该区域对应于枕鳞状软骨的上部。如图 4.6 中的箭头所示,左右两侧的顶板(在睑板下方)和枕骨侧翼背侧延伸。这些最终融合在背中线,形成后盖。"Kernan"或"Fawcett"的后盖是大孔后方的宽梯形软骨板。同时,顶头肌组织退化。Levi[80],Macklin[81]和 Kernan[79],以及最近的 Müller 和 O'Rahilly[82]已支持此视图。随着睑板回缩,顶板同时缩小[79]。图 4.7 显示了 CRL 为 43 mm 的胎儿(大约为妊娠的第 12 周)的基本软骨和枕骨区域。枕骨顶板的最终结果在文献中没有得到很好的描述。然而,它很可能最后形成乳突。图 4. 8 示出生时乳突与上枕和外枕的关系[83]。后颅底骨基质的不同组成及其关系如图 4.9 所示。

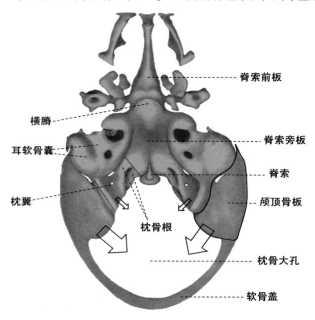

图 4.6 CRL 为 20 mm 的胚胎的基本结构(大约是妊娠的第 8 周,这个阶段的枕骨大孔非常大,枕骨的顶板与耳囊前下融合,后枕与后枕下融合。脊索前软骨的尾端部分构成了基底蝶骨,而前基底皮层则由其余的软骨前软骨和附肢发育而成[78]。经 Kernan Jr.[79] 许可修改)

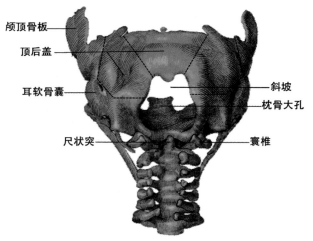

图 4.7 CRL 为 43 mm 的胎儿的基本软骨和枕骨区域的后下侧[大约是妊娠的第 12 周。经 Macklin 许可[81]进行了修改。后盖是由顶板和枕骨翼衍生而来的,它由任意两个侧片和一个中央片(用虚线标记)组成。在此阶段,骨化在后盖的中央部分,即枕骨的前(根)部分和基底枕的尾部]

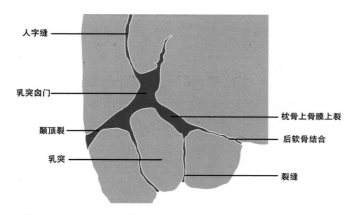

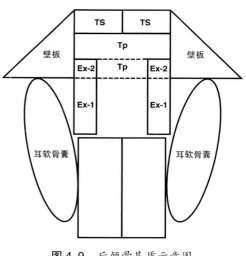

图4.8　出生时乳突穹窿及其相关的软骨裂(裂隙被成人头骨的缝合线取代。当骨头融合时,这些缝合线中的一些会完全消失。乳突穹窿似乎是胎儿顶板的残留物,膜裂是顶盖粘连的残留物[83])

图4.9　后颅骨基质示意图

弦周板融合形成单个基底板。枕骨由根(Ex-1)和翼(Ex-2)组成,耳囊位于枕骨和基底板的外侧。请注意,此架构是简化图,并且缺少相关部分之间的解剖关系的一些细节。顶突(TS)是一种临时结构,起源于顶板底部的上部。后盖(Tp)起源于顶板底部和枕骨后翼的下部[45]。

由于其他几个中心经历软骨内骨化[75,77],因此,颅底骨基质在妊娠的第14周就已经完全成熟了(图4.10[84])。碱性软骨的骨化依次发生且方向一致[85]。在枕上、枕外和枕底区域的第一个骨化中心出现在CRL分别为30 mm、37 mm和51mm的胚胎中[4-5]。在枕骨和枕外部分中有一个骨化中心;然而,枕骨上段是从多个骨化中心发展而来的[86]。影像学上,当胎儿的CR为80~100 mm[85]时,容易辨认骨化的枕骨,CRL为100~150 mm的胎儿的基底蝶骨和前基底膜也易辨认[85]。在孕中期,后颅底骨基质的纵向生长速率大约是前颅底骨基质的纵向生长速率的一半[87]。前颅底骨基质发育的细节不在本章综述范围内。

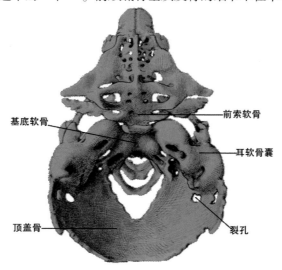

图4.10　CRL为80 mm的14周胎儿颅底上面观(转载自Hertwig[84]并略有修改。颈静脉孔位于耳囊和外耳道之间。可以看到另外两个孔,一个在耳囊和顶盖后孔之间,另一个在耳囊和顶板之间。这些孔可以通过静脉,消失或保留为成人的乳突孔)

第十节　神经嵴起源的细胞对颅底的作用

McBratney Owen 等[88] 使用小鼠模型证明,蝶枕融合的头侧和尾侧的颅底间充质分别来自神经嵴和中胚层(图 4.11)。蝶枕融合最初是双重起源的,其鼻端一半来自神经衍生的前弦软骨,其尾端一半来自中胚层衍生的基枕软骨[88]。出生后,神经衍生细胞消失,完全变成中胚层。后来,中胚层来源的成骨细胞通过蝶枕软骨内骨化作用被带入颅底蝶骨尾[88]。神经和中胚层衍生的颅底骨基质的边界在发育上很重要,因为它标志着从中胚层衍生的颅底骨基质发生在神经衍生的前面。由于它们促进了头包括颅底骨的形成,因此神经起源的细胞可能在脊索类脊椎动物祖先的进化中占主导地位[89]。

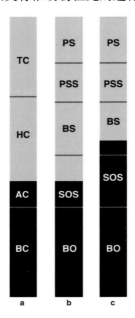

图 4.11　基于大鼠模型的神经和中胚层衍生的颅底骨边界的动态变化(改编自参考文献[88])。AC 为上肢软骨,BC 为基底软骨,HC 为垂体软骨,PS 为前蝶骨,PSS 为蝶骨前软骨症,TC 为小梁软骨,SOS 为蝶枕融合。a 显示胎儿期,顶头软骨是围绕脊索尖端的基底软骨的延髓部,黑色区域是中胚层衍生物,黄色区域是神经衍生物;b 显示产后初期,蝶枕软骨有双重起源;c 显示产后后期,随着神经细胞的凋亡和将中胚层来源的成骨细胞引入到尾颅底蝶骨中,中胚层-神经边界向前方移动)

第十一节　枕骨的发育

出生时,枕骨由鳞状部分、基底部和两个外枕组成(图 4.12)[51],枕骨基底和枕外节段的发育解剖已在前面讨论过。鳞状部分具有双重发育起源,它来自下软骨板(来自顶板和枕叶)和上膜部分。上膜部分由带状中间和三角形顶壁节段组成(图 4.13)[90]。膜间壁段由中线两侧两个对称的内侧和外侧板形成,内侧板被中间裂隙分开[90,91],每个板块和中间部分由两个骨化中心组成[91]。在妊娠第 12~15 周时,膜间壁顶区的外侧板向内生长并融合在一起,从而在下部中间段和顶壁间段的内侧板之间形成[91,92]。枕后横裂将中间部分与顶间段分开。当中间和顶间节融合到一起时,横向裂缝的闭合形成了侧向裂缝。妊娠 16 周时可发现这种裂痕[91],此时,由于两个内侧板融合,正中裂大多消失了[91]。

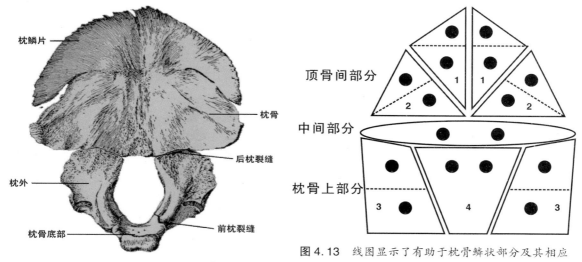

图 4.12　出生时的枕骨(Piersol[51])

图 4.13　线图显示了有助于枕骨鳞状部分及其相应骨化中心发展的不同节段

在图 4.13 中,1 代表顶间节的内侧板;2 代表顶间节段的侧板;3 代表枕上软骨外侧板;4 代表枕上软骨中央板。中间段和软骨衍生的上枕一起形成枕鳞的上枕部分。骨化中心用黑色圆圈表示,虚线表示它们之间的边界,不同板和(或)骨化中心的可变分离和融合可导致成年头骨中形成不同的缝合线和缝合(Inca)骨[90]。

在发育后的头骨中,最高的颈部线表示中间段和顶突骨之间的边界,而较高的颈部线表示边界。

在中间段和软骨衍生的上枕之间,最初,外侧裂在最高的颈线的外侧部分转变成缝(从枕骨侧角向中央延伸线)。在 2~4 岁时,从枕骨侧角向中央的延伸线通常会随着骨骼的完全融合而消失。由于缺乏完全融合,在约 16% 的成人头骨中,从枕骨侧角向中央的延伸线仍然存在[56]。在极少数情况下,中间段和顶突段之间的整个横向裂缝/缝合线会持续存在,不应将其与从枕骨侧角向中央的延伸线相混淆[54]。术语"裂隙"和"缝"通常可以互换使用,这取决于作者[93]。但是,从形态上讲,它们是同一结构的不同阶段。在个体发育角度上,裂缝被缝合线所取代,缝合线可在骨化后完全消失。

枕上软骨中骨化中心的出现一直存在争议。根据 Mall[86]的研究,胎龄为 55 天的胎儿出现了两个准骨化中心,并迅速融合到一个中位中心。同时,两个新的骨化中心出现在融合旁中位中心的外侧,并在第 57 天全部融合。在第 58 天,枕骨上中线有一个单一的骨化块。如前所述,枕骨上软骨可以任意分为一个中央板和两个侧板(图 4.7)。次中位中心占据中心板,侧位中心占据侧板的上部[94]。Srivastava[94]还提到了枕上软骨外侧板下部两侧另一个独立的骨化中心,发育中的枕骨上鳞的不同节段和板块(图 4.13[90])。枕上骨化中心的迅速形成和融合可以解释文献中有关这些中心数量和排列的差异。

第十二节　颅底角、扁平颅底和基底突

基底角的前后轴之间形成颅底角。后颅骨旋转围绕的颅底铰链的标志是由垂体窝[95]、鞍结节[96,97]或鞍背[95]的中心形成的。基底通常当作后颅底的下边界[95-97],而将盲孔[95,97,98]用作前颅底的前边界。图 4.14 显示了用于测量颅底角的不同标志和方法[96]。胎儿期后颅底反曲,颅底角增大[97-99]。这种后屈使颅底背侧向上方和侧方移动,使颅底腹侧变平[99],并减小后颅窝的腹侧深度。关于后颅底向后屈曲的机制,有两个假说:①内间隙扩大;②重要的是发育中上呼吸道的扩张,其可从上到下作用以使颅底变平[97,99]。后屈不足会导致颅底后凸,法线角度略有不同,具体取决于用于其测量的方法和标志。通常认为 125°~143° 范围内的角度是正常的[95],颅底角>143° 表示颅底前凸,<125° 表示颅底后凸[95]。单纯的轻度前后凸无症状,对后颅窝容积影响不大[100],中度至严重的前后凸通常伴有颅底内陷[35],Chiari 畸形 I 型患者的颅底角较大[96]。

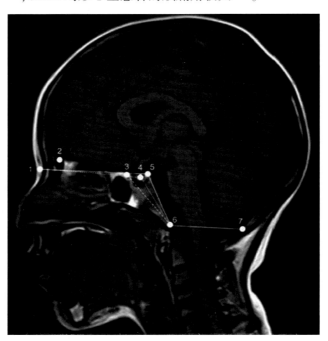

图 4.14　头部的矢状位磁共振成像,显示了用于测量颅底角的不同界标(1. 鼻根;2. 盲孔;3. 鞍结节;4. 垂体中心窝;5. 蝶鞍;6. 颅底点;7. 颅后点。注意:后颅窝的大小随 Boogard 角的增加而减小[96])

第十三节　颅底内陷和扁平颅底

颅底内陷是最常见的颅颈交界区异常之一,发生在枕骨的尾部向内和向上移位且脊柱和颅底异常接近时。严重者齿状突可疝入枕骨大孔[96]。颅底内陷可以是先天性的,也可以继发于如 Paget 病、

成骨不全症、甲状旁腺功能亢进症等疾病[35]。先天性寰椎发育不全、颅底扁平和（或）枕骨发育不全，可能与寰枕融合[35,101]有关，后脑疝的发生率较高[96,101]。继发性或后天性颅底下凹称为颅底凹陷[35]。这些关联可能不能反映因果关系，但可以体现相同病理机制的结果。Roth 的颅脑生长碰撞理论可能为颅底内陷和相关异常的发生提供了潜在的胚胎学解释。根据 Roth[102]的研究，在胚胎发育初期，即主要的神经生长之后，成骨组织的增殖和椎骨的生长最终超过了脊髓的生长。通常，脊柱沿颅尾方向生长，导致脊髓远端下方的椎骨扩张。如果因任何原因使成骨组织的分布发生逆转，椎骨向颅底方向生长，则生长的椎骨会与正在发育的颅骨底部碰撞[102]。这种碰撞将把后颅底和大孔的边缘向上推，使枕骨和颈椎的原基相互挤压。这可能会导致颅颈交界区的节段异常、寰枕融合以及颈椎脱垂入颅底。

有几种形态学标准可用于诊断颅底畸形[103]。图 4.15 显示了用于此目的的一些参考线[103,104]。颅底内陷分为两组，第 1 组伴有 Chiari 畸形Ⅰ型，而第 2 组不伴有[105,106]。Pearce 认为[105]，颅底内陷患者中约 20% 患有 Chiari 畸形[105]。单纯的颅底内陷具有锥体运动和本体感觉缺陷，而伴有 Chiari 畸形的基底内陷通常表现为慢性小脑、肺和前庭缺损[106,107]。有人已经报道了一种家族性颅底内陷，并提出该病例为常染色体显性遗传模式，外显率不完全，表达可变[108]。

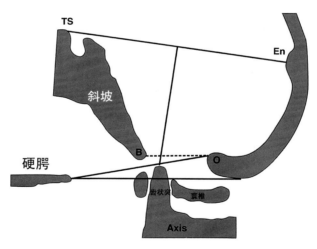

图 4.15　用于诊断颅底内陷的参考线

如图 4.15 所示，Chamberlain 线将硬腭后端连接到颅后点，McGregor 线从硬腭后端延伸到枕骨上线中线的最低点[103,104]。请注意，枕骨大孔的后缘向上弯曲进入后颅窝，这通常是颅底内陷的情况。McGregor 的线从颅底（B）延伸至颅后点（O），Twining 的线连接了鞍结节（TS）和末端（En），Klaus 高度指数线为一条垂直于 Twining 线的线，该线穿过齿状突的顶点[103]。通常，齿状突的顶点应该在 McRae 线以下[104]。当齿状突侵犯 McGregor 线时，诊断为严重的颅底内陷。如果齿状突分别超过 Chamberlain 线和 McGregor 线的 5.0 mm 和 7.0 mm 以上，则可以考虑颅底内陷的诊断[104]。Klaus 高度指数<30 mm 表示颅底内陷，而 30~36 mm 之间的值表示颅底内陷的趋势[103]，诊断测量的这些临界值在作者之间有所不同。

第十四节　Chiari 畸形 I 型的浅后颅窝

人们已经定义了各种线性测量方法,以确定后颅窝和枕骨的尺寸和大小(图 4.16)[109,110]。Karagöz 等[110]进行了一项研究,比较 15 岁以上伴和不伴 Chiari 畸形 I 型的患者之间的后颅窝深度,得出的结论是,两组之间的幕上枕区高度(H)相似[110]。但是,在 Chiari 畸形 I 型患者中,后颅窝高度或深度(H)减少了约 16%。其他研究[96,111]证实了这一发现,表明 Chiari 畸形 I 型患者的后颅窝较浅。由于鳞状枕骨的幕上部和幕下部分别由膜性和软骨性起源组成,因此后颅窝的浅度反映了枕部鳞状骨的异常,该异常仅限于其软骨衍生的下部。

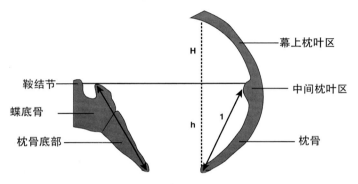

图 4.16　后颅窝和枕骨的线性形态

图 4.16 显示了 McGroegor 线和 Twining 线,在距离连接幕下和幕上的内容物的骨性枕内点(枕内隆凸)1/4 处绘制一条垂线,即 Twining 线。Twining 线和颅骨内板之间的距离分别表示枕骨上区域的后颅窝深度和枕上至枕骨的高度[109,110]。枕骨上方和斜坡的长度分别由双箭头 1 和平行于斜坡的箭头表示。

第十五节　Chiari 畸形 I 型中的枕骨发育不全 和基枕骨发育不良

大量证据表明,在 Chiari 畸形 I 型中,枕骨和枕骨的各个部分在不同程度上发育不全或发育不良[112]。Nishikawa 等[36]在一项针对年龄在 15 岁及以上的 Chiari 畸形 I 型患者的研究中,与对照组相比,发现 Chiari 畸形 I 型患者的枕骨上和枕外高度(从颈静脉结节至寰枕关节的高度)比健康对照组低约 20%。在另一项研究中,Noudel 等[37]比较了年龄在 16 岁以上的 17 例 Chiari 畸形 I 型患者的枕底长度(从蝶枕软骨结合到基底),发现 Chiari 畸形 I 型患者的枕底长度也较短。其他研究也证实了短斜坡与 Chiari 畸形 I 型的关联[110,113],严重的颅底枕发育不全可能与颅底内陷有关[36],基底枕发育不全可能与外观正常的基枕样细胞有关[114],Chiari 畸形 II 型中也报告了枕骨发育不全(扇贝状、凹陷状和稀薄状)[96]。

第十六节　Chiari 畸形 I 型中枕骨发育不良的非线性性质

　　为了阐明 Chiari 畸形 I 型的枕骨发育不良的性质,我们进行了 Meta 分析。图 4.17 显示了这项研究的 Meta 分析结果,这些研究报告了成年 Chiari 畸形 I 型患者的锁骨或枕骨上长度或大孔的均值和标准差[110,115-17]。尽管上枕骨和斜坡的长度明显减少,但 Meta 分析表明,上枕骨比斜坡的整体尺寸减小更为明显。这与 Nishikawa 等[36]、Dagtekin 等[118]在成年的 Chiari 畸形 I 型患者中的观察一致,这些患者的枕骨上部明显比斜坡发育不良。Meta 分析还表明,枕骨大孔的位置有前后径增大的趋势。但是,枕骨大孔大小的增加与上枕骨和斜坡的发育迟缓不成比例。总体而言,Meta 分析显示 Chiari 畸形 I 型的枕骨非典型增生,该骨的不同部位受到不同程度的影响。

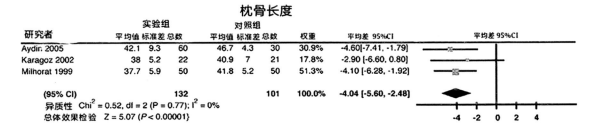

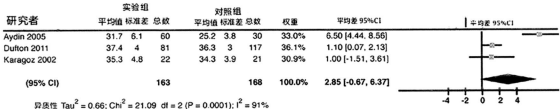

图 4.17　森林图[比较了 Chiari 畸形 I 型成年患者和对照组的锁骨和枕骨上长度及前后径。使用 Windows 的 Review Manager 版本 5(Cochrane 协作和更新软件)执行基于同质性的元分析,评估研究之间的同质性。使用标准的 Cochran 的 Q 和 I[2]统计量,固定效应模型(用于具有非显著异质性的数据集)或随机效应模型(用于具有显著异质性的数据集)用于合并优势比值并估计总体效应大小]

　　回顾一下,上枕骨是通过形态复杂的软骨和骨化过程发展而来。软骨上枕骨衍生自顶板和外枕,由侧板和中央板组成。侧板由上下两个骨化中心骨化,而中央板由两个快速融合的中心骨化。在胎儿期,顶骨板经历部分逆转,使得源自该板的软骨化的枕骨上部也容易发生退化。这可能为 Chiari 畸形的上枕骨缩短提供胚胎学基础。

第十七节　Chiari 畸形的中线后移

Marin-Padilla 和 Marin-Padilla[119]在一次关于维生素 A 诱发的 Chiari 畸形和脊柱发育不良的实验胎儿动物模型的研究中,指出不发达的枕骨和后颅窝会导致上颌骨的位置在颅骨中更靠后,导致中线后移。在人类中,轻微的中线后移可能与 Chamberlain 线的长度较短有关。这种缩短现象存在于 Chiari 畸形 I 型患者中,反映了中线的细微异常[96]。此外,具有更大的中线后移的患者后颅窝较小[96]。

第十八节　小脑的发育解剖

对小脑胚胎发生的观察始于 19 世纪末至 20 世纪初,这有助于形成我们目前的认识。以下讨论是基于 Bailey 和 Miller[120]、Dow[121]、Frazer[6]、Hamilton 等的研究[122]。更短期的观察已从体外和体内胎儿超声检查和磁共振成像中获得[130-134]。产生后脑的初级神经管向颅骨扩张,形成三囊泡(前脑、中脑和后脑),由两个缢缩区分开(图 4.18)[123]。中脑和后脑之间的收缩被称为峡部,可能在神经管的颅骨闭合之前出现[123]。在前脑和后脑区域出现了另外两个收缩,产生了一个由端脑、间脑、中脑、后脑和脊髓组成的五囊泡神经管(图 4.18)。从一个三囊泡转移到一个五囊泡神经管与三个水平的神经管弯曲有关(中脑、后脑中段和颈髓交界)。此外,囊泡从颅尾向腹侧方向有空间变化[123]。

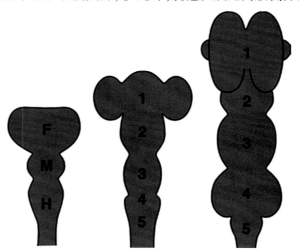

图 4.18　三囊泡和五囊泡阶段的颅神经膨出图(转载自 Heisler[123],并稍做修改)

图 4.18 示颅神经膨出最初产生前脑(F)、中脑(M)和后脑(H)。进一步细分后,形成了端脑(1)、间脑(2)、中脑(3)、后脑(4)和髓脑(5)。

菱脑(后脑)从峡部延伸到颈屈[127]。在菱脑的中部,基底板和翼板位于同一平面上。吻侧和尾侧,双侧翼板在背侧中线接近(图4.19),以与脊髓中相同的方式到达背侧位置[6]。因此,菱脑的顶板在中部较宽,而在颅骨和尾部较窄。在峡部正下方,中脑初期快速生长,将靠近中线左右翼板喙端向下推,这会在后脑翼板中产生内部弯曲(图4.19)。内侧部分位于吻侧,横向位于峡部下方。位于该弯曲尾部的侧臂最初是纵向定向的[6]。

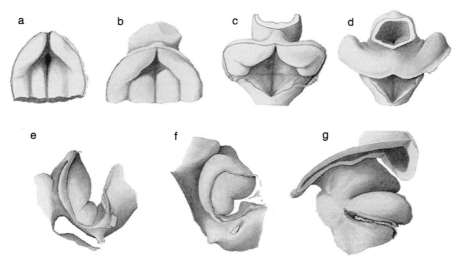

图4.19　小脑发育的后视图(a~d)和侧视图(e~g)(在Frazer[6]之后,稍做修改)

如上图4.19所示,a显示左右中脑翼板在吻侧接近,呈倒V形。b显示增大的中脑使中脑翼板向下推进。这会在每个翼板上形成一个内部弯曲,在c和f中最明显。c显示小脑板由纵向和横向部分组成,以内部弯曲为标志;横部开始于吻侧和外部在中脑峡部下方融合。d显示小脑板的背内侧融合是在尾部进行的。e显示在侧位图对应于b显示在这个阶段小脑板的脑室内生长。f与c对应的侧位片显示小脑板的横向和纵向部分;内部折弯将最大化;小脑的室外部正在扩大。g与d对应的侧位片显示小脑室外部明显增大。小脑的纵向部分比横向部分生长得慢,小脑的脑室内部分现在基本上是退缩的。

在胎儿生命的第4周,菱脑的顶部由菱形吻侧界定,下端由小脑界定,上方则由后脑翼板界定[126]。伸展越过顶板的翼板背侧,在内部向第四脑室增厚和隆起,在外部隆起,分别形成小脑板的室内和室外部分[122]。在这个阶段,小脑板从内到外具有三个定向层:室管膜、外膜和边缘[122]。在第6~8周之间,脑桥弯曲达到最大程度。在第2个月,由于前室神经细胞(神经母细胞)在表皮层室管膜下区域中的增殖形成外膜,使室内部分的生长占主导地位。

由于小脑板(以及后来的原基)生长的空间和时间异质性,形成了几个可区分的区域(图4.19)。最初,小脑板沿横向生长、向外侧扩展[120],与早期胚胎脑室内部分的生长相吻合。小脑板的外侧部生长比内侧部要慢[125]。在第3个月,两个小脑板横向融合形成单个小脑原基[125]。这些板向外融合,使两个脑室内部在中线处分开[120]。小脑原基通过两个薄膜(前延髓膜和后延髓膜)在前部连接到中脑顶部,在后部连接到第四脑室的脉络膜丛。随后,小脑原基大部分通过其脑室外部分的纵向扩张而生长[120]。成神经细胞从中脑菱形唇和室内部分的覆盖层迁移,有助于脑室外部分形成小脑灰质[122]。

小脑灰质的发育经历了几个阶段:①小脑浅层皮质是由成神经细胞迁移形成的;②浦肯野细胞是由一组阻止浅层迁移到小脑浅层皮质的神经母细胞形成的;③小脑浅层皮质的神经母细胞迁移到浦肯野细胞层以下的深部;④剩余的外膜神经母细胞形成了小脑深核团[122]。最终,室管膜下神经母细胞增殖停止。这种前体神经细胞迁移和室管膜下神经母细胞增殖停止的过程被称为"小脑外翻",这与小脑原基脑室内部分的逐渐消失有关[122](图 4.20)。这种外翻可归因于小脑生长模式由脑室内向脑室外为主的转变。在一个 CRL 为 80 mm 的胚胎(胎儿生命第 14 周)中,小脑原始基点主要位于脑室外[122]。尽管室管膜下神经母细胞的增殖已经停止,但脑室管膜下的菱形唇仍在继续产生新的神经母细胞,到达小脑室外部分[125]。然后,纵向生长的室外部分覆盖上下髓膜[120]。

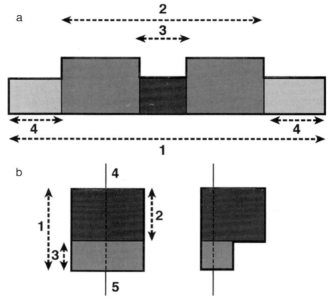

图 4.20　小脑原基异质生长示意图

图 4.20a 显示了横跨小脑原基(1)的横截面一个内侧区域(2)和两个外侧臂(4),内侧区包括蚓中部(3)和蚓部与外侧臂之间的外侧(半球)肿块,侧臂形成小脑脚[125]。b 显示了小脑原基(1)凹陷部分的矢状面、翼状板(2)和加厚的菱形唇(3)的头尾部,上、下髓质膜附着于小脑原基。他们被随机分为室内和室外,用虚线标出。如图所示,小脑原基的正中蚓部、横臂部和尾端区生长缓慢。

综上所述,小脑板的横向生长先于原基的纵向生长,而脑室内部分的生长先于脑室外部分。单个小脑原基的形成标志着早期小脑发育和生长模式的转变。在妊娠中期,小脑原基的纵向生长导致多个皮质沟和裂隙的出现。小脑板最初的快速横向生长(融合前和胎儿生命第 2 个月期间)在第 3~5 个月的小脑原基中较慢。在胎儿生命的第 5~9 个月期间,与大脑的其他所有部分相比,小脑经历了最快的横向生长。下面是对蚓部和小脑半球发育的讨论。

小脑板的背内侧融合在胎儿出生的第 9 周开始于吻侧,由此产生蚓部[135]。蚓部的胚胎发育有两个阶段。小脑板的室外部通过增厚的菱形唇进行吻部融合后,首先形成前蚓部。前蚓部解剖上与正在发育的菱形唇部和下方的菱形顶部相连。在妊娠第 18 周之前,蚓部仅覆盖第四脑室的吻侧半部分[130]。在第 18~21 周,蚓部向尾端方向生长,闭合后下方的大脑半球间裂隙,直至完全覆盖第四脑室[130]。这种生长是通过菱形顶部相邻部分的特殊化而发生的,主要是向中线的菱形唇生长。它们的融合得益于横向扩展的侧半球的机械支持。一旦蚓部完全闭合,在胎儿出生后的第 5 个月,它将继续在纵向和前后方向呈线性增长,这种生长与小脑的横向生长密切相关[134]。在胎儿生命的前半段,蚓部体沿头尾方向生长;然而,在后半段,蚓部则沿圆周方向生长。这种环状生长最终在小脑半球之间留下两个凹痕,即前凹痕和后凹痕。

　　在第 3 个月末,小脑呈哑铃状,有两个侧块和相对较薄的中间蚓部[126]。小脑原基由中脑翼板组成,部分延伸至顶板,形成增厚的中脑菱形唇。中脑菱形唇继续产生神经母细胞,这些神经母细胞表面迁移到小脑皮质[125]。由于中脑翼板和菱形唇的发育不同,它们之间先后出现了三条沟,一条位于正中区(结节后沟),另两条位于外侧(绒状沟)。结节后沟和絮状沟之后连续形成后外侧沟,这是发育中出现的第一个小脑裂隙[122],它将小脑(小脑体)的其余部分隔开[51]。这样,增厚的菱形唇就会形成小结和小叶(图 4.21)[125]。

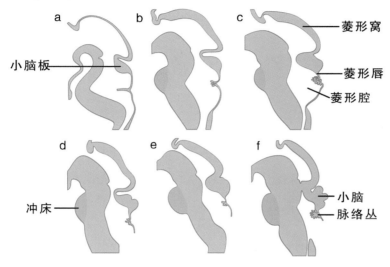

图 4.21　中脑/后脑的矢状面切面(显示了小脑发育的连续阶段和小脑外翻的过程。修改自 Hochstetter[124])

　　如图 4.21 所示,a 组的小脑皮层主要位于脑室内,b~f 组主要位于脑室外。小脑板的融合(未示出)标志着小脑由室内发育向室外发育的转变。值得注意的是,腹侧脑桥含有皮质-小脑纤维,随着脑室外小脑的发育而生长,脑桥弯曲伸直。

　　在第 4 个月和第 5 个月期间,小脑皮质在纵轴上迅速生长,导致出现其他几个横沟或裂隙以及中间的小叶[125,128]。小脑的这种浅表的纵向生长开始于正中区域(蚓部),在更大程度上延续到外侧区域(小脑半球)。第一个裂隙出现在小脑体蚓部,是 Elliot-Smith 或 Bolk 的初级沟。在胎儿生命的第 4 个月,这个裂隙将小脑前叶和后叶分开[51,128,133]。最初,前叶和后叶的生长速度和体积是成比例且相似的。然而,从第 16 周开始,后叶生长更快[133]。小脑裂直到胎儿发育到第 7 个月时才会出现[126]。

　　胎儿生命的第 4 个月以正中蚓部皮层生长为标志[125]。在这段时间里,小脑体的侧块是光滑的,并在蚓部基本细分后的第 5 个月进一步细分[51,125]。随着小脑在后部的快速纵向生长,在妊娠早中期,小脑原基逐渐变成楔形,由于机械因素,顶端向后[126]。然而,横向生长相对缓慢,膨胀的外侧半球体向中线滚动,与蚓部重叠[125]。这导致在两个半球之间形成一条中间纵裂。在妊娠早期,小脑的横向长度大约是蚓部纵向长度的 3 倍[133]。然而,到妊娠中期结束时,其横向长度仅是蚓部纵向长度的 2 倍[133]。小脑横向长度的生长速度可能有临床意义,如后颅窝相对拥挤,可分为两个阶段:①妊娠中期,蚓部的纵向生长优先于小脑半球的横向生长;②小脑生长快于受限的后颅窝扩张。这种过度拥挤导致夹在两个小脑半球之间的蚓部受到挤压并向外扩散。其机理如图 4.22 所示。

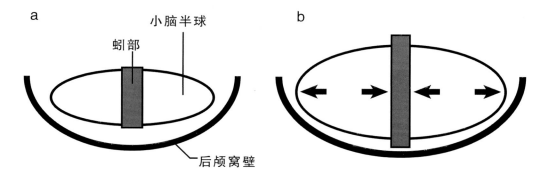

图 4.22 示意图描绘了妊娠早期（a）至晚期（b）后颅窝相对拥挤的情况（箭头表示生长中的小脑半球与中线蚓部和后颅窝壁之间的冲突。轻微的过度拥挤是有利的，因为小脑半球的横向生长速度大于后颅窝的生长速度。相对拥挤是一种正常现象，从妊娠中期开始，一直持续到妊娠晚期和产后早期。由于小的后颅窝而造成的过度拥挤会导致蚓部向上和向下突出）

胎龄 28 周后胎儿小脑的快速生长[132]，以及妊娠晚期小脑半球的横向生长[134]使这种过度拥挤进一步复杂化。在妊娠末期，由于后颅窝前后向比横向更容易弯曲，小脑的楔形现象变得更加明显。在这一生长阶段，主要是由于皮质颗粒细胞的大量增殖和迁移，使小脑体积约增加 2.8 倍[132]。在同一时期，颅内和大脑的体积约增加 2 倍[132]。

关于小脑小叶的胚胎发生内容超出了当前综述的范围的问题，读者可以参考 Dow[121] 的综述，了解小脑小叶的个体发育和系统发育的详细情况。人们目前已经提出了几种不同的命名和细分系统。Ingvar（由 Dow[121]引用）指出，哺乳动物小脑中形态最恒定的区域是主裂前面和锥体前裂后面的区域。然而，初级裂隙和椎管前裂隙之间的区域在系统发育上是可变的。小脑的这个系统发育可变区（中叶）接受皮质-脑桥-小脑传入，根据 Dow 的研究，这应该被命名为新小脑。从系统发育上讲，小脑最古老的部分是原小脑，由小脑小叶和舌叶组成。紧随其后出现的是古小脑，包括前叶（除舌叶）、锥体、小舌和小舌旁。最后，新小脑出现，由小脑的其余部分组成。

小脑顶主要接受前庭神经传导输入，古小脑和新小脑分别接受脊髓和皮质传导输入。在低等灵长类动物中，小叶旁比小叶大，位于小脑中央外侧部分和小叶之间，并由柄与小舌和锥体相连[121,129]。在人类中，副小叶被保留为一种小的退化结构[129]，通常被称为副小叶[136]。它靠近小叶，形状迥异，从扁平的片层到类似于小叶的玫瑰花状叶簇[137]。关于人类扁桃体（小脑体的最低部分）的起源，人们众说纷纭。有些人认为它们是中叶向下的延伸，在矢状裂前，与悬雍垂相连。然而，另一些人认为，它们代表着副小叶柄的生长，介于小舌椎体和副小舌之间[121]。

第十九节　菱形窝的发育

在人类胚胎和其他哺乳动物中，Weed[138]在第四脑室室管膜顶的上部发现了一个椭圆形上皮分化稀薄区域（膜上区）（图 4.23）。该区域上下缘与室管膜层连续，侧缘两侧为室管膜的多细胞区域。随着菱脑的进一步发育和脑桥曲的形成，菱形顶在头尾轴中点处内陷，进一步发育成脉络丛。在这一阶段，脉络丛原基将上膜区与菱脑顶下部分开。此后不久，人类胚胎的膜上区被来自其增殖侧缘的室管膜细胞的生长所取代。同时,凹陷窝顶下的室管膜衬里变薄,并经历上皮分化,形成下膜区(图4.23)。下膜区从脉络丛原基上方向下延伸,然后下膜区后面的间质被破坏,只保留一层硬脑膜和从凝聚的硬脑膜间充质层延伸到下膜区蛛网膜束,硬脑膜与下膜区之间的间隙发育成枕大池。隔开第四脑室和发育中的枕大池的下层膜向后突起,内部覆盖着一层薄薄的室管膜。

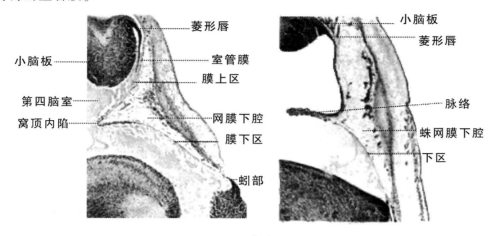

图4.23 菱形窝顶的胚胎发生(来源于Weed[138],稍做修改。值得注意的是,在这些阶段,发育中的小脑主要位于脑室内)

菱形窝顶尾部囊状内陷(突起或憩室)的胚胎发育一直存在争议[139]。Blake[140]指出,囊状内陷逐渐变大,最终消失,留下尾囊的残留物保留在正中孔的边缘[139]。因此,成人的菱形窝顶由下髓膜、脉络膜和Weed膜区组成。下膜区中段包括正中孔,下髓膜位于小脑结节的两侧[139],起源于中脑菱形唇的最尾部,菱形唇的吻部形成小叶。

第二十节 与神经管缺陷和Chiari畸形Ⅱ型相关的小脑发育和形态学异常

一、胎儿期

在CRL为25 mm(7~8周)的双胞胎胚胎中,Padget[141]观察到其中一个胚胎有腰骶椎裂孔,以及较小的后颅窝和第四脑室(菱形腔)。在这一阶段,小脑板在两个胚胎之间是脑室内的,大小相似。然而,在闭合不全的胚胎中,小脑板过早地融合在一起。因此,由于后颅窝较小,闭合不全胚胎的脑室内小脑横径在胚胎晚期变小。可以推测,如果脑室外小脑较晚的纵向生长发生在一个受限的横轴附近,不成比例的纵向扩张(特别是中线蚓部)将导致小脑向上或向下疝出。

van Hoytema和van den Berg使用一个CRL为140 mm伴脊柱裂的胎儿研究了小脑发育的后期阶段[142]。在正常胎儿的这一阶段,菱形窝顶穿孔,使小脑向内旋转,使其尾部(即尾部蚓部)变成第四脑室。然而,在患有脊柱裂的胎儿中,菱形窝顶很厚,被脉络丛渗透,只有部分穿孔。这一部分穿孔限制了小脑尾侧的向内旋转。因此,蚓部被其蛛网膜附着在过度拥挤的脉络丛和厚厚的菱形窝顶上而被拉得更低[142]。

Piluetal 等使用超声波还发现,15 周以上患有脊柱裂的胎儿,小脑横径显著缩小,枕大池可能消失[143]。综上所述,脊柱裂胎儿小脑发育异常的特点是小脑板早期融合,横向生长受限,小脑尾侧向内旋转失败。

二、出生后期

Salman 等研究发现,在患有 Chiari 畸形 Ⅱ 型的儿童患者中,小脑的总体积和侧半球体积减小,蚓部体积接近正常;但蚓部矢状面的面积、纵径和前后径都有所增加[144],这一现象在临床上有一定的应用价值,表明:①Chiari 畸形 Ⅱ 型患者的小脑较小(继发于发育不良或萎缩);②发育不良或萎缩主要累及小脑外侧半球;③小脑蚓部的延长和扩张可能是由坚韧后颅窝中的两个小脑半球侧向压缩所致。此外,在 Chiari 畸形 Ⅱ 型中,虽然小脑后叶的绝对和相对体积(即占总体积的比例)减少,但小脑前叶的绝对和相对体积增加[145]。这也意味着 Chiari 畸形 Ⅱ 型患者小脑半球的整体缩小与小脑后叶发育异常有关,扩大的小脑前叶可能是受损后叶的继发性代偿[145]。

第二十一节　菱脑融合

完全和部分菱脑融合很少与 Chiari 畸形 Ⅱ 型相关[146,147]。菱脑融合是一种罕见的两个小脑半球融合的畸形。在其最完整的形态中,蚓部完全消失,使得两个小脑半球和齿状核能够融合或对立[146]。在部分菱脑融合中,前蚓部完全消失,后蚓部发育不良[147]。这种畸形的发育起源是有争议的。已经提到,在小脑板中线融合后,小脑原基显示出一种异质生长模式。一般情况下,蚓部的生长速度慢于外侧半球,这种不同的生长模式使得中间融合区在地形上与小脑半球截然不同。如果蚓部的生长迟缓,在早期融合之后,或者反常地增强到与小脑半球相当的水平,就可能发生菱脑融合。然而,没有直接证据来验证这一说法。

第二十二节　Chiari 畸形 Ⅰ 型的正中小孔发育不全或闭塞

1950 年,Gardner 和 Goodall 报告了 17 例 Chiari 畸形 Ⅰ 型合并或不合并相关脊髓积水或颅底凹陷的患者[148]。由于闭锁或受影响的小脑和延髓之间的蛛网膜粘连,每个患者都有正中孔闭塞[148],梗阻的解除可以缓解症状。Gardner 等[149]推测正中孔闭锁或发育不全是由覆盖在正中孔上胚胎时期的菱形顶部残留物所致。菱形窝顶也可能从侧面遮挡外侧孔,根据闭塞膜的弹性和通透性,对 Chiari 畸形、DandyWalker 综合征、小脑蛛网膜囊肿和脊髓积水/脊髓空洞症提出了统一的胚胎学理论。如果闭塞膜不具通透性,则 Dandy-Walker 综合征异常严重。如果膜是弹性的,第四脑室凸入枕大池,导致 Dandy-Walker 综合征,而非弹性膜会导致 Chiari 畸形。如果膜裂开,菱形窝的两层之间就会出现蛛网膜囊肿。Gardner 等[149]提出正中孔的闭塞比外侧孔的闭塞更具生理学意义。这是因为 Magendie 孔位于正中线,将脑室脉搏波分散到蛛网膜下腔。然而,当随后的研究显示只有一小部分 Chiari 畸形 Ⅰ 型患者出现 Magendie 孔闭塞时,这些发现受到了质疑[150]。

第二十三节　小脑幕的研究进展

在胎儿生命的第8周,小脑和大脑枕叶之间的小脑裂间质浓缩,中脑两侧形成一个小的横向褶皱[75,141,151]。这些天幕褶皱与耳囊侧面相连,并且是对称的。最初,这些褶皱是分开的、透明的,在组织学上是由一个中间松散的中胚层细胞夹在两层扁平的中胚层细胞之间[151]。小脑幕是在胎儿出生第3个月时,由两侧天幕褶皱背侧的内侧融合形成的。一旦小脑幕背侧达到相当大的长度(10 mm),融合就完成了,在中脑横穿的小脑幕腹侧不结合部分之间留下了一个缺口(即天幕切迹)[151]。在这一点上,天幕的不同区域成比例地生长,松散排列的间充质核心被致密的胶原组织取代[151]。由于大脑分化,大脑和小脑不成比例地生长,小脑幕受到持续的牵引力[75,98]。这种牵引力将天幕附着点延伸到耳囊上方,导致颅底附着处的骨沉积增强。这相当于岩部颞骨的顶端,标志着后颅窝和中颅窝的分界线[75]。

从进化的角度来看,在哺乳动物的进化过程中,小脑幕褶皱融合的时间相对较晚。在高等哺乳动物中,融合的天幕长度与切迹长度(天幕指数)比率更大[152]。此外,在灵长类动物中,人类的小脑幕相对于身体大小,有最大的表面积,也是最靠后的位置[98,151,152]。在 Chiari 畸形 II 型患者中,小脑幕通常发育不良,其颅骨附着向枕骨大孔下方移位,小脑幕指数低[153,154]。

第二十四节　后颅窝体积及其影响因素

假设后颅窝为三轴椭球体,其体积可通过以下公式估算:

$$V = \frac{1}{6}\pi xyz$$

其中 π(Pi)≈ 3.14,x、y 和 z 分别为后颅窝的宽度(最大横径)、长度(鞍背到枕内隆起的距离)和高度(从鞍底到小脑幕顶端的距离,对应于小脑幕在正中矢状面上的腹缘)[111]。因此,任何影响后颅窝宽度、长度和高度的因素都会相应地影响其体积。根据这个公式,Chiari 畸形 I 型患者的后颅窝过度拥挤可能与颅窝高度降低有关[96,110,111,155]。高度下降是枕上、枕基发育不全,颈椎病和颅底凹陷的结果。此外,儿童患者的颅窝长度可能较低或正常[111,156];然而,成人患者的颅窝长度偶尔会超过正常水平[110]。在患有 Chiari 畸形 I 型的成年人中,后颅窝的延长被认为是对后颅窝高度降低的补偿[110,157]。在对儿童患者进行测量后颅窝宽度的研究中,报告了缩小宽度和正常宽度[111,156]。与枕骨大孔稍大的 Chiari 畸形 I 型相比,Chiari 畸形 II 型的枕骨大孔明显增大[158]。

后颅窝的边界在胚胎期结束时建立。最初,后颅窝较大,部分向后开放。在第三个月,它的后界就完成了。在胚胎期,脑室扩张和小脑生长有助于后颅窝的生长。此外,在妊娠中期和晚期,颅窝的体积因天幕和岩骨的旋转而减小,这种体积的减少被颅底软骨的生长和可伸展的小幕向上反射所补偿。激素因素在后颅窝的生长过程中也起着至关重要的作用,由于后颅窝的体积取决于胚胎、胎儿和出生后早期的许多因素,这些因素的破坏可能会导致较小的颅窝,并可能导致过度拥挤和后脑突出。对这些因素进行了如下讨论。

一、脑室扩张

McLone 和 Knepper[159] 利用尾部神经管缺陷的小鼠胚胎模型,研究了脑室扩张在后颅窝扩张中的作用。由于脑脊液通过神经管缺损排出,导致包括后脑小泡在内的脑室部分塌陷。后脑小泡的不完全扩张导致小的后颅窝形成,这是因为缺乏足够的力量和机械诱导来扩张周围的间充质或软骨化的原基。McLone 和 Knepper[159] 提出,在 Chiari 畸形 Ⅱ 型中,脑室扩张的减少导致小的后颅窝。然而,脑室扩张只是影响后颅窝大小的一个因素,并且是在胚胎和早期胎儿时期发生作用。因此,在妊娠 19 ~25 周对神经管缺陷进行产前修复不会影响胎儿晚期的整体后颅窝大小[160]。

二、小脑幕后颅底附着的旋转

在胎儿时期,天幕向枕骨大孔前后旋转[98],这种旋转范围为 90°~180°,主要发生在 CRL<160 mm 的胎儿中(胎儿生命 22 周之前)。在此期间,耳囊可能是软骨前囊或软骨囊[76,161-164]。差异性脑化(即大脑相对于小脑的扩张更大)是影响这种旋转的主要因素,最终决定了颅内-小脑幕连接[98,162]。随着幕上间隙的扩大和幕后下方的旋转,幕下角(从小脑幕的颅骨附着到垂体窝中心和从垂体窝延伸到基底处连线之间的夹角)在 10~22 周和 22~29 周之间分别减少了约 40% 和 10%[98]。胎儿期 22 周后,天幕旋转逐渐停止,与耳囊骨化相对应。后下方天幕旋转通过降低后颅窝的高度来减小其体积。

三、后颅窝软骨和岩颞骨的旋转与后颅窝生长模式的改变

胎儿出生 3 个月后,后颅窝呈圆形或漏斗状,宽度和长度接近。在妊娠中期,后颅窝的宽度比长度增长得更快[87]。这种横向生长伴随着小脑的横向生长,而且很可能是小脑的横向生长引起的。然而,在胎儿发育的晚期,后颅窝随着颅中窝的扩张而纵向生长。

在胎儿生命的后半段,耳软骨和岩颞骨向后旋转[165],颅前窝向前延伸,颅中窝随着岩骨向后旋转而扩张,枕骨大孔随着胎儿的生长而增大并向后移位(图 4.24)。这种旋转在时间和力学上都与天幕旋转不同。虽然后者在胎儿生命 20~22 周左右停止,但前者在这段时间后变得更加突出。后下天幕旋转发生在垂直平面上,并绕水平轴旋转。相反,岩骨沿水平面绕垂直轴向后旋转,这是由于容纳大脑颞叶的中颅窝底的扩张[165]。后颅窝的挤压往往会随着岩骨的后方旋转而减小宽度。然而,后颅窝的快速前后伸长适应了胎儿晚期生长的小脑[165]。

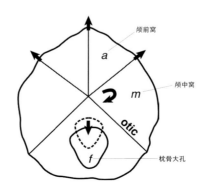

图 4.24　妊娠中期和晚期颅底生长和耳囊(岩颞部)旋转的模式

四、颅底综合征的生长发育

在胎儿生命的第5个月,后颅窝壁由多个骨段(前枕骨、后枕骨、外枕骨和部分岩乳突颞骨)组成,并与软骨联合穿插(图4.25)[75]。

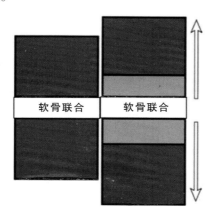

图4.25　示意图显示了软骨联合的生长,并将新骨引入侧翼骨段,并使这些骨段离心性移位

软骨联合是一个静止的软骨细胞区域,周围有一对增殖和肥大软骨的生长板[88]。软骨联合的生长导致两侧骨段新骨沉积和颅骨基骨生长(图4.25)。岩枕骨和枕乳突软骨有助于后颅窝的横向生长,蝶枕关节、枕内前后关节和枕乳突软骨是其延长的主要原因[75]。这种生长早在胎儿生命的第4~5个月就开始了[165],一直持续到出生后,直到软骨变得没有功能,并被缝合物所取代。然后,这些缝合线被骨化,并伴随着相邻骨骼的融合而完全消失[16]。不同性别的同步软骨显示出不同的生长速度和关闭的时间[16]。一般情况下,枕后区软骨合并症是最先闭合的。紧随其后的是枕前联合软骨关闭,然后是岩枕联合软骨、枕乳突联合软骨和蝶枕联合软骨关闭[16]。枕骨和蝶枕联合软骨的前后部闭合,男性通常比女性晚[16]。

组织学上,中间静息区含有增殖软骨细胞的前体细胞,由骨形态发生蛋白3(bone morphogenetic protein 3,BMP3)[166]维持。联合软骨的维持依赖于软骨细胞的增殖[167]以及增殖区和肥大软骨细胞区之间的平衡[168]。从增殖的软骨细胞到肥大的软骨细胞,再到成骨细胞的表型转变发生在软骨的骨性交界处,导致软骨周围新骨的引入[167]。有几个介体和信号通路控制着这一转变,成纤维细胞生长因子受体亚型3(Fibroblast growth factor receptor isoform 3,FGFR3)在颅底综合征的增殖软骨细胞中表达[169]。在小鼠模型中,FGFR3信号的过度激活导致了表型的快速转变和合并症的加速关闭[167]。BMP4对颅底软骨合并症也有双相作用,其特征是软骨细胞早期增殖增强,紧随其后的是向肥厚型转化的加速阶段[168]。在人类中,蝶枕联合软骨表现为典型的出生后延迟闭合。从8岁开始关闭,到14岁和16~18岁分别有50%和95%的人完成关闭[16,32]。蝶枕联合软骨过早闭合是Chiari畸形Ⅰ型患者斜坡发育不良(缩短的斜坡)的一个可能原因[37]。

五、小脑幕顶核的向上反射

虽然通常认为硬脑膜是一种硬膜,但硬脑膜具有相当大的黏弹性[170,171],这使得它能够对施加在其上的张力和力做出反应,即弹性成分介导的快速扩张阶段和黏性成分介导的缓慢扩张阶段。在机体研究中,硬脑膜有 10%～30% 的延伸性[172]。含有胶原纤维和弹性蛋白的结缔组织可以通过重塑或改变分子间的交联键来适应机械压力[173,174]。天幕的这些特性使它能够向上反射和扩张,以补偿幕下内容物体积的增加。虽然短期的天幕扩张受到黏弹性的限制,但由于长期的应力作用,其纤维的重塑可能导致更大的天幕扩张。

小脑幕的延展性具有重要的解剖学意义。正如前面提到的,在胎儿发育过程中,后颅窝有轻微的过度拥挤是正常的。这种过度拥挤将不断膨胀的天幕往上推。由于天幕周边附着于枕骨内表面,岩骨上缘及其附着物在妊娠中期后固定,天幕扩张使其向下凹陷。在正中矢状面上,小脑幕腹侧缘(顶端)是该结构的顶端,位于骨性后颅窝的上方。因此,后颅窝可以分为两个区域,如图 4.26 所示。与下部骨区不同,由于天幕的延展性,上部天幕区域应该是可伸展的。在患有 Chiari 畸形 I 型的成年患者中,天幕区域扩大以补偿后颅窝的过度拥挤[36]。

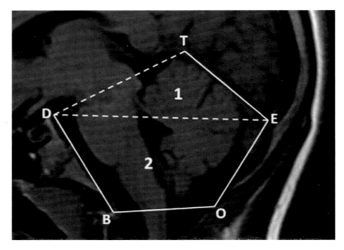

图 4.26 后颅窝正中矢状面显示其分为天幕(1)和骨区(2)(B.颅底骨;D.鞍背; E.内囊;O.后突;T.触幕顶端或顶端。T-E-O 角是天幕角度;T-E-D 是天幕与 Twining 线的夹角;D-E-O 是枕上角;E-D-B 是斜坡角;D-B-O 是 Boogard 角)

六、激素影响

颅底联合软骨与长骨的骨骺生长板同源。在实验和人体研究中,软骨内和骨膜骨生长、骨转换和骨重建受激素,如酪氨酸、皮质醇、雌激素、睾酮、甲状旁腺激素、生长激素和活性维生素 D(胆钙素)的影响[175-181]。目前还不清楚后颅窝对这些激素的反应程度。在体外,氢化可的松和甲状旁腺激素可剂量依赖性地促进兔蝶枕联合软骨细胞糖胺多糖的合成[182,183]。此外,氢化可的松和胆钙醇增加了这些软骨细胞的增殖[183,184]。在甲状腺功能减退症患者中,蝶枕软骨可能会一直开放到生命的第 40 个 10 年[185]。在生长激素缺乏的患者中,基枕骨比正常短[185]。最后,一系列软骨病患者的后颅窝明显小于健康对照组,其中约 30% 的患者患有 Chiari 畸形 I 型[186]。这一数据间接表明,各种激素调节后颅窝的生长。需要进一步的研究来阐明这一方面的发育,特别是性激素的作用。

第五章　Chiari 畸形Ⅰ型和Ⅱ型的胚胎学和病理生理学

Mohammadali M. Shoja，R. Shane Tubbs，W. Jerry Oakes

第一节　引　言

虽然 Chiari 畸形Ⅰ和Ⅱ型的后脑疝入上颈椎椎管，但这两种畸形也常与颅面部骨骼、脊柱和中枢神经系统（central nervous system，CNS）的其他异常相关。表 5.1 列出了其中一些相关的异常情况[1-22]。下疝的后脑可能不同程度地包括延髓、第四脑室、小脑蚓部和小脑半球（通常是小脑扁桃体）。一个有效且说服力强的理论，不仅能为后脑疝的发生提供合理的依据，而且能为其他相关异常的发生提供合理的依据。目前，没有一元论可以解释这些畸形，因为 Chiari 畸形似乎是由个体发育错误和病理机制的异质性造成的，这些错误和病理机制有一些共同的表型表现[23]。本章讨论了 Chiari 畸形Ⅰ型和Ⅱ型及其相关畸形的胚胎学和病理生理学的相关理论。

表 5.1　一些与 Chiari 畸形有关的畸形

畸形	释义	参考文献
颅裂	是脊柱裂的颅骨对应物，同样由隐性、囊性和显性组成	Padget，1972；Ingraham 和 Scott，1943；Anegawa 等，1993[1,2,3]
腔隙颅骨	其特征是颅骨内侧的圆形（冲出）缺陷被螺纹状的骨脊隔开	Ingraham 和 Scott，1943；Peach，1965[2,4]
扁平颅底	斜坡和前颅底之间的角度变平；严重的情况与颅底凹陷有关	Schady 等，1987；Smoker，1994[5,6]
小后颅窝	缩小的后颅窝容积与颅骨大小的关系	Schady 等，1987[5]
颅底凹陷	齿状突和颅底的异常接近	Schady 等，1987[5]
Proatlas 分割畸形	最常见的表现为枕骨大孔周围的骨质异常	Muhleman 等，2012；Menezes，1995[7,8]
寰枕融合	寰椎和枕骨部分或完全融合；约 8% 的儿童 Chiari 畸形Ⅰ型患者可见	Tubbs 等，2011[9]
Klippel-Feil 综合征	两个或两个以上颈椎的融合；大约 3% 的 Chiari 畸形Ⅰ型患者可以看到	Tubbs 等，2011[9]
脊柱裂	由隐性脊柱裂、囊性和显性脊柱裂组成；后两者由脊膜膨出、脊髓脊膜膨出、脊髓囊肿和脊髓裂组成；经常但不总是与脑积水和 Chiari 畸形Ⅱ型有关	Pooh 和 Pooh，2011[10] Russell 和 Donald，1935[11]；Ingraham 和 Scott，1943[10,11,2]
小脑幕发育不良	融合的小脑幕长度缩短，切迹长度增加	Peach，1965[4]

续表

畸形	释义	参考文献
低垂的小脑幕	小脑幕的颅内附着物向下移位；形成一个小的后颅窝	Gardner,1973[12]
大脑镰和小脑镰发育不良或缺失	与颅内和后颅窝过度拥挤有关	Peach,1965[4];Tubbs 等,2002[13]
脑积水	常常相关,可能为原发性的,也可能继发于后脑下疝	Ingraham 和 Scott,1943[2]
小脑回	大脑回较小,但数量众多,导致大脑皮层出现"蠕虫状"外观	Ingraham 和 Scott,1943[2]
灰质异位症	脑白质内异常位置的神经细胞聚集;曾在脊柱裂和 Chiari 畸形Ⅱ型患者中发现过	Gilbert 等,1986[14]
巨大中间块	丘脑过度贴近粘连与丘脑间粘连增厚	Gardner, 1977[15]; Naidich 等, 1980[16]; Peach,1965[4]
中脑导水管狭窄	可为原发性,也可继发于脑积水或脑过度拥挤造成的中脑压迫	Masters,1978[17];Russell 和 Donald,1935[11]
顶盖喙	中脑的四叠体融合成圆锥形肿块,其顶端突出于小脑半球之间	Peach,1965[4]
脑干背侧楔入	脑桥背侧部分和(或)上延髓突出进入第四脑室	Lichtenstein,1942[18]
无孔菱形顶	为原发性或继发于纤维血管膜或蛛网膜闭塞第四脑室出口	Gardner,1965[19];Tubbs 等,2004[20]
枕大池拥挤	枕大池变小或消失;是由颅后窝过度拥挤,小脑向下移位,纤维血管粘连脑膜层,或胚胎和早期胎儿期发育不全所致	Gardner,1973[12];Masters,1978[17]
下垂或闭塞的第四脑室	第四脑室呈狭缝状并受压,部分或完全延伸到枕骨大孔以下	Russell 和 Donald,1935[11]
颈神经倾斜	上位颈神经有硬膜内上升的过程;而这些颈神经通常有一个水平的过程	Barry 等,1957[21]
脊髓空洞症	脊髓组织内出现空洞,Chiari 畸形Ⅱ型较Ⅰ型更为多见	Josef 和 Fehlings,2011[22]
脊髓积水	脊髓中央管扩张	Ingraham 和 Scott,1943[2]

第二节　脑积水或压力锥理论

　　自从 Chiari 最初的描述以来,脑积水是后脑疝的原因还是结果的问题就一直存在争议,并且由于脑积水可能在没有相关的后脑疝的情况下发生,反之亦然,所以这个问题变得复杂起来[24]。因此,我们有理由认为,导致脑积水和后脑疝的发育或后天因素是不同的,但也有部分重叠。对有关脑积水和后脑疝关系的历史记载将有助于澄清这一概念。Hans Chiari 在他 1891 年的经典论文中对此进行了描述,如下文所示。

自从对这些关系(包括Ⅰ型和Ⅱ型畸形)给予更多关注以来,我的印象是,扁桃体和小脑下叶内侧的延伸可能是慢性和极早期发作的脑积水的结果。我在相当大比例的慢性先天性脑积水中发现了它,但从来没有在无脑积水的情况下,或者在急性或后来发展的脑积水的病例中发现它(引用 Radkowski 的英译本[25])。

Arnold 并不认可脑积水的存在,但 Chiari 认为,在某些情况下,这可能是胎儿时期的短暂事件[26]。脑积水理论,后来被称为"压力锥效应"[12],主导了人们的想法,至今仍是一种可能(尽管不是唯一)导致后脑疝的机制。

压力锥理论的有效性受到了尾部牵引、后颅窝过度拥挤、所谓的神经管过度生长理论和不成熟的脑室扩张理论(见下文)的先驱们的质疑。人们注意到,只有约 15% 的脑膜膨出患者出生时就有外部可识别的脑积水,其中大多数人在出生后的头 3 年内发展为脑积水[27],这使得人们对原发性胎儿脑积水在 Chiari 畸形Ⅱ型中所起的作用产生了怀疑。Bell 等强调了脑积水和后脑疝"可能是相互独立的因果关系"的观点[24]。在他们对 21 例患有脊柱裂的人类胎儿的研究中,12 例 Chiari 畸形Ⅱ型胎儿中有 3 例没有脑积水。相反,后脑疝与脊柱缺损的大小和位置密切相关,"脊柱病变越靠近头部和范围越广,就越有可能伴有 Chiari 畸形Ⅱ型"[24]。也有人认为,在神经管缺损处,通过神经管和脊柱裂的瘘管通道的高脑脊液流量可能会引起高的颅脊压力梯度(通过降低脊神经鞘的压力而不增加脑内压),这本身就会导致后脑向椎管内疝出[28],可能是由于神经管和脊柱裂在神经管缺损处有较高的交通流量而导致高的颅脊压力梯度(通过降低脊神经鞘的压力而不增加脑内压),从而使后脑疝入椎管[28]。后者的发现表明,后脑疝可能是脊柱裂缺损的直接或间接结果,使其他理论(如尾部牵引、后颅窝过度拥挤和过度的脑室扩张等)的合理性受到脊柱裂缺损机制的支持。

然而,Bell 和其他人的发现并不能完全排除脑积水与后脑疝有直接因果关系的可能性,至少在某些情况下是这样[24]。如果一个人接受脑积水理论,那么对原发性胎儿脑积水的病因解释将被认为是不可避免的。已有研究表明囊性脊柱裂患者的脑脊液吸收途径存在缺陷[11]。中脑导水管闭锁[11],颅内静脉血液回流障碍[29],胚胎第四脑室菱形顶孔缺乏弹性和通透性降低[30],第四脑室出口原发性发育不全或第四脑室菱形顶孔被膜闭塞[11,19],侧脑室脉络丛功能亢进和脑积水分泌过多[15],枕大池发育不全[15,17],全部阻碍了脑脊液的平衡和正常流通,是 Chiari 畸形中原发性胎儿脑积水的已知病因。在脑积水理论的背景下,理想情况下应区分引发脑积水的因素和脑积水发展后维持或加重脑积水的因素。然而,在大多数情况下,这种区分仍然是任意的,因为在同一对象中经常同时存在多个相互关联的异常。

最终,有证据表明脑积水是导致后脑疝的原发病因(根据脑积水理论),或者是由后脑疝引起的继发结果。这实际上可能反映了有或没有脊柱裂患者的后脑疝发病机制的异质性,并且可以安全地假设脑积水和后脑疝之间的关系是双向的,一个引起或加重另一个。图 5.1 显示了一个自我延续的循环,不考虑启动循环的因素,脑积水降低了颅内腔的顺应性[29]。因此,随着脑脊液和颅内血容量的轻微升高,颅内压迅速升高,通过枕骨大孔将后脑向下推。通过枕骨大孔的脑脊液流动受阻会加重脑积水,循环继续,导致脑积水和后脑疝的增加[29]。如果后脑疝是诱因事件,那么脑脊液流动受阻会继发导致脑积水,脑积水本身会通过增加颅内压而加重后脑疝。在 Chiari 畸形中,脑脊液受阻的几种机制已被认识。脑膜膨出和 Chiari 畸形 Ⅱ 型患者常可观察到枕骨大孔部分阻塞并后脑突出[11]。通常情况下,第四脑室出口位于枕骨大孔下方,脑脊液流入脊髓蛛网膜下腔。但由于枕骨大孔处的部分阻塞,积聚的脑脊液不会进入脊髓蛛网膜下腔[11]。脊髓对脑脊液的吸收能力仅为颅脑的 1/6[31]。虽然囊性脊柱裂的硬脑膜囊具有异常高的吸收能力[32],但这可能无法弥补枕骨大孔阻塞的严重程度对脑脊液吸收的影响。因此,如果积聚的脑脊液超出了脊髓的吸收能力,它就会重新进入脑室,导致交通性脑积水[11];或者穿透脊髓实质,导致脊髓空洞症[33];或者,第四脑室的出口可能在小脑和脑干之间被堵塞,导致非交通性脑积水[2]。对基底池的机械刺激也可导致蛛网膜下腔内的无菌性炎症反应和纤维化,从而阻碍后颅窝的脑脊液循环[2]。

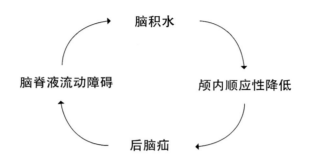

图 5.1　脑积水与后脑突出的自我延续循环

第三节　外压理论

外压理论是由 Cameron[34] 提出的,它为脊柱裂胎儿除脑积水外的后脑疝提供了理论机制。Cameron 认为,从个体遗传学角度上讲,囊性脊柱裂在最初阶段是一种脊髓裂病变,后来上皮化形成囊性病变。因此,在胚胎和早期胎儿期,神经鞘和羊膜腔之间有一条瘘管的交通。Cameron[34] 认为,羊膜腔内增加的压力(可能是由于胎儿和母体的动作)传递到发育中的颅骨上,挤压了脑神经鞘膜,使其通过脊髓积水排出。神经管液渗漏到羊膜腔挤压发育中的大脑会导致 Chiari 畸形 Ⅱ 型,并产生各种相关的畸形,包括中脑导水管狭窄、大脑镰发育不全、顶盖喙突、大中间块等。然而,Pach[35] 驳斥了这一理论,理由是根据帕斯卡定律,羊水对胚胎或胎儿施加的压力在颅骨和有缺陷的脊柱损伤处相等。因此,羊膜腔内的压力不能在脑神经鞘膜和脊髓积水之间产生压力梯度。此外,在对年龄为 3 个月以下患有腰椎脊髓脊膜膨出婴儿的一项研究中,发现其中约一半的婴儿在脊髓组织、脊髓中央管、脊髓蛛网膜下腔和脊髓空洞中有羊水碎片(鳞片、胎毛和黏蛋白)[36]。在脊髓脊膜膨出的婴儿中出现脊髓灰质炎,意味着羊膜腔和神经鞘膜之间的血流方向并不总是尾状的,从羊膜腔到神经鞘膜一定程度的吻端血流也存在于部分(即使不是全部)受影响的胎儿中[36]。

虽然外压理论尚未被接受,但它并不与流体力学理论或其他理论相抵触,后者强调后脑突出是神经鞘液体通过神经管缺陷渗漏的结果。相反,在胚胎和早期胎儿神经管中,神经鞘压力通常比羊水压力更高,这可能是机械上有利于漏出的原因[15]。然而,当后脑疝时,脊髓蛛网膜下腔或全部与颅内蛛网膜下腔隔离,并与羊膜腔保持平衡。结果,通过脊柱裂缺损的往返流动被建立起来,即宫内动作压迫头部导致体液通过缺损处的尾部流出,而随后头部压力导致羊水通过喙突进入脊髓蛛网膜下腔[36]。

第四节　Chiari 畸形中的后颅窝拥挤

过度拥挤的后颅窝是改良的 Gardner 流体力学理论、枕骨发育不良理论、神经管生长紊乱理论和脑室扩张不足理论的组成部分。事实上,这些理论被用来解释过度拥挤理论,理由要么是后颅窝变小,要么是后脑增大。相应地,后颅窝在一个狭小、坚韧的颅窝内正常生长,或者在一个明显正常的颅窝内,后颅窝脑体积异常大,导致"过度拥挤"的状态。过度拥挤的后脑通过小脑幕切迹向上疝出,通过枕骨大孔向下疝出,也阻碍了脑脊液循环,导致脑积水。值得注意的是,在这种状态下,后颅窝脑体积与总颅窝体积的相对比值高于正常但<1,过度拥挤并不意味着后颅窝脑体积大于后颅窝总体积。在一项研究中,Chiari 畸形Ⅰ型的成年患者,后颅窝脑占据 83.3% 的空间,而在健康个体中,后颅窝脑占据 79% 的空间[37]。这种程度的后颅窝拥挤(约 5%)本身是否足以导致后脑疝尚不清楚。然而,更有可能的是,过度拥挤的现象与其他因素协同作用,共同导致后脑疝出。

一、流体力学理论

流体力学理论是由 Gardner 等在 1957 年[30]提出的,并在 1977 年[15]进行了修改,以解释 Chiari 畸形Ⅱ型后颅窝小和神经管缺陷的形成。参考 Weed[38]、Padget[39]和 Bering[40]的著作,Gardner[15]证实:①Weed 上区膜的发育与菱形腔后脉络丛的发育相一致,Weed 下区膜的发育与侧脑室前脉络丛的发育相一致;②Weed 的上、下区膜将脑脊液过滤出脑室;③前脉络丛迅速扩张,与后脉络丛不成比例。因此,幕上间隙的前脉络丛产生的脑脊液压力超过了后脉络丛产生的压力,这种压力梯度将小脑幕向下推。如果第二种机制由于菱形顶板的异常增厚或渗透性降低而失效[30],则脑积水不能通过菱形顶板从脑室腔体中流出。如果第三种机制由于功能亢进或明显增大的前脉络丛而变得夸张[12,15],菱形顶的过滤能力就会不堪重负,神经管扩张的程度就会超过正常水平。在这两种情况下,胎儿脑积水和脊髓积水的状态随之而来。胎儿脊髓积水导致闭合的神经鞘膜最薄弱的部分在尾部(或偶尔在头部,如中脑)破裂,从而引起各种神经管缺陷[15]。当尾部神经鞘膜打开时,脑脊液从第四脑室流出,通过脊髓中央管,从脊柱裂缺损处流入羊膜腔,这导致后脉络丛在幕下空间产生的脑脊液压力消散。由前脉络丛和脑积水产生的幕上脑脊液压力使小脑幕向下压,导致后颅窝变小。最终,生长中的后脑疝出于小的后颅窝[15]。

根据 Gardner 流体力学理论(图 5.2),这些事件发生在胚胎期和早期胎儿时期,此时耳囊仍然是软骨的,小脑幕可以旋转。Gardner[19]以一种有趣的方式概述了 Chiari 畸形Ⅰ型和Ⅱ型发病机制的不同:"如果后颅窝的大小因此而严重缩小,由此产生脑疝的小脑部分将由发育较早的蚓部组成(Chiari 畸形Ⅱ型);如果其大小缩小到较小程度,小脑疝将由发育较晚的扁桃体组成

（Chiari 畸形Ⅰ型）。"

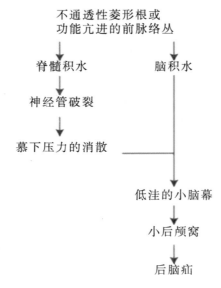

图 5.2 Gardner 流体力学理论的流程图

Gardner[19] 用流体力学理论解释了脊髓积水和脊髓空洞症与 Chiari 畸形和脑积水并存的原因。他推测，在第四脑室流出受限的情况下，无论是由于第四脑室正中孔的完全阻塞还是部分阻塞，脉络丛（与心跳同步）产生的脑积水脉搏波不能在第四脑室正中孔水平消散，而是向下指向延髓和中央管的闩部。脑脊液脉压的"水锤效应"导致闩部漏斗状扩张，中央管扩张和（或）沿神经纤维束的下部延髓或脊髓水分离。值得注意的是，Gardner[19] 检查发现至少 30% 的脊髓空洞症和 Chiari 畸形患者的第四脑室正中孔完全被蛛网膜遮盖，10% 以上的患者正中孔部分闭合。

最终，在 Gardner 的流体力学理论中，幕上脑室过度扩张和（或）第四脑室顶部闭锁是一种刺激事件，独立地导致脑积水、脊髓积水和脊髓空洞症。后脑疝的诱发是继发于早期胎儿脑积水和后脑在小后颅窝内的生长。此外，本文还认为脊髓空洞扩张是由于脑脊液的搏动性流动波（锤子效应）通过上颈椎中央管传导到空洞中所致。因此，推测空洞在心脏收缩时应该扩张，在舒张期应该收缩。后一种假设已经被 Oldfield 等证明是无效的。世界卫生组织对脊髓空洞症的发病机制提出了另一种理论[33]（见下文）。

二、枕骨发育不良学说

后颅窝的大小是由几个对胎儿和出生后生活中有影响的因素决定的，包括：①脑室扩大；②小脑幕颅内附着的旋转；③耳软骨和岩颞骨的旋转；④颅底软骨的生长；⑤小脑幕向上的角度；⑥各种激素的影响。枕骨发育不良学说认为，枕骨不能正常发育、原发性中轴性骨缺损、中轴旁中胚层发育不足或枕骨形态发生改变会导致后颅窝变小，从而导致过度拥挤现象的发生。

Marin-Padilla M 和 Marin-Padilla TM[41] 在母体服用维生素 A 诱发的 Chiari 畸形Ⅰ型和Ⅱ型动物胚胎模型中强调了这一理论，后来从 Chiari 畸形患者身上获得的形态测量数据支持了这一理论。Marin-Padilla M 和 Marin-Padilla TM 的模型表达了一系列颅面异常和异常状态。在该模型中：①颅底长度的缩短主要是由于枕区发育不足所致,有脊柱裂缺陷(对应于 Chiari 畸形 Ⅱ 型)的动物胎儿比没有脊柱裂缺陷(对应 Chiari 畸形 Ⅰ 型)的胎儿有更明显的发育不全和枕骨缩短;②齿状突明显突出到后颅窝,其顶端也有明显的突起;③颅底缩短导致后颅窝变小、脑干和小脑受压、脑室部分缩小、中脑导水管轻度受压。因此,Marin-Padilla M 和 Marin-Padilla TM[41]认为 Chiari 畸形 Ⅰ 型和 Ⅱ 型是"复杂的发育障碍"或由"原发性轴骨缺损"引起的序列异常(不可避免地涉及颅颈交界和枕部区域),导致"继发性神经异常"。

枕骨发育不良导致小后颅窝的 Chiari 畸形 Ⅰ 型的本质已经讨论过了(第四章)。总之,枕上区受影响大于枕下区,枕骨大孔增大,后颅窝高度降低。成人后颅窝的长度可能会有代偿性增加。需要对成人和儿童患者做进一步的研究,以充分阐明 Chiari 畸形 Ⅰ 型枕骨发育不良的动态和潜在的与年龄相关的模式。Chiari 畸形 Ⅱ 型患者也有小的后颅窝,但枕骨发育不良的类型与 Chiari 畸形 Ⅰ 型有所不同。据报道,Chiari 畸形 Ⅱ 型患者的斜坡-后枕骨角度(沿斜坡轴线和枕上轴线之间形成的角度)减小[42]。下列公式反映了斜坡后枕角的形态意义:

$$颅底角 + 斜坡角 = 180° \quad (公式 5.1)$$

斜坡角位于 Twining 线和斜坡轴线之间,颅底角位于斜坡轴线和前颅底水平面之间。

$$上角 + 角 + 上角 = 180° \quad (公式 5.2)$$

枕上角在 Twining 线和枕上轴之间。基于公式 5.1 和 5.2,公式 5.3 即可获得。

$$上角 = 颅底角 - 上角 \quad (公式 5.3)$$

公式 5.3 表明斜坡枕上角的减小从力学的角度来说是由颅底角减小和枕上角增大引起的。因此,当斜坡后枕角减小时,斜坡和枕上角倾向垂直于 Twining 线。图 5.3 显示了后颅窝的三种形态变化,这可能解释斜坡后枕角减小的原因。这些包括枕骨大孔大小的增加,以及后颅窝高度的增加和长度的缩短。文献不支持 Chiari 畸形 Ⅱ 型后颅窝高度增加的可能性,因为后颅窝体积缩小被认为是致病因素。因此,在 Chiari 畸形 Ⅱ 型中,后颅窝大小增加和后颅窝长度缩短的组合最好地解释了小后颅窝与斜坡枕上角减少并存的原因。

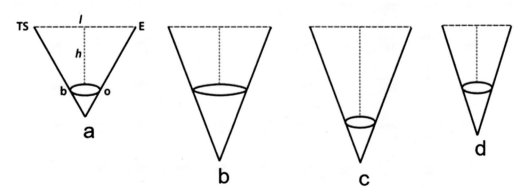

图 5.3　Chiari 畸形 Ⅱ 型患者后颅窝斜坡-枕上角缩小的形态学意义线图[TS 为鞍结节,E 为枕内点,b 为颅底点(枕骨大孔前缘中点),o 为颅后点(枕骨大孔后缘中点)。l 和 h 表示骨性后颅窝的长度和高度。椭圆形代表枕大孔。a 图示正常情况的参考图;b 图示枕骨大孔增大;c 图示后颅窝高度增加;d 图示后颅窝长度缩短]

三、神经管过度生长或无序神经管生长理论

这一理论是由 Barry、Patten 和 Stewart[21] 提出的,他们试图将神经管不闭合、Chiari 畸形和其他大脑异常并存的现象与 Patten[43] 早期观察到的一种奇怪的神经管发育异常(即所谓的神经管过度生长)联系起来。这些病例中神经上皮细胞的特征是生长增强,自身折叠和再折叠,并挤入明显正常的周围空间和脑室腔[43]。后来,Patten[44] 报道了局部过度生长可能导致神经管不闭合。Barry 等检查了患有尾部神经管缺陷和 Chiari 畸形 II 型的胎儿,观察到:①缺陷近端的脊髓节段比正常大;②大脑和后脑增大;③颈髓近端节段也较大,但受到头尾压迫[21]。他们随后推测,在脊柱裂胎儿身上观察到的神经管过度生长现象也涉及发育中的中枢神经系统的远程区域,并发生在脊柱开始差异生长之前。Barry 等[21] 认为,这种现象会导致神经管不闭合(脊柱裂)、过度生长的后脑向下移位到颈椎椎管内(Chiari 畸形 II 型),以及大脑皮质脑回的多发性。在由母体剂量乙烯硫脲诱导的 Chiari 畸形 II 型大鼠胎儿模型中,没有脑积水,但神经管明显过度生长,这表明 Chiari 畸形可以在没有脑积水的情况下发生,并且过度生长的大脑会导致颅腔拥挤[45]。神经过度生长理论受到了质疑,因为 Chiari 畸形 II 型的小脑在出生后经常被发现萎缩和变小。然而,根据早期的描述和最近的观察,公正地重新审视这一理论意味着其相关性,并有能力解释 Chiari 畸形 II 型患者大脑和小脑的相关异常,如小胶质细胞瘤、神经发育不全和灰质异位。尽管存在脑积水,但 Chiari 畸形 II 型患者的大脑比正常重,这一发现支持了所谓的神经管过度生长理论[36]。

也许,神经过度生长理论流行的主要障碍是它的名字,这导致了人们对它的病理本质的误解。Barry 等指出,这个术语是"一个纯粹的描述性形态学术语",从而证明它可能反映也可能不反映潜在的组织发病机制。实验上,这种现象可以通过操纵或切除脊索、缺氧和动物胚胎中的各种非特异性化学损伤来诱导[46],其特征是神经上皮细胞无序迁移,过度生长区域内细胞形成玫瑰花样堆积[47],以及脑泡收缩[48]。带有 Pax-3 基因突变的斑点延迟的小鼠胚胎[49] 容易发生神经管缺陷,也表现出神经管过度生长的特征[50]。所谓的过度生长与中胚层发育不全、脊索异常、神经上皮基底层改变、细胞极性丧失、细胞定向紊乱和神经上皮细胞间隙增加有关,而不是与真正的神经母细胞增殖有关[51,52]。过度表达叉头转录因子 FoxG1 的鸡胚神经管过度生长也主要与端脑和中脑的神经上皮细胞凋亡减少有关[53]。

上述数据表明了 Patten[43] 和 Barry 等提到的"神经管过度生长"现象[21],实际上是一种全身性的神经上皮组织紊乱,在胚胎或早期胎儿时期表现为神经管增大、折叠或拥挤。神经管生长紊乱在胎儿晚期和出生后的表现,特别是与后脑发育的关系,在实验研究或对流产胎儿的研究中仍有待阐明。如果神经管生长紊乱是神经管缺陷发病的潜在因素(正如 Patten[44] 所建议的),那么人们应该寻找脊柱裂患者中来自融合但仍然混乱的神经管中枢神经系统的远端畸形。Barry 等提出[21],这种病理现象可导致后脑增大、突出和小脑回。在神经管紊乱的动物胚胎中看到的类似玫瑰花样神经上皮细胞堆积的结构,并可能是导致灰质异位症的肿块,在 Chiari 畸形 II 型患者中,灰质异位症通常位于脑室周围。目前,没有文献表明有关神经管紊乱的实验模型中所见的中胚层和脊索异常是否也与 Chiari 畸形 II 型胎儿的轴性骨骼畸形和枕骨发育不良有关。然而,这种可能性是有的,进一步的研究应该解决发育不良的这一方面。图 5.4 显示了根据神经管生长紊乱理论提出的导致脑积水和后脑疝的发生顺序[52]。

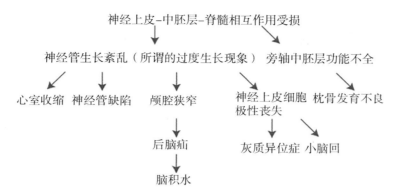

图 5.4　无序神经管生长理论中提出的发生顺序（在 Spd 动物模型中，受损的神经上皮–中胚层–脊索相互作用与中胚层功能不全和神经管无序生长有关[52]）

四、神经分裂理论

这一理论是由 Padget 提出的，实际上，它代表了一种早期的尝试，即提出不充分的脑室扩张理论的基础，并将其与无序的神经管生长理论相结合。神经分裂或神经裂隙是神经板的裂开。中脑是裂隙最常见的部位。裂隙的不规则边缘由固缩细胞组成，有时以端到端的方式连接，有时裂壁外翻或倒置融合。神经鞘积液逸出到周围的中胚层，在裂隙部位形成神经裂孔；这个小泡被膜和中胚层包围，通常被完整的皮肤外胚层（原始皮肤）覆盖，但偶尔皮肤也会被固缩、退化的细胞破坏。Padget[1] 指出，神经分裂的过程与不规则增宽的神经管壁折叠到神经鞘腔内、这些折叠的第二次融合以及神经鞘腔的狭窄相关联。这些特征让人想起神经管的无序生长，根据 Padget[1] 的说法，这些特征在中脑和后脑区域最为突出，在正常胚胎中这两个区域相对较大。Padget 补充说，神经鞘膜腔变窄的原因是神经管壁的异常折叠和融合，以及神经分裂破裂后神经鞘膜的部分塌陷。

Padget[1] 推测：①神经分裂异常的滤泡可能会愈合，在愈合的神经分裂部位留下一些瘢痕；②神经分裂异常的滤泡可能会作为具有中胚层外周的封闭液体集合而保持完整；③神经分裂异常的滤泡可能因神经分裂缘外翻而破裂，导致颅骨裂和脊柱裂的频谱，分别包括隐匿型、囊型和腹型变异。部分神经鞘膜塌陷、神经管壁折叠和融合后继发的神经鞘膜大小缩小，导致小脑畸形。随后，随着神经管折叠过程在胚胎神经管中脑和后脑区域更加明显，一个小的后颅窝随之而来。中脑的神经壁折叠和融合导致中脑导水管狭窄和分叉，而后脑–脊髓交界处的拥挤堵塞了第四脑室的出口，导致脑积水。随后在小的后颅窝内发育出拥挤的小脑，导致 Chiari 畸形。图 5.5 显示了神经分裂理论提出的发生顺序。

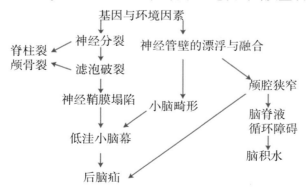

图 5.5　Padget 神经分裂理论中导致神经管缺陷、后脑疝和脑积水的发生顺序

五、脊髓牵引或脊髓栓系理论

这一理论是由 Penfield 和 Coburn[54] 根据一名成人患者手术和尸检结果提出的。该患者有脑疝，并且在儿童时期有胸段脊髓脊膜膨出手术史。在双裂椎弓水平，硬脑膜和脊髓通过纤维粘连背侧附着在软组织上。脑干延长，下脑干和小脑通过枕骨大孔向下疝出。枕大池消失，小脑与小脑幕之间的间隙扩大，形成小脑上池。后组颅神经和颈神经表现为明显的上升过程，而不是预期的下降或水平过程。疝出的小脑尖端被脑膜粘连牢牢地附着在脊髓上，当这些粘连松开后，突出的小脑向上缩了一段相当长的距离。Penfield 和 Coburn[54] 随后提出，在脊椎生长过程中，脊柱裂椎弓水平的脊髓固定对脊髓产生牵引力。这种牵引会干扰脊髓的正常上升，并导致固定点以上的脑干、脊髓和神经向下牵引。

Lichtenstein[18] 阐述了脊髓牵引理论来解释 Chiari 畸形 Ⅱ 型与脑积水和脊髓空洞症并存的原因。他认为，继发于各种闭合不全状态的脊髓伸展会导致生命早期脑疝和晚期脊髓变性。其次是脊髓伸展，脑干被拉长。延髓、第四脑室、脉络丛和蚓部被向下拉。中脑牵拉导致中脑导水管伸长、变平和狭窄，继而导致第三脑室和侧脑室积水。突出的脉络丛产生脑脊液。当第四脑室塌陷并被限制在枕骨大孔处时，脑脊液就会沿着阻力最小的髓内通路，通过憩室或裂隙渗入到上颈髓的下部，导致脊髓空洞症。Penfield 和 Coburn[54] 以及 Lichstein[18] 指出，在远端脊髓栓系的情况下，第四脑室被上延髓或脑桥楔形突入脑室而阻塞。这种脑干变形并阻塞第四脑室，导致脑积水。为了解释这一发现，Lichtenstein[18] 提出，在栓系的情况下，脊髓的背侧部分通常固定在中线。因此，脊髓和后脑的腹侧部分比背侧部分上升幅度更大。这导致腹侧后脑相对拥挤，向后楔入第四脑室。

最终，脊髓牵引论认为，后脑伸长/突出是由于在脊髓轴向生长和随后的向下牵拉过程中使脊髓的正常上升受到阻碍。从胎儿或出生后早期开始，应进行长时间的脊髓牵引，以充分干扰脊髓上升并导致后脑突出[55]。脊柱的上升是一个被动的过程，与脊柱和脊髓的不成比例生长速度有关。脊髓上升失败是由于脊髓固定在拉长的脊柱上。这一理论能够解释神经管闭合不全和脊髓栓系患者中脑干严重异常、中脑导水管狭窄、脑积水和脊髓空洞症的发生。然而，Barry[21] 等对尾部牵引理论的有效性表示怀疑。正如他们注意到的，脊髓锚定在脊柱裂缺损处施加的张力在五个脊髓节段内消散。Penfield 和 Coburn[54] 以及 Lichstein[18] 认为颈上脊神经的上行是由尾部脊髓牵引引起的，而不是由增大和突出的后脑对颈髓的压迫引起的。

六、发育停滞理论

这一理论是由 Daniel 和 Strich[56] 提出的。他们推测，Chiari 畸形的后脑异常是脑桥弯曲正常发育失败的结果。随着大脑的迅速发育，脑桥弯曲与中脑和颈曲一起在胚胎生命的第一个月后期发育[57]。因此，弯曲会缩短神经管沿身体纵轴的长度。根据 Daniel 和 Strich[56] 的说法，如果脑桥弯曲不发育，带血管的菱形顶就不能正常地内陷到菱形腔中。因此，它被保留为一条粗大的纤维血管带，连接尾部蚓部和延髓顶部、背部。小脑包裹着脑干，细长的后脑通过枕骨大孔疝出。在这一理论中，延长的脑干是 Chiari 畸形发病机制中的原发病因。相反，在尾部牵引力理论中，脑干延长是继发性的，而不是脊髓栓系。这一理论有很大的不足之处。首先，脑桥弯曲的形成是小脑原基和原基进入水平平面所必需的,以确保小脑的正常发育。在成熟的小脑中,蚓部位于内侧,半球位于外侧。如果脑桥弯曲发育不正常,那么可以合理地假设小脑原基会保持相当角度的位置。因此,在成熟的小脑中,小脑蚓部和大脑半球将分别处于上位和下位。这种模式在 Chiari 畸形的情况下是不受欢迎的。其次,小脑和延髓之间的纤维血管粘连实际上是膜下区未分化和变薄所致。结果,脉络丛通常不会生长到菱形腔内,而是会渗入增厚的菱形顶[58]。最后,就像中脑和颈曲一样,脑桥弯曲在大脑发育过程中也会伸直[57]。虽然脑桥屈曲最初导致菱形顶内陷,但它不是维持脉络丛脑室内位置的主要因素。相反,已证明脉络丛内旋与小脑蚓部向内旋转有关,这有利于下膜部的恢复和菱形顶板的收缩[58]。

七、脑室扩张不足理论

这一理论是由 McLone 和 Knepper[59] 提出的,其基础是观察到脊神经鞘膜在发育早期经历了一过性的部分塌陷。McLone 和 Knepper[59] 在小鼠胚胎模型中发现了部分神经鞘闭塞与颅泡扩张之间的短暂联系。他们证实,在神经管缺陷的胚胎中,闭塞突起是有缺陷的,脊神经鞘的腹侧部分不能在中线塌陷,内侧壁也不会对齐。后者导致颅泡不正常的膨胀,这导致由于缺乏足够的力量来扩张周围的软骨颅间充质原基,从而形成一个小的后颅窝。随后,后脑在不充分和固定的空间内发育,导致脑干和小脑向下移位。

McLone[60] 进一步阐述了这一理论,试图将全脑和颅骨畸形并存与 Chiari 畸形Ⅱ型联系起来。图 5.6 显示了由脑室扩张不足引起的一系列事件。在这一理论中,脑积水不是原发病因,但继发于后脑疝和颅内腔过度拥挤,导致脑脊液流经受限的枕骨大孔和蛛网膜下腔,以及第四脑室出口和中脑导水管阻塞。皮质发育不良和灰质异位是由于缺乏端脑正常发育和组织所需的诱导性脑室力所致。大中间块是由于塌陷的第三脑室丘脑的异常逼近和融合所致。McLone[60] 还提出,颅骨骨化胶原束的正常定向需要侧脑室的扩张,脑室扩张不足会导致这些骨化束不正常地旋转,从而导致腔隙颅骨(颅骨-楔骨)的出现。脑室扩张不足的理论已经得到实验数据的支持。在妊娠晚期由中线背侧切口深入延髓所致神经闭合不全的胎鼠模型中,存活的动物出现符合 Chiari 畸形Ⅱ型的后脑畸形[61]。这一观察结果表明,脑干远端脑脊液的大量渗漏足以导致后脑突出。虽然这一理论解释了 Chiari 畸形Ⅱ型的小后颅窝,但它不能为 Chiari 畸形Ⅰ型的病理胚胎发生提供线索。

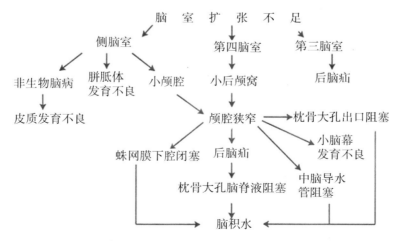

图 5.6　因侧脑室、第三脑室和第四脑室扩张不充分而导致的病理发生顺序

八、颅颈生长碰撞或尾侧(反向)脊椎生长理论

Roth[62] 提出的这一理论与脊髓栓系的 Chiari 畸形的发病机制有关,如在脊髓脊膜膨出患者中观察到的。颅颈生长碰撞理论认为,后脑疝出本质上继发于脊柱发育不良。Roth 认为:①发育中的神经鞘总是与周围的骨性组织(轴骨原基)分离,因为蛛网膜下腔早在软骨形成时就已显露出来;②中枢神经系统发育过程中的空间可用性决定了骨源性中胚层的分布和相对数量;③随着神经-椎骨生长差异的出现,脊柱相对较快的生长超过了脊髓的生长;④脊髓向上回缩后,尾部有更多的空间供骨性组织分布,因此脊柱在尾部生长到脊髓水平以下的位置。

这种模式被称为脊椎生长的头尾方向,根据 Roth 的说法,这是一种"基本的生长规律"。通过将脊髓固定在尾椎上,脊髓的向上上升受到限制。因此,成骨物质分布在颅骨上,与发育中的颅底相撞。根据 Roth 的说法,这种模式被称为椎体生长的尾颅方向(颈椎反转生长或头尾椎体反转生长),导致以下异常:①将后脑"吸"进上颈椎椎管;②上颈椎脊神经向上而不是向下倾斜,形成"颈颅马尾"的印象;③上颈椎管漏斗和枕骨大孔扩大;④继发性脑积水;⑤颅底凹陷。

根据这一理论,导致 Chiari 畸形的一系列事件始于初级神经管缺陷,然后改变脊柱的发育,继而导致颅颈交界区的后脑畸形。虽然颅颈生长碰撞理论基本上将 Chiari 畸形与发育不良联系在一起,但 Roth 试图将非发育不良状态的 Chiari 畸形归因于轴向生长的"真正"(即原发或固有)异常。Roth 进一步提到了"胚后神经生长"现象(特别是小脑),这是由于碰撞的颅颈交界区生长的神经组织尾部移位而导致后脑疝的致病因素。然而,Roth 没有提到颅颈生长碰撞理论在解释 Chiari 患者发生寰枕或颈椎融合时的适应性。这些异常可能是对颅骨定向碰撞力的反应,刺激异常成骨和固定枕部、颈部体节衍生物的反应。

九、"吮吸和晃动"效应理论

该理论由 Williams[63,64] 提出,旨在为 Chiari 畸形所见的交通性和非交通性脊髓空洞的形成和维持提供一种机制。这一理论认为,在生理条件下和静息状态下,椎管内的压力等于颅内压。增加胸腹压后,脑脊液压力开始升高,但由于脑脊液从脊椎转移到脑室,椎管内压力很快就与颅内压持平。紧张性动作停止后,脑脊液压力下降,并通过脑脊液在两个脑室间的移动迅速与颅内压平衡。如果椎管内压力长期低于颅内压(即所谓的颅脊髓压力分离现象),脊髓内的相对负压往往会将来自第四脑室的脑脊液"吸入"到脊髓中央管和脊髓组织中,导致脊髓积水和脊髓空洞症的形成。这种"吮吸"效应发生在 Chiari 畸形患者身上,并导致后脑通过枕骨大孔进一步向下移位。一旦有明显的后脑(扁桃体)突出,上颈髓中央管在枕骨大孔水平或以下受到扁桃体突出的二次影响,第四脑室和空洞之间的解剖交通就会关闭。接下来,空洞的维持或进一步扩张是通过另一种机制发生的,即所谓的"晃动"效应。因此,脊髓蛛网膜下腔内脑脊液压力的波动向外传递到脊髓和脊髓空洞壁。增加的脑脊液压力会压缩脊髓空洞,导致脊髓空洞内液体从吻部和(或)尾部流出至最大受压部位。脊髓空洞内液体的这种潜在的搏动性和双向运动延伸了空洞的前端和远端,而不需要空洞和颅内脑室系统之间的任何解剖联系。脑脊液在血管周围的

运输进入空洞,进一步促进了空洞的扩张和维持。

因此,"吮吸"效应由颅脊髓压力分离驱动,而"晃动"效应由孤立的脑脊液压力波动驱动。为了解释自发性脑脊液压力波动的机制,Williams 强调,自发性脑脊液压力主要是硬膜外脊髓静脉压的结果。Valsalva 动作后脊髓外静脉压升高,导致脊髓脑脊液压力升高。停止操作后,脊髓静脉流出量突然增加,导致脊髓脑脊液压力反弹下降。通过这种方式,脊髓脑脊液压力的波动反映了脊髓静脉系统的压力波动。"吮吸"效应和颅脊压力分离背后的机制要稍微复杂一些。在后脑突出不足以导致脊髓受阻的患者中,后脑(扁桃体)起单向瓣膜的作用。脑脊液可以从脊椎向上移动到颅腔,但脑脊液从颅腔到脊髓腔的向下运动受到突出的后脑和枕骨大孔处或下方部分梗阻同步向下运动的抑制。

Williams 的"吮吸和晃动"效应是普遍存在的,可以解释交通性和非交通性脊髓空洞症的发生以及它们之间的时间关系。在这一理论中,交通性脊髓空洞症是非交通性脊髓空洞症的先兆,在时间上,这两者通过枕骨大孔的显著后脑突出时间来区分。起初,内部作用的"吮吸"效应导致脊髓空洞症的形成,一旦发生明显的后脑疝,空洞就会通过外部作用的"晃动"效应维持或扩张。然而,这一理论不能解释也没有被提出来解释最初的后脑疝的发生,而这些事件是产生"吮吸"效应所必需的。值得注意的是,在 Chiari 畸形Ⅰ型患者中,中度小脑疝出(9.0~14 mm)的患者比小脑疝较小或较大的患者更容易出现脊髓空洞症[65]。因此,我们有理由认为,在一定程度上,突出的后脑施加的瓣膜状机制更有效。虽然较小的疝可能不足以形成瓣膜状机制,但较大的疝通过阻断脑脊液向上和向下流经枕骨大孔区而阻碍了这一机制,并消除了"吮吸"效应。

十、扩大的脑脊液收缩波理论

这一理论是由 Oldfield 等提出的[33],仅涉及 Chiari 畸形患者的脊髓空洞症的发病机制。该理论强调了 duBoulay 等早期的观察结果[66,67],即在正常人的心脏收缩期,脑积水从颅骨向下通过枕骨大孔进入脊柱蛛网膜下腔,以适应增加的颅内血容量。在舒张期,当血液从颅腔涌出时,脑脊液的流动被逆转回到蛛网膜下腔。这种流经枕骨大孔的脑脊液波形或脉动流量大约是流经第四脑室的同步脑脊液的 10 倍。在 Oldfield 等研究的案例中[33],他们指出,Chiari 畸形Ⅰ型患者的脊髓空洞和第四脑室(即上颈髓中央管)之间的交通总是关闭的,与 Gardner 理论的预测相反。他们还注意到,事实上,空洞在心脏收缩时收缩,在心脏舒张期扩张。脊髓空洞收缩与疝出扁桃体向下偏移同步。由于蛛网膜下腔在枕骨大孔处(继发于后脑疝)部分阻塞,颅腔和脊柱腔之间的脑脊液"来回"流动受到抑制。基于这些发现,Oldfield 等[33]得出结论:①疝出扁桃体的活塞状突然移动,在脊髓脑脊液上传递了一个增大的压力波,并在收缩期间在椎管内产生了扩大的脑脊液脉动压力;②扩大的脑脊液脉压从外部作用于空洞,造成其受压;③在舒张期,脑脊液压力突然停止,导致空洞在舒张期突然扩张。最终,Oldfield 等[33]提出了一种新的理论来弥补 Gardner 的脊髓空洞症流体力学理论的不足,即心脏收缩时扩大的脑脊液波压力导致脑脊液沿脊髓血管周围间隙进入脊髓实质通道比正常情况下更多。脊髓内积聚的脑脊液可导致脊髓空洞症的形成。在 Chiari 畸形Ⅰ型中脊髓空洞症的病理生理学将在第十二章中进一步讨论。

十一、齿状突周围血管翳

我们最近推测,炎症反应(如齿状突周围的咽炎)可能导致颅颈交界区的脑脊液流动受阻,并导致颅内压升高[68]。枕骨大孔上方的压力升高可能会导致后脑脱出(图 5.7)。我们对儿科 Chiari 畸形 I 型的经验表明,在出现症状的 20 名患者中,几乎有 1/20 的人被发现有齿状突周围血管翳(图 5.8)。

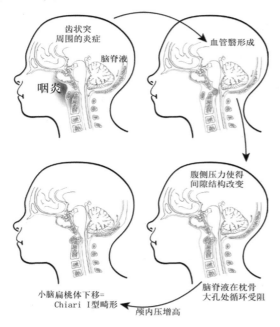

图 5.7 齿状突周围血管翳形成的假说过程及由此导致的 Chiari 畸形 I 型

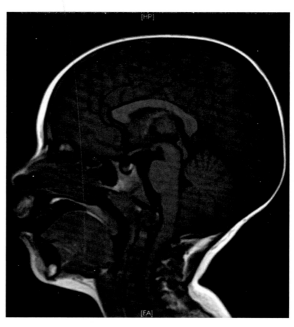

图 5.8 齿状突周围血管翳及 Chiari 畸形 I 型患者的 MRI 表现

这些肿块的直径为 4.0~11 mm(图 5.8)。40% 的人有临床上显著的咽炎或咽脓肿病史。在这些患者中,齿状突周围血管翳的形成导致颅颈交界区的腹侧受压。突出了引起这种损害的过度活动能力,融合后,几位患者的血管翳和症状都有所减少。

咽部炎症状况已知会导致颅颈交界区的紊乱。上呼吸道感染或头颈部手术后的非创伤性寰枢椎下垂,也被称为 Grisel 综合征,就是最好的例子。该综合征是以法国耳鼻喉科专家 Pierre Grisel 的名字命名的,他描述了 3 例与斜颈和寰枢椎半脱位相关的咽炎患者。然而,Bell[69] 最先报道了一位患有先天性脊柱炎的患者,结果死于寰枢椎半脱位所致的脊髓压迫。他的报告强调了这种主要影响儿科人群的罕见疾病的潜在后果。尽管 Grisel 综合征的确切发病机制尚不清楚,但这种情况可归因于脓毒症栓子从感染性病灶经咽椎静脉扩散到齿状突周围血管丛,导致韧带松弛。

咽部、咽周间隙和齿状突的血管供应体现了它们之间的密切关系。Parke[70] 证明,细小的静脉分支将鼻咽后区引流到两组咽椎静脉中。这些咽-椎静脉穿过上咽后壁、寰枕前膜,流入齿状突周围神经丛,为脓毒症渗出物的血源性扩散提供了解剖学基础,被认为是 Grisel 综合征所致。通过上述途径,直接传播感染性物质的理论经过了 Battiata 和 Pazos[71] 的两次命中假说的补充。根据这一假设,寰枢椎关节基线松弛(首次发作)的患者,如儿童或唐氏综合征患者,更容易发生肌肉痉挛,而这种肌肉痉挛是炎性介质由咽椎静脉丛(第二次发作)输送到颈椎肌肉导致的,并发展成 Grisel 综合征。

　　Chiari 畸形是一种动态过程,可能会随着时间的推移而改变。虽然它们通常被认为是一种先天性疾病,但由于各种原因导致的后天性 Chiari 畸形得到了很好的研究。Chiari 畸形Ⅰ型发生的病理生理机制似乎涉及脑脊液循环障碍,即脑脊液从第四脑室流出到颅颈交界区。我们推测炎性咽部状况归因于脑脊液循环的停滞和 Chiari 畸形Ⅰ型的形成和发展。

　　颅颈交界区骨性成分异常在 Chiari 畸形Ⅰ型患者中很常见。多达 1/4 的 Chiari 畸形Ⅰ型患者齿状突后弯的发生率增加,同时伴有寰枕融合和颅底凹陷的比例较小。颅颈交界区的相关异常导致脑脊液循环障碍,观察到齿状突后屈程度较高常与脊髓空洞症和全脊髓空洞症相关[72]。

　　枕骨和寰枢椎关节的过度活动是遗传性结缔组织病患者齿状突血管翳形成的一个公认原因。虽然这些患者可能特别易感,但在没有潜在结缔组织疾病的 Chiari 畸形Ⅰ型患者中也经常可以观察到血管翳的形成。在有潜在颅颈交界区异常的患者中,如齿状突后屈和既往存在的 Chiari 畸形Ⅰ型,血管翳形成的加速可能会对放射学和临床产生深远的影响。咽部感染与 Chiari 畸形Ⅰ型相关的极端例子是报道的一个单核细胞增多症病例,该病例导致短暂的、高度症状的 Chiari 畸形Ⅰ型,随着感染的治疗而完全消失[73]。

第五节　结　论

　　后脑和颅颈交界区的发育是一个复杂的过程,会产生有功能的结构(图 5.9)。这一过程的脱轨可能导致 Chiari 畸形。然而,这些后脑疝的确切原因仍然难以捉摸,但却是多因素的。

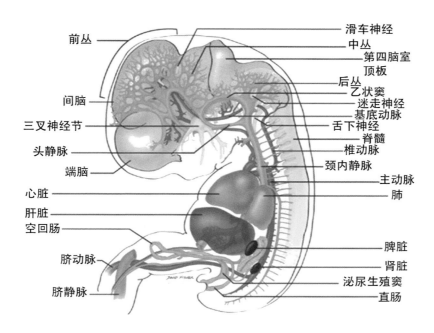

图 5.9　人体发育示意图(示脑和后颅窝发育的复杂性)

第六章 枕骨的胚胎学和分子生物学发展综述

Stephen J. Bordes，R. Shane Tubbs

第一节 胚胎学和解剖学

与其他哺乳动物一样,人类枕骨与其他颅骨相比,在个体发育和功能上都是独一无二的。它是最早发育的头骨之一,解剖学上由围绕枕骨大孔的四个部分组成:基底骨、鳞状骨,以及两个髁状骨(图6.1~6.3)。四个主要头椎骨融合形成基底部或基底骨(图6.3),与蝶枕联合软骨处的蝶底骨结合形成斜坡[2]。枕骨上或鳞状部分由左右中央节段组成[2]。左右垂直缝线从顶枕间−枕上缝延伸至枕骨大孔后缘,将左右中央节段分开[2,3]。后颅窝的侧壁和后壁是由中央节段的下凹面形成。左右部分与顶骨的下角在两侧的人字缝相连[3],在颞骨乳突部枕乳突肌缝合处与颞骨的乳突部相连[2]。

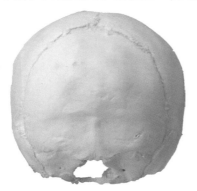

图6.1 胎儿颅脑的后视图(示鳞状部和枕骨大孔,以及发育中的枕髁)

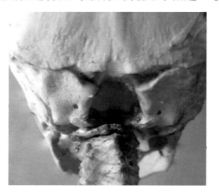

图6.2 胎儿颅脑的后视图(示鳞状部和枕骨大孔,以及发育中的枕髁与左侧发育中的C_1椎骨相连)

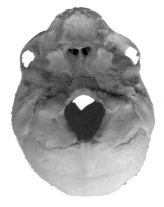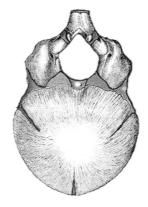

图6.3 胎儿颅底发育图(左)和枕骨部分示意图(右)(示 Kerkring 骨位于枕骨大孔后部)

从上看,枕骨在前庭窦汇或鼻窦汇合处周围有一个内外的枕骨突起。部分枕骨可能具有延伸到蛛网膜颗粒组成的板障间隙的倾向。枕骨大孔外侧缘由外枕部或髁部构成(见图 6.2 和 6.3),这个部位位于枕部基部和枕部鳞状骨之间,早期通过软骨结合融合在一起。

枕骨的发育复杂,这是膜性和软骨性双重起源的结果。枕骨发育已经被广泛研究,可以追溯到 Ranke1913 年的描述,即鳞状枕骨膜性部分的发育伴随着两对中心的发育和偶尔出现的第三对中心的发育,称为"前顶骨间[4]"。1977 年,Srivastava 根据大量颅骨中观察到的异常[4],证实了 Ranke 在 1913 年之前描述的三对中心。枕骨的膜性部分由顶骨间成分和前顶骨内成分组成。此外,Srivastava 和 Standring 认为后囟门处的一块单独的骨(lambda)可能代表前顶间元素[4,5]。

1976 年,Shapiro 和 Robinson 研究了 125 个胎儿的颅骨,这些胎儿的妊娠期为 8~40 周,他们试图确定枕骨胚胎的形成并按时间顺序记录下来。得出结论,枕骨是由一个膜成分和位于枕骨大孔周围软骨上的四个统一的初级软骨中心构成[6]。软骨内骨来自糖蛋白和糖胺聚糖丰富的基质,这些基质在颅底的枕骨部分浓缩成软骨原基[1]。枕骨底部、枕骨外侧或枕外和枕骨上(缝合线以下的下鳞状软骨)组成了四个软骨部分。从枕骨侧角向中央延伸线(见图 6.3)是位于后外侧(乳突)囟门区域的横窦上的副缝线,在发育的顶骨间和枕上骨之间,从人字缝的内侧水平走行。它于出生前开始融合,并在出生后的第 2~4 年完成。膜性部分形成顶骨间,即位于从枕骨侧角向中央延伸线上方的上鳞部[6]。在本研究中发现,妊娠 9 周的胎儿在软骨的底面腹侧至脊索处和围绕舌下管的每个枕骨外侧软骨中均存在单个正中骨化中心。此外,所有标本的枕骨上节均因枕状顶盖单一中心而骨化。此外,这些标本的冠状切片显示在膜顶骨间段骨化[6]。妊娠 12 周时,顶骨间和枕骨上节段在中线处融合,但仍被 mendosal 缝分离。枕骨上段骨化比顶骨间段更早[6]。14 周时,从枕骨侧角向中央延伸线缩小为窄缝,顶骨和枕骨上缝合处进一步联合[6]。

枕骨底节段骨化从侧面进入每个髁突的腹侧部分,而侧枕骨的骨化同时进入枕髁的背侧部分[6]。Shapiro 和 Robinson 在一些胎儿标本中注意到枕下骨下缘的中线裂隙,这种裂隙可能持续存在或随后填充骨[6]。较少见的是,在枕骨上段[3]的下侧有一个小的中央骨性突起,也被称为 Kerkring 骨或听骨[6](见图 6.3)。出生时,枕骨和外侧枕骨被两侧明显的软骨结合分离,通常在 2~4 岁时消失。无名软骨融合将枕骨外侧与枕骨上节分开。这些节段的骨融合发生在 2~4 岁[6]。出生时,顶骨间节和枕上节融合,但侧表面除外,侧表面被 mendosal 缝分开。这些颅缝曾一度被认为在出生 2 年后完全消失;然而,Tubbs 等近年来在成人中也会发现这些颅缝[8,9]。

Matsumura 等进行了一项不同的研究,以确定枕骨发育过程中骨化的进展。结果,他们研究了 256 个日本胎儿头骨,其年龄为 3~6 个月。采用解剖显微镜观察这些标本的枕鳞,并采用光镜检查切片[10]。这些作者发现,在 3 个月大的胎儿枕上软骨中存在一对小骨化中心。这些骨化中心迅速融合,形成单一的、坚实的骨板,称为枕骨上骨,其表面光滑,没有明显的骨小梁结构[10]。随着枕上骨的形成,一对主要的顶骨间骨化中心出现在膜性部分,喙侧至枕上区。每个骨化中心由一组线状骨化核组成,这些骨化核迅速生长并相互融合形成网状骨。随着网状的初级顶骨形成,初级中心向下延伸并与枕骨上缘融合[10]。

在第 3 个月,继发性的顶骨间骨化中心出现在原发性顶骨的前面。这些中心的内侧对首先发育,其次是外侧对。这些中心形成了小梁网,这些小梁迅速相互融合和(或)主骨上缘融合。在发育的这个阶段,在枕骨上的外表面观察到不规则的骨化区。这些颗粒状和线状的骨化区域发展成为一个骨网,与两侧的初级顶骨的外侧部分融合。枕骨板外膜组织中可见散在分布的骨化位点,偶见骨小梁与枕骨上骨连接[10]。在 4 个月大的胎儿中,枕上骨的内表面可见不规则骨化区,它们偶尔与初级顶骨间骨小梁侧面融合。然而,这些骨化区域直到妊娠第 5 个月时才与顶骨间部分的内侧融合,这时它们形成了一层厚厚的骨小梁网。次生顶骨中心形成扇形骨,沿主要顶骨内表面有明显的边界。骨根沿中线与骨小梁融合,覆盖枕骨上骨[10]的内表面。到妊娠第 5 个月时,所有标本的膜内骨化中心融合,形成小梁网覆盖枕鳞的外表面。

第二节　分子关联分析

骨骼发育是一个复杂的过程,需要多种转录因子来严格控制基因的激活与抑制[11]。颅骨的发育依赖于大脑不同区域发出的各种信号,特别是位于菱脑的下方的枕骨[12]。颅穹窿的前体细胞主要位于神经管和表面外胚层之间,其轴旁中胚层排列在尾轴上[12]。头中胚层构成了该结构域的最吻侧部分,近轴中胚层的剩余部分形成分节体。这些体节是延伸到胚胎尾尖的异染色质单位。前 4 个体块为枕部体块,融合形成枕骨和枕骨大孔的后部分[12]。生骨节向腹内侧迁移并分化成椎体[13]。枕骨起源于前两个枕骨硬块,而形成颈静脉结节的枕骨外骨起源于第三个硬块[13]。

第四枕骨硬化的尾侧致密区与第一颈椎硬化的疏松头侧结合形成过渡性硬化,称为前枕骨[14]。虽然前寰椎在极少数情况下可能作为独立实体存在,但它通常与上三个枕骨硬块融合,形成部分枕骨[14]和枕骨大孔[13]的背部部分。前寰椎也产生斜坡的前结节,它来自下椎体[13]。前寰椎外侧致密区域成为枕后,随后形成枕骨髁和枕骨大孔前外侧缘的剩余部分。前寰椎的神经弓节分为两个独立的区域。腹侧部分形成枕骨大孔前缘、枕骨髁和中线的枕骨第三髁[13]。第五椎体,也称第一颈椎椎体,参与第一颈椎的形成,表达 Hox d4[12]。如果强迫 Hox d4 在更多的吻侧中胚层表达,那么枕上骨和枕外骨就会转化为枕椎[12]。

因此,颅底脊索部分的形成依赖于脊索的影响。这是通过去除前脊索的小鸡胚胎来证明的,导致枕骨和蝶骨后基底骨发育不良[12]。小鼠 Bapx1 基因敲除研究进一步证实了这一结果。Bapx1 是果蝇管基因的脊椎动物同源基因,为 NK2 家族的转录因子编码。Bapx1 在硬化体、内脏中胚层、肢体和 Meckel 软骨中表达[12]。Bapx1 小鼠不仅中轴骨发育异常,而且枕骨和基底蝶后骨的发育也存在异常[12]。

Lee 等利用 Whsc1 基因(Wolf-Hirschhorn 综合征候选基因 1)研究骨骼系统的畸变,该基因编码组蛋白 H3 赖氨酸 36(H3K36)三甲基转移酶[11]。本研究采用 E18.5 Whsc1 敲除小鼠,发现包括枕骨和耳周骨在内的颅骨成分有明显的骨化破坏[11]。测定碱性磷酸酶(Alkaline phosphatase, ALP)的活性并将其作为成骨细胞分化的早期标记。在 Whsc1 缺乏时,ALP 活性显著降低[11]。

利用显微 X 射线计算机断层扫描系统检测 Whsc1 骨矿化异常,枕骨、胸骨和锁骨表现出矿化缺乏的迹象。这些结果表明,Whsc1 主要在枕骨和胸骨参与骨骼发育的调节[11]。然而,作为矿化标志的 Ocn 基因表达在 Whsc1 枕骨和胸骨中没有明显改变。这表明,Whsc1 缺失也可能影响骨祖细胞数量的早期定型。因此,Whsc1 在骨骼发育[11]的调控中起着至关重要的作用。为了了解在 Whsc1 胚胎中观察到的枕骨和胸骨骨化缺陷的遗传基础,我们检测了 E18.5 *Whsc1* 胚胎的几种骨组织的各种基因的表达水平。在枕骨,*Whsc1* 缺失导致骨桥蛋白(osteopontin,Opn)和 1a 型胶原(collagen type 1a,Col1A1)表达下降。骨发育的关键转录因子,runt 相关转录因子 1 和 2(Runx1 和 Runx2)不受[11]影响。这些结果表明,至少在枕骨和胸骨中,*Whsc1* 在骨分化中起着关键作用,同时也是成骨细胞分化所必需的[11]。在 E18.5 *Whsc1*[-/-]胚胎和新生儿中,观察到胸骨和某些颅骨成分骨化的显著破坏,特别是枕骨[11]。

在另一个敲除小鼠的实验中,转化生长因子 β(transforming growth factor-beta,TGF-β)信号在体源性骨结构中是必需的,如枕骨上骨和 C_1 椎体。TGF-β 信号控制软骨细胞的活化和防止软骨过早骨化。TGF-β 信号的缺失会影响 *Msx2* 在枕骨上骨发育过程中的表达,这对体源性尾颅骨发育至关重要[15]。因此,TGF-β/*Msx2* 信号级联被认为对颅底的发育至关重要[15]。

表观遗传因子在颅骨发育中起着重要作用。内部和外部刺激影响功能生长单元[1]。枕骨发育包括三个不同的过程:皮质漂移、同位沉积和缝线扩张,这些都允许前后、中外侧和上下扩张[1]。通过成骨细胞的和皮质发生漂移监测细胞活动,被组织成各种增长领域[1]。重建是一种沉积和再吸收的过程,是骨骼生长、成形和接受来自内部(如遗传编码)和外部(如骨应变)的来源的遗传指令的主要因素[1]。

成骨细胞和破骨细胞的活动允许皮质漂移发生在整个枕骨的颅底部分。相比之下,尽管在这些颅骨缝内或紧邻缝的地方会发生一些漂移[1],但颅骨通过沉积生长场的骨基质的附着而增大。重构过程可涉及 Haversian 系统、病理重建、分子生物力学和个体遗传学[1]。个体发育生长重塑可能是最重要的,因为它协调遗传和表观遗传输入,骨发育从婴儿期到成年期[1]。现代人类枕部的外表面是沉积的,而不像颅内的那一面是完全吸收的。沿着小脑幕附着的环颅线标志着骨生长活动的临界逆转线[1]。

第三节　Chiari 畸形 I 型

鳞状枕骨幕上部和幕下部分别由膜性和软骨性两部分组成[16]。这种起源与许多后颅窝的病理有关,包括先天性后脑疝,如 Chiari 畸形 I 型。Chiari 畸形 I 型的后颅窝的浅部可能反映了局限于其软骨衍生的下部的鳞状骨的异常[16,17]。在 Chiari 畸形 I 型中,枕上、枕外和枕底段表现出不同程度的发育不全[16,18,19]。枕骨发育不良本质上是非线性的,不同部位对枕骨的影响不成比例[16,20]。严重的基底枕发育不良或发育异常通常与基底枕内陷有关[16]。据推测,胎儿期顶骨板部分的反转是 Chiari 畸形 I 型中枕骨上部缩短的胚胎学基础[16]。从这块骨板衍生出来的软骨化上枕骨的上半部分因此容易发生骨萎缩[16]。

第四节　总　结

在过去,关于枕骨形成所需的发育过程一直存在争议。最近,有关基因和分子相互作用的细致实验和文献已经阐明了许多重要的发育问题。

第七章 前寰椎

Stephen J. Bordes，R. Shane Tubbs

第一节 引 言

前寰椎是由退化骨形成，很少以骨残体的形式存在于人类中[1]。前寰椎一词起源于比较解剖学领域，被认为是一种原始的或退化的椎骨结构，可以在非人类动物（如啮齿动物、爬行动物和恐龙）的寰椎和枕骨之间发现[2]。

在人类中，前寰椎与上三个枕骨生骨节融合后形成枕骨和枕骨大孔的背侧部分（图7.1）[3-6]，因此通常不会将其视为一个单独的结构。然而有实例表明，已在人类身上发现了前寰椎的残留物。有时，附加的脊椎骨会出现在寰椎的前面，因此称为"前寰椎"[3]。尽管前寰椎很难作为实体存在，但它的一部分可能是由于胚胎结构退化失败而存在的。根据Wollin所言[7]，前寰椎指的是爬行动物的寰椎和枕骨之间的一块脊椎骨。随后的研究在恐龙化石中发现了这种结构的证据[8-10]。此外，前寰椎仍然存在于某些现代的爬行动物中[3,11]。在这些低等脊椎动物中，前寰椎是从第一颈椎生骨节的头盖骨的一半分离出来的独立骨[12,13]。

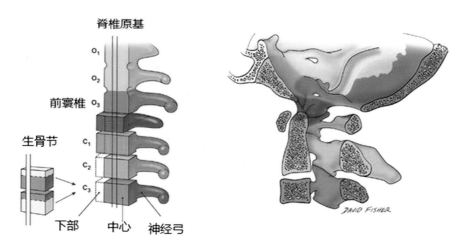

图7.1 颅颈交界区骨部分的胚胎学衍生

通常在不完全结构退化后，人体内可出现前寰椎衍生物。Bergman结节是人类齿状突顶端和枕骨孔之间的一种小的中央小骨，可能与爬行动物的前寰椎类似[7]。人类并不是唯一具有这些退化、前寰椎衍生物结构的哺乳动物。大白鼠通常有一个代表前寰椎前弓碎片的小骨，位于寰椎前弓和枕骨大孔之间[3,11]。前寰椎的前弓在鸟类中可能与枕骨大孔的前缘融合，这是导致鸟类枕骨第三骨节或内侧骨节形成的结构基础[7,12]。类似的结构也可能存在于人类中,稍后将对此进行讨论。早期脊椎动物通常都有前寰椎。在高等哺乳动物中,类似的结构被认为形成了齿状突顶端或前寰椎,以及枕骨与枕骨大孔交界的区域[10]。

关于这一额外的脊椎骨在人类中偶尔出现的现象,已经提出了许多理论。以前人们认为前寰椎(一种额外的椎体成分)的存在代表了一个脊柱的延长。然而,Gladstone 和 Erichsen-Powell 认为这种延长是以牺牲枕骨为代价的[3]。

动物学家可能认为这是一种返祖或退化的变异。因此,人类的前寰椎可以被看作是一种返祖结构,因为枕骨是通过将椎骨(在较低等脊椎动物中往往单独存在)并入哺乳动物的颅骨中而形成的,这是一种隔代结构(见前文)。但是,另一种理论指出,这种变化并不代表脊柱缩短的趋势。Gladstone 和 Erichsen-Powell 支持这样的观点[3],即这种枕区偏差的出现代表了均值的变化,而在其他区域则存在代偿性变化。引起这些差异的其他推测因素包括正常人类脊柱结构的发育停滞、宫内压力和产前疾病[3]。

第二节　本体论与正常发育

在人类胚胎中,到妊娠第 4 周结束时存在 42 个体细胞[4-6,14],每个体细胞进一步分化,形成生骨节、生皮节和生肌节。因此,在人类胚胎中有 4 个枕部体节和 4 个对应的生骨节。生骨节向腹正中部位方向移动,最终形成椎体[4-6]。

枕骨和枕骨大孔的后缘部分通常由四个枕部生骨节混合而成[3-6]。枕骨底部来自前两个枕部生骨节,而第三个枕部生骨节发育成枕外骨形成颈椎结节。

第 4 个枕部生骨节形成了许多结构。斜坡的前结节来源于前寰椎的下部。齿状突的末端部分和顶端韧带由这种类似的椎体结构形成,即前寰椎促成了枢椎齿状突的顶端[15]。前寰椎的神经弓部分又分为两个独立的区域。腹侧部分形成枕骨大孔的前缘、枕骨髁以及中线第 3 个枕髁骨节;尾侧部分形成寰椎后弓的上侧部分和寰椎侧块。前寰椎侧块部分形成十字韧带和翼状韧带[4-6]。

颅颈交界区结构的形成是由两个发育控制基因家族调控的。6 号染色体上的同源盒(homeobox,*Hox*)基因簇和 2 号染色体上的配对盒(pairedbox,*Pax*)基因簇被认为在颈椎的发育中起重要作用[10]。

通过引入 *Hox-1.1* 基因突变的转基因小鼠进行试验,*Hox-1.1* 基因组序列由 β-肌动蛋白启动子控制。这种突变导致前寰椎,还包括枕骨、寰椎和枢椎出现发育畸形的表现。这些具有颅面异常的小鼠出生后不能存活。

配对 *box-1* 基因的突变可引起上颈椎的变异,尽管这些变化与同源盒基因[10]改变引起的变化不完全相同。Menezes 认为颅颈交界区的变化可能与基因表达的中断有关[4-6,16],前文对前寰椎结构异常的研究也提示了这一点。

前寰椎的一个或多个成分可能无法完全退化,从而形成"枕骨"现象(图 7.2)[17]。通常,这与正常的寰椎同时发生[18,19]。在前寰椎后弓与寰椎融合失败时,也有可能将上部关节面的部分分为前段和后段[18]。前寰椎形成侧块和 C_1 后弓的一部分。第一个生骨节形成寰椎后弓的前侧和下侧面。C_1

寰椎弓发育不全或发育不良经常出现[20]。前寰椎残体的变化所产生的结构包括基底突、寰椎桥骨、颅颈交界区融合异常、旁髁突、第三枕髁和部分退化枕骨[1]（见图 7.1 和 7.2）。

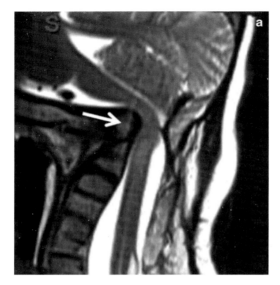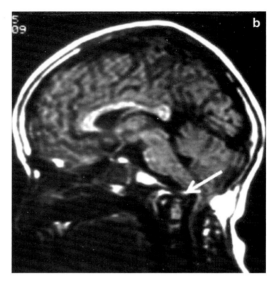

图 7.2 存在前寰椎残体的患者的影像

持续的脊索腹侧弓合并于枕骨大孔前，形成基底前弓（脊索腹侧弓）、第三枕髁或基底突[18,21,22]。枕骨正中髁是由枕骨大孔周围的前寰椎形成的罕见结构。第三髁是由枕骨或前寰椎的脊索腹侧弓不完全退变产生的[23]。与其他前寰椎节段异常一样，这种结构是由低等脊椎动物的第一个颈椎生骨节形成的[12]。它通常出现在枕骨大孔的前缘，并从斜坡的下表面向下前方延伸。Rao 等的病例发现第三髁在基底部较宽，下表面较窄[12]。然而，更常见的是中位枕髁，其基底部较窄，下表面较宽[23]。

第三髁位于正中矢状面，可能限制头部的旋转运动。这往往发生在中位后髁发育良好的时候，除此之外，它的放置几乎不会引起任何症状。第三髁形成齿状突附着点和顶端翼状韧带的位置的机制，目前还不清楚[12]。相关的韧带组织可能限制头部在寰椎上的屈伸。此外，枕骨大孔的区域可能因前寰椎的非典型性骨质畸形而受限制。因此，患者表现为神经系统受压症状[23]。

第三节　部分退变的枕骨

部分退变的枕骨是另一个已知的变异。如果前寰椎在形成枕髁时没有像预期的那样退化，那么部分退化会造成横突的髁突增大，造成颅颈交界区发生尾侧移位。部分退变的枕骨可触诊为乳突尖下方坚硬无压痛的肿块[1]。这些枕骨应与寰椎同化相区别。C₁生骨节与前寰椎融合导致了这种现象。枕部脊椎在枕骨和颅底之间不存在椎动脉通道的孔。寰椎同化可以通过寰椎动脉和枕下神经通过的裂隙来鉴别[20]。

第四节 双角齿状突和终末小骨

两个准骨化中心中线融合失败导致双角齿突。在颅颈交界区的张口位 X 射线正位平片上,此结构特征显示为通过齿状突呈现出垂直的辐射透光线。终末小骨或齿状突的第三骨化中心,起源于前寰椎的椎体[24]。这种结构通常在 12 岁时与齿状突融合。当融合没有发生时就会出现先天性畸形,即终末小骨持续存在,可于齿状突尖处见到一个小的放射性致密小骨[20]。虽然终末小骨持续存在和双角齿状突的存在是一种有趣的现象,但是临床意义不大。对于神经外科医生和放射科医生来说,确认这些异常以防止误诊是至关重要的。

第五节 临 床

前寰椎分裂畸形通常会导致神经受压和血管损害,脑脊液动力学异常在颅颈交界区较少发生,其他后遗症包括后脑疝形成、痉挛性四肢瘫痪和后组颅神经异常[25]。大约 1/3 的病例发生 Chiari 畸形 I 型。前寰椎分裂畸形主要表现在 C₁ 后弓及枕骨大孔周围[4-6]。

Menezes 指出前寰椎分裂畸形的患者通常在生命的前 20 年出现症状[4-6]。痉挛性四肢瘫是由于这些异常骨块压迫而引起的最常见的神经功能缺陷之一。因为创伤可以加速神经系统症状的发作,因此这种情况经常被误诊。通常,患者表现出受限的颈部屈曲、伸展和旋转[26]。

Menezes 和 Fenoy 提出并详细描述了前寰椎畸形患者的一些具有指导意义的病例研究[16]。因为这些患者表现出多种症状而被误诊的情况不足为奇。Menezes 还提出了许多手术技术来缓解前寰椎分裂畸形所带来的症状[4-6],在一些病例中其症状已完全缓解。

第八章　寰椎的发育及其变异

R. Shane Tubbs

第一节　寰椎的胚胎学和分子发育

原肠胚形成涉及胚胎板上的外胚层细胞通过原始条纹内陷形成神经板两侧的中胚层,而亨申氏结节背唇两侧的细胞则通过原窝迁移进入脊索中线。因此,胚胎板块通过其尾部的新添加物而拉长[1,2]。前体节中胚层(presomitic mesoderm,PSM)或体节板分离成节段性集群,称为"体节",最终形成真皮的平滑肌、轴向肌肉组织、脊柱和周围神经系统的支持结构[2]。

在分裂过程中,体节 5 的尾半段和体节 6 的头半段结合产生第一个颈椎生骨节[2]。枕骨节段 5 中的软骨下弓形成了寰椎前弓,寰椎后弓由生骨节 5 发育而来[3]。不同于生骨节较多的尾侧椎间盘,椎间边界区(intervertebral boundary zone,IBZ)最终成为椎间盘的纤维环和髓核,前两个颈椎生骨节的致密区不会形成真正的椎间盘,并且会很快消失[2,3]。它们的椎间边界间质逐渐转化为上下锥体的软骨结合,将齿状突尖部与基底部结合,齿状突的基底部与 C_2 椎体结合[2]。

体节发生涉及将 PSM 的松散间充质细胞转变为具有明确极性和方向性的紧密贴附的上皮细胞。第一个体细胞立即从尾部到耳囊,随后依次发生转化,使一对新的体节有规律地向尾部方向添加[2]。

PSM 的分节转换机制遵循"时钟-波前"模型。在这个模型中,细胞在体节形成允许和不允许状态之间振荡。这些振荡是相位链接的,并由分节时钟自主控制。当处于允许状态的吻侧 PSM 细胞受到沿胚胎轴缓慢移动的成熟波前冲击时,体节形成被触发[2,4]。

在分子水平上,分节时钟的分节性振荡通过循环基因的节律性表达反映出来,包括 C-hairy1 家族编码的转录因子(如 HES 家族)和 Lunatic Fringe 编码的糖基转移酶,后者与 Notch 信号通路密切相关[2]。配体(如 δ 波)与表面 Notch 信号受体结合,其胞内结构域(intracellular domain,NICD)从细胞膜上分离进入细胞核,与 C-hairy1 家族的循环基因共同作用,编码如 HES、HER、HAIRY 和 Lunatic Fringe 等转录因子。在鸡的胚胎中,Lunatic Fringe 会循环回到细胞表面,在那里它使表面 Notch 信号受体接受另一个配体。这种简化的循环基因模型的重复工作是分节时钟振荡的潜在机制[2]。

在鸡和小鼠胚胎中,成熟波或决定波是由成纤维细胞生长因子 8(fibroblast growth factor 8,FGF8)等基因的表达产生的[2,5]。FGF8 中 PSM 尾侧结构域非常高,它似乎积极地维持着 PSM 尾侧细胞的间充质特性。FGF 梯度向吻侧轴方向下降,因此在体节发生的 PSM 的吻侧域,FGF 水平很低。因此,FGF8 在 Hensen 结节新形成的 PSM 细胞中高表达,而在体节形成分裂前沿附近较老的 PSM 细胞中低表达。FGF8 浓度高低区域之间的界限代表了体节发生的波前[2]。FGF8 在该区域的过表达可抑制体细胞发生,而 FGF8 的缺失可使 PSM 细胞变得有能力响应时钟信号并启动体节边界形成[2,6]。

　　来自体细胞腹内侧部分的细胞失去上皮排列,向脊索迁移形成间叶细胞生骨节,而来自体细胞背外侧部分的细胞保留上皮排列形成皮肌瘤[2,7]。虽然体细胞的前后模式似乎很早就确定了,但其背腹侧的值却不确定。如果一个体节被手术旋转180°,腹内侧位置仍可发育生骨节,而皮肌瘤仍位于背外侧。有人认为体节的背腹侧分化依赖于来自脊索的附加作用,很可能是通过音猬因子(sonic hedgehog,Shh)表达起作用的[2,8]。

　　再分裂(在生骨节发育过程中,体细胞之间的早期分界重新排列)随后发生,它的发生是由于椎体之间后来的边界与原来的椎间裂不相匹配[2,7]。再分裂后,人的轴膜由三个中间成分组成,分别是来自尾椎前区(第四枕骨)的齿状突尖区、来自第一颈椎生骨节的齿状突基底段和来自第二颈椎生骨节的枢椎体。这三种成分在妊娠第6周左右同时软骨化,但仍被更多的上、下牙体软骨细胞隔离[2]。齿突尖韧带几乎完全起源于轴前寰椎,而翼状韧带和寰椎横韧带则起源于与齿状突段相结合的第一颈椎生骨节[2,3]。

第二节　骨化模式

　　寰椎通常由三个初级骨化中心形成,没有二级骨化中心。后弓起源于第一颈椎生骨节的外侧致密区[2],而前弓由第一颈椎生骨节的下弦弓形成[2]。有趣的是,这是脊椎中唯一由下索弓及其类似细胞参与椎体形成的区域[2]。在一项298名儿童的放射学研究中,Karwacki和Schneider发现了单侧(66%)、双侧(29%)和多个骨化中心(5%)(图8.1)[9]。后弓通常在5岁时融合,前弓通常在8岁前融合[10]。前、后骨化中心被左右神经中枢的软骨区分开[10]。由于前、后骨化中心被神经中枢间的软骨区分开,两个后骨化中心被后软骨区分开。神经中枢间软骨融合通常在5~8岁时才发生。相反,后侧软骨融合在3~5岁时出现[10]。从6~24个月,仅有20%的婴儿C_1椎体前弓出现进行性骨化。大多数婴儿有软骨前弓[10]。虽然在前弓最常见单个骨化中心,但在660名受试者的研究中,27%显示为多个骨化中心(图8.2)。这并不包括完全性软骨前弓或神经中枢的软骨细胞[10]。通过本研究发现,最常见的多重骨化模式是两个骨化中心。一些小型研究结果显示,3个骨化中心占5%,4个骨化中心占4%[10]。前弓融合和骨化通常在6~8年完成。在一项研究中,103名受试者在80~90个月时未完成融合或骨化的占46%[10]。从这些数据来看,骨化可能需要90个月。

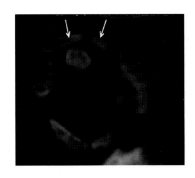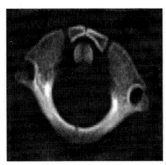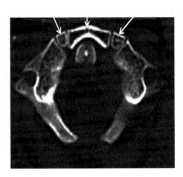

图8.1　影像学提示寰椎前弓和后弓的骨化中心变化

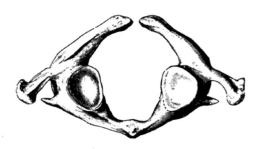

图 8.2　C_1 的分裂后弓和双侧未融合的横突孔

总的来说，C_1 骨化有多种模式。有超过 25% 的 8 岁以下儿童在寰椎前弓处显示多个骨化中心[10]。这种儿童 C_1 前弓骨化的过程可以推迟到 2 岁以后。寰椎前弓不完全骨化并不少见[10]。研究还表明，变异骨化模式在前弓中比后弓更常见。为了准确评估 C_1 骨折，在某些情况下需要彻底了解骨化模式[10]。

第三节　解剖变异

一、前/后弓融合

寰椎前部或后部不完全融合在青春期外被认为是正常的变异。前弓和后弓都有切面与枕骨大孔相连。文献中有几个病例描述 C_1 环前部先天性缺失[11]。这种异常是相当罕见的，种群发生率不足 0.1%[12]。前弓可扩大，附近可发现相连籽骨。先天性畸形或后环分裂（见图 8.2）更常见，大约在 4% 的人群中可见。前后弓均不连续称为二分裂寰椎[12,13]。虽然文献中有个案报道显示个体化颈椎融合，并有证据显示不稳定[14]，但我们认为二分裂寰椎的临床意义不大。后弓可能有两个而不是一个结节，也可以是二分裂，籽骨可以出现在寰枕后膜。C_1 后弓脊柱裂通常是偶然的无症状变异。

二、后环/弓状孔

这些椎动脉沟周围可能有不同程度的骨化。在 13.8% 的个体中，存在从上关节突突出的椎后骨棘[15-17]。这种骨桥在一些灵长类动物中可见。寰椎后桥在椎动脉的第三部分形成一骨环，即形成一个完全骨化的弓状孔（图 8.3）。在这种情况下，椎动脉离开横突孔，穿过弓状孔，最后穿过枕骨大孔。位于外侧的骨棘可能形成外侧孔，与位于后方的椎间孔共存，形成椎动脉通道。

后关节管由寰椎的后桥形成[19]。后桥位于寰椎后弓侧块的后方[16]。侧桥比后桥更难形成完整的椎间孔[20]。这些完整的孔也被称为"横突外孔"[16]。后关节管的上下径和前节径差异较

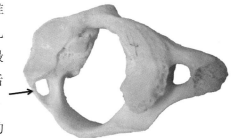

图 8.3　弓状孔（箭头）

大[21]。有研究表明，在个体、性别和侧面的基础上，关节后管直径存在差异[19,22]。此外，同侧横突孔大于关节后管本身[22]。由于横突孔大于后关节管，椎动脉有被压扁的危险，尤其是左侧椎动脉[18]。

三、关节面不对称/分裂

寰椎侧块的上关节面不对称是常见的,有趣的是,寰椎可能形成与枕骨髁相连的双侧关节突(图 8.4 和 8.5)[23,24]。这一区域的寰椎通常呈肾形或肾状外观。Billmann 等在对 500 个寰椎的研究中,观察到 20.8% 的个体寰椎侧块发生形态学变化[24]。C_1 上关节面的二分裂发生在双侧(9.6%)和单侧(11.2%)[24]。

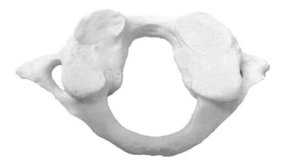 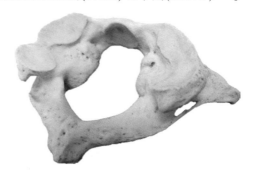

图 8.4　C_1 上关节面不对称　　　　　图 8.5　双叶上关节面

四、寰枕融合

寰椎融合(枕化)被认为是一种与枕骨椎化截然不同的变异(图 8.6)。枕化是一种先天性寰枕关节滑膜发育异常,它是胎儿出生后数周内最尾端枕骨生骨节和第一颈椎生骨节未能分离的结果。寰椎和枕部之间的骨融合程度可能不同,可为完全或部分闭锁。在大多数病例中,融合发生在寰椎前弓和枕骨大孔前缘之间,并与其他骨骼畸形有关,如颅底凹陷、枕骨椎化、寰椎脊柱裂或 Klippel-Feil 综合征。寰枕融合的发生率为 0.14%~0.75%,男女发生比例相近[5,25,26]。

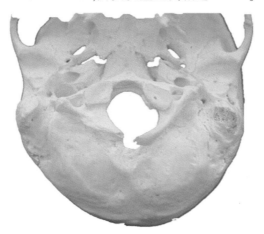

图 8.6　寰枕融合病例,还要注意后弓的缺损

五、Klippel-Feil 综合征

神经学家 Maurice Klippel 和他的住院医生 Andre Feil 描述了 1 例先天性颈椎部分缺失的病例[27]。两个或多个颈椎的先天性融合也很常见,称为 Klippel-Feil 综合征(图 8.7)。Klippel-Feil 综合征的典型三联征包括短颈、后发际低和颈部活动受限。大多数先天性颈椎融合的患者外观正常,少于 50% 的

患者表现出这种典型的三联征[28]。

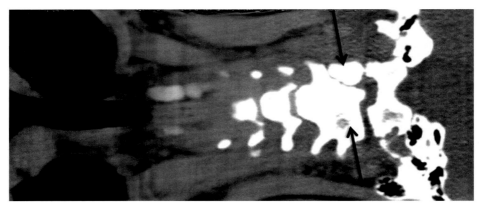

图 8.7 　C₁（箭头）和 C₂ 的 Klippel-Feil 异常示例

六、寰椎横突/横突上嵴

寰椎的横突可以是双裂的[26,29]。横突孔可以在 C₁ 处缺失或被骨骼分开,从而将椎动脉与椎静脉分开,向前或向后开放。当寰椎横突上嵴向上延伸时,可与枕骨旁乳突区连接形成假关节（图 8.8）[26]。C₁ 的横突可以是不对称的。

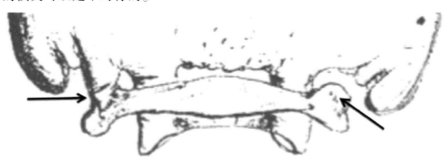

图 8.8 　寰椎左侧乳突（左箭头）和右侧横突上嵴（右箭头）示意图（Allen[26]）

七、寰椎缺失/发育不全

有报道称寰椎可发生极其罕见的发育不全或完全缺失[26,30]。

八、狭窄

C₁ 椎管可能发生狭窄,最常见于软骨发育不全患者。Devi 等描述了 5 例继发于 C₁ 脊柱裂的症状性颈椎管狭窄的男性患者[31]。这些病例特征是后弓分裂并呈叠瓦状排列。这种病理变异应与更常见的寰椎后弓先天性不连续相鉴别。

第九章 齿状突

R. Shane Tubbs

第一节 引 言

齿状突(图 9.1~9.3)曾经被认为是寰椎的移位体,但现在被认为是妊娠第 6~7 周之间与寰椎前部分离,向尾部迁移与枢椎融合[1]。这个重要的结构起源于枕骨的中轴部分和上两个颈椎的生骨节:尾端来自寰椎,头端来自枢椎,由两个独立的骨化中心形成,妊娠的第 7 个月在中轴线融合(图 9.4)。次生骨化中心出现在 3~6 岁之间齿状突的末端,通常在青春期开始时融合[2]。齿状突的尖端最初位于寰椎的中央部分,然后在椎骨发育的过程中与中轴骨的头端部分融合。这种融合过程大约在儿童三四岁时就完成了[3]。在此之前,齿状突尖端与枢椎的交界处是软骨。齿状突本身具有两个侧向原始骨化中心和顶点的次生骨化中心。枢椎有四个关节突,跟椎体的其余部分一样,即一对球形凸面上关节突和一对扁平且矢向对齐的下关节突,分别通过一条长的关节间腔相连。与所有其他椎体节段不同,枢椎的上下关节突在矢状平面内完全相互错开,因此对关节腔施加了很大的张力。这继而需要枢椎环性结构的完整性,以实现适当的颅颈运动功能,进而将应力集中的焦点放在齿状突狭窄的腰部,作为寰枢椎关节的锚定中心(图 9.5)。这种复杂的结构可以使头部具有很大的旋转能力,并可以使上颈椎快速旋转。齿状突的两个原始骨化中心在孕期出现,通常于胚胎期第 8 个月在中线处融合[4]。然后,这个中间融合的原始骨化中心在 6 岁时与枢椎合并形成一条线,一直到 11 岁之前在 X 线片上都能看到。这条线可能在放射学上被误认为是骨折,并且约 1/3 的人群终生存在。齿状突与枢椎之间的融合区域被称为齿状突下软骨基质(图 9.6)[4]。次生骨化中心和齿状突之间的融合通常在 12 岁之前发生。第一颈椎生骨节疏松的椎体前区产生了齿状突的基底部分,而第二颈椎生骨节疏松的椎体前区成为体部。从本质上讲,重新组合后,齿状突是由寰椎尾形成的齿顶、第一颈椎生骨节形成的基底部分和第二颈椎生骨节形成的轴体三部分组成。

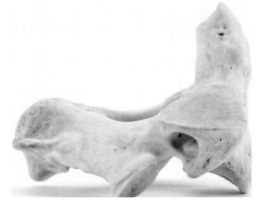

图 9.1 C₂ 椎骨的右视图

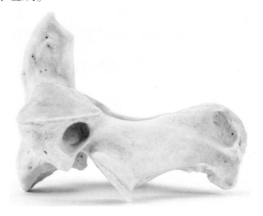

图 9.2 C₂ 椎骨的左视图

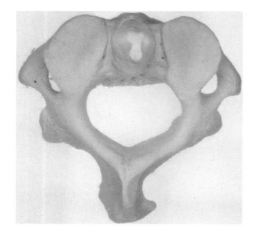

图9.3　C₂椎骨的俯视图

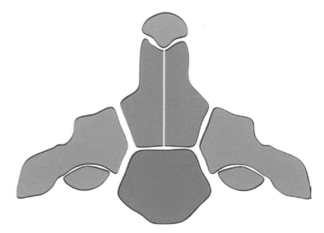

图9.4　C₂椎骨的骨化中心

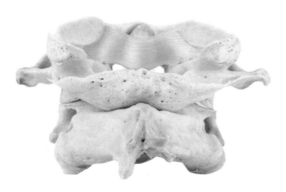

图9.5　正中寰枢关节后视图(示横韧带的位置)

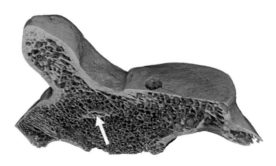

图9.6　微型计算机断层扫描记录了齿状突下软骨结合(箭头)

　　各个组成部分的软骨化从怀孕第6周开始在各个时期同时发生,而融合发生在出生至5~6岁期间,然而齿状突尖骨化和上软骨的骨融合直到青春期才能完成。在发育过程中,齿状突的基部由 C₁~C₂ 椎间盘的一种胚胎残余物(一种保留到老的软骨盘)分隔开[5]。出生时,神经中枢成软骨中心(一种生长性骨骺析板)将枢椎体部与齿状突分开。这些软骨关节被称为骨质中心(将齿状突与体部分离)和神经中枢成软骨中心(将齿状突及体部与神经弓分离)[4]。在3~6岁时,神经弓、体部和齿状突之间的突触融合。6岁以后,齿状突与体部和神经弓融合。在成人中,中央软骨在 MRI 上显示为齿状突的下端和 C₂ 椎体上根部之间的一个低密度环。该结构位于松质骨中,被视为成人齿状突的下边界。骨质中心软骨的解剖学平面远低于从上关节面和横韧带凹陷处到齿状突后部这个水平。

第二节　形态计量学

完全成形的齿状突呈齿状/钉状,具有弯曲的上表面,约14%~26%人稍微向左或向右偏移[4]。男性尺寸为(15.5±1.8) mm,女性为(14.6±1.5) mm,男性的前后径为(10.3±0.7) mm,女性的前后径为(9.6±0.9) mm[4]。根据Lang的说法,齿状突的平均横径为11.21 mm,而日本男性和女性的平均横径分别为10.5 mm和9.8 mm,齿状突平均高度为15.7 mm,而日本男性和女性齿状突的平均高度为17.9 mm和16.5 mm。矢状位和轴位直径分别约为10.5 mm和10 mm。关节面的前部为圆形或椭圆形,大约为10 mm×9 mm[6]。Tubbs等在研究小儿Chiari畸形I型中的齿状突的倾斜度时,发现齿状突向后成角(后屈)可能受到性别的影响,女性患者的成角度较高(图9.7)[7]。

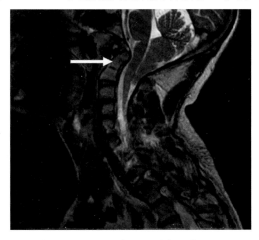

图9.7　Chiari 畸形 I 型齿状突后屈

变异

齿状突缺如或发育不全是非常罕见的情况,在一些患有胶原病综合征(如脊椎骨赘和椎体发育不全)的患者中可见[8],表现为齿状突发育不良,未达到寰椎前弓的上边缘[9]。因此,十字韧带和翼状韧带没有附着点,不能保持关节的稳定性。尖部的发育不全是齿状突最常见的变异,齿状突部分缺如或发育不全通常与脊椎骨骺发育不良、黏多糖贮积症和间向性侏儒症有关。由于齿状突尖和翼状韧带缺如,这种畸形使颅颈交界区(craniovertebral junction, CVJ)容易发生脱位和脊髓压迫。

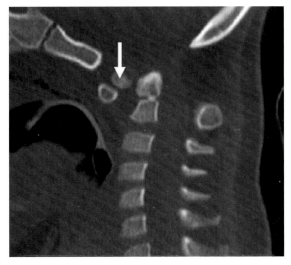

图9.8　CT 示齿状突(箭头)

齿状突小骨游离(图9.8)表示齿状突尖端,即第四枕骨的骨化中心(寰椎)从C2椎体分离出来,留下平顺独立的齿状突尾部。这在放射影像学诊断上是罕见的,多数情况下是偶然发现的[10]。关于这种异常的病因是先天性还是后天的争论仍未停息。后天性获得理论支持者认为,神经中枢性软骨结合低于上关节面水平,而这种异常的齿状突尖端分离发生在上关节面的平面之上,使得发育的可能性不大。

相反,这一异常在同卵双胞胎和有亲戚关系的人中的发生率也弱化了先前的外伤论点[10]。目前外伤论观点支持者认为,由于创伤后对未愈合的齿状突影响,神经中枢性软骨病以及中部血液供应中断,从而导致齿状突断裂后无法重塑和愈合。这会导致CVJ潜在的不稳定性,尤其是寰枢关节,从而可能导致脱位和神经功能障碍。根据分离的实际位置,可以将其分为:①原位齿状突小骨游离,即齿状突的一部分随着寰椎前弓移位,居于解剖上的原位[8,10,11];②异位齿状突小骨游离,即齿状突的一部分(小骨)居于基底部附近,并与枕骨大孔旁的斜坡融合,其移位与斜坡一致。这种异常会导致寰椎后弓发育不全和前弓肥大,也被称为游离小骨,它是齿状突尖段附着在枕骨基底上,而不是与齿状突主干融合。

齿状突小骨游离的起源被认为与齿状突以前受的外伤有关,但也可能与发育有关。致病性从轻度颈部疼痛到急性四肢瘫痪、慢性脊髓病或猝死[10]。齿状突小骨游离在唐氏综合征患儿中的发病率为 6%[4],常见于 Morquio 综合征、脊柱骨赘发育不良、Klippel-Feil 畸形和 Laron 综合征。

游离小骨终端(Bergmann 的小骨)是指未融合和分离的齿状突(末端)尖端,导致枢轴段缩短,并容易导致寰枢椎半脱位和高位脊髓受压。它来自第四枕骨生骨节的中心,通常会在 12 岁之前完成融合[9]。

对裂齿状突或双角齿状突是极为罕见的实体,它表现为从下软骨结合到齿状突尖端的分隔。造成这种现象的原因是原发性骨化中心中线处缺乏融合,常发生在发育的早期,很可能是在间充质椎体前期或软骨化期间。中央枢轴发育不全会导致 CVJ 不稳定。在许多双角齿状突病例中,游离的小骨终端使严重影响发育不良的齿状突完全消除了横韧带和翼状韧带锚定的可能性。

在寰椎前弓上弯曲的齿状突前倾斜是罕见的,目前尚不清楚。据认为,这是由于在颅颈交界区的发育早期,顶韧带退化不全的情况下,受到了齿状突尖端的顶韧带的牵拉[7,12]。研究表明,前倾角的范围为 60°~105°,平均值为 95°[13]。然而,齿状突也可能是后屈的,并且发现这种情况在 Chiari 畸形Ⅰ型患者中更为常见(见图 9.7)[14]。

齿状突的错位,即齿状突可以显著地向后移位,在极少数情况下,可以位于寰椎前弓的前方。

双齿状突畸形非常罕见,并且往往在双垂体的情况下发生[15]。这是脊索、脊索前板和表面内胚层之间错误交互作用的结果[13,16],并在 CT 上可见 C₁ 后弓的骨质不连续以及肥大的前弓[17]。双齿状突可能是骨化中心融合不足引起的,但是目前尚不清楚确切的病因。

齿状突到寰椎前弓非分离式融合是一种极为罕见的变异,被认为是第一颈椎骨节的某个片段缺陷[18]。该缺陷导致骨化中心的异位或骨化中心的完全缺失,阻碍了上述骨化中心的正确融合,从而导致中线区的异常活动,寰椎前弓形成裂痕。这限制了颈部活动且伴/不伴有颈部疼痛[6,19]。

长齿齿状突是一种罕见的变异,文献报道很少[20]。这种变异曾被描述为齿状突尖增生和扭曲,向侧方或后方偏移。

获得性齿状突发育不良,即外伤、代谢病、赘生物、炎症和关节炎可引起继发性的齿状突畸形[21-25]。这些情况不胜枚举,但都可能严重影响颅颈交界区的功能,并导致诊断困难,因为它们可能会使齿状体在影像学上多样畸变。同样,在这种情况下,对齿状突解剖变异和发育异常的充分了解有助于区分其是获得性还是先天性,并获得最佳的治疗方法。

第三节　结　论

齿状突的完整性对于寰枢关节的稳定性和功能,以及颅颈区域封闭的脆弱神经血管结构完整性至关重要。因此,对这一区域骨发育的正常和变异形式以及其形态学表型的全面了解,是诊断和治疗颅颈椎疾病患者的先决条件。

第十章　Chiari 畸形相关颅颈交界区的外科解剖

R. Shane Tubbs

第一节　引　言

　　颅底和上颈椎连接处的解剖结构复杂而紧凑。在上方,后颅窝不仅包含菱脑(后脑)的衍生物,还有与此相关的血管、其延伸结构(后组颅神经)、脑膜及其血管和神经供应,以及脑室及相关的蛛网膜下腔和脑池内的脑脊液。由于后颅窝的解剖学非常复杂,本章将重点介绍与 Chiari 畸形后颅窝手术入路密切相关的形态学。根据定义的胚胎期后颅窝结构脱出到上颈部区域,将从外科角度对颅颈交界区的解剖进行重点研究[1-5]。

第二节　颅颈交界区后部的软组织

　　一个标准的正中切口切开皮肤,穿过皮下组织,穿过颅颈交界区的软组织,然后穿过斜方肌上部的纤维插入附近枕骨两侧,靠近枕外粗隆的最后方,称为内突。在斜方肌的深处是头夹肌,它的肌束路线与斜方肌相反。头夹肌起源于颈韧带的下半部分和 C_7 颈椎的棘突,以及上三到四胸椎,止于乳突和上颈线的外侧。在头夹肌下面是颈半棘肌,它由垂直纤维组成,在上、下颈部线之间沿头端插入枕骨。除了附着于骨头,上面提到的肌肉也沿着并附着在项韧带中线上,项韧带是胸椎棘上韧带的延续。枕下肌是最深层的肌肉层,共有四块。其中枕下三角由大头腹直肌和上下头腹直肌组成(图10.1)。小头直肌正好位于大头直肌的内侧连接着寰枢的后结节和枕部。对于枕下三角肌,主要的头直肌在枕部和 C_2 棘突之间运动。上斜肌起源于寰椎横突并插入枕部。下斜肌起源于 C_2 棘突,附着于寰椎的横突。除斜方肌由副神经支配外,其余的腹侧肌均由邻近的脊神经背支支配。斜方肌、头夹

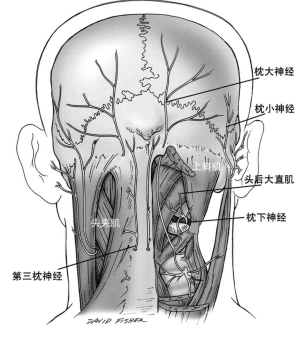

枕大神经
枕小神经
上斜肌
头后大直肌
枕下神经
头夹肌
第三枕神经

DAVID FISHER

图 10.1　颅颈交界区

肌和颈半棘肌有助于颈部的伸展。虽然从理论上讲,枕下三角肌和后小头直肌可以转动寰椎和枢椎,但实际上它们更像是本体感受器。许多小肌肉在后窝减压手术中被切除,根据我们的经验,没有患者抱怨过与此相关的术后功能缺陷,这进一步印证了这个假设。

第三节　颈神经

　　枕下区沿中线切开后,可以见到第三枕神经。这个区域的神经之一,第三枕神经是第三脊神经的背支的延伸。与大多数脊神经一样,第三脊神经分为外侧和内侧支,内侧支分叉为深分支和浅分支。内侧浅支(第三枕神经)绕 $C_2 \sim C_3$ 小关节背外侧弯曲,并支配它。第三根枕神经在头下斜肌下走行支配颈半棘肌,在发出交通支接于枕大神经前沿肌肉深部走行。在第二颈椎突的上表面,第三根枕神经转向背部并穿过颈半棘肌、头夹肌和斜方肌。在离开这些覆盖的肌肉后,神经以洋葱状的形式分布于皮肤附近小部分区域。

　　在枕骨粗隆侧方约 3.0 cm 处,可见枕大神经(图10.2),它是第二脊神经背支内侧分支的一个分支。第三枕神经一样,枕大神经出头下斜肌向上通过枕骨下区域的软组织(半棘肌,颈夹肌、颈半棘肌和斜方肌的肌肉)之前,在外侧与横向走行的枕动脉平行,走行至顶结节附近的皮肤。枕大神经通常在内侧和第三枕神经的分支相连,在外侧和枕小神经的分支相连。与支配枕下和枕下区域的其他神经相比,后一种神经是不寻常的,因为它来自第二和第三颈神经(即颈丛)的腹侧支,不通过它支配第三和枕大神经所支配运动的肌肉。枕小神经位于枕外粗隆外侧约 7.0 cm 处,大约在枕外粗隆和乳突间线的中点处分成内侧和外侧部分。

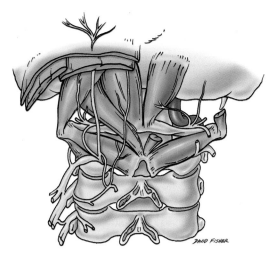

图 10.2　图 10.1 的深面观,显示枕下区肌肉的位置及其与局部神经的关系图(椎动脉在枕下三角深处的位置,其走行于 C_1 椎体上方)

第四节　上颈椎血管系统

　　在这个区域的血管,从浅到深,可见上覆皮肤和肌肉的甲状颈干的颈横分支(起源于锁骨下动脉第一段,即前斜角肌内侧部分,供应斜方肌、枕动脉的分支、后颈外动脉的分支、肌肉椎动脉的分支、锁骨下动脉的第一个分支和支配脊神经节段的分支)。枕动脉降支与椎动脉之间的吻合网通常很发达。椎动脉的第三段可以定位为枕下三角的内容物之一(图 10.3)。动脉的水平段或入颅前段和枕下神经(C_1 的背支)均可见于此几何排列区域,神经位于该三角底的寰椎后弓动脉下方。在此区域上,可以发现伴行静脉,如颈深静脉,它在颈半棘肌的水平和外侧走行,并汇入枕下静脉丛,就其组成而言,已与海绵窦类似。此丛与椎静脉丛有丰富的联系。

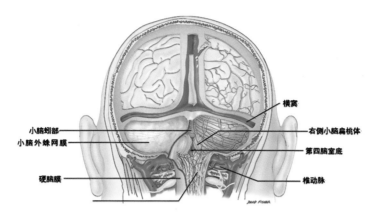

图 10.3 后脑与颅颈交界区示意图（从硬膜外和硬膜下观察小脑结构，显示小脑扁桃体深部的第四脑室底部无血管层，本图枕骨大孔没有疝出物，以显示上方脑干）

第五节 后颅窝

后颅窝下方由枕骨和蝶骨构成。颞骨的后面构成后颅窝的侧壁。在这些骨上覆盖的是一层硬脑膜，构成了外侧壁，它向上延伸形成了许多颅内硬脑膜的特化结构，如小脑幕，充当后颅窝无嵴的顶部。

一、静脉窦

最缺乏椎静脉丛的瓣膜与边缘窦上部沟通。该窦环绕枕骨大孔，前部接受基底静脉丛，横向穿过舌下神经管，后方接枕窦。后颅窝减压手术中经常遇到枕窦，而且在儿童中经常会增大，向上方汇入窦汇（图 10.4 和 10.5）。有趣的是，在直立位下，大多数颅内血液通过边缘窦进入椎静脉丛，在仰卧位汇入颈内静脉。基底静脉丛也与岩下窦相连，然后经颅内/颅外汇入颈内静脉。岩上窦将海绵窦的前部与横窦的后部连接起来，并走行于天幕的边缘，通常包含几个静脉湖（天幕窦）。成对的横窦将静脉血从上矢状窦和直窦汇入窦汇后，再汇入乙状窦，最后流入颈静脉球。

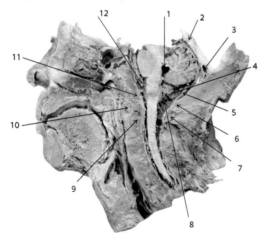

图 10.4 一具成年男性尸体头部的正中矢状切面（1.第四脑室；2.小脑幕；3.窦汇；4.右小脑扁桃体；5.枕骨下的硬脑膜；6.颅后点；7.C_1 后弓；8.小脑延髓池的蛛网膜小梁；9.齿状突；10.C_1 前弓；11.颅底点；12.左椎动脉在汇入基底动脉之前的横截面）

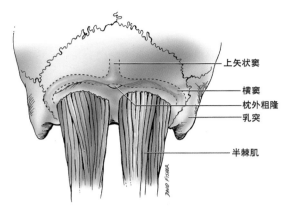

图 10.5　枕后及头半棘肌附着示意图(枕骨隆突和横窦的位置,后者在靠近窦汇中线的地方汇合)

二、硬脑膜的神经支配

后颅窝硬脑膜的神经支配是重要的,因为在 Chiari 畸形患者中发现的许多疼痛症状可以归因为这些神经受刺激。颅骨硬脑膜是由神经嵴细胞衍生而来的两层膜。然而,脊髓硬膜是单层的,来源于轴旁中胚层。这种来源上的差异有助于理解后颅窝和颈硬脊膜之间不同的神经支配模式。在颈椎和其他脊椎硬脊膜中,脊返神经(脊膜返神经或窦神经)节段性地支配硬脊膜。硬脊膜分支起源于脊神经,进入椎间孔,支配硬脑膜以及邻近的纤维环、骨膜和后纵韧带。

后颅窝的硬脑膜受多根神经支配。这些分支起源于面神经、舌咽神经、迷走神经和舌下神经。大多数来自舌下神经的纤维被认为来自颈上神经。上方覆盖的肌肉被剥离后,可看到寰枕后膜(图 10.6 和 10.7)。这种结构通常在 Chiari 畸形患者中增厚,从 C_1 后弓延伸到枕骨的后部。在这个膜内可以发现一个静脉丛,椎动脉的第三段在穿过硬脑膜进入后颅窝之前穿过此部位。

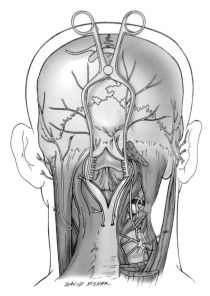

图 10.6　颅颈交界区的深部解剖图(显示寰枕后膜)

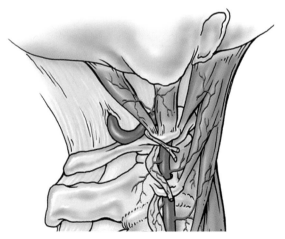

图 10.7　椎动脉的第三段和第四段的侧切面(后者穿入寰枕后膜)

第六节　寰椎的后部

寰椎的后弓很容易看到,它的中线处后结节附着头后小直肌。后弓可裂开或与枕骨融合(寰枕融合)。在后弓的外侧,椎动脉的水平段(图 10.8)离开横突孔后,环绕上关节突穿过寰枕后膜。在此位置可发现一个骨孔(弓状孔)(图 10.9)。沿寰椎后弓前表面的骨膜可在 Chiari 畸形患者中增厚。

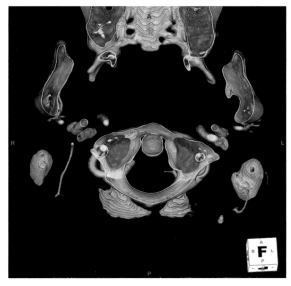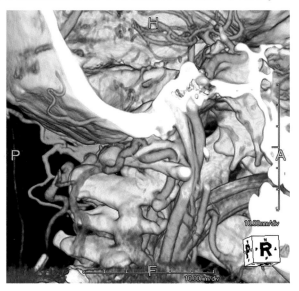

图 10.8　三维计算机断层扫描血管成像(显示椎动脉 V_3 段与寰椎后弓的关系)

图 10.9　三维计算机断层扫描血管成像(显示右侧椎动脉的 V_3 段穿过此弓状孔)

第七节　颅颈交界区硬膜下解剖

一、第一齿状韧带

在颅颈交界区硬脑膜下从后面可以观察到一些后组颅神经和上颈神经。对于这些结构来说,一个很好的标志是齿状韧带,它是从脊髓的 C_1 节段延伸到颅内硬脑膜的内侧。这个韧带向上附着于椎动脉第三段的入颅处附近,向下,它从后方将上颈脊神经的椎动脉和腹根与上颈脊神经和副神经的背根分开。值得注意的是,背根并不总是存在,C_1 的背根神经节也是如此。C_1 脊神经腹根常与副神经通过一个交通支(McKenzie 神经)相连。

二、副神经

虽然存在变异,但脊髓副神经产生于上五个左右的颈髓节段,神经之间的连接,特别是上颈髓节段的背根之间的连接更为常见。副神经脊髓部分从脊髓上行,进入枕骨大孔,靠近颈静脉大孔,与颅内部分汇合,出颅(图 10.10 和 10.11)。脊柱部分将继续向外支配胸锁乳突肌和斜方肌。尽管有争议,许多人认为副神经的颅支将其纤维伸展到迷走神经(内支或迷走部),特别是其喉返支,以支配喉部肌肉(较少的环甲肌)和声带下的喉黏膜。腭肌的神经支配也可通过副神经的颅支发出。

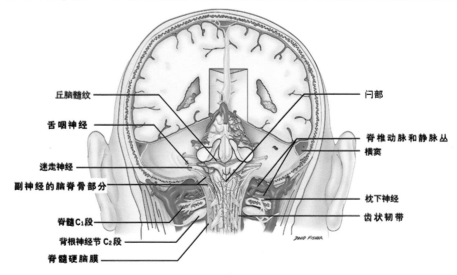

图 10.10 颅颈交界区的深部解剖图

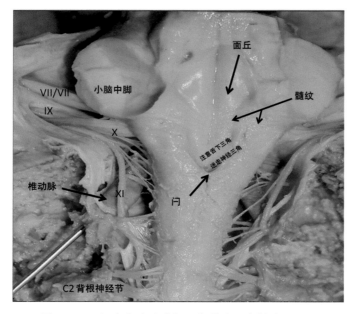

图 10.11 切除小脑后的颅颈交界区尸体解剖后面观

三、舌下神经

在颅内最上面的附着处和第一齿状韧带的上面是舌下神经,它支配着四个外源性舌肌中的三个(舌骨舌肌、茎突舌肌和颏舌肌)。此外,如上所述,来自上颈髓神经的纤维将沿着舌下神经运动,终止于后颅窝硬脑膜,从而提供其部分神经支配。

四、第一脊神经

如前所述,C_1 神经后行以支配枕下三角的肌肉,包括头后小直肌和上覆头半棘肌。这种神经,一般来说,不分布在皮肤上。在前方,C₁ 脊神经的腹侧支进入颈丛并沿着舌下神经走行,终止于甲状舌骨肌和颏舌骨肌。

五、脊髓后动脉

脊髓后动脉起源于椎动脉并在脑干周围走行,然后沿着颈髓的后外侧表面向下。它们仅在起源处是明显的单一血管,远端成为不规则的吻合通道,在很大程度上保留其胚胎期的丛状模式。脊柱后动脉在颈椎和腰椎区域最大。

六、小脑后下动脉

小脑后下动脉(posterior inferior cerebellar artery,PICA)是后颅窝的一条重要动脉,尤其在 Chiari 畸形中,它起源于椎基底交界处附近的椎动脉,并向枕骨大孔下行(图 10.12)。PICA 有时可向颅外扩展,尤其是后脑疝。一旦到达最低点,PICA 就会在小脑扁桃体周围成袢(尾袢)。然后上升到最上点(颅循环),并向外下侧行于小脑半球的凸面。沿其路径,供应延髓下段、脉络膜丛、硬脑膜后窝、第四脑室、小脑扁桃体、蚓部和小脑下外半球。

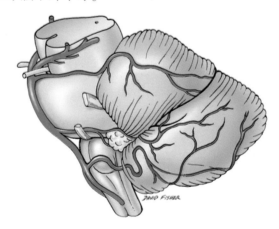

图 10.12　侧脑干及小脑示意图(显示 PICA 从椎动脉汇合到基底动脉的路径。PICA 的不同部分在经过脑干和小脑半球时都可以看到)

PICA 可以分为五个节段:①前髓段:通常不存在(即小脑后下动脉不起源于延髓前),从小脑后下动脉起源一直延伸到下橄榄体;②外侧髓段:从下橄榄体延伸到后组颅神经起源;③后髓段:(扁桃体髓段)始于 PICA 经过后组颅神经的地方,并在上行血管到达扁桃体内表面的中层处结束,直接经过第四脑室下半部分的顶部后方,要注意的是,髓段均可产生穿支,如果损伤,则会引起核功能障碍(如瓦伦堡综合征);④扁桃体上段:始于扁桃体中部,包括颅袢,止于小脑后下动脉穿过蚓部、扁桃体和小脑半球到达枕下表面之间的裂隙,这是小脑后下动脉中最复杂的部分;⑤皮质段:(半球段)支配中线蚓部和扁桃体等区域。PICA 在皮层表面下方通常分为内侧干和外侧干。内侧干产生蚓支和扁桃体支,外侧干产生半球支。

PICA 的变异是常见的,如它起源于基底动脉。例如,PICA 可能在多达 20% 的病例中出现在硬脑膜外,在多达 5% 的病例中出现重复。椎动脉可能以 PICA 终止(约 0.2%),PICA 可能缺失或发育不全,可能与小脑前下动脉同源。

七、小脑扁桃体

小脑扁桃体(图 10.13 和 10.14)通常位于枕骨大孔上方几毫米处,左右两侧通常不对称。这些结构通过所谓的扁桃体脚沿它们的上外侧面与小脑相连。在外侧,小脑扁桃体被双腹侧小脑小叶所覆盖。小脑髓裂将扁桃体与延髓的后表面分开。横过中线将左右扁桃体分隔开的空间称为囊泡。在其上极,每个扁桃体的前表面面对结节、下髓膜和脉络膜末端。扁桃体的上极面对小舌的中部,通过小脑延髓裂的延伸与上述结构分离,该裂称为小脑延髓裂。

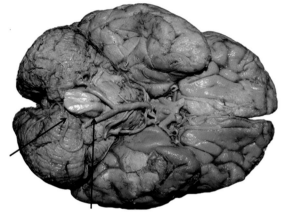

图 10.13 大脑底面观[显示左侧椎动脉(右箭头)和 PICA 扁桃体段(左箭头)]

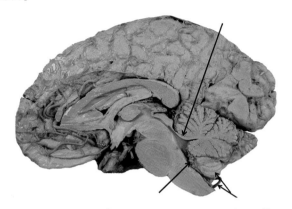

图 10.14 脑正中矢状切面[显示髓上膜(上箭头)、第四脑室脉络膜丛及附着的髓下膜(左下箭头)、右侧小脑扁桃体及 PICA(右下箭头)]

八、扁桃体静脉

扁桃体后上静脉起源于小脑扁桃体上极,向后与扁桃体后下静脉汇合,后下静脉起源于扁桃体下极,向上走行。这些血管一起形成了蚓下静脉,由此引流扁桃体的内侧和外侧表面静脉血。蚓下静脉可流入幕状窦或横窦,或流入窦汇。

九、第四脑室

第四脑室位于脑桥和延髓的后方,上与中脑导水管相连,下与蛛网膜下腔相通。第四脑室可以描述为一个有人字形屋顶和菱形地板的房间。墙的方向是侧向的,并在绳状体周围像隧道状延伸。室底长轴与脊髓平行,从脑桥上端延伸至延髓中部。第四脑室内排列有室管膜,除下部顶部外,室管膜完整,在下髓帆下仅可见上皮层。第四脑室的脉络膜丛内凹于脑室顶上皮,并从脑室顶垂入侧凹和脑室腔的下半部。其顶部由上、下髓帆组成,在峰顶处汇合。髓上膜部分被小脑的舌部所掩盖,髓上膜近端起着桥梁的作用,连接着来自对侧滑车神经核的神经纤维。下髓膜较小,在第四脑室内形成脉络膜丛。具体来讲,脉络膜组织是软脑膜和与下髓膜相连的室管膜的褶皱,在这里形成脉络膜丛,是所谓的膜髓帆入路到第四脑室的基础。脉络膜从端部连接处绕着扁桃体上极向下转至第四脑室底的下侧边缘,称为带。在上方,带在小脑下脚外侧移动,并沿外侧凹陷的下方水平延伸。小脑后下动脉的分支供给第四脑室的脉络膜丛。具体来说,这是由扁桃体远端血管演变而来。

第四脑室的底部(菱形窝)包含多个标志性结构,这是由于下面各种束和核的突起而形成的。第四脑室的髓纹把小脑窝分成上、下半部分,是连接弓状核和小脑中脚的纤维。在这个水平标记之上是面丘,它代表了面神经和外展神经的运动核。菱形窝左右两侧被正中裂分开,正中裂两侧从面丘头向外延伸的是内侧隆起。在面丘的外侧是界沟,它或多或少地区分了内侧运动核和外侧感觉核。界沟是翼板(感觉板)和基底板(运动板)之间的胚胎边界。面丘上方的窝的上侧面包含蓝斑,外观可能呈暗色。这个核是产生去甲肾上腺素的部位。在外侧,在菱形窝的上下半部交界处,耳蜗和前庭核位于所谓的声区。听神经区的侧凹(Luschka 孔)有脑脊液流出,并有一簇脉络膜丛(Luschka 篮)从第四脑室发出,延伸至桥小脑角。在窝的下半部分,一组壁下核团形成了两个 V 形三角,即舌下神经核和迷走神经核,代表迷走神经和舌下神经的核团。闩部是第四脑室背侧下壁的一个小褶皱组织,是第四脑室的低位标志,平均位于枕骨大孔上方 12 mm。在闩部水平上可以观察到蛛网膜堵塞 Magendie 孔。在 Chiari 畸形 0 型和 1.5 型中,闩部的位置较低。菱形窝的 V 形下半部分的边缘被称为写翮,因为它们与一支钢笔相似,而在这一边缘的内侧是与呕吐反应相关的核,被称为最后区。在"封闭"(即非心室)的髓质后侧,还可见其他的外部标志,包括紧靠闩部下方和背侧正中沟中线外的棒状体(薄束结节),这条沟是由下面携带本体感受纤维的薄束形成的。在薄束外侧被背部中间沟分开的楔束,也携带本体感受纤维。位于楔束外侧的三叉神经结节标记的是脊束和三叉神经核。在三叉结节的腹侧,是副神经、迷走神经和舌咽神经的起始部位,这从脑干后方的角度是看不到的(见图 10.10 和 10.11)。

　　Magendie 孔是一个正中孔,位于第四脑室的下侧面,与外侧的 Luschka 孔一起,使脑脊液从第四脑室流出,进入枕大池和蛛网膜下腔。Magendie 孔跟在其他哺乳动物体内一样,可能狭窄或闭锁。有趣的是,Magendie 孔和 Luschka 孔都没有室管膜。

第十一章 Chiari 畸形的病理学研究

Lucy B. Rorke-Adams

第一节 引 言

100 多年前,Hans Chiari 写了两篇论文,描述了四种类型的小脑畸形,现在这些畸形都是以他的名字命名的[1,2]。他起初主要对脑积水和小脑畸形的关系感兴趣,尽管只有 Chiari 畸形 II 型与脑室增大关系最为紧密。

本章将重点介绍 Chiari 畸形 I 型和 II 型的病理特征,它们与神经外科医生关系密切。III 型和 IV 型较为少见,III 型的一些症状可以通过手术改善[3],但 IV 型是部分或完全性的小脑发育不全,是一种不可治愈的疾病。

第二节 Chiari 畸形 I 型

现今所定义的 Chiari 畸形 I 型的临床和病理特征与 Chiari 最初的描述不相符[4]。在 1891 年的论文中,他描述了一个有慢性小脑扁桃体下疝的 17 岁女孩,同时伴有与大头无关的轻度第三脑室和侧脑室增大。现在来看,这似乎只是一个继发于颅内压增高的慢性小脑扁桃体下疝病例,但这个理论当时还不为人所知,直到 6~8 年后 Cushing[5] 和 Collier[6] 提出这一观点。

根据 Chiari 所描述,除了扁桃体下疝和脑积水,没有合并其他畸形,很明显,将这些疾病视为一种特殊的畸形是不正确的。然而,有一种最常见的临床病理情况,在年龄较大的儿童和年轻人中常见,目前被称为 Chiari 畸形 I 型。扁桃体下疝是其中一部分,不包括脑室扩张(图 11.1)。然而,它与各种临床症状和解剖异常有关,如扁平颅底[7]、颅底凹陷[8],或者只是简单的小后颅窝[9,10]。有时,枕骨大孔比正常大,或者枕骨/上颈椎有异常[11]。

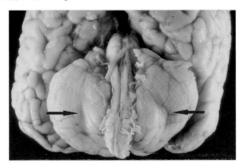

图 11.1 Chiari 畸形 I 型的特征是小脑扁桃体疝入上颈椎管(箭头表示枕骨大孔骨缘产生的分隔扁桃体和邻近小脑组织的隆起)

此外,除扁桃体下疝外,还可能有脊髓空洞症(尤其是老年人)[12,13]或颈神经根的异常背侧角[14]。慢性疝出的扁桃体可能是硬化性的[4],也可能是由明显的畸形组织组成的[14]。小脑畸形可能局限于扁桃体或更宽广的范围,是非特异性叶状(皮质)发育不良(图 11.2)或 Lhermitte 和 Duclos 描述的小脑皮质肥大类型[15]。这种罕见的疾病跨越了畸形和肿瘤之间的分界线。病理特征是主要影响颗粒细胞层的畸形,而临床上可能表现为占位性病变[16]。应该强调的是,目前所说的 Chiari 畸形 Ⅰ 型的临床和病理特征与 Chiari 最初的描述并不相符,而是更复杂的后颅窝、小脑和脊髓畸形的复合体。

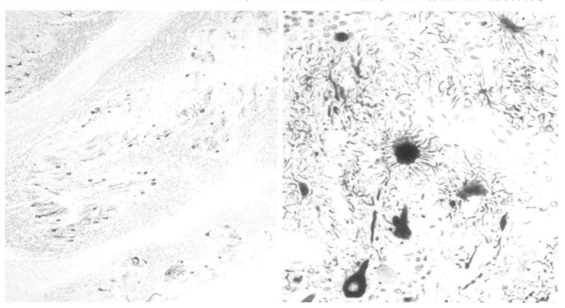

图 11.2　左图为 Chiari 畸形 Ⅰ 型患儿术中获得的小脑扁桃体发育不良的显微照片(免疫过氧化物酶 NFP,250×);右图为左图的高倍放大图(显示发育不良的解剖结构和异型的浦肯野细胞。免疫过氧化物酶 NFP,400×)

第三节　Chiari 畸形 Ⅱ 型

在以 Chiari 名字命名的四种畸形类型中,第二类是最严重和最复杂的。有大量的文献涉及这种疾病的方方面面,包括谁描述了什么,什么时候描述,以及命名问题。还有其他有关 Chiari 畸形 Ⅱ 型详尽历史演变的综述文章[17,18]。在本文,只讲述一些主要方面,集中讲述病理特征。

实际上是 Cleland 在 1883 年首次描述了 Chiari 畸形 Ⅱ 型的中枢神经系统组成部分[19]。如前所述,Chiari 的详细研究结果分别出现在 1891 年和 1896 年发表的两篇论文[1,2]中。随后,Arnold 的名字与 Chiari 的名字统一起来,尽管 Arnold 对这种疾病的临床或病理特征没有实质性的贡献。而 Cleland 的贡献在历史的变迁中消失了。

现今 Chiari 畸形 Ⅱ 型通常是通过妊娠期的超声监测诊断出来的;然而,现在人们认识它则是由于患者的脊髓脊膜膨出。这种诊断涉及神经系统各个部位的大量畸形,也包括头骨、脊柱和硬脑膜。神经外科医生、放射科医生、病理学家和胚胎学家为丰富这些信息做出了贡献。

主要病理特征的表现会受周围结构的影响,这种人为的影响在某些情况下影响病理的精准性。

第四节　骨

一、颅骨

鳞状骨(膜性)　除了未经治疗的婴儿脑积水的骨缝裂开,病变的主要表现是骨质不规则变薄,变薄的区域被隆起隔开(图 11.3)。最初被命名为 Lückenschädel(即腔隙颅骨),有人认为是下方脑回的搏动导致了这种缺陷。但现在清楚的是,这是一种原发骨骼损伤,患此病的婴儿出生时至少有 80% 会出现这种情况[21]。这是颅骨内板没有骨化的结果[22]。

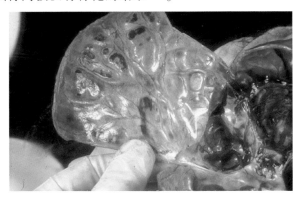

图 11.3　左侧顶骨中分隔多块稀薄骨块的脊状突起

颅底骨(软骨内骨)　构成后颅窝的颅底骨性部分受主要影响。一般情况下,后颅窝容积会减小,也伴有其他畸形,如短而背凹的斜坡、岩骨成扇形后缩短的内听道以及扩大的枕骨大孔(图 11.4)[23]。

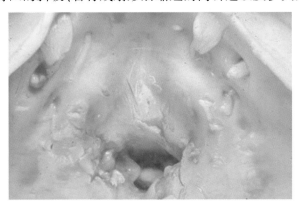

图 11.4　后颅窝发育不良(图示陡直的斜坡角和构成枕骨大孔的骨过度生长)

二、脊柱

Chiari 畸形 Ⅱ 型患者的脊柱通常闭合不全。闭合不全是指椎板弓中线闭合不全,缺损程度差异很大。最轻的是单纯性骨缺损,通常位于尾端。隐匿性脊柱裂,与神经或间充质成分无关,因此不在此赘述(图 11.5)。

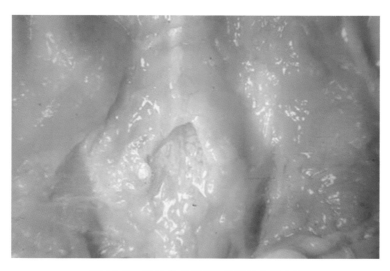

图 11.5　隐性脊柱裂(图示骶板未融合)

　　临床上主要关注的是显性脊柱裂,其中的骨异常与广泛的间充质和神经畸形有关(图 11.6)。虽然闭合不全可能发生在任何水平,但最常见的是腰骶部。一般来说,受影响的椎体水平与神经功能障碍的程度之间存在相关性;与骶骨端闭合不全相比,上段脊柱病变(如累及胸椎)更易引起严重的神经功能障碍。最常见的是骨缺损缺乏板状突起的形成/融合,但偶尔也会有发育不良的板状突起向内弯曲,以分离神经组织,如脊髓分裂畸形。

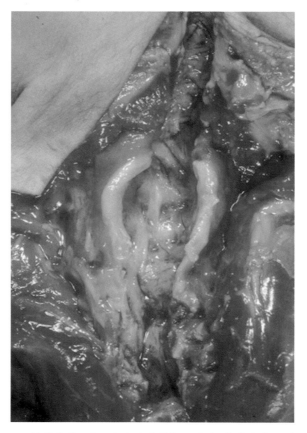

图 11.6　显性脊柱裂(图示完全没有椎板和骨缘,椎管内容物暴露在外)

第五节 中胚层成分

一、硬脑膜

颅内硬脑膜畸形主要累及大脑镰、小脑幕和后颅窝静脉窦。天幕可能缺失或发育不良,导致直窦向下移位和窦汇低位[22]。

大脑镰发育不良或发育不全者,可见中线处的脑回交互错位(图 11.7)。

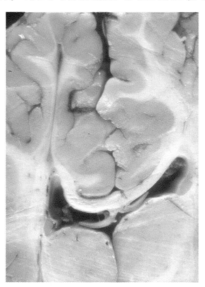

图 11.7 大脑镰发育不全导致中线处脑回错位

硬脊膜异常是开放性脊柱裂病变区域的常见特征。它可能完全缺如,使神经成分暴露在外。但更常见的情况是,神经组织外有一个完整或不完整的硬膜囊,其上覆盖上皮,加上(或缺如)真皮层(图 11.8 和 11.9)。硬脊膜和蛛网膜从骨缺损处突出,无论是否覆盖完整或溃烂的皮肤,都会形成囊,这是该病的一个特征。下面附着一块神经组织的基板(图 11.10)。

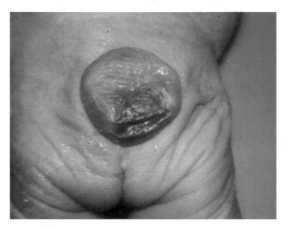

图 11.8 腰骶段脑膜脊膜膨出的婴儿背部出现特征性的冗余囊

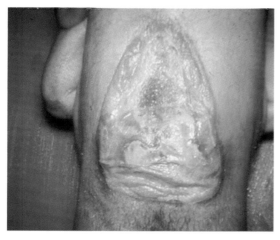

图 11.9　大型胸腰段复杂的脑膜脊髓膨出,形成不完整的囊(图示缺损处尾部皮肤的多毛症)

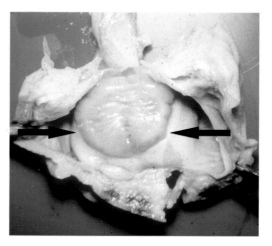

图 11.10　脊髓尾端的大神经基板

二、间充质组织

神经管头端和尾端的闭合需要上皮、神经和间充质组织的参与。因此,如果闭合过程没有正常进行,将会导致所有这些元素无序组合。初级间充质成分由大量血管组成,这些血管的结构大部分是正常的。但由于血管数量丰富,病变整体上如果在头端被称为"脑血管区",如果在尾端则被称为"髓血管区"。除了发育不良的神经组织和突出的血管成分,还有无序的纤维或纤维脂肪组织,通常还有错构瘤样的平滑肌巢/束。

三、囊的病理学

脊柱病变的病理特征是多种多样的,从完全暴露神经组织(即没有覆盖囊)到被明显正常的皮肤覆盖。然而,在大多数情况下,囊的球状突起与正常皮肤相连续,由一层稀薄的完整或溃烂的上皮组织组成。通常具有微红的颜色和有点冗余折叠的特征。当囊打开时,骨缺损与突出的神经内容物一起显露。这些包括脊神经根(包括终丝)和贴在囊下面的发育不良的神经组织,即所谓的"神经基板"(图 11.11)。它的尺寸和组织成分变化较大,也可能有过多的脂肪组织,如脂肪瘤。

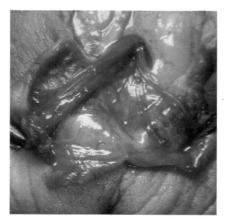

图 11.11　打开的冗余囊(显示附着在囊下面的马尾根和丝状根)

　　最具特征性的显微特征是从正常皮肤过渡到囊腔,囊壁由变薄的、完整的、溃烂的或发炎的鳞状上皮组成。下面的真皮可能存在,也可能不存在,但真皮附属物几乎总是不存在(图11.12和11.13)。异位、发育不良的神经组织由胶质细胞组成(有或无神经元),可能位于表层,也可能位于深层(图11.14~11.16)。室管膜细胞是常见的成分,通常呈条状排列,类似于室壁(图11.17)。小神经根或小分枝也经常出现,它们位于囊内更深层的组织中。囊壁由蛛网膜和纤维组织构成,推测为硬脊膜,尽管它看起来不像正常的硬脊膜。偶尔也会发现未发育的背根神经节。与这些组织相关并通常混合在一起的是大量小到中等直径的血管结构,血管壁通常是正常的,但偶尔也会表现出结构性缺陷(图11.18)。

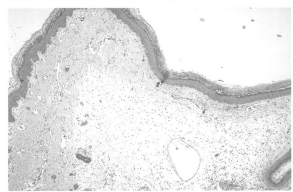

图11.12　覆盖完整上皮的囊的显微照片(图示囊下面疏松的间充质组织和真皮附件缺失。H&E,100×)

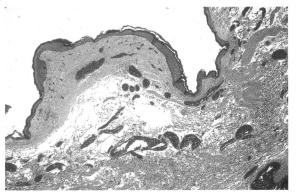

图11.13　光镜下的囊内容物(内含致密和疏松的结缔组织及丰富的血管。H&E,100×)

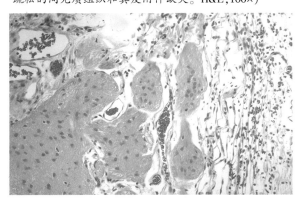

图11.14　囊内发育不良的胶质岛巢(H&E,250×)

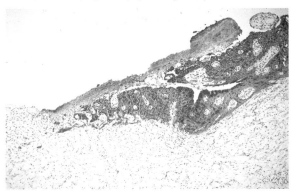

图11.15　脊髓膨出囊表面的长条状胶质组织(免疫过氧化物酶 GFAP,100×)

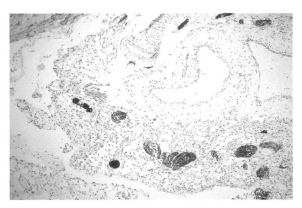

图11.16　脊髓膨出囊内散在分布含有神经元的神经纤维束巢(免疫过氧化物酶 NFP,100×)

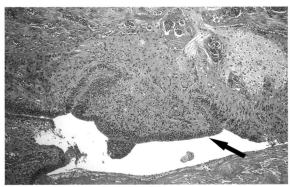

图11.17　脊髓膨出囊腔内有室管膜,室管膜下方为胶质组织(H&E,250×)

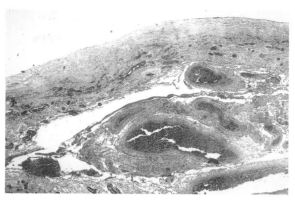

图 11.18　部分脊髓膨出的囊内显示许多大小不一的血管（H&E，250×）

这些发育不良的组织标本中有一个奇怪的成分，那就是散布着不规则的束状/条状平滑肌（图 11.19）。见到发育不良的横纹肌的概率要低得多。

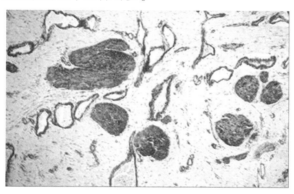

图 11.19　脊髓膨出囊内的平滑肌巢（免疫过氧化物酶 SMA，250×）

神经基板的大小和复杂程度是多变的。它可能很大，由发育不良的神经元和胶质组织（包括室管膜）组成，也可见到完整的或未发育的脊髓、裂开的脊髓（图 11.20）、两倍甚至三倍的脊髓。过多的脂肪可能与脊髓病变有关（图 11.21）。少见的情况包括由室管膜扩张形成的囊，即脊髓囊肿。这代表了一种极端的脊髓积水扩张，因此，神经根出现在囊肿的外壁。这种病变可能与一个或多个节段椎体缺陷有关[24]。

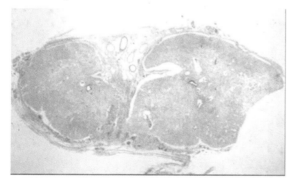

图 11.20　脊髓分裂畸形相关的脊髓裂（图示中央不完整的裂缝和两半侧的小中央管道）

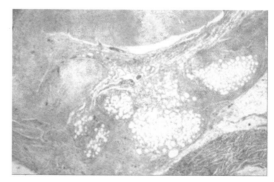

图 11.21　脊髓发育不良上侧的间充质组织内有明显的脂肪沉积（硬脊膜位于下侧）

第六节　与 Chiari 畸形 II 型相关的脑部病变

　　构成 Chiari 畸形 II 型病理谱系的疾病数量惊人,涉及神经轴的各个层面。因此,虽然人们的注意力集中在小脑和脑干的缺陷上,但中枢神经系统发育异常涉及的范围更广。教科书列出了 10 种涉及大脑、12 种涉及脑干、7 种涉及小脑、10 种涉及脊髓(除了 5 种涉及硬脑膜,11 种涉及颅骨和脊柱)的疾病谱。也有报到其他相关器官的病变[17]。显然,不可能所有的缺陷同时影响所有的婴儿,但在任何儿童群体中,都能发现大量导致严重神经疾病的畸形,其中只有一部分可以通过手术治疗。

　　在大脑中发现的大体异常包括多脑回、多微小的脑回、室管膜下异位结节、基底节发育不良和胼胝体发育不全、极少数嗅球和嗅束发育不全(图 11.22~11.24)。除此之外,在个别病例中还发现了一系列相关的异常情况。

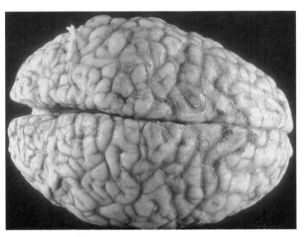

图 11.22　Chiari 畸形 II 型患儿大脑多脑回(在这种情况下,似乎有过多的脑回,但大脑皮层有正常的六层结构)

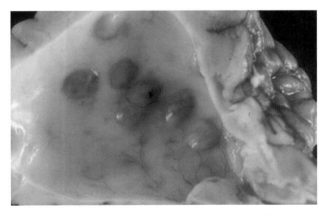

图 11.23　扩张的脑室包含多个异位的室管膜

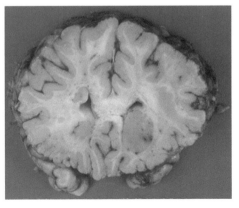

图 11.24　纹状体水平的大脑冠状面

　　相反,最初引起 Cleland 和 Chiari 注意的大部分小脑和脑干的缺陷并不是原发性畸形,而是继发于后颅窝、枕骨大孔和小脑幕发育不良。

小脑蚓尾侧和头侧下疝累及小脑的,常伴有全身发育不全。下降进入椎管的小脑组织常是小脑蚓,但在某些情况下也可能包括扁桃体。疝出的小脑在脊髓表面形成一个钉子(图11.25)。有时很难将小脑和脊髓组织分开,因为纤维化的软脑膜可能会将它们结合在一起。在极少数情况下,可能会出现明显的小脑畸形,即后脑融合。在这种畸形中,小脑半球和齿状核融合在一起,整个小脑蚓缺如。

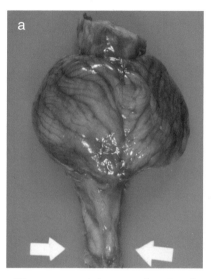 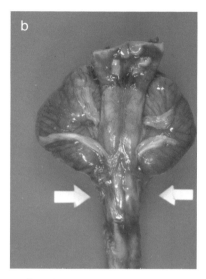

图 11.25   a 图为 Chiari 畸形 Ⅱ 型患儿的小脑和脊髓背侧视图(箭头指示小脑蚓的舌部遮挡了几个节段的颈髓);b 图为同一标本的腹侧视图(显示拉长的、受压迫的脑干,箭头指示在颈髓腹侧多余的褶皱。图示神经根的头侧方向)

由于后颅窝发育不良,疝出的小脑蚓上端会侵入颅腔,特别是在天幕发育不良的情况下。疝出的小脑叶通常是坏死/硬化的,因为血液供应受到损害,而这归因于软组织通过枕骨大孔的骨性边缘突出(如果向上则是小脑幕坚硬的边缘)引起的瓶塞效应(图 11.26)。

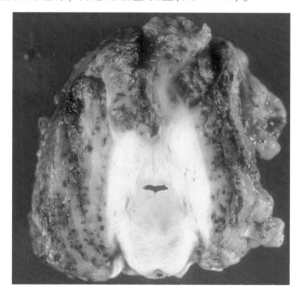

图 11.26   脑桥中段和小脑的横切面(显示脑桥和第四脑室受压,血管血流受阻导致小脑出血性坏死)

大多数脑干病变也是继发于后颅窝空间不足。脑干被拉长,因此横径比正常的要小。四叠体经常出现喙状畸形(图 11.27)。移位的脑干结构携带着导水管、第四脑室和第四脑室的出口孔(即 Luschka 和 Magendie 孔)。脑干移位到颈椎椎管内也会导致颅神经根和颈神经根向头端方向拉长(见图 11.25-b)。

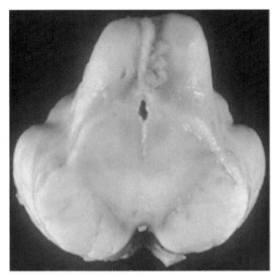

图 11.27　Chiari 畸形 II 型患儿的丘板喙状突起

在各个水平均可见显微结构异常。除了脊髓内与脑脊膜脊髓膨出相关的脊髓,还可能在囊的头端及其异常内容物上发生脊髓积水和(或)脊髓空洞症。

脑干病变包括脊髓空洞、橄榄核发育不良、脑神经核发育不良以及被盖或脑桥基底核发育不良[25]。显微镜下的发育不良常见于任何年龄段的小脑中,但在婴儿中最为常见[26]。但在这些发现的病例中没有明确的临床意义。

另一方面,值得注意的是相对常见的大脑皮层发育不良伴或不伴室管膜下或白质异位[25]。这些属于一般的迁徙障碍疾病,有大量信息将它们归因于各种基因缺陷[27]。

鉴于脑积水与 Chiari 畸形 II 型的关联性,检查其形态学基础是很重要的。一个明显的解释是第四脑室出口孔阻塞(继发于脑干和小脑疝入上颈管引起的瓶塞效应)。

然而,脑脊液流向这些孔的顶部时可能会受阻。例如,后颅窝结构的拥挤可能严重到足以导致第四脑室狭窄。

然而,最常见的问题区域是中脑导水管。Russell[28] 和 Alvord[29] 对阐明病理解剖做出了重大贡献,尤其是目前讨论的很大一部分都是基于他们的研究。

导水管不是直的,而是沿着从第三脑室后部到导水管的路径在脑桥头端略微弯曲。它的长度和横径从婴儿期到成年期会发生自然变化。可以说,即使与正常值有很小的偏差,也可能阻碍正常的流动。与流动不足相关的导水管异常可分为发育不良、分叉和狭窄。狭窄本质上是炎症引起的后天性疾病。然而,另外两种,即发育不全和分叉较为常见,被认为是畸形,尽管威廉姆斯认为它们是由扩大的脑室压迫造成的[30]。发育不全是指平均直径低于正常范围下限。实际上,这是放射科医生通过 MRI 对该区域进行评估或病理学家对中脑组织(图 11.28)尸检后做出的定性判断。

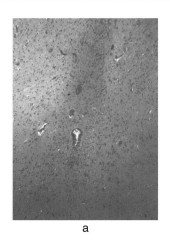
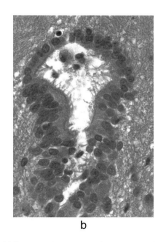

a   b

图 11.28   a 显示穿过导水管水平的中脑横切面(图示视野中心孤立的细小通
道);b 显示放大后的 a 所示发育不良的导水管(图示正常结构中的微小管腔)

分叉缺陷由两个或更多位于(中脑)中线的室管膜管组成,中间由正常的神经组织隔开。背侧管
道通常更大且可能是分支的,而腹侧管道只是一个狭缝状的开口。这些通道中的一个或另一个通道
与脑室相通,而其他通道则是盲端(图 11.29)。

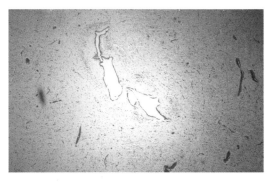

图 11.29   中脑横切面显示分叉畸形(图示被正常神经组织隔开的两个单独的管道)

很少有脑脊液流动障碍是由 Monro 孔闭锁(图 11.30)或第三脑室发育不良(图 11.31)引起的。
在这些缺陷中,丘脑融合、脑室扩张局限于侧脑室。

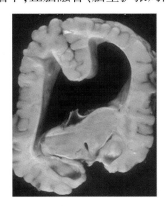
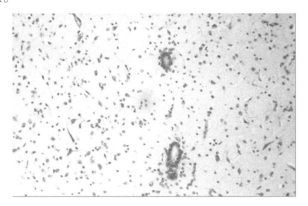

图 11.30   Chiari 畸形 Ⅱ 型患儿的大脑冠状切
面(图示 Monro 孔缺失,第三脑室发育不良,丘
脑几乎完全融合,侧脑室巨型扩增)

图 11.31   两个小的室管膜管(是 Chiari 畸形 Ⅱ 型患
儿第三脑室发育不良的唯一证据)

第七节　关于 Chiari 畸形的思考

本文简要回顾了 Chiari 畸形 Ⅰ 型和 Ⅱ 型的病理特征,得出结论:在大多数情况下,每一种小脑组成部分的畸形都不是原发的,而是继发于后颅窝的骨畸形。

除小脑发育不良或后脑融合,更直接地说是小脑扁桃体发育不良或 Lhermitte-Duclos 畸形外,下疝和硬化明显是后颅窝空间不足和其他畸形的结果。具体地说,Chiari 畸形 Ⅰ 型在大多数情况下不是原发性的小脑疾病,而是后颅窝骨畸形的结果。

与神经轴的所有水平畸形相关的 Chiari 畸形 Ⅱ 型则呈现出更多的复杂性。对这些不同的病变进行严格考虑后,可以将其划分为两类:一类是原发性的发育缺陷性疾病,另一类是继发于这些畸形的获得性病变。

原发性病变包括:①骨膜和软骨内骨的颅骨疾病;②累及骨、其他间充质和神经组织的脊髓闭合不全;③脑干神经元发育不全;④胼胝体发育不全;⑤脑迁移障碍。导水管/第三脑室发育不良/闭锁是先天性还是获得性疾病尚不清楚。

获得性病变包括:①脑干和小脑的头侧和尾侧的疝;②延髓空洞/脊髓空洞;③小脑硬化;④小脑和(或)脑干梗死;⑤脑积水。在这种情况下,似乎 Chiari 畸形 Ⅰ 型的本质是颅骨的异常,而不是小脑的发育问题。许多与 Chiari 畸形 Ⅱ 型相关的小脑缺陷也是后颅窝发育不良的结果,但这是一种相当复杂的发育障碍,影响到所有水平的神经轴。因此,仅关注小脑部分是不够的。

第十二章 Chiari 畸形 I 型相关症状与脊髓空洞症的病理生理学研究——以动态 MRI 技术为重点

Joyce Koueik，Bryn A. Martin，Bermans J. Iskandar

第一节 引 言

自 Gardner 和 Williams 时代以来，有关 Chiari 的许多文献都充满疑问，几乎没有任何答案。是什么原因导致 Chiari 畸形 I 型？如果这是导致异常骨骼发育的中胚层问题，那么为什么存在获得性 Chiari 畸形？小脑扁桃体形态有多重要？如果认为扁桃体对于诊断 Chiari 畸形 I 型至关重要，那么怎么解释 Chiari 畸形 0 型？尽管 MRI 看起来相同，但为什么有些患者会出现症状，而其他患者却没有？为什么在某些人中存在脊髓空洞症而其他人不存在？哪种手术是最好的 Chiari 畸形减压技术？减压范围应该有多大？扁桃体应该切除吗？为什么有些症状很典型，而另一些则"不可思议"？为什么儿童比成年人要好？为什么一些 Chiari 畸形是遗传的，而另一些不是？

如果要回答这些问题中的任何一个，就应该进行认真的多学科研究。Bernard Williams 时代的研究仅限于临床观察、基本机械建模以及颅压和脊髓压监测的侵入性技术[1,2]。MRI、计算机技术和分子生物学的出现从根本上改变了人们的观点和前景。病理生理学理论现在可以被检验，而不仅仅是假设。出于所有实际目的，侵入性手术已经被非侵入性技术所取代。也许这些技术中最重要的，当然也是最常用的，是能够通过动态 MRI 追踪脑脊液（CSF）的流动，对其进行量化，并使用软件程序进行分析。在这一章中，我们不会讨论 Chiari 畸形本身的胚胎学或病理生理学的研究，因为这在正文的其他地方已经被介绍过了。相反，我们将回顾 Chiari 畸形是如何导致临床问题和脊髓空洞症的研究成果。这些努力卓有成效，在很大程度上要归功于神经外科医生、放射科医生、工程师和物理学家之间的协作努力。本章以概述先前提出的有关脊髓空洞形成的理论开始，并利用现代检查手段探索 Chiari 畸形 I 型患者的临床（症状和体征）和影像学（脊髓空洞）的发生机制。下面将介绍已有的动态 MRICSF 流动成像的研究，随后简要介绍其他有益的研究成果，旨在理解这一神秘的异常现象。

第二节 脊髓空洞形成理论的提出

一、Gardner 的水动力/水锤理论

1959 年，Gardner 和 Angel 提出，脊髓空洞的形成是因为在第四脑室出口孔闭合的背景下，中央管闩部持续开放[3]。在这一假设的基础上，建议将闩部封堵作为治疗脊髓空洞症的一部分。随后，

Gardner 扩展了他的理论,提出脊髓空洞症是 CSF 脉冲以"水锤"的方式通过闩部直接传递的结果[4,5]。该理论是基于 Bering 的假设,即在胚胎发育过程中,脉络膜丛的脉动促进了神经管的扩张。Gardner 认为这些脉动也有助于蛛网膜通路的发展,并认为在幕上和第四脑室脉络膜丛的脉动流之间存在着一种平衡,当这种平衡被破坏时,过度活跃的幕上脉动可能导致幕的迁移和 Chiari 畸形 I 型。然后,后颅窝结构的压迫导致第四脑室出口孔的闭合,迫使 CSF 通过闩部的开口进入中央管。Gardner 提出阻塞首先会导致中央管扩张(从而引起脊髓积水),之后液体会破裂进入脊髓物质(形成脊髓空洞)。

二、Gardner 理论的差异性

Gardner 的理论不能解释以下观察:首先,如果假设脊髓空洞症的病理生理学无论病因如何都是不变的,那么水动力理论就不能解释继发于创伤、蛛网膜炎、脊髓栓系等的囊肿形成[6];其次,这种关于枕骨大孔发病机制的单一理论并不能解释 MRI 上常见的脊髓空洞;再次,West 和 Williams 通过脑室造影研究表明,实际上只有 10% 的患者有闩部开口的存在,从而反驳了 Gardner 的假设[7]。此外,Milhorat 和他的同事还提出,中央管室管膜炎会引起阻塞,导致中央管扩张和中央管头端阻塞。这是基于观察到 CSF 可由中央管室膜内层产生,以及 CSF 通常流经中央管的假设,但这一假设尚未得到证实[8,9]。

三、吸力效应理论

基于对正常受试者和 Chiari 畸形 I 型患者的测压观察,Williams 设计了一种从另一个角度检查脊髓空洞症的理论[10]。与 Gardner 相似,他认为在枕骨大孔处有梗阻。然而,他的理论认为,Chiari 畸形 I 型是一种后天的畸形,可能是由于头部过度成型,可能是在通过产道分娩时,导致后脑粘连和相关出口阻塞。为了支持这一主张,他使用脑室造影显示,后颅窝蛛网膜炎与难产史密切相关[7]。Williams 推测,由于硬膜外静脉充血,后脑粘连会导致颅腔和脊髓腔间短暂的压差,特别是在 Valsalva 动作(咳嗽、打喷嚏和用力)时。这进而导致 CSF 尾流延迟,而颅流保持正常,因此,液体被"从脑室吸入中央管"。Williams 提供了人体压力测量来证明这些压差和显示术后压力平衡[11]。然而,尽管这一理论比 Gardner 的理论更令人信服,但它未能从其他病因对脊髓空洞症提供充分的解释,并且与 Gardner 的理论一样,它假定第四脑室和中央管之间有一个通畅的开口[12]。

四、血管周围脑脊液分离理论

不管病因如何,为了提供一个更统一的脊髓空洞症视图,Ball 和 Dayang 假设影响后颅窝的扁桃体窝结构导致蛛网膜下腔的扭曲,然后 CSF 进到血管周的空间,随后进入脊髓实质[13]。Aboulker 也有类似的理论,但认为 CSF 进入是通过背根发生并延伸至脊髓[14]。

Oldfield 等通过各种影像学研究提供了良好的观察结果,阐述了血管周围 CSF 解剖理论[15-17]。他们发现脊髓弓背运动导致蛛网膜下腔的 CSF 分离,并在手术中使用超声和动态 MRI 研究记录了这种运动。与 Williams 的理论不同,在 Williams 的理论中,CSF 的分离是由 Vlsalva 动作驱动的,Oldfield 等提出正常的 CSF 搏动为液体进入脊髓提供了一个或多或少连续的原因。他们指出,移位的小脑扁桃体就像一个活塞,因为它们被尾部的收缩期推进,从而在被包围的蛛网膜下腔和空洞腔内产生压力波。人们可能会认为这是血管周围 CSF 剥离机制的支持性证据,特别是 Oldfield 的活塞效应理论,即最近观察到的"脊髓空洞前状态",脊髓水肿先于脊髓空洞症[18,19]。此外,动物研究证明,在特定的实验条件下,这种液体在蛛网膜下腔与中央管之间流动,术中超声研究证实了心脏周期驱动的空洞壁搏动的发生,而在硬脑膜扩张后,这种搏动又会减少[20,21]。此外,最近出现了更有争议的研究,该研究假设蛛网膜下腔与空洞液之间的共振可能是导致液体进入空洞腔的驱动力[22]。然而,证据仍然是不足的,其他人提出反对活塞效应理论,即该机制也可使 CSF 被迫从脊髓蛛网膜下腔进入到脊髓,脊髓受外力影响,可能会受损裂开而不是扩大成为空洞[12]。

五、髓内脉压理论

基于动物实验,Greitz 的研究小组提出了一种理论,认为空洞内的液体来自高压微循环强制进入脊髓的细胞外液体,而不是来自脊髓蛛网膜下腔的高压 CSF[12,23,24]。特别地,他们指出,当蛛网膜下腔因任何原因(Chiari 畸形 I 型、肿瘤、蛛网膜炎等)而阻塞时,向远端 CSF 腔的压力传输显著减少,同时收缩期 CSF 脉压向梗阻附近脊髓实质的传输增加。脊髓和蛛网膜下腔之间压力的不平衡导致阻塞下方的脊髓膨胀[12,23,24]。此外,部分收缩期 CSF 脉压"反射"到阻塞部位的脊髓,也使脊髓在阻塞部位上方扩张[12,25]。脊髓的反复机械扩张导致中央管扩张和细胞外液体的积累,最终合并成空腔[12,23,24]。尽管技术上有了巨大的进步,许多研究人员也付出了巨大的努力,但迄今为止还没有一个理论能够彻底解开与 Chiari 畸形相关脊髓空洞症形成有关的谜团。

第三节　枕骨大孔的脑脊液流动研究

一、Chiari 畸形的症状是否是功能性问题

有研究表明,Chiari 畸形 I 型患者的症状发作和脊髓空洞症的形成直接或间接地与枕骨大孔的病理生理动态过程有关,而静态成像研究并没有反映这些动态过程。更具体地说,越来越明显的是,扁桃体突出的程度和后颅窝的大小(两者在标准 MRI 上都可以量化)并不是确定 Chiari 畸形患者症状状态的标准。更确切地说是一种更具"功能性"的机制在起作用。可能的原因包括轻微的慢性颅颈不稳定、CSF 流量紊乱(本章的中心主题)、心脏诱发的神经组织变形,以及潜在的、难以捉摸的颅颈交界区的各种应力。

二、早期工作

各种方法已被用于研究 CSF 流动异常,这种流动异常在静态 MRI 上没有明确的解剖相关性。早期的测量采用侵入性的方法。其中最重要的是 Williams 在 20 世纪 70 年代末的研究,他通过同时测量多种临床条件下的颅内和椎管内压力,计算出了跨枕骨大孔的压差[26,27]。这使得对该位置的压力梯度的研究成为可能,并表明压力差的纠正通常与显著的临床改善有关。这些技术被发现支持手术指征,同时也提供了一种术后评估的手段。然而,随着 MRI 的出现,非侵入性的方法已经被开发出来,可以定量测定枕骨大孔和颅颈轴其他部位的 CSF 流量。

三、磁共振成像

Chiari 畸形 I 型患者的颅颈水动力学改变的观点,以及扁桃体疝和小后颅窝引起的部分 CSF 流动阻塞在该病的病理生理学中起作用的可能性,指导了动态成像的大部分工作。MRI 在 CSF 动态研究中的初步应用始于 20 世纪 90 年代初。MRI(图 12.1)适用于评估心动周期内发生的动态过程(通常通过血液和 CSF),而不是静态的解剖结构(脑、硬脑膜、骨等)[28]。

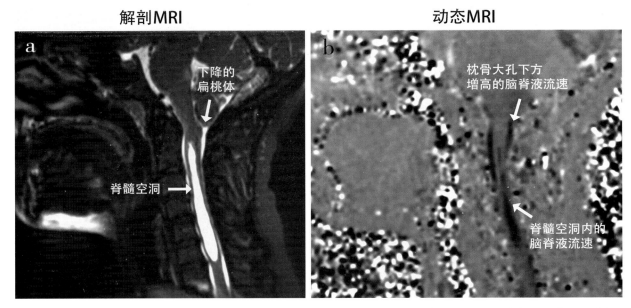

图 12.1　1 例 Chiari 畸形伴脊髓空洞症患者的解剖和定量电影磁共振成像[a. 解剖 MRI 显示扁桃体下降至枕骨大孔下方和颈髓内的空腔;b. 相应的动态高速(128 帧/心动周期[28])矢状位 PC MRI 显示枕骨大孔下方脊髓后和空洞内的高动力 CSF 流速(深色)。最大 CSF 速度编码为 10 cm/s(黑色像素表示头端至尾端的定向 CSF 流速)]

早期门控自旋回声 MRI 序列被用于健康志愿者以研究颅内成分的运动和颅穹隆的搏动动力学。早期的证据表明,大脑运动发生在一个漏斗形状内,解释为:在心室收缩期,血液流入到颅腔,引起室腔受压和 CSF 进入椎管腔的脉动传播,这导致颅穹隆、大脑和 CSF 之间复杂的相互作用,结果是使 CSF 通过枕大池排放[29]。当健康志愿者使用心脏门控 MRI 成像进行研究时,发现心动周期和 CSF 流量之间存在一种明确的关系,称为"流空征",包括收缩期期间与 CSF 流量相关的信号下降区域[30]。

四、枕骨大孔脑脊液流动的差异性

20 世纪 90 年代初,Armonda 等进行的第一批研究之一,是将健康对照受试者的 MRI 结果与 Chiari 畸形 I 型患者手术前后的 MRI 结果进行比较。作者通过检查心脏周期 CSF 流速剖面,研究了颅颈交界四个特定区域的 CSF 流速和流向。他们发现正常受试者 CSF 流动的时间很短,先是颅骨方向,接着是一段持续的向尾侧流向。相反,扁桃体突出患者的流速降低,CSF 流出受阻,颅向流空变长。反过来,术后速度的变化似乎反映了正常受试者的变化。由于扁桃体突出的消除,CSF 流动阻力降低,MRI 观察到 CSF 尾部流速的大小和持续时间增加,并伴有一些病例的空洞缩小和症状改善[31]。

五、联合侵入性和非侵入性技术

因此,很明显,静态 MRI 序列可以表明正常对照者和 Chiari 畸形受试者之间的解剖学差异(CSF 的腹侧和背侧到枕骨大孔的神经结构通路的直径;空洞的尺寸;第四脑室的大小;任何相关的证据通过相位造影术动态评估小脑的形态,包括扁桃体的大小和移位),提供了解剖学与生理学[32]相关的信息。这一点在空洞内液体的运动,以及枕骨大孔和蛛网膜下腔的 CSF 的运动方面尤其正确。CSF 的运动包括脊髓[33]的腹侧和背侧。Heiss 等将这些无创伤性参数与术中 CSF 压力分析相结合,通过实验证实了先前的假设,即较小的后颅窝内扁桃体的嵌塞可能导致枕骨大孔蛛网膜下腔的部分间歇性阻塞。反过来,这种阻塞产生了一种压力波,这种压力波在脊髓蛛网膜下腔传播,压迫脊髓,并导致每次心跳时空洞增大。后颅窝减压后,颅颈 CSF 流量增加,而 CSF 峰值脉压降低,并最终导致空洞体积的减小[33,34]。

这些发现得到了 Martin 等随后进行的体外研究的支持,他们使用了一个柔性脊髓模型,该模型包含一个空洞腔和一个外面的蛛网膜下腔狭窄[35]。

六、心脏门控的应用

早期的运动敏感 MRI 技术(主要是为血流应用开发的)在心脏周期内受到可变信号丢失的困扰。这是通过增加心脏门控来纠正的。由于 CSF 血流是搏动的,并与心动周期同步,这些技术改进提高了 CSF 和图像敏感性[36]。心脏门控最初应用于常规自旋回声和梯度回声 MRI,显示 CSF 运动是移动自旋的去相和冲洗导致信号强度降低[37]。

七、心脏门控与磁共振成像的比较

相位对比 MRI(Phasecontrast MRI, PC MRI)是一种动态成像技术,在流动核和静止核之间,通过使横向磁化的相位对运动速度敏感而产生信号对比,获得了两个敏感性相反的数据集。对于静止核,净相位是零,这消除了它们在最终图像中的信号,只留下流动 CSF 中的残余信号。合成的信号包含可以根据强度灰度图生成速度数据的信息。通过合并两个系列,通常是轴面和矢状面[38],可以获得定量的 CSF 速度和定性的流动信息。进一步详细的结果分析使用复杂的心脏门控可以提供增加敏感性。

尽管许多研究已经使用 PC MRI 来量化 CSF 速度作为症状性 Chiari 畸形的潜在诊断指标,但它还没有被认为是一个标准的诊断程序。研究的重点是在枕骨大孔附近出现的 CSF 速度峰值的大小,因为这是扁桃体梗阻和手术治疗的区域。许多研究表明,与对照组相比,Chiari 畸形患者的 CSF 速度升高,而其他研究显示与对照组相比 CSF 速度降低或变化相对较小[39,40,41,42]。此外,一些研究显示枕下减压手术后 CSF 速度可降低,而其他研究显示 CSF 速度可在术后增加[43,44]。这些差异的可能原因在一些出版物中进行了讨论,如 CSF 速度的相位平均,PC MRI 序列的空间分辨率,包括平面内像素大小和层厚度,相对于枕骨大孔的层面位置的选择,以及涡流伪影[45]。研究人员使用体外模型,发现 PC MRI 对速度检测[46]有潜在的显著程度的误差。综合这些发现,Chiari 畸形的 PC MRI 显示有用且敏锐的方法。

八、四维相位对比磁共振成像

由于是单层分析，二维 PC MRI 有明显的局限性。四维相位对比 MRI（four-dimensional phasecontrast MRI, 4D PC MRI）技术的引入，现在可以对枕骨大孔和椎管内三维（3D）CSF 流速进行体积评估。这可以在临床相关时间段内通过 1.0 mm 的各向同性分辨率获得，但需要更复杂的后处理软件来分析 3D 速度场结果（图 12.2）[45]。Bunck 等研究表明，在 Chiari 畸形中，使用单层二维 PC MRI，层位的选择可能无法准确定位 CSF 速度升高的位置[47]。他们发现使用 4D PC MRI 可以对颅颈交界区附近的整个蛛网膜下腔体积进行评估，从而在梗阻点附近发现更多升高的 CSF 速度[48,49]。这些发现在 Yiallourou 等的研究中得到了进一步支持。随着这项技术变得更加有效和强大，研究人员将能够更好地研究和理解 CSF 的生理学、颅颈交界区的病理生理学和空洞的病理生理学的复杂本质[45]。

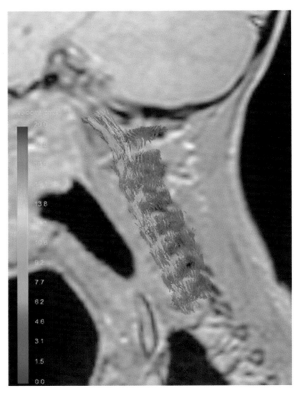

图 12.2　Chiari 畸形患儿枕骨大孔附近 CSF 流速的 4D PC MRI 测量实例（通过 4D PC MRI 对一名伴有轻度扁桃体下疝的 5 岁 Chiari 畸形患者的 CSF 流速进行三维测量[45]，显示起源于脑桥池的脊髓前部 CSF 流速升高区域）

九、脑脊液流动动力学

几位 MRI 研究者提出，CSF 流动研究的附加价值在于症状可能与 CSF 受阻的程度更相关，而不是与扁桃体突出的程度更相关，这可能有助于选择将会受益于手术矫正的患者[38,49]。不幸的是，尽管已经做了几次尝试来确定有症状的和无症状的 Chiari 畸形 I 型患者之间的流量参数的差异，但枕骨大孔区的流动扰动不能充分解释扁桃体解剖结构几乎完全相同的患者之间经常观察到的症状状态的显著差异。另一个重要的因素是在阅读 MRI 影像时可能有相当大的主观性。在 2007 年的一项研究中，一些神经放射影像专家被要求盲评相同的流动图像，他们发现更有可能达成共识的是有症状的患者枕大孔血流异常的发生率高于无症状患者。然而，成对的阅片之间的一致性却相当低，在 44%～63% 之间。当然，当扁桃体解剖结构非常不正常或接近正常，流动要么严重受限，要么接近正常时，人们可能不会有什么分歧。在这种情况下，解剖图像清楚地反映了缺乏或存在的病理，使流动分析不是一个有用的辅助手段。因此，大多数分歧似乎发生在"灰色地带"的病例中，即在有中度流动扰动的患者中。遗憾的是，到目前为止，MRI 流动分析在这些[51] 条件下区别有症状和无症状患者还不成功。类似的研究也被用于分析脊髓空洞症患者的 CSF 流量。虽然获得了有关囊肿腔内流速的有用信息，但这些研究对理解异常的病理生理或确定是否需要手术治疗缺乏影响[47,52,53]。

十、磁共振成像测量颅内顺应性

Alperin 等应用 PC MRI 图像评估 Chiari 畸形 I 型患者的术后状况，旨在可视化和量化颅颈脊髓区搏动的血液和 CSF 流量，努力推导出一个决定后颅窝减压前后颅内顺应性（intracranial compliance，ICC）和颅内压（intracranial pressure，ICP）的系统。初步数据表明，经这些研究者测量，与健康志愿者相比，Chiari 畸形 I 型患者的颅内顺应性降低。需要进行更多的研究才能确定一种重要的诊断工具来指导评价 Chiari 畸形 I 型[34] 患者治疗后的状况。

十一、双向流动和速度射流的分析

基于心脏门控 PC MRI 图像的计算机算法分析技术可用于生成空间和时间速度图，以说明特定区域的定性和定量特征。在 2004 年的一项研究中，该小组分析了整个心动周期中收缩期和舒张期 CSF 的三维速度，并显示了相应的表面轮廓和时程颜色图。这项研究表明，在 Chiari 畸形 I 型患者中，流速显著升高的区域射流占优势。这些射流主要发生在脊髓前部，只占三维像素的一小部分，这意味着通过枕骨大孔的平均流速是正常的。此外，Chiari 畸形 I 型患者枕骨大孔内的某些区域显示同步双向流动，即 CSF 在颅侧和尾侧同时流动。这种双向流动在志愿者受试者中是不存在的[54,55]。在其他研究中也发现了类似的射流现象[40,45,51]。设计了超过 50 个定性和定量参数来评估孔内的时间和空间异质性，其中 4 个被发现在将 Chiari 患者与对照组鉴别时特别有用。

尽管如此，我们的研究到目前为止还不能确定在 Chiari 畸形 I 型患者中明确区分有症状和无症状状态的参数。

Chiari 畸形 I 型患儿枕骨大孔 CSF 流动速度彩色图（图 12.3），速度被彩色编码并以代表心脏周期 14 个时间点的连续图像显示（最后一张图表示吞吐量）。值得注意的是，其中 7 张图像以头侧流速为主，其他 7 张图像以尾侧流速为主。速度的彩色图以绿色、黄色和红色显示头部速度，绿色是最慢的，红色是最快的；尾流显示为浅蓝、深蓝色和紫色/黑色，浅蓝显示最慢，紫色/黑色显示最快。在儿童中，Chiari 畸形 I 型射流（单箭头）速度升高发生在枕骨大孔的前象限（注意红色表示速度接近 10

厘米/秒）。最后，注意一些图像中明显的双向流动（双箭头），其中头侧速度和尾侧速度在一个时间点上共存。这种双向流动在健康（对照组）受试者中不存在。

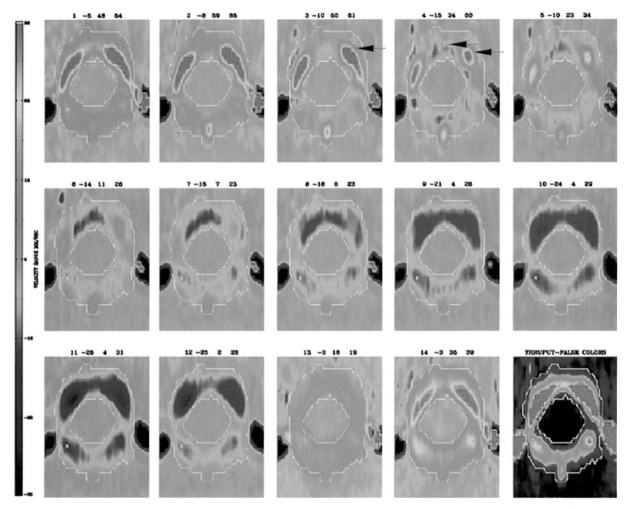

图 12.3　CSF 流速图示例

十二、计算流体动力学

在过去的十年中，许多生物力学和流体动力学领域的物理学家和工程师对开发其他现代的无创方法来研究 Chiari 畸形 I 型和脊髓空洞症表现出兴趣。最近非临床医生的热情高涨，这似乎主要是由于 Chiari 和脊髓空洞症协会通过提供资金和论坛讨论的形式，努力扩大神经外科以外的专家的研究范围。这在几次多学科研究会议中达到了顶峰，包括在苏黎世、纽约、法国亚眠和亚特兰大分别举行的 CSF 流体动力学研讨会，组织和参加的人员都是工程师和物理学家。从那时起，这个小组就形成了 CSF 动力学协会。这项工作的主要部分是将计算流体动力学（computational fluid dynamics，CFD）原理应用于 Chiari 和脊髓空洞症（以及脑积水）。这包括对感兴趣的解剖区域（如枕骨大孔）进行水动力建模，以及预测其各组分之间的物理相互作用（图 12.4）[56]。

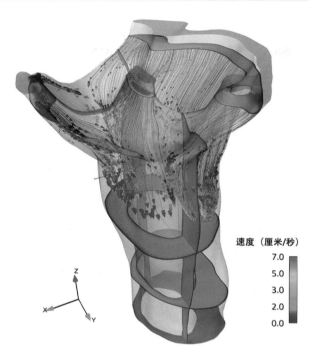

速度（厘米/秒）
7.0
5.0
3.0
2.0
0.0

图 12.4　CSF 计算流体动力学模拟（包括流体和扁桃体在每一次心脏跳动时的搏动。体内 MRI 测量的 CFD 模拟，基于伴有枕骨大孔[56]以下轻度扁桃体下疝的成人 Chiari 畸形患者。

CFD 基于从 MRI 测量中获得的具体解剖和流动数据，可以对 CSF 动力学进行详细量化。CFD 提供的数据包括 CSF 射流速度、流动模式以及其他可以结合解剖和临床变异（Chiari 畸形Ⅰ型、脊髓空洞症等）考虑的时间和空间参数[57-59]。CFD 方法应用流体动力学方程来模拟正常和病理条件下的 CSF 流动，提供详细的温度和关于 CSF 流的空间分辨率[60,61]。这种建模技术可以根据患者的具体参数进行个体化，并可能极大地促进非侵入性医疗设备的发展，该设备旨在改善 Chiari、脊髓空洞症和其他 CSF 动力学疾病的治疗和手术计划[62-64]。最近使用患者特异性建模的研究试图比较来自患者模拟和健康受试者模拟的 CFD 测量结果[50,65]。在 Chiari 畸形Ⅰ型中对 CSF 运动的阻抗（非定常阻力）进行了研究，并获得了有希望的结果，利用基于主题特异性 MRI 测量[50]的计算流体动力学模型。结果显示，Chiari 畸形Ⅰ型患者术前（n = 17）CSF 流动阻抗（458 ± 62 dyn/cm^5）大于对照组（237 ± 11 dyn/cm^5），（$P < 0.002$），减压手术后 CSF 流动阻抗低于术前对照组（平均下降 82 dyn/cm^5，$P = 0.016$）[65]。然而，术后阻抗平均值仍大于对照组（$P = 0.004$）。

十三、心脏诱导的神经组织运动和变形

CSF 每个心动周期都在大脑周围跳动，这是由于周围相对坚硬的结构（颅骨和脑膜）中潜在的动脉扩张。因此，另一种有助于量化 Chiari 畸形Ⅰ型改变的动态方法是量化神经组织的运动，而不是量化组织周围的 CSF。脑组织的运动可以用体积量化，使用 PC MRI 衍生的速度，集成在一个感兴趣的区域（即小脑扁桃体或髓质）。

我们小组进行的一项 PC MRI 研究支持脊髓大量运动是症状性 Chiari 畸形Ⅰ型的诊断指标，脊髓运动可减少减压手术后的症状[66]。另外三篇论文也有类似的结果，这进一步增加了组织变形可能是 Chiari 畸形Ⅰ型的一个重要生物标记的信心[67-69]。另外，Hoffman 和 Pujol 等[71]使用 PC MRI 定量脊

髓和小脑扁桃体的体积运动,发现与对照组相比,Chiari 畸形 Ⅰ 型患者的运动指数升高[70]。同样,Alperin 等发现 C₂ 处脊髓运动升高[72]。Cousins 等和我们研究组的另一项研究同样发现,与对照组相比,Chiari 患者的组织运动也有类似的上升趋势[45,73]。

除了神经组织的大块运动,利用位移编码和受刺激回声 MRI,也可以获得作用于组织的神经组织变形或张力/压缩的测量[74]。Pahlavian 等和 Soellinger 等使用密集技术来量化影响健康受试者特定区域脑组织的二维位移和应变场[75,76]。原则上,该技术可用于定量 Chiari 畸形 Ⅰ 型患者的应变和位移场,但目前这项工作尚未发表。

第四节　结　论

越来越明显的是,单纯小脑扁桃体下降到枕骨大孔以下可能不足以造成病理生理学障碍,不能解释 Chiari 畸形 Ⅰ 型症状和空洞的形成。脊髓空洞症可因枕骨大孔异常而发生,可以没有明显的小脑扁桃体突出。此外,仅仅小脑扁桃体下降就可以造成枕骨大孔的液流改变,而不会出现任何症状或脊髓空洞。旨在改善患者护理的有意义的研究进展需要密切关注症状和影像学进展之间的联系,这需要放射学家、医学物理学家、工程师和神经外科医生进行内部研究。旨在改善诊断和治疗的新型成像和模拟工具将从这些努力中获得。

第十三章 Chiari 畸形和脑积水

Robert P. Naftel，James M. Johnston，John C. Wellons III

第一节 引 言

自 1891 年 Hans Chiari 首次报告以来,就已经描述了脑积水与 Chiari 畸形的关系[1]。然而,Chiari 相关脑积水的病理生理学一直存在争议,提出了一些假设来解释其病理生理学。Chiari 在其原始手稿中推测,扁桃体疝是由并发脑积水引起的幕上压力所致[1],这表明脑疝实际上是继发于内在性脑积水。这一最初的解释是具有说服力的,非常流行,并且仍然提供了将脑脊液分流作为 Chiari 相关脑积水的主要治疗方法的理论依据。荷兰外科医生 van Houweninge Graftdijk 在 1932 年提出了一种相反的理论[2]。根据该理论,第四脑室的孔洞突出到上椎管,起到了瓣膜阻塞的作用,并导致脑积水。他主张对后脑疝进行手术矫正,以扩大空间并允许更好的脑脊液流动。颅骨成像和体积分析的最新进展为这种理论提供了一些细节,扁桃体疝与中轴旁中胚层疾病、枕骨发育不全和继发性枕骨发育不全相关,从而导致血管和后颅窝内的神经结构过度拥挤[3,4]。这些因素的组合可能由于后脑变形、储水池减少和静脉循环异常而导致 CSF 吸收和流动受阻,从而导致脑积水。脑积水是后脑疝的原因还是结果是非常重要的,因为这可能决定了外科医生采取的处理策略方法,为每位患者带来最佳的临床效果。鉴于属于 Chiari 的后脑异常范围很广,将分别讨论每种 Chiari 亚型。

第二节 Chiari 畸形 I 型

一、流行病学和临床表现

报告的 Chiari 畸形 I 型(CM I)病例脑积水的发生率为 0%~9.6%[4-6],并且可能经常伴有脊髓空洞症[4]。除了典型的 CM I 后脑症状,脑积水的症状和 ICP 升高可能还包括婴儿的头痛、呕吐、视神经乳头水肿和头围增大。MRI 是诊断 Chiari 畸形及相关脊髓空洞症的一种选择方式。对于考虑进行内镜下第三脑室造瘘术(endoscopic third ventriculostomy, ETV)的患者,MRI 还提供了第三脑室、基底动脉和桥前池间隙的必要解剖学细节(图 13.1)。诊断脑积水所需的脑室扩大阈值在文献中没有明确定义,因此临床诊断 ICP 升高是决策过程的关键组成部分。

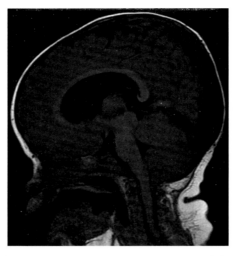

图 13.1　Chiari 畸形 Ⅰ 型伴脑积水(矢状位 T_1 加权 MRI 显示小脑扁桃体的尾端移位和脑室扩大)

二、管理与成果

如前所述,关于脑积水是否应考虑为 CM Ⅰ 后脑疝的原因,还是第四脑室出口处阻塞的影响,还是后颅窝水平处的 CSF 吸收异常,存在一些争议[3]。尽管存在争议,但普遍认为在 CM Ⅰ 病例中,应先考虑脑积水的治疗,然后再考虑枕下减压[7-10]。根据 CM Ⅰ 减压的人群水平分析,既往存在脑积水是唯一与减压后手术发病率显著相关的合并症[11]。但是从该管理数据中无法确定脑积水的诊断和治疗方法。

长期以来,脑室腹腔分流术(Ventriculoperitoneal shunt, VPS)一直是 CM Ⅰ 相关脑积水的主要治疗手段。尽管目前尚无文献专门研究 VPS 治疗 CM Ⅰ 相关脑积水的持久性,但分流放置的并发症和感染率并非微不足道,特别是在小儿人群中[12,13]。

最近的研究报道了 ETV 在 CM Ⅰ 相关脑积水的治疗中相对成功[14-25]。最大的两个系列报告早期成功率达 87%~94%(31 个中的 28 个),其中两个因晚期(>1 年)造瘘口关闭而失败,以及一个先前分流的患者[23,24]。这两个系列的总和为 11 名患者中的 8 名,未报告任何死亡率或临床上显著的并发症以及脊髓空洞症的消退或改善。值得注意的是,尽管在治疗脑积水方面的成功率相似,但两组报告因持续 CM Ⅰ 症状要求继续进行后颅窝减压的患者比率差异很大(0:37.5%)。目前尚不清楚这是由于人群的平均年龄不同(15.2 岁:31.9 岁)还是手术减压的标准所致。尽管如此,两组都主张 ETV 是治疗 CM Ⅰ 相关脑积水的首选方法,既可控制脑积水,也可治疗后脑疝症状,包括脊髓空洞症。

三、脑积水的术后发展

一小部分(0.8%~7%)患者在 CM Ⅰ 减压后发展为脑积水[6,26-28]。这些患者可能表现为脑室扩张、持续性 CSF 漏/假性脑膜膨出、扁桃体疝加重或颅内压升高。与 ETV 相比,这些患者中的绝大多数接受了分流治疗。单中心研究的危险因素包括高失血量、低龄和存在第四脑室网隔[26]。所有报道的病例都发生在硬膜成形术后。在许多情况下,硬脑膜下积液的发生与脑积水有关[27,28]。治疗选择包括伤口重新处理、脑脊液分流和把乙酰唑胺转化为皮质类固醇,但由于报告的患者人数少且病例缺乏统一性,因此尚未确定标准治疗方法。

第三节　Chiari 畸形Ⅱ型

一、流行病学和临床表现

Chiari 畸形Ⅱ型(CMⅡ)几乎总是发生在患有神经管缺陷的患者中,最常见的是脊髓脊膜膨出或脑膨出。诊断的标准包括小脑蚓部、脑干和第四脑室的伸长和尾端到椎管上端的迁移,以及许多其他脑部异常(图13.2)。相关的发现可能包括顶盖喙、基底畸形、头颅畸形、窦汇低位、颅骨畸形和脊髓空洞症(40%~95%)[29]。需要脑脊液分流的临床脑积水发生率从产前封闭组的40%[30]到产后封闭组的52%~90%[31-37]。报告的发病率差异很大,可能反映了不同的患者人群、卫生系统以及诊断和干预标准。

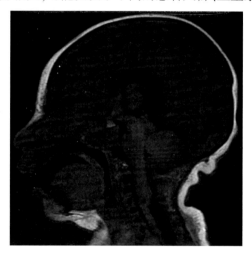

图13.2　Chiari 畸形Ⅱ型伴脑积水(矢状位 T_1 加权 MRI 显示小脑蚓部和脑干拉长伸入上颈椎管及尾端移位,顶盖喙和窦汇低位)

CMⅡ患儿的脑积水症状可能包括囟门膨出、颅缝裂开以及脊膜脊髓膨出表面部位漏出。值得注意的是,脑积水还可能加重与 CMⅡ 相关的症状,包括后组颅神经病变、吞咽功能障碍和喘鸣。存在多种量化脑室扩大的方法,包括计算双脑室直径与双顶叶直径之比[38]、额枕角之比和脑室指数,尽管迄今为止未发表一个研究明确的最佳测量方法。

二、治疗与结果

与 CM Ⅰ一样,即使在脑干症状(即喘鸣、吞咽困难、睡眠呼吸暂停)或脊髓空洞加重的情况下,脑积水的管理或有效分流的检查也应始终在枕下减压之前进行。尽管已经尽力使各项指标标准,以更好地比较多个机构的结果,但脑脊液分流的标准在历史上一直有所变化[30]。传统上,脑室腹腔分流术是用于治疗与 CMⅡ 和脊膜脊髓膨出(myelomeningocele, MMC)相关的脑积水的最常见程序。然而,在文献综述中,Tamburrini 等指出,接受脑积水治疗的 MMC 患者数量总体上减少了,而接受治疗的患者更多的是采用 ETV 而不是分流[39]。脊髓脊膜膨出患儿进行分流的并发症发生率和死亡率可能高于因其他原因而需要分流的患儿[40-43]。一些作者认为,与脑积水相比,分流的感染并发症可能对认知发育的影响更大[44]，与那些经过分流安置的人相比，不需要分流的 MMC 患儿的生存率更高[45,46]，智商更高[47,48]。这些研究受到回顾性和潜在偏见的限制，鉴于已知的分流风险，需要进行前瞻性研究以阐明适当的干预阈值。对于轻度脑室扩大且无颅内压升高迹象或症状的儿童，必须权衡该人群潜在的脑发育改善与已知的脑脊液分流风险。在脊髓脊膜膨出管理研究（Management of Myelomeningocele Study，MOMS）的儿童中，经过 30 个月的神经认知测试，发现接受脑积水治疗的患者，被诊断为脑积水但未接受治疗的患者以及不符合脑积水诊断标准的患者[49]，他们的认知功能没有明显不同。MMC 的产前闭合与脑积水治疗的发生率降低以及 CM Ⅱ 的存在减少（64%∶98%）和严重程度相关[50]。进一步的分析表明，产前闭合时的脑室大小（脑室直径）可预示脑积水的发生（<10 mm，20%；10~15 mm，45%；>15 mm，79%），这与产后闭合组不同（<10 mm，79%；10~15 mm，86%；>15 mm，87%）[51]。

此外，对于那些确实在产前队列中发展为脑积水的人，治疗需求有所延迟[52]。这是有利的，因为随着年龄的增长，分流的并发症更少，并且 ETV 或 ETV 加脉络丛烧灼术（choroid plexus cauterization，CPC）成功的可能性增加[53,54]。

内镜下第三脑室造瘘术已成为脊髓脊膜膨出患儿脑室腹腔分流术的一种替代选择[55-60]，婴儿和先前施行分流术的儿童成功率较低[57-59,61]。根据对发展中国家儿童的丰富经验[62-65]，他们还研究了将 CPC 添加到 ETV 中的情况，在这些国家，由于费用和医疗条件而无法进行脑室腹腔分流术。该队列的长期随访在 ETV-CPC 和分流组中显示出相似的神经认知结果[63]。在北美，脊髓脊膜膨出引起的脑积水用 ETV-CPC 成功率最高，年龄<1 个月、1~5 个月、6~11 个月和≥1 岁的成功率分别为48%、62%、100%和100%[53]。

第四节　Chiari 畸形Ⅲ型

Chiari 畸形Ⅲ型（CM Ⅲ）是一种极为罕见的实体，其特征是通过下枕骨和（或）上颈椎骨缺损使后颅窝内容物突出[1,66,67]，估计占 Chiari 畸形的 0.64%~4%[68,69]。发表的系列报告显示脑积水的发生率为 88%[29,66,67]。传统上，伴有脑积水是通过脑室腹腔分流进行治疗的，而 CM Ⅲ 的罕见限制了已发表的有关长期分流存活或 CSF 分流的数据的可用性。

一、假性脑瘤和 Chiari 畸形

继发于假性脑瘤（pseudotumor cerebri，PTC）腰腹腔分流术的扁桃体下疝相当普遍[70]，在此不再赘述。但是，关于 PTC 与原发性 Chiari 畸形之间的关联性质存在很多分歧。PTC 经典的表现为头痛、视力改变、在侧卧位的腰穿（lumbar puncture，LP）时测得的颅内压升高，并且没有脑积水或颅内病理的证据。尽管在服用某些药物（如四环素、米诺环素、维生素 A、皮质类固醇、锂和口服避孕药）之后以及在静脉窦血栓形成的背景下也可以观察到它，但这种现象最常见于育龄肥胖妇女。争议的根源在于两个观察。首先，几个小组描述了 PTC 患者的小脑异位患病率增加。Sinclair 描述了 156 例 PTC 病例，其总发病率为 2.7%，大大高于先前在一般人群中报告的 0.77%[72]。Banik 观察到 PTC 患者的扁

桃体向下移位率为 24%,满足 Chiari 畸形(>5 mm)的标准为 10%[73]。值得注意的是,所有具有扁桃体下移的患者均为女性和肥胖者。其次,几个小组描述了后颅窝减压后复发 Chiari 症状的患者在脑脊液分流后症状改善。Fagan 报告了 15 例 Chiari 后 PTC 的患者,定义为减压后 Chiari 样症状复发,在没有脑膜炎或脑室扩大的情况下腰椎 CSF 压力升高以及腰椎 CSF 引流后症状暂时缓解[74]。所有患者均在枕骨大孔及腰穿处进行了 CSF 流动研究,以排除感染/无菌性脑膜炎并评估颅内压。那些发现 ICP 增高的患者进行了腰腹腔分流术,其中 7/9(78%)的儿童患者和 0/6 的成年患者的症状明显缓解[74]。Bejjani 报告了 6 例成年患者,这些患者在后颅窝减压术后出现类似的 Chiari 样症状复发,并且在分流或重复 LP 并给予乙酰唑胺后发现所有患者的症状均明显改善[75]。

关联是真实的还是偶然的还不清楚。一些作者认为,这是两个病理生理学上不同的实体,临床表现重叠,特别是头痛和扁桃体下降[76]。其他人则认为,这些实体实际上可能具有相似的病理生理学特征,即颅内容物增加、脑部静脉高压充血、颅内体积减小以及枕骨大孔处脑脊液流出的机械性阻塞,共同的最终结果是顺应性改变和神经动力异常[73,75,77]。要最终解决该问题,就需要对更多的人群进行更详细的成像和前瞻性研究。

实际上,考虑到相似的人口统计,临床表现以及假性脑瘤患者扁桃体下降的发生率增加,至关重要的是,神经外科医师应在手术前的临床评估过程中努力区分这两组,以取得最佳效果。非典型头痛、肥胖、相关药物暴露、视力变化和视神经乳头水肿的患者应进行最密切检查,以更好地区分两种诊断。对于这些复杂的患者,可以考虑进行详细的检眼镜检查、电影 MRI 研究以观察枕骨大孔处的 CSF 流动,以及腰椎穿刺以评估颅内压,并确定患者是否在 CSF 引流后症状有所改善。那些有腰椎穿刺后颅内高压和症状改善迹象的患者将受益于脑脊液分流而不是后颅窝减压。

二、关于预测在 ETV 成功的特别说明

预测 ETV 成功的主要因素包括年龄、脑积水的病因以及术前是否存在分流术[78-90]。2009 年,Kulkarni 等利用这些因素建立了一个模型(内镜下第三脑室造瘘术成功评分)来预测 ETV 在治疗儿童脑积水方面成功的可能性(图 13.3)[59]。

ETV 成功评分=年龄评分+病因评分+先前的分流分数=ETV 成功的百分比概率

分数	年龄　　+	病因　　+	先前的分流分数
0	<1个月	感染后	先前的分流
10	1～6个月		不是先前的分流
20		脊髓脊膜膨出、脑室内出血、非顶盖脑肿瘤	
30	6～12个月	导水管狭窄、顶盖肿瘤、其他病因	
40	1～10年		
50	≥10年		

图 13.3　ETV 成功评分预测术后 6 个月内镜下第三脑室造瘘术成功的可能性(经 Kulkarni 等[59]许可转载)

通过年龄范围、病因和分流史分配得分，可以计算出一个总得分，该总得分可以预测术后 6 个月成功进行 ETV 的可能性，并得出与成功近似的结果。从那时起，已有几本出版物使用 ETVSS。加拿大小儿神经外科研究小组评估了新诊断为脑积水的多中心儿童队列，并评估了高、中、低 ETVSS 组 ETV 和 VPS 失败的风险[91]。对于所有组，与分流术失败相比，ETV 术失败的风险随着手术时间的增加而逐渐降低。在高 ETVSS 组，术后不久 ETV 失败的风险低于分流失败。对于所有其他情况，ETV 失败的风险仅比手术后 3~6 个月的分流失败风险低。然后，Kulkarni、Riva-Cambrin 和 Browd 将 ETVSS 应用于因各种原因接受 ETV 治疗的多个患者系列。总体平均预测 ETVSS 的成功率为 58%，实际 ETV 成功率为 59%，显示了该模型的出色预测能力[57]。2011 年 11 月在《神经外科杂志：儿科》上发表了两篇文章，旨在进一步验证 ETVSS[56,92]。这两个单一机构系列在单独的分析中均显示了 ETVSS 的出色预测能力。

如前所述，与 CM Ⅰ 相关的脑积水相对较少，因此，由于 CM Ⅰ 引起的脑积水的 ETV 仅占大多数单中心和多中心 ETV 系列的一小部分。在 ETVSS 的病因部分中，传统上的高发病因是导水管狭窄和顶盖肿瘤，与 CM Ⅰ 的表现类似。尽管在上述已发表的系列文章中取得了初步的成功，但这很可能高估了 ETV 对 CM Ⅰ 患者充分治疗脑积水的能力，不论如何，这在临床上是准确的。以后还会有这方面的研究出版[23,24]，因而将来可能需要对该模型进行调整。

然而，ETV 治疗与脊柱裂相关的脑积水变得越来越普遍。根据当前的 ETVSS 模型，与 CM Ⅰ 相比，具有这种病因的患者成功的可能性较小。由于感染后脑积水的患者众多，Warf、Mugamba 和 Kulkarni 修改了现有的 ETVSS，以将其应用于乌干达 CURE 儿童医院（CURE Children's Hospital of Uganda，CCHU）的儿童[89]。结果显示，通过考虑年龄、病因和脉络丛烧灼程度，用于该领域的 CCHU ETVSS 在很大程度上预示了 ETV 的成功。该人群中大量的 ETV 是通过脉络丛烧灼进行的。在一项非常有趣的发现中，该结果与 CPC 和年龄无关，回归分析表明，脊柱裂患者的 ETV 成功概率是其他病因的 2.25 倍。Warf 等在他的美国系列研究中，发现 ETVSS 低估了手术的成功率。然而，在脑积水临床研究网络研究中，ETVSS 可以预测 ETVCPC 成功率[53,54]。进一步的验证研究可能会进一步阐明这种关系。

第五节　结　论

长期以来，Chiari 畸形与脑积水有关。尽管大多数作者都认为病理生理学是多因素的，但是关于哪个实体先于另一个实体仍存在争议。尽管脑积水在 CM Ⅰ 的情况下相对较少，但大多数人认为脑脊液分流应在枕下减压之前进行。除传统的分流术外，新兴的数据表明，ETV 对这些患者中的大多数有效，并可改善后脑压迫症状和脊髓空洞症。脑积水在 CM Ⅱ-脊髓脊膜膨出症人群中更为常见，尽管有关最终需要 CSF 分流的患者比例仍有争议。与 Chiari 畸形Ⅰ型人群一样，即使在后脑压迫症状或脊髓空洞症的情况下，也应在手术减压之前确保充分的 CSF 引流。尽管传统的分流术仍然是这些患者最常见的治疗方法，但 ETV 已变得更为普遍，尤其是在经验丰富的中心，如果适用，则需结合脉络丛烧灼术。对这两个实体的前瞻性研究仍在进行，以检查诊断标准、神经心理学结果，以及在这些具有挑战性的人群中首选脑脊液分流技术。

第十四章　Chiari 畸形中的小脑扁桃体缺血和囊肿

Shane Tubbs，Joshua J. Chern

第一节　引　言

在一些 Chiari 畸形Ⅰ型(CM Ⅰ)患者中观察到的一个特征是小脑扁桃体尖端处存在变性囊肿。前提是突出的扁桃体在其异常位置受到压力,例如,在寰椎后弓下会导致缺血。1995 年,Koga 等报道了 4 名 CM Ⅰ患者小脑扁桃体的退行性变化。组织病理学检查显示,伴随着轴突变性和色谱溶解,浦肯野细胞和颗粒细胞都丢失了。与对照样品相比,所有四名患者的浦肯野细胞数量均不到正常数量的 1/4[1]。Pueyrredon 等的另一项研究旨在确定 43 名 CM Ⅰ患者中小脑扁桃体的病理变化[2]。其中 29 例伴有 Bergman 胶质变性的浦肯野细胞丢失和颗粒层丢失;有 6 例患者表现为缺氧性神经细胞改变、纤维化和胶质增生,并伴有罗森塔尔纤维。小脑扁桃体的下降程度没有显示出任何组织学上的差异。研究结果支持这样一种假设,即一些 CM Ⅰ患者的小脑扁桃体有病理性变性,这可以归因于他们从一个非常狭窄的空间下降,导致一些血液供应障碍,从而导致缺血[2]。

利用 MRI、术中超声、手术发现和组织病理学检查,Stevenson 等确定了 3 例合并小脑扁桃体囊性变性的 CM Ⅰ病例[3],这基于对 440 名 CM Ⅰ患者的数据库回顾。人们注意到,除 1 名患者外,所有患者的术前 MRI 都漏掉了这一发现。在显微镜检查中,浦肯野细胞丢失与颗粒层丢失和胶质增生区相关,三个标本中的任何一个都没有肿瘤性改变[3]。由于这一现象尚未得到充分的研究,我们进行了以下前瞻性的放射学、外科和组织学研究,以更好地确定 CM Ⅰ患者小脑扁桃体损伤的病因。

第二节　Chiari 畸形Ⅰ型患者中的小脑扁桃体缺血性或囊性病变

在此之前,我们回顾了 340 名 3~18 岁的 CM Ⅰ患儿,其中有 155 名男性(46%)和 185 名女性(54%),术前 MRI 检查发现小脑扁桃体突出的缺血性或囊性病变,症状多种多样,但最常见的是 Valsalva 动作引起的头痛和脊柱侧弯。在这些队列中,如果在手术前或手术中发现缺血或囊性病变,这些患者就被放入单独的数据库进行研究。在手术中被证实有扁桃体顶端缺血或囊性改变的患者,当这些病变被认为阻塞了第四脑室出口时,这些切除区域的组织就被送去进行常规的组织学分析[4]。

在 340 例患者中,10 例(2.9%,6 名女孩和 4 名男孩)在 MRI 上发现与小脑扁桃体缺血(图 14.1)或囊肿(图 14.2)一致的信号改变。其中 7 例位于右侧小脑扁桃体,3 例位于左侧小脑扁桃体。在 340 例 Chiari 畸形 Ⅰ 型患者中,67 例(20%)患者因症状接受了后颅窝减压术。在这 67 例中,小脑扁桃体缺血 7 例(10.4%),右侧 5 例,左侧 2 例;小脑扁桃体囊肿 4 例(6%),左侧 1 例,右侧 3 例。7 例手术患者中有 4 例小脑扁桃体缺血并伴有脊髓空洞症[5],作为后颅窝减压术的一部分,行硬脑膜下部分小脑扁桃体切除术,以确保脑脊液从第四脑室流出至蛛网膜下腔。这块横切的组织被送去做组织学分析。同样,在 4 例发现扁桃体囊肿的手术患者中,3 例同时伴有脊髓空洞症和小脑扁桃体囊肿,并行硬脑膜下部分小脑扁桃体切除术,以确保脑脊液从第四脑室流出到颈椎蛛网膜下腔。这些横切的组织也被送去进行组织学分析。术中发现扁桃体囊肿的 4 例患者中,有 3 例在同一区域的术前影像上发现扁桃体缺血性改变,提示扁桃体由缺血性扁桃体转变为囊性扁桃体。两组均包括 1 名患者,手术时右侧小脑扁桃体既有缺血区又有邻近的囊性区域(图 14.3)。对于缺血性和囊肿性小脑扁桃体,组织学上显示浦肯野细胞丢失并伴有 Bergmann 胶质增生(图 14.4)。在组织学上,缺血组织和囊性组织实际上是相同的。有趣的是,在影像上,1 名患者最初被发现没有小脑扁桃体缺血或囊肿。随访 8 个月时,影像上发现扁桃体缺血,随访 2 年后,缺血演变为扁桃体囊肿。

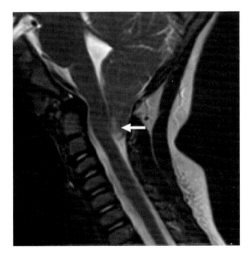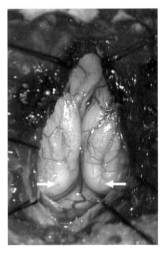

图 14.1　中线矢状位 T_2 加权 MRI(左图显示小脑扁桃体缺血;右图显示术中所见)

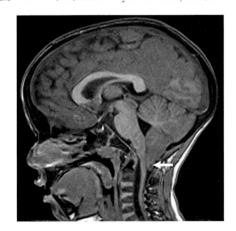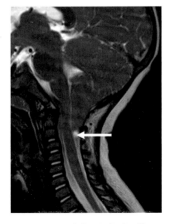

图 14.2　中线矢状位 T_1(左)和 T_2 加权(右)MRI 显示小脑扁桃体囊肿(箭头)

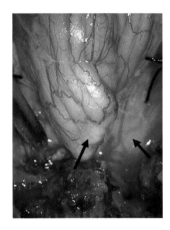

图 14.3　左侧小脑扁桃体的术中图像

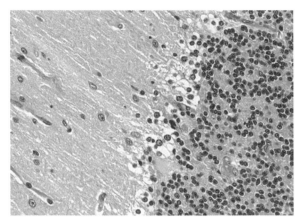

图 14.4　小脑扁桃体缺血伴有浦肯野细胞丢失并伴 Bergmann 神经胶质变性的组织学表现

我们的前瞻性研究发现,术前 MRI 可以观察到小脑扁桃体缺血和囊肿。这些病理实体如果在影像上看不到,通常会在手术中被识别。从放射学上看,有几个病例显示它们有直接关系,即缺血性扁桃体演变成囊性扁桃体。组织学上,这两个组织几乎完全相同,这再次强化了它们位于一个连续体的概念。在 CM Ⅰ 患者中,小脑扁桃体被认为暴露于两种形式的脑损伤,即供血不足导致脑缺血和脑脊液搏动导致持续的压力。这两种理论都直接涉及小脑扁桃体在一个非常狭窄的空间内的位置[2]。另一个在小脑扁桃体变性中起作用的因素是浦肯野细胞对缺血和缺氧的反应,醛缩酶 C 和 EAAT4 的缺乏使浦肯野细胞难以克服来自下橄榄核的过度的突触冲动。也有人提出,浦肯野细胞由于储存谷氨酸的能力减弱,以及在缺氧情况下难以产生能量而易受缺血的影响[6]。其他研究表明,轻度到中度脑损伤可能是胶质增生和浦肯野细胞丢失的原因,这可能支持搏动脑脊液理论是损伤的原因[7,8]。浦肯野细胞丢失的另一个可能原因是兴奋性毒性,这是由于浦肯野细胞接受来自颗粒细胞的平行纤维和来自下橄榄核的攀升纤维的独特结构,这两种纤维都是兴奋性的,来自两个传入纤维的过度突触冲动可导致浦肯野细胞死亡[9]。

在浦肯野细胞死亡和颗粒细胞层消失后,伴随 Bergmann 胶质细胞增生的形成,可以解释小脑扁桃体退变为无血管性囊性肿块的原因。作为参考,根据其在 MRI 上的表现,以及液体是否为脑脊液样,Go 等广泛回顾了不同类型的颅内囊肿[10]。综合来看,小脑扁桃体缺血和囊肿是连续的,代表了小脑这一突出部分的慢性压迫。

第十五章　脊髓空洞症和 Chiari 畸形

Esther Beeson Dupépé, Kathrin Zimmerman, Brandon G. Rocque

第一节　引　言

脊髓空洞症是脊髓实质内充满液体的管状空腔,跨越多个脊髓节段[1-3]。尽管最常见的脊髓空洞症与 Chiari 畸形相关,但也有多种病因与脊髓空洞症的发展相关,包括其他先天性疾病和脑或脊柱损伤后的炎症或创伤后病因[2,4-6]。对于进展性脊髓空洞症可考虑手术治疗;然而,外科手术管理具有可变性,所以一些人提出可根据潜在的病理改变来决定治疗策略。在这一章中,我们回顾了 Chiari 畸形患者的脊髓空洞症的流行病学、病理生理学、治疗选择和预后。

第二节　背景和术语

在古希腊神话中,Syrinx 是一位水泽仙女,为了躲避潘神而变成了一根空心芦苇,后来潘神把空心芦苇变成了一支长笛[1,2]。1827 年,D'Angers 首次使用脊髓空洞症一词,今天被用来指脊髓实质内一个跨越多个脊髓节段的管状充满液体的空腔[1-3]。

脊髓空洞症最简单的形式是脊髓实质内的管状空腔[1]。脊髓空洞症指的是脊髓实质内的囊性扩张,不一致地累及中央管。与之不同的是,脊髓积水指的是中央管的囊性扩张[1]。由于通常不可能确定脊髓内的液体是否真的是中央管的扩张还是管外的扩张,所以人们用脊髓空洞症一词来描述这种现象,试图从严格意义上纠正这种现象。尽管有这些语义上的区别,这些术语在某种程度上还是可以互换使用的。脊髓空洞症的吻侧延伸到脑干称为延髓空洞症,最常见的累及延髓,在严重病例中,脑桥或中脑也可能被累及[1]。

第三节　病理学

一、神经病理学

与 Chiari 畸形相关的典型空洞的尸检结果包括脊髓扩张或扩大,可以填充椎管,描述为神经紧张[1,2],没有软脑膜增厚[7]。空洞跳过第一个颈椎节段,通常在颈椎段最大,但在最严重的情况下可以从尾端延伸到圆锥面[2,7]。空洞内充满透明的液体,类似于脑脊液或细胞外液[1,8,9]。

形态学可以是简单的囊肿腔,也可以是更复杂的、多个并且可能是多室的腔[1]。然而,当使用内窥镜检查成像中出现的隔片(将空洞分隔成不同的液腔)时,发现它们是不完整的,允许液体从一个腔移动到另一个腔[2]。在 Chiari 畸形 I 型中,空洞可能表现为颈部中央管的局灶性扩张,与第四脑室不连续,但在 Chiari 畸形 II 型中,这些液体空间可以连通,因此,它们偶尔被称为交通性脊髓空洞症[10]。在 Chiari 畸形中所见的囊腔将累及前角的背侧,穿过中线,并在横切面延伸到后角[2,7]。随着椎体增大,侧柱和后柱变薄,腹侧前角细胞保留,脊髓前连合破坏[2,7]。空洞与蛛网膜下腔相通,通常在背根区[1,10,11]进入。脊髓空洞的解剖通常是向背外侧的[1,11,12]。

二、生理学

导致脊髓空洞症形成的潜在病理生理学尚未确定。然而,有人提出了一些不同的理论,这取决于潜在的相关病因[13-15]。

在 Chiari 畸形中,流体力学理论的中心是脑脊液在颅颈交界区的流动中断,但在空洞形成的机制上各有不同。Gardner、Williams 和 Oldfield 都提出了各自不同的理论,焦点主要集中在颅内和脊髓蛛网膜下腔的压差[1]。在 20 世纪 50 年代末,Gardner 和 Angel 首次提出了在第四脑室出口梗阻的情况下形成空洞的机制,这是由于闩部的中央管持续开放[16,17]。Gardner 后来描述了脑脊液在闩部搏动的"水锤"效应,认为这是形成空洞的驱动机制。在他的模型中,脊髓积水和脊髓空洞症代表了从最初扩大的中枢神经管到最终分离到脊髓实质的过程[18]。

Gardner 是第一个观察到 Chiari 畸形 I 型与脊髓空洞症之间关系的人[9]。他扩展了这一概念,提出了幕上和第四脑室之间脉络丛搏动的不平衡,以及由于 Luschka 和 Magendie 孔发育不良而导致的 Chiari 畸形和随后的第四脑室出口梗阻。Gardner 的理论是有限的,因为不能解释脊髓空洞症的形成,在颅颈交界区没有潜在的病理基础,并且实验表明闩部只在少数患者中存在[19,20]。此外,他的理论认为,即使是短暂的,脑积水也有一段时间存在[1]。

Williams 提出了一个现代版的流体力学理论,集中在蛛网膜下腔和导致脑脊液压力分离的相对障碍物上。这一理论解释了许多 Chiari 畸形 I 型患者没有脑积水的原因,主要是颅内压相对增高。该理论认为蛛网膜粘连导致脑脊液在尾侧方向的单向阻抗和相关的静脉淤血导致瓣膜样效应被 Valsalva 动作加剧[21,22]。Williams 能够提供压力记录,证明脑脊髓压差支持他的理论[23,24]。Ball 和 Dayan 提出,由于小脑扁桃体对后颅窝结构的影响,蛛网膜下腔变形导致脑脊液沿着血管周围的 Virchow-Robin 空间最终进入脊髓实质性组织[25]。像 Gardner 的理论一样,这些修正的流体动力学理论并不能解释与其他病因相关的脊髓空洞症。

Oldfield 等提出了心脏周期与小脑扁桃体在枕骨大孔处的"活塞效应"致空洞形成之间的关系,这种"活塞效应"产生压力波,从而使脑脊液沿着血管周围间隙进入脊髓实质[26,27]。此外,Oldfield 提出小脑扁桃体在枕骨大孔水平的影响是导致 Chiari 畸形 I 型形成和脊髓空洞症进行性发展的潜在病理生理学基础,这表明 Chiari 畸形 I 型是一种后天性而非先天性的疾病[27]。

硬脑膜外静脉压迫引起的静脉充血也被认为是空洞形成的驱动病理生理机制。在这里,脊髓无瓣膜静脉系统内的静水压力增加会导致液体渗出,并在囊肿扩张之前增加间质液体[2]。Levine 提出了一种与阻塞性病变相关的机械应力成分,导致与病变相关的静脉压差和塌陷。机械应力和血-脊髓屏障的破坏导致受损脊髓内的液体渗出[15]。后颅窝内容物的体位变化也被认为是形成空洞的病因和后颅窝减压的基本原理[28]。在儿童患者中,颅颈交界区的骨异常与脊髓空洞症的形成有关,支持枕骨大孔水平的阻塞是一个重要的病理因素[29]。

综上所述,关于脊髓空洞症的发病机制有许多理论,但还没有被公认的共识。

第四节　分　类

脊髓空洞症几乎都是继发性的,由潜在的病理学引起,这为分类提供了一个方案。观察到的病因多种多样,包括但不限于创伤、脊髓栓系、肿瘤和血管畸形,感染后蛛网膜下腔炎也和 Chiari 畸形有关。区分潜在病因作为分类系统的基础,也提供了一个框架,以确定临床管理和需要考虑的外科干预类型。本章就脊髓空洞症与 Chiari 畸形的关系做一综述。

第五节　典型表现与临床症状

脊髓空洞症通常是在脊柱侧凸的评估过程中发现的,或是在影像学检查中偶然发现的,这些症状与脊髓无关。然而,在某些情况下,脊髓空洞症本身也可能有症状。可观察到节段性神经功能缺损,最常见的是感觉丧失。在小的脊髓空洞中,只有脊髓前部受累,导致痛觉和温度感觉丧失,同时保留精细触觉和本体感觉,这就是所谓的分离性感觉障碍。如果脊髓空洞症偏心或不对称扩张,一侧可能比另一侧更受影响(图 15.1 ~ 15.3)。在更大的脊髓空洞中可以看到披肩状分布的感觉缺失。

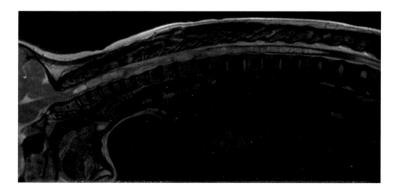

图 15.1　矢状位 T_2 加权 MRI 显示全脊髓空洞

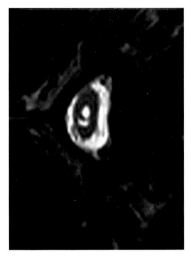 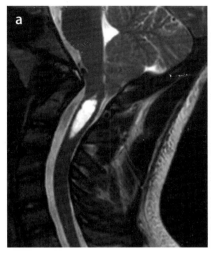 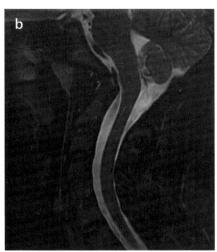

图 15.2 图 15.1 的轴位 MRI　　　图 15.3 孤立性脊髓空洞患者矢状位 T_2 加权 MRI（a 为术前，b 为术后）

　　脊髓空洞症的运动症状往往遵循类似于中央脊髓综合征的模式。手部由于固有肌肉的运动纤维位于最中央，因而首先受到影响，其次是前臂、手和肩部。由于前角细胞功能障碍，肌肉拉伸反射可能降低或由于皮质脊髓束的伸展而增加。霍纳综合征在某些病例中由于胸廓中间外侧细胞柱的破坏而出现，膀胱损伤往往是一个迟发现，也可以看到截瘫、Brown-Seguard 综合征、肌肉萎缩或颅神经麻痹[10]。

　　脊柱侧凸常见于脊髓空洞症，据推测，这是由于单侧前角细胞功能障碍导致椎旁肌不对称无力。脊柱侧凸的治疗阈值因患者年龄和潜在条件而异。对这些问题的详细讨论超出了本章的范围。然而，在伴有脊髓空洞症的轻度脊柱侧凸中，空洞的治疗可以阻止脊柱侧凸的进展。但是，当脊柱侧凸更严重时，无论空洞的治疗如何，侧凸都可能加重。

第六节　外科治疗

　　一般来说，进行性症状性脊髓空洞症的治疗应针对导致空洞形成的原发性病理学来进行。例如，脊髓脊膜膨出患者中主要位于脊髓远端的空洞最好通过脊髓松解来治疗，而与 Chiari 畸形 I 型相关的空洞则最好通过 Chiari 减压来治疗。然而，空洞本身的存在并不总是手术治疗的适应证。应始终考虑手术的风险和利益。临床上可对无相关症状的、小的、独特的空洞进行连续成像和随访，如果观察到进行性扩大，特别是出现可归因的神经系统症状，应考虑手术，而一个巨大的空洞或伴有神经功能缺损的空洞则需要更直接的外科治疗。

一、Chiari 畸形与脊髓空洞症

　　在 Chiari 畸形 I 型中出现空洞通常被认为是外科治疗的一个适应证。Chiari 畸形 I 型继发的脊髓空洞症有很高的症状进展或出现新的神经功能缺损的可能性[30,31]。

　　在存在 Chiari 畸形 I 型的情况下，通常认为 Chiari 畸形 I 型是导致空洞的原因。因此，后颅窝减压术是首选的治疗方法，最简单的形式包括枕骨大孔和 C_1 椎板切除术。许多外科医生也进行扩张性硬脑膜成形术，有些还主张切除或部分切除小脑扁桃体。

后颅窝减压术的变化范围从单纯骨减压术(颅骨切开加 C_1 椎板切除术)到硬脑膜成形术和增加扁桃体切除术[32]。值得注意的是,是否打开硬脑膜一直是许多争论的主题,所描述的技术可以增强手术决策能力,例如术中超声检查[33,34]。不幸的是,现有的解决这一技术问题的文献受到外科医生偏好和选择偏差的限制[35]。目前正在进行一项前瞻性随机临床试验来解决这一特殊问题[36]。

有些 Chiari 畸形 I 型患者伴有枕骨大孔腹侧畸形,包括扁平颅底和颅底凹陷。在标准后颅窝减压术后,这些个体可能出现持续性或进展性脊髓空洞症的风险更高。一些作者认为这些情况的存在是颅颈不稳定的证据,因此除了标准的后颅窝减压,还提倡枕颈融合[37-39]。斜坡基底角、Grabb 线和 Wackenheim 线可作为术前检查中确定症状明显的不稳定性的指标[40]。关于后颅窝减压的手术方法的细节在这本书的其他章节中有详细的介绍。

"Chiari 畸形 0 型"一词被用来描述脊髓空洞症和后颅窝拥挤但扁桃体位置正常的患者,这些患者的脊髓空洞症没有任何潜在条件的证据。在选择良好的 Chiari 畸形 0 型患者中,脊髓空洞症可能在后颅窝减压后消退[40,41]。关于这一实体的详细讨论也在其他地方进行。

一般情况下,针对主要病理学进行外科手术的患者预后良好。随着时间的推移,术后影像学观察到脊髓空洞症的改善或消退,神经症状稳定。在某些情况下,神经系统症状也可以改善,尽管情况并非总是如此[42,43]。在脊髓空洞术后患者中,重新探索和重新建立脑脊液流动通路已被证明会产生良好的结果[44]。在对成人和儿童患者的回顾中,那些最有可能对手术反应良好的患者表现为头痛或颈痛、睡眠呼吸暂停或脊柱侧凸小于 30°。在术前神经症状持续时间超过 2 年、有肌萎缩迹象、小脑角征(共济失调或眼球震颤)和脊柱功能障碍的患者中,预后较差的可能性更大[45,46]。此外,与更常见的中央位置相比,脊髓空洞症腔的偏心位置可能与改善较少有关,尽管仍观察到总体良好的反应和空洞大小的减小[47]。

直接治疗脊髓空洞症,使用开窗术或分流术,是有争议的。如前所述,脊髓空洞症最常见的治疗方法是解决潜在的病理学问题,如 Chiari 畸形 I 型。然而,在某些情况下,例如有进行性症状的特发性空洞,直接进行治疗是必要的。当空洞被认为在适当的后颅窝减压后没有改善时,一些外科医生也会提倡直接治疗脊髓空洞症[48-50]。

空洞开窗术很少被提倡。据推测,手术开窗会自动关闭,因此该手术的受益有限。空洞分流术是在一个标准的椎板切开术或椎板切除术上形成的。硬脑膜开放通常在中线进行。然后进行中线脊髓切开术,并将一根导管置入空洞内[49-56]。或者,如果脊髓空洞偏心,可以在脊髓最薄处或穿过背根入口区进行脊髓切开术。置入空洞的近端导管可以是腰椎分流术导管、单管或 T 形管。放置远端导管有几种选择,最简单的是,远端导管通过同一切口置于脊髓蛛网膜下腔,从而形成一个蛛网膜下腔-空洞的通道。在这种情况下,必须注意将远端导管放置在蛛网膜下腔,而不是硬脑膜下腔。脊髓空洞蛛网膜下腔分流术不需要瓣膜管,或者远端导管可置于胸腔或腹腔。如果放置在中枢神经系统之外,通常使用带瓣膜管。

第七节　结　论

脊髓空洞症是脊髓内液体的病理性积聚,它可能导致进行性神经功能缺损。脊髓空洞症的治疗旨在解决潜在的疾病。在 Chiari 畸形 I 型存在的情况下,后颅窝减压术是首选的治疗方法。

第十六章　非后脑相关性脊髓空洞症

Jörg Klekamp

第一节　引　言

脊髓空洞症一词是 Ollivier D'Angers 于 1827 年提出的[1],意指脊髓囊性空洞。脊髓空洞症描述的是脊髓内积液的进行性积聚。到目前为止,还没有被普遍接受的关于脊髓空洞症发生的病理生理学概念[2]。然而,随着 20 世纪 70 年代和 80 年代现代成像技术的出现,人们清楚地看到,脊髓空洞总是与椎管或颅颈交界区的其他病理有关。这一观察从根本上改变了这些患者的治疗理念。如果相关的病理可以成功治愈,则不需要对空洞采取进一步措施。现在,人们普遍认为脊髓空洞症与髓内肿瘤或引起脑脊液流动障碍或脊髓栓系障碍的病理有关[2,3]。表 16.1 概述了作者认为一系列与脊髓空洞症相关的不同病理。

表 16.1　与脊髓空洞症相关的病理

诊断	总数	脊髓空洞症
颅颈交界区	971	677
Chiari 畸形 I 型	856	607(70.9%)
Chiari 畸形 II 型	54	28(51.9%)
枕骨大孔蛛网膜炎	34	34(100%)
后颅窝肿瘤-Chiari 畸形 I 型	13	3(23.1%)
后颅窝蛛网膜囊肿-Chiari 畸形 I 型	14	5(35.7%)
椎管部位	2897	1077
创伤后脊髓空洞症	177	177
非创伤性蛛网膜炎	429	429
髓内肿瘤	391	183(46.8%)
髓外肿瘤	971	117(12.0%)
硬脑膜外肿瘤	600	22(3.7%)
脊髓栓系综合征	264	84(31.8%)
退行性椎间盘疾病	65	65

目前,脊髓空洞症被认为是脊髓细胞外液的积聚[3,4]。对于髓内肿瘤,一般认为血-脊髓屏障的改变起主要作用[5]。但这可能不是唯一的机制。值得注意的是,浸润性髓内肿瘤很少导致脊髓空洞

症,而空洞是肿瘤移位的常见特征[6]。可从动物[7]和计算机模型[8]获得更多有关脑脊液流动障碍对脊髓影响的信息,蛛网膜下腔压力在梗阻上方升高,导致脊髓细胞外液分布改变[7],进而可能引起脊髓空洞症[3,4]。血管周围间隙的血流增加暗示了这一效应[3,7,9-12]。如果细胞外间隙的血流容量被超过,就会出现从脊髓水肿(即所谓的脊髓空洞前状态)到脊髓空洞症的演变[13]。髓内肿瘤和脊髓栓系可能会改变细胞外液体的运动,产生类似的效果。一旦发生脊髓空洞症,髓内压力升高[14]和脊髓空洞内液体运动[15,16]可能导致脊髓损伤[17-19]和进行性神经症状。

第二节　诊　断

在 Chiari 畸形患者中,小脑扁桃体填满枕大池间隙、枕骨大孔区蛛网膜瘢痕形成以及枕骨大孔阻塞可影响脑脊液流动。在创伤后脊髓空洞症中,脑脊液流动障碍可能是由于创伤后椎管狭窄或后凸导致的蛛网膜瘢痕和椎管狭窄。此外,创伤后脊髓栓系可能有助于脊髓空洞的发展。在没有颅颈畸形、髓内肿瘤、脊髓栓系综合征或脊柱外伤病史的情况下,许多医生仍然认为脊髓空洞症是特发性的。然而,这些患者必须非常仔细地评估椎管内蛛网膜病变引起脑脊液流动障碍的放射学和临床征象。空洞开始于梗阻水平,并从那里扩大。如果空洞沿头端方向扩张,梗阻会出现在空洞的尾端,反之亦然。这也意味着梗阻很可能出现在接近脊髓空洞最大直径的地方[2],如图 16.1 所示,其中,a 图为矢状位 T$_2$ 加权成像,显示脊髓空洞从第 6 颈椎延伸至第 2 胸椎,在下极旁边脊髓看起来略有凹陷;b 图为脊髓空洞正下方的轴位扫描,显示脊髓有轻微的后部受压;c 图为两年后矢状位扫描,显示水肿延伸至第 3 颈椎,第 6 颈椎至第 2 胸椎的空洞直径增大;d 图为电影 MRI,显示流经脊髓空洞后方和第 2 胸椎的脑脊液流量减少;e 图第 2 胸椎减压术后 MRI 显示脊髓空洞和水肿完全消失;f 图显示轴位扫描未见脊髓进一步受压。术后 2 年,患者随访无变化。

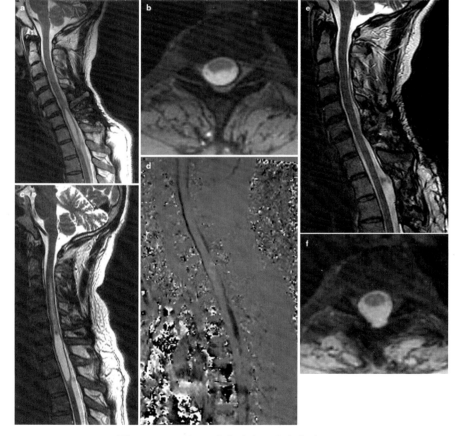

图 16.1　一位 43 岁脊髓空洞症患者的 MRI

由于蛛网膜间隔、蛛网膜囊肿的搏动性运动,标准 MRI 并不总是能够直接显示蛛网膜病变。对于有脊髓脑膜炎或蛛网膜下腔出血病史的患者[20],相当广泛的蛛网膜病变在 MRI 上通常很容易被发现[21](图 16.2)。然而,许多蛛网膜病变是相当离散的,仅延伸几毫米。对于这种情况,应该使用心脏电影 MRI 来研究脊髓脑脊液流动梗阻,以确定可能与这种局限性蛛网膜病变相对应的流动阻塞区域[16,21](图 16.1)。有时,在空洞本身也可以检测到明显的流量信号。在这种情况下,脊髓空洞内的最高流动速度可能与蛛网膜瘢痕相邻(图 16.1)。应该在脊髓空洞的整个范围内用薄层轴位 T_2 加权像对脊髓病变进行研究,以寻找脊髓受压、移位或粘连硬脑膜的区域[21-23](图 16.1~16.3)。在矢状面上,蛛网膜下腔瘢痕区域的脊髓轮廓可能出现扭曲。稳态构成干扰(Constructive interference in steady state,CISS)序列不仅可以用于显示脊髓空洞[24],还可以帮助检测蛛网膜网带、瘢痕和囊肿,因为这项技术不太容易受到脑脊液流动伪影的影响[24]。原发性蛛网膜病变,即与创伤或任何其他疾病过程无关,几乎总是发生在胸椎脊髓的后面[21,25]。脊髓造影和脊髓 CT 是显示蛛网膜病变的替代方法,但敏感性较低。

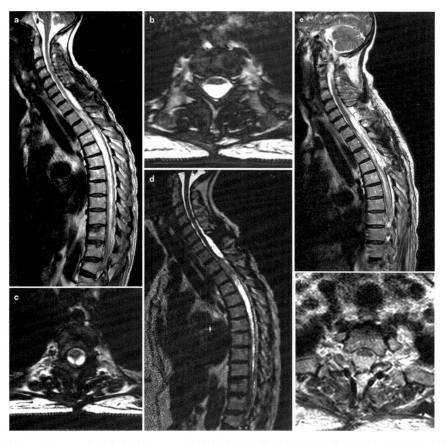

图 16.2 a. 矢状位 T_2 加权 MRI(显示位于第 2~12 胸椎的脊髓空洞与广泛的硬脊膜后蛛网膜病变有关,从 C_7 向下延伸,导致颈髓受压);b. 轴位扫描(患者为 67 岁的进行性截瘫女性患者,在另一家机构的颈胸段蛛网膜间隔开窗手术失败后,导致依赖轮椅生活);c. 显示后正中蛛网膜间隔增厚;d. T_2 矢状位薄层扫描(显示蛛网膜间隔、囊肿和脊髓与硬脑膜之间的粘连,从 C_7 向下遍及整个胸椎管);e、f. 术后矢状位和轴位 MRI(显示颈胸段蛛网膜间隔开窗术后脊髓受压。患者自诉术后感觉功能、感觉障碍、疼痛和运动无力有所改善,但仍需轮椅)

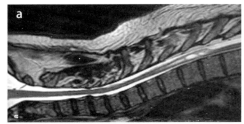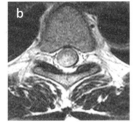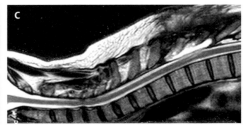

图 16.3 a.矢状位 T_2 加权 MRI(46 岁男性在脊髓不完全性损伤后 16 个月出现第 2~4 胸椎的脊髓空洞,伴有感觉障碍,但无运动障碍。囊肿的下端直径最大。b.第 4/5 胸椎轴位 MRI 扫描显示该水平的囊性创伤性蛛网膜病变压迫该节段的脊髓。c.在第 3 和第 4 胸椎减压后,术后 MRI 显示脊髓空洞完全消失。术后 14 个月内症状无明显变化

导致脊髓空洞的一系列事件不仅对刚才描述的神经放射学表现有影响,而且对临床症状的演变也有意义。脊髓空洞症的发生是由导致脑脊液流动障碍的病理因素引起的。因此,患者病史上出现的第一个神经症状通常是由这种潜在的病理改变引起的,而不是空洞。换句话说,仔细记录的临床病史可以为潜在的病理提供线索。如果神经学征象以上升的方式扩散到身体的其他部位,空洞的病灶将位于空洞的下端,反之亦然,这与放射学的变化也一致[2]。除了创伤,蛛网膜瘢痕可能与感染[26]、出血[20]、碘苯酯等旧造影剂[27]的刺激或手术有关[21]。

令人费解的是,患者可能有一个巨大的空洞,但只有轻微的症状,而一些有严重神经功能废损的患者其空洞较小。对这一矛盾现象的一种解释是,许多临床症状可能与引起脊髓空洞的疾病病理过程有关,而不是与脊髓空洞本身有关[2,28]。这一点尤其适用于多次手术、蛛网膜下腔出血或脊髓蛛网膜炎后完全环绕脊髓的广泛性蛛网膜病变的患者[21,25]。同样,与脊髓栓系或髓内肿瘤相关的脊髓空洞几乎永远不会出现症状,因为脊髓受压和脊髓栓系的表现在临床上占主导地位[2]。

脊髓空洞症的典型症状是分离性感觉障碍,即痛温觉消失但精细触觉保留。而与脊髓空洞症相关的疼痛要么是永久性的,要么是由咳嗽和打喷嚏等动作引起的,并可感觉到与脊髓空洞症相对应的皮肤支配区域一致。脊髓空洞症的晚期症状是对应于前角细胞受损的肌肉萎缩或导致皮肤和关节损害的营养改变,特别是在肩部和肘部[2,28]。

第三节 管 理

在作者的系列研究中,大约 71.1% 的 Chiari 畸形Ⅰ型患者发生了空洞。没有其他的病理疾病导致脊髓空洞症的比例如此之高(表 16.1)。对于与髓内肿瘤和 Chiari 畸形Ⅰ型相关的脊髓空洞症,只要肿瘤被切除,导致 Chiari 畸形脑脊液流动障碍的所有问题均可手术解决,术后脊髓空洞消失率可达 80% 以上。成功治疗与脊髓病变相关的,而不是颅颈脑脊液流动障碍相关的脊髓空洞症更具挑战性,因为根本的原因更难识别,也更难通过手术来处理。对于脊髓蛛网膜炎,应对有进展性症状的患者进行手术治疗。然而,与空洞分流术相比,采用蛛网膜下腔松解和硬脑膜成形术治疗空洞的疗效要好得多[25,28-32]。

神经病理性疼痛和感觉障碍,尤其是烧灼性疼痛和感觉障碍,可能是主要的临床问题。尽管这些

症状可能会随着空洞的成功治疗而改善,但这永远不是确定的。因此,手术的决定应该基于神经系统的症状和体征,而不仅仅是疼痛症状。

一般来说,蛛网膜下腔瘢痕形成的患者可以推荐手术治疗,手术范围限制在蛛网膜下腔后面约2~3个脊椎节段[21,25](图 16.1 和 16.3)。所有手术均以俯卧位进行。建议手术时行椎板切除,用钛微型钢板重新植入椎板进行复位。暴露硬脊膜后,超声可显示蛛网膜病变的程度。空洞可以被直视,脊髓空洞液和脑脊液的搏动可能会变得清晰可见。有时,可以看到蛛网膜间隔。最重要的是,使用这种超声技术可以选择最安全的硬脊膜切开部位。由于脑脊液被血液污染可能引起蛛网膜下腔的炎症反应,因此要非常小心,以达到良好的止血效果。为此,整个手术区域都要覆盖湿润的棉片,使软组织保持湿润,并吸收任何轻微的出血。然后在手术显微镜下在中线切开硬脑膜,而不打开蛛网膜。一旦用缝线将硬脑膜打开,就可以观察蛛网膜病变,并确保在头端和尾端有足够的显露,以便进入两端正常和未受影响的蛛网膜下腔。显然,任何外科医生都应该熟悉脊髓蛛网膜下腔的正常解剖[33]。蛛网膜下腔后部被前纵隔分为两半,这个隔膜延伸到蛛网膜外层和脊髓表面的中间层之间。脊髓表面的走行与中线背静脉有关。在蛛网膜下腔的后部和外侧蛛网膜下腔可能会遇到更多蛛网膜。另一个标志性的标志是齿状韧带,它起源于脊髓软脑膜,在后神经根和前神经根之间穿过,并靠近硬脑膜神经根袖。使用显微解剖器,蛛网膜和硬脑膜可以在没有蛛网膜瘢痕的区域(即暴露的两端)彼此分离,没有任何问题。在瘢痕形成的区域,通常需要用显微剪刀进行锐利的解剖分离才能做到这一点。在脑脊液流动受阻的位置,蛛网膜可能会变得密集地附着在脊髓表面。随着头端和尾端蛛网膜下腔的开放,脑脊液涌入术野,脊髓通常因脊髓空洞扩张而开始搏动,空洞在这一点上可能会塌陷。蛛网膜瘢痕可以逐层切除,在脊髓表面残留最后一层鞘膜,以避免损伤脊髓或表面血管。这最后一层类似于前面提到的中间蛛网膜层。这样,在蛛网膜下腔后间隙,每个患者都可以在蛛网膜下腔建立一个自由的脑脊液通道。然后继续解剖,两边都是齿状韧带,导致在大多数情况下需完全松解脊髓。松解不应在齿状韧带前方进行,以避免损伤运动通路束和脊髓前血管。缝合手术切口,用紧密可滑动缝线行硬脑膜扩大成形术,最后用两侧的缝线将其抬起形成帐篷状。为了避免硬脑膜成形术和脊髓之间的瘢痕形成和栓系,硬脑膜成形术应优先选用同种异体材料,比如 Gore-Tex®(W. L. Gore&Associates GmbH,Putzbrunn,德国)。最后要特别注意将肌肉层良好、紧密地缝合,以防止任何脑脊液进入硬脑膜间隙[25,29]。在以前做过手术的患者中,例如在创伤后脊髓空洞症患者接受脊柱内固定后,如果软组织出现瘢痕和稀疏的血管化,腰椎引流管就会被提前预防性放置。

使用这种外科技术确保手术成功需要相当多的经验。越注意手术细节,瘢痕就越少。如果采取不必要的措施,如硬脑膜开口过大,或术野被大量血液污染,术后瘢痕可能会完全抵消手术的效果。另一方面,如果硬脑膜开口不够宽,不足以进入瘢痕水平以下至正常蛛网膜下腔之上,那么手术是不够的。和往常一样,正确的衡量标准是计算和决定一项手术是否成功的关键。

对于脑膜炎、多次硬脑膜内手术或脊柱蛛网膜下腔出血后蛛网膜下腔扩大的患者,手术很少能提供持续的正常脑脊液循环通道[21,25,28]。在这种情况下,可以评估蛛网膜病变在整个区域进行的轴位磁共振成像,以寻找脊髓受压的证据。通常情况下,囊袋和囊肿的形成会对一些脊柱节段造成严重的脊髓压迫。在个别病例中,这种压迫可以通过广泛的蛛网膜开窗手术治疗(见图 16.2)。这样的手术可以在一段时间内改善与脊髓压迫相关的神经症状,但从长远来看,它既不会影响脊髓空洞,也不会进一步改善神经功能[21]。

对于有些因脊髓空洞症而无法手术的患者,可采用空洞分流术,将脑脊液从蛛网膜下腔梗阻的上端引流至腹膜腔[34-38]。对于延伸至颈髓的空洞,脑室腹腔分流术也可以达到同样的目的[39,40]。然而,这些分流也有它们的问题。关于正确的压力设置,除了避免过度引流或低颅压,应尽可能地设置低的压力,除此之外几乎没有其它经验。作者对一组病例中的 10 例患者采用了 4.0 cmH₂O 开放压力的低压分流术。在 1 名患者中,这种低压力仍然不够低,以至于瓣膜被移除,采用了无瓣膜的引流管。1 名患者出现了包括硬脑膜下积液在内的低颅压综合征,需要手术治疗。因此尽管对脊髓空洞有良好的效果,但仍需要拔除分流管。总体而言,在作者的系列研究中,大约一半的患者随访至少 4 年均受益于腹腔分流术(图 16.4)。

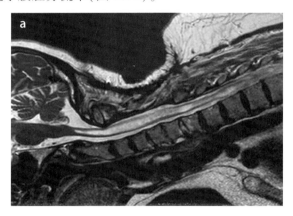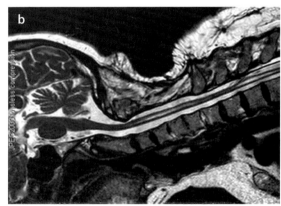

图 16.4　a. 矢状位 T₂ 加权 MRI(一名 61 岁女性在事故发生 40 年后,外伤后脊髓空洞从第 12 胸椎的损伤平面延伸至枕骨大孔。在过去的 5 年里,她在脊髓不完全损伤的平面接受了两次手术,用以打通脑脊液流量。由于圆锥和硬脑膜之间的严重粘连,创伤后的栓系粘连不能完全解除,术后蛛网膜瘢痕在这些手术后的几周内阻塞了蛛网膜下腔。此外,进行了颈椎后路减压和融合,以解除由于多节段颈椎狭窄而造成的进一步的颈髓损伤)。b. 在第 1/2 胸椎水平置入空洞腹腔分流术 4 年后的扫描图像(脊髓空洞的大小仍然显著缩小,右臂和右手的神经症状持续缓解)

对于完全性脊髓损伤的患者,脊髓切除术是一种非常有效的治疗脊髓空洞症的方式[29,41-46]。在作者的系列研究中,用这种方法治疗的 17 名患者在神经学上都得到了改善,脊髓空洞永久消失(图 16.5)。然而,患者接受这一手术的心理负担不容小觑,大多数患者倾向于先做减压手术。毕竟,这一手术确实为大多数患者提供了良好的效果[45]。然而,如果进展的神经病学症状不能通过减压或分流手术阻止,并且神经进展威胁到呼吸或手部肌肉等重要功能,患者将接受脊髓切除术。

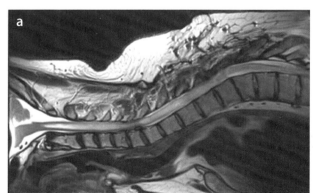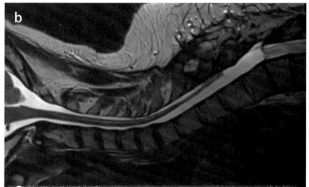

图 16.5　a. 矢状位 T₂ 加权 MRI(摩托车事故发生 14 年后,外伤后脊髓空洞从第 2 颈椎延伸至第 6 胸椎,导致完全性截瘫,损伤水平为第 4/5 胸椎。1 年前,曾尝试通过解除脊髓粘连来改善第 4/5 胸椎的脑脊液循环,结果导致脊髓空洞

暂时消失。随着脊髓空洞的再次出现,患者担心上肢出现永久性神经功能废损,要求进行翻修手术,在第 4 胸椎节段进行了脊髓切除术)。b. 术后 MRI(颈髓空洞完全消退,颈髓水平以下空洞缩小。在 14 个月的随访中,患者右臂的分离性感觉障碍得到改善)

第四节　结　果

本文以脊髓蛛网膜炎相关的脊髓空洞症患者为研究对象,共纳入 177 例创伤性蛛网膜下腔瘢痕形成患者和 429 例非创伤性蛛网膜病变患者。对有进行性神经系统症状的患者进行手术,部分患者拒绝手术,共有 92 例外伤后患者行 119 次手术,135 例非创伤性蛛网膜病变患者行 154 次手术(表16.2)。其中 225 例患者行硬脑膜成形术和蛛网膜下腔松解术,以改善脑脊液循环和脊髓减压;17 例完全性截瘫患者行脊髓切除术,10 例行腹腔分流术。一名患者因神经病理性疼痛综合征接受了止痛泵置入术。手术治疗颈椎退行性疾病 20 例。

表 16.2　脊髓蛛网膜病变患者的手术治疗

手术类型	创伤后蛛网膜炎(n=92)	非创伤性蛛网膜炎(n=135)	患者总数(n=227)
蛛网膜下腔松解术 +硬脑膜成形术	86	139	225
声带切除术	16	1	17
腹膜分流术	4	6	10
腹侧融合	5	4	9
后路减压术	7	4	11
鸦片泵	1	—	1

225 例减压加蛛网膜下腔松解术和硬脑膜成形术中,术后并发症 59 例(26.0%),最常见的是尿路感染(8%)、伤口感染(6%)、出血(5%)和脑脊液漏(3%)。术后 1 个月内发生永久性神经恶化的永久性外科并发症有 19 例,占 8.4%。76%的患者术后空洞缩小,21%的患者术后无变化,4%的患者术后空洞进一步增加。3 个月后,49%的患者认为病情改善,42%的患者病情不变,9%的患者病情恶化。观察个体症状显示术后感觉障碍和疼痛有所改善,而运动无力、步态和括约肌功能没有变化。长期结果用 Kaplan-Meier 统计方法测定,以确定术后无进展存活率。总体而言,对于创伤性或非创伤性蛛网膜病变,接受蛛网膜下腔减压和硬脑膜成形术的患者中,63%的患者在术后至少 5 年内保持不变或改善的神经状态。10 年后,这一比例降至 48%。

然而,并不是所有的脊髓蛛网膜病变患者都适合接受这种手术,而其他患者的效果尤其好。观察亚组发现,首次手术不超过两个脊柱节段的局灶性非创伤性蛛网膜炎患者和未因意外导致脊髓损伤的创伤后患者的长期效果良好(表 16.3)。在这些亚组中,10 年无进展存活率分别为 76%和 89%,显著高于对照组。另一方面,不完全脊髓损伤或需要翻修的患者是最难治疗的。这些患者的脊髓进一步损伤的风险是非常高的,因此术中经常需要保守,特别是在试图剥离脊髓和硬脑膜之间的致密粘连时。对于继发于脑膜炎或硬脑膜内出血后引起广泛蛛网膜炎的患者,不能普遍推荐建立永久性改善的脑脊液通道的手术概念。对于这样的患者,没有比自然病史更好的因果性治疗。空洞腹腔分流术的对症治疗在这类患者中提供了更好的效果,尽管它们只针对脊髓空洞,而不治疗蛛网膜炎造成的脊髓血流量损伤。这同样适用于空洞分流术,根据作者的经验,与腹腔分流术相比,空洞分流术的效果较差。

表 16.3　脊髓损伤的创伤后患者的长期效果

患者分组	5 年	10 年	P
蛛网膜炎	63%	48%	
非创伤性病灶优先手术	86%	76%	0.001
非创伤性局部翻修手术	44%	—	
非创伤性病灶	80%	72%	<0.0001
非创伤性广泛性	29%	23%	
非创伤性 ALL	63%	55%	
创伤后无脊髓损伤	89%	89%	0.03
创伤后不完全性脊髓损伤	53%	19%	
创伤后完全性脊髓损伤	63%	46%	
创伤后 ALL	62%	36%	

第五节　结　论

脊髓空洞症的诊断应考虑进行性占位性髓内囊肿的患者,并与中央管扩张或脊髓软化症等实体相鉴别[2,28,47,48]。脊髓空洞症本身并不是一种疾病,而是椎管或颅颈交界区病变的临床表现,导致脑脊液流动受阻或脊髓栓系,或与髓内肿瘤相关[2]。治疗脊髓空洞症时需要对原发疾病正确诊断和成功治疗,这类患者的长期预后取决于原发疾病的治疗效果。只要能做到这一点,就不需要对空洞采取进一步的手术措施[2]。

第十七章　Chiari 畸形与脊柱侧弯

Vijay M. Ravindra，Douglas L. Brockmeyer

第一节　流行病学

Chiari 畸形Ⅰ型(CM Ⅰ)是一种后脑发育异常,常伴有脊髓空洞症和脊柱侧弯[2,3],其特征是小脑扁桃体向下疝出至枕骨大孔以下至少 5.0 mm[1]。CM Ⅰ患者脊柱侧弯发生率高于普通人群,脊柱侧弯常是唯一的症状[4-6]。脊柱侧弯的总体发病率为 2%~4%,但在 CM Ⅰ患者中发病率为 13%~36%[3,6-10],在有脊髓空洞的患者中患病率上升到 53%~85%[11-14]。在没有脊髓空洞的情况下,关于CM Ⅰ与胸腰段脊柱侧弯之间的关系,报道的结果存在一些争议甚至矛盾[14-16]。尽管如此,有许多报道描述了脊髓空洞症伴/不伴 CM Ⅰ与脊柱侧弯之间的关系[5,7,11,17-19]。

第二节　病理生理学

CM Ⅰ与胸腰段脊椎侧弯的潜在发病机制及相关性目前尚不清楚。Huebert 和 Mackinon[20]于1969 年提出假设,脊髓空洞症的脊柱侧弯是脊髓内侧核细胞被扩大的空洞破坏而导致的躯干肌肉系统的渐进性失神经的结果。随着时间的推移,这会加重脊柱畸形。

Chiari 畸形相关的脊柱侧弯明显不同于青春期特发性脊柱侧弯、婴儿型脊柱侧弯和青少年特发性脊柱侧弯,病理生理学不同于其他形式的脊柱侧弯(图 17.1)。CM Ⅰ相关脊柱侧弯的特征被描述为"非典型发现",包括发病率较高的左胸弯曲度、左心尖曲线、11 岁前青少年发病、神经功能缺陷以及与驼背畸形相关的曲度及快速进展性[5,21-23]。

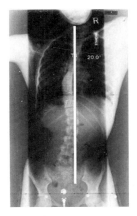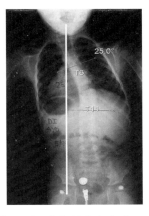

图 17.1　特发性(左)和 Chiari 畸形(右)脊柱侧弯患者的 X 线片

第三节 治 疗

无论是否存在脊髓空洞症，CM Ⅰ 的治疗方法都是枕下减压伴/不伴硬脑膜成形术（图 17.2）。CM Ⅰ 伴有脊髓空洞症比不伴脊髓空洞症的患者更易于接受减压手术[46,24]。关于枕下减压后脊柱侧凸的改善率或停止进展率有不同的报道。大约 50% 的 Chiari 畸形相关的脊柱侧凸患者尽管接受过枕下减压术，但仍需要行胸腰段脊柱融合术[3,7-9,11,18,21,25-33]。

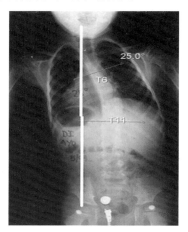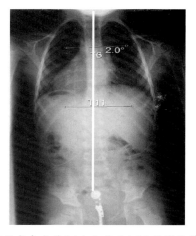

图 17.2 X 线片显示 Chiari 畸形伴脊柱侧弯的患者术前（左）和术后（右）的影像学表现

先前发表的枕下减压后脊柱侧弯进展的危险因素包括：更大的发病年龄；Cobb 角显示的初始脊柱侧弯程度较大；脊柱畸形弯曲度/水平的位置；枕下减压后更低的脊髓空洞缓解率[7,15,19,21,31,34]。然而，减压时的年龄和减压术前脊柱弯曲的程度这两个变量是胸腰椎畸形进展最常见的预测因子[7,11,26-29,34-37]。

2012 年，Hwang 等[21] 对儿童 CM Ⅰ 相关脊柱侧弯进行了 Meta 分析，发现年龄和后颅窝减压是改善或稳定胸腰椎曲度的两个相关因素。作者还报告了文献的显著局限性，包括不同研究在发病期间和随访期间影像学参数的不一致，这都不利于明确相关性。

第四节 外科手术干预

Chiari 畸形伴或不伴脊髓空洞症的外科治疗包括有或无硬脑膜成形术的枕下减压。目前，还没有研究表明随着时间的推移硬脑膜成形术是否有助于改善脊柱侧弯曲度，但未来研究有可能向这方面集中。

关于脊柱侧弯的手术矫正，脊柱后路融合矫正的决定通常由骨科医生和神经外科医生组成的多学科团队来完成。在 Chiari 畸形相关脊柱侧弯患者中，畸形矫正的常见适应证包括渐进性和疼痛性畸形、改善坐姿平衡、肺功能恶化、弯曲度增加（尤其是 10 岁以上儿童超过 45°～50°），或儿童的功能严重恶化[38-40]。

第五节　揭示关系

Dauser 等[41]最先描述了 Chiari 畸形和脊柱侧弯两者之间存在关联。以前的研究表明,患有 CM Ⅰ和脊柱侧弯 30°~40° 的患者在行枕下减压治疗 CM Ⅰ后最终还需要矫正脊柱畸形[6,7,9,11,28,36,42]。

除 CM Ⅰ外,CM 1.5 已被定义为脑干内容物疝入枕骨大孔。Bollo 等[43]强调了斜轴角(clivoaxial angle, CXA)对 Chiari 畸形患者直线性评估中的重要性。他们发现有基底内陷、Chiari 1.5 和 CXA< 125°等危险因素时需要行枕颈融合术。

Ravindra[44]对 23 名儿童进行长期随访队列研究,对 CM Ⅰ患者脊柱侧弯曲度的长期表现和矫正畸形的必要性进行了回顾性分析。23 例患者中有 11 例需要矫正畸形,平均时长为枕下减压合并硬脑膜成形术后(88.3±15.4)个月,其中 7 例超过 5 年(需行融合术)。在单变量分析中,作者发现较低的 CXA、pB-C_2>9.0 mm 和较高的初始 Cobb 角等需要行胸腰段融合术。低 CXA 为多变量模型中的独立因素,均需要行延迟的胸腰椎融合术。这是第一个描述 Chiari 畸形参数及其对脊柱畸形进展影响的研究。这一研究可能支持这样一个假设,即颈椎序列直线性受胸腰椎序列的影响,而且反之亦然[45],表明有必要对全局参数进行详细的成像和分析。

第六节　弯曲度

2003 年,Tubbs 等[6]回顾了 16 例患者的病例,发现单纯枕下减压术不能解决弯曲度>40°的问题。这与 Ghanem 等的研究结果是一致的[18]。他发现出现弯曲度≥40°的患者都需要矫正畸形。更进一步,Zhu 等[42]报道 44.5°阈值对于 CM 和脊柱侧弯的弯曲度进展是有特异性的。

Taiwo 等[46]利用 Park Reeves 脊髓空洞症研究联合会的数据[登记的是大型多中心回顾性和前瞻性的 CM Ⅰ和脊髓空洞症(≥3.0 mm 轴宽)患儿],研究了 47 例 CM Ⅰ、脊髓空洞、脊柱侧弯(冠状曲线≥10°)患者,行后颅窝减压术后随访 1 年(平均随访 1.9 年)。10 名患者(21%)的弯曲度稳定,18 名患者在研究期间侧弯改善(>5°),19 名患者侧弯进展(>5°)。诊断 CM Ⅰ的年龄越小,脊柱侧弯的改善越明显。对于脊柱侧弯弯曲度≤35°的患者,17%的<10 岁的患者与 54%的≥10 岁的患者相比,弯曲度明显改善($P=0.03$)。有趣的是,扁桃体的位置、脊髓空洞的特征和颅颈交界区的量值与枕下减压术后脊柱侧弯的变化无关。到目前为止,这是最全面的前瞻性研究,讨论了 Chiari 畸形对脊柱侧弯的影响,进一步验证了以前的研究结果。

与 Strahle 等的研究结果相似[46],Mackel 等[29]发现>10 岁的患者出现更严重的弯曲度与后颅窝减压手术后没有行融合术有关,而弯曲度>35°的患者要进行融合/矫正手术的风险更大。值得注意的是,这项研究只纳入了 CM Ⅰ患者,没有 CM 1.5 型患者。

有一些研究不支持将弯曲幅度作为枕下减压术预后的因子,包括一项 Meta 分析,这些研究认为弯曲幅度与减压后弯曲度变化无关[21,30,31]。

第七节　作为保护因素的年龄

一些报道讨论了将年龄作为预防 CM Ⅰ 患者脊柱侧弯进展的保护因素。Sengupta[31] 发现在年龄<10 岁的情况下,有 71% 的机会避免畸形矫正术。同样,Brockmeyer[9] 发现 10 岁以下患者有 91% 避免融合术。Flynn[26] 在类似的队列研究中,发现 70% 的患者避免行融合术。在对 54 名患者的研究中,Zhu[42] 建议将 10.5 岁作为枕下减压术后症状改善或稳定或进展的年龄界限。然而,Navarro[47] 并没有发现减压年龄和需要矫正畸形之间的联系。在 Muhonen 等的系列研究中[30],所有年龄<10 岁的儿童在行枕下减压后脊柱侧弯均得到治愈,其中一些儿童的弯曲度甚至超过了 40°。

第八节　未来方向

以上提到的每一项研究都需要大量的多机构协作来揭示 CM Ⅰ 对胸腰椎侧弯的长期影响。CM Ⅰ 相关的影像参数(即颅颈交界区指标)也可以加强对这种关系的认识。综合本章的研究结果,我们建议对 Chiari 畸形和脊柱侧弯患者进行 5 年以上的随访[44]。

第九节　结　论

Chiari 畸形相关的脊柱侧弯是一种众所周知的现象。同样明确的是,弯曲度<35°的年幼儿童行枕下减压可以阻止弯曲度进展。要完全理解这一现象,就不只注重脊柱畸形,同时也应关注颅颈交界区的特点,这将有助于对这些患者的护理和管理。未来我们需要更多的多中心、长期的自然病史研究,以期对这一现象有更深入的了解。

第十八章 Chiari 畸形 I 型相关骨质异常及不稳定性

Arnold H. Menezes

第一节 引 言

近两个世纪以来,颅颈交界区的形态学和中轴柱、枕骨变异的病因吸引了较多解剖学家和进化生物学家的关注[1]。随着神经诊断影像学的进步,发现颅颈交界区的神经系统和骨质异常通常伴随发生,提示它们之间存在着相互关系。Menezes AH 对 2100 例症状性先天性颅颈交界区畸形患者的资料(1977—1994 年)进行分析后发现,其中 100 例患者合并有后脑下疝综合征[2]。在这 100 例患者中,寰枕融合是最为常见的骨质异常,其中 92 例表现为颅底凹陷,20 例表现为旁正中凹陷。在这 100 例患者中,66 例患者存在 $C_2 \sim C_3$ 颈椎分节不全,46 例患者合并明显的脊髓空洞症。8 例患者合并前寰椎分节障碍。合并寰枕融合及 Chiari 畸形的 92 例患者中,有 70 例患者合并短小斜坡伴枕骨髁突发育不良。在大多数患者中,后颅窝垂直高度降低,并可因颅底凹陷进一步受压。

第二节 骨质异常合并 Chiari 畸形 I 型的发病率

Milhorat 对 364 名症状性 Chiari 畸形 I 型患者进行了综合回顾性研究,发现 65% 的患者合并脊髓空洞症,42% 的患者合并脊柱侧弯,26% 的患者合并异常齿状突后屈,12% 的患者合并颅底凹陷[3]。这一系列疾病没有合并颅颈交界区骨质异常。与之相反,本文作者对 Chiari 畸形 I 型数据库资料进行回顾性分析,发现其与 2005 年的颅颈交界区数据库有所不同[4]。共有 639 名 Chiari 畸形 I 型患者接受手术治疗,其中 276 名患者合并颅颈交界区骨质异常,其中 41 例可复位并且 46% 的患者合并脊髓空洞症。363 例患者未合并颅颈交界区骨质异常。在这些患者中,不稳定性的发生率为 8%,67% 的患者合并脊髓空洞症。

在一项"基于 190 例颅底凹陷患者手术治疗"的研究中,Goel[5] 将这些患者分为合并 Chiari 畸形组和不合并 Chiari 畸形组,在这 190 例颅底凹陷的患者中,有 88 例不合并 Chiari 畸形,102 例患者有 Chiari 畸形 I 型合并颅底凹陷,50% 的患者合并脊髓空洞症。Perrini 回顾性分析了 7 年内接受手术治疗的 34 名成年颅颈交界区畸形患者[6],此项研究针对颅底凹陷,34 例患者中有 13 例合并 Chiari 畸形 I 型,其中 3 例合并脊髓空洞症。在一项关于成年 Chiari 畸形合并脊髓空洞症患者的长期随访研究中,Aghakhani 分析了 157 例 Chiari 畸形合并脊髓空洞症手术患者,发现其中只有 11 例(7%)合并颅底凹陷、扁平颅底[7]。因此,Chiari 畸形 I 型合并颅颈交界区骨质异常的发生率约为 7% ~ 11%[1,8]。换而言之,颅颈交界区畸形合并后脑下疝畸形的发生率为 33% ~ 38%[9]。

颅颈交界区畸形可分为先天性、发育性和获得性三种。①先天性：如枕骨髁发育不良、斜坡发育不良、齿状突后屈，以及前寰椎分节障碍（背侧、腹侧、侧方）。②发育性：如寰枕融合合并 $C_2 \sim C_3$ 颈椎分节不全、颅底凹陷。③获得性：如颅底凹陷合并骨软化、游离齿状突、Ehlers-Danlos 综合征、Marfan综合征、Morquio 病、Taybi-Rubinstein 综合征，还有继发于颅面骨发育障碍和 Klippel-Feil 综合征的Chiari 畸形，以及继发于脊髓空洞症和反复手术的 Chiari 畸形合并失稳。

第三节　Chiari 畸形 I 型相关的颅颈交界区失稳

前面章节已经对 Chiari 畸形患者的症状学和诊断影像学进行了阐述。在 Chiari 畸形 I 型合并/不合并脊髓空洞症的患者中，颅颈交界区失稳引起的主要症状为头痛，82%的患者表现为劳累或站立时头痛加重[11]，此类头痛可通过平躺或支撑头部获得缓解。患者共同的主诉为"感觉头部沉重"和"头痛必须通过支撑头部才得到缓解"，这意味着患者即使在坐姿下也要抱头或支撑头部。头痛部位主要为颅颈交界区，疼痛可向上放射，但通常伴随恶心，除非躺下才能得到缓解。34%的患者可有头皮及面部麻木，15%的患者可表现为斜颈[11]。血管舒缩不稳定可造成头痛合并明显的眩晕、恶心，以及一种用力过猛的感觉。患者必须通过应用支架、颈圈或颈部牵引支撑头部从而缓解头痛。

颅颈交界区骨质异常和失稳的诊断需基于术前 CVJ 的 CT 和 MRI[12,13]。颅颈交界区三维 CT 重建可用于明确手术解剖及骨质异常[14]。另外，屈曲位和伸展位动态 MRI 可分别用于评估颈髓腹侧和背侧的受压程度，是用于评估骨质异常可复位的重要检查。对于可复位的 CVJ，重建颅颈交界区的稳定性，解除神经压迫是治疗的重中之重[13]。不可复性病变需要对受压部位进行减压。这种情况可能需要行颈椎牵引，后续行恰当的减压和固定融合。

本研究对 1996—2010 年间的 355 名患者进行了分析，患者的年龄范围为 2.5~86 岁，其中 128 名患者小于 16 岁。研究发现，这些 Chiari 畸形 I 型/脊髓空洞症患者行枕颈固定融合术的指征可分为：①颅颈交界区畸形合并可复性颈髓延髓交界区压迫，如寰枕融合合并可复位性寰枢椎脱位、可复性颅底凹陷，以及术中 CT 证实行颈椎牵引可复位的患者；②先前已行颈髓延髓腹侧减压术，如经口颈髓延髓腹侧减压术；③枕颈不稳合并 Chiari 畸形 I 型/脊髓空洞症及骨质异常，如 Noonan 综合征；④肌韧带不稳，如神经源性（上颈髓空洞）、病理状态（Ehlers-Danlos 综合征、Down 综合征），以及反复的后颅窝手术后形成的肌肉开裂和纤维瘢痕。

第四节　骨质异常在 Chiari 畸形 I 型
和颅颈交界区失稳中的意义

一旦 Chiari 畸形 I 型患者检测到合并颅颈交界区骨质异常，重要的是要确定其是否是引起部分症状的病因。颈髓延髓交界、延髓腹侧或侧方的受压可随着头部动态活动得到减轻，并应用 MRI 记录。如果为可复性病变，则可通过枕颈固定融合术完成背侧后颅窝减压[1,15,16]。对于 15 岁以下的患者,作者在全麻下进行术中 Halo 牵引,并通过牵引使肌肉放松,改变头部位置,从而缓解骨质压迫[17]。这必须通过术中 CT 进行记录。另外,手术时应同时记录患者仰卧位和俯卧位状态,以确定最终手术的最佳体位。如果病变不可复位,则必须首先解除腹侧或侧方压迫,进而针对 Chiari 畸形和寰枕融合行背侧减压手术。区分牵引术和复位术至关重要[16-18]。可复性病变是指神经受压可通过解剖学重建得到减轻[13]。单纯的牵引并不能起到复位作用。寰枕融合或"寰椎枕化"是最常见的骨质异常,这种表现通常与斜坡发育不良有关。Gholve 等对 30 例确诊为"寰椎枕化"的患儿进行了详尽研究,57%的患儿合并 $C_1 \sim C_2$ 不稳,多数患儿合并先天性 $C_2 \sim C_3$ 融合[19]。在我们的系列研究中,颅颈交界区数据库的 6000 名患者中有 550 名患者诊断为寰枕融合[1,14,20],后脑下疝的发生率为 38%。$C_2 \sim C_3$ 颈椎分节不全可使病情更加复杂。寰椎枕化、寰枕融合、$C_2 \sim C_3$ 颈椎分节不全造成固定的运动节段负荷异常,导致寰枢椎不稳。最初,这种不稳定是可复性的,随着齿状突周围血管翳的形成,病变发展为不可复性[2]。随着患儿年龄增长到 14~15 岁,齿状突会出现上移[1],于是骨质异常成为不可复性颅底凹陷。因此,接受寰枢关节脱位评估的儿童相较成人更有可能合并可复性寰枢椎脱位或可复性颅底凹陷。对于后脑下疝,行后路减压术的同时注意解决潜在的骨性不稳至关重要,这样才能避免短期或长期的不良结果。

颅底凹陷通常伴随齿状突位置异常升高凸入后颅窝。重要的是枢椎椎体伸长,而真正的齿状突很小,更重要的是斜坡-齿状突关节连接异常。由此异常的斜坡椎管角会导致脑桥、延髓或颈髓延髓交界区的腹侧压迫。如前所述,若存在寰枕融合,减轻压迫的可能性与年龄相关。通过牵引或者复位减轻骨质异常可改善颅颈交界区畸形,减轻颈髓延髓交界区受压状况。这种情况可在术后影像中得以证实。另外,不可复性病变需要先行减压术。无论通过牵引还是手术切除,通过骨性减压恢复后颅窝容积已被证实可使小脑扁桃体上移,并改善脊髓空洞[21]。相反,随着后颅窝容积的减小,可导致成骨不全及相关骨软骨营养不良的患者出现严重的后脑下疝[10,18,20-23]。存在游离齿状突的继发性 Chiari 畸形Ⅰ型患者可能也具有同样的发病机制。

基于本章第二节中记录的所有原因,颅颈交界区失稳合并 Chiari 畸形Ⅰ型及脊髓空洞症需要进行治疗[11]。合适的支具(如 Aspen 颈托或 Miami J 颈托)兼具诊断及治疗作用。如果患者的症状缓解,则表示行枕颈固定融合术可使患者长期受益。对于 7 岁以下患儿,作者更倾向只行枕颈固定融合术。超过这个年龄后,则要根据骨骼大小应用钢板或螺钉行内固定术。

第五节 典型案例

例1

一名 3 岁儿童在玩耍时出现头痛、阵发性呕吐及咳嗽,随机被诊断为胃食管返流。体检发现咽反射消失,上肢及下肢腱反射亢进,患儿行走时表现为宽基底步态。MRI 显示寰枕融合,合并 $C_2 \sim C_3$ 颈椎分节不全和重度寰枢椎不稳,齿状突凹入脑桥延髓交界区(图 18.1)。颈髓延髓交界位于 $C_2 \sim C_3$ 中段水平,同时合并明显的后脑下疝。这种情况在患儿处于伸展位时得到缓解,寰齿前间隙同时恢复正常。在行后颅窝减压的同时切除枕化的寰椎,采用枕骨和 C_2 间全厚度肋骨移植行后路枕颈固定融合术。术后应用枕颈型支具维持 6 个月,患儿症状消失。此例为典型可复性颅颈交界区畸形病例。

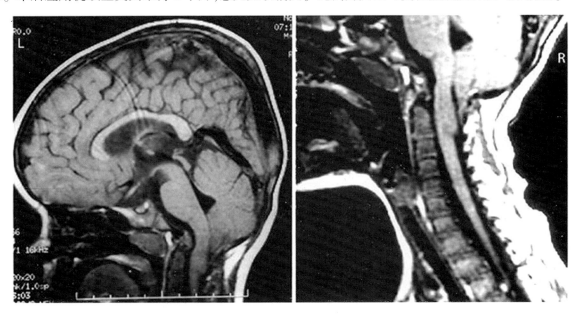

图 18.1 颅颈交界区屈曲位(左)和伸展位(右)正中矢状位 MRI T_1 加权像(显示寰枕融合、$C_2 \sim C_3$ 颈椎分节不全和重度寰枢椎不稳。齿状突所致延髓腹侧受压在伸展位时得到纠正,同时存在后脑下疝)

例 2

一名 12 岁的女孩表现为枕部及额部头痛、吞咽困难、口齿不清及共济失调步态。体检发现咽反射减弱,舌后部感觉减弱并伴有部分舌肌萎缩,深部腱反射明显亢进,中立位存在共济失调。如图 18.2 中的 a 和 b 所示,MRI 和 3D CT 显示颅颈交界区寰椎前弓分节障碍,同时存在颈胸段脊髓空洞。患儿行经腭咽前路入路延髓腹侧减压术及后路枕颈固定融合术。这是一例不可复性腹侧骨质异常合并 Chiari 畸形 I 型病例。

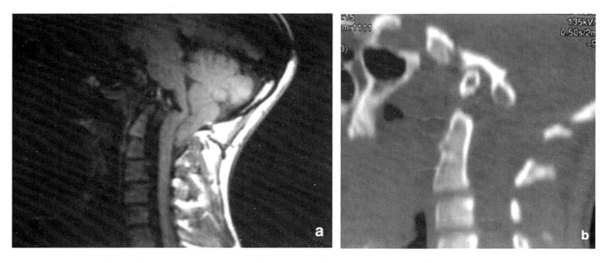

图 18.2 a.脑和脊髓正中矢状位 MRI T_1 加权像(图示小脑扁桃体下疝、腹侧异常骨质压迫延髓)。b.颅颈交界区正中矢状位二维 CT 重建图像(显示寰椎前异常骨质为斜坡延伸)

例3

一名 28 岁的患者表现为顽固"偏头痛"及吞咽窒息感。自诉双手灵活度下降及面部感觉减退。体格检查发现舌咽神经和迷走神经麻痹,并有明显的腱反射亢进及面部至中颈部痛觉减退。影像学提示寰枕融合、斜坡短小及斜坡椎管角呈锐角(图 18.3)。患者存在颅底凹陷、Chiari 畸形Ⅰ型和颈髓腹侧受压。颅颈交界区畸形不可复位,需行经腭咽齿状突切除。术中发现明显的骨性不稳,遂行后路枕颈固定融合术。术后患者颅神经麻痹及面部感觉障碍恢复正常。

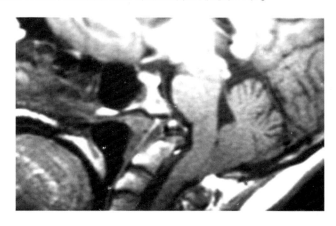

图 18.3　颈髓延髓交界区(cervicome-dullary junction,CMJ)正中矢状位 MRI T_1 加权像(显示颅底凹陷、寰枕融合、斜坡短小、斜坡椎管角减小、腹侧 CMJ 受压合并 Chiari 畸形Ⅰ型)

例4

一名 14 岁患成骨不全的男性患儿表现为吞咽困难及双手无力。MRI 发现重度"继发性颅底凹陷",合并后颅窝容积明显减小及斜坡椎管角接近 90°,同时存在小脑扁桃体下疝及延髓腹侧受压(图 18.4)。行经高位腭咽入路延髓减压术及后路枕颈固定融合术。这是一例继发于后颅窝容积明显减小的 Chiari 畸形Ⅰ型病例。

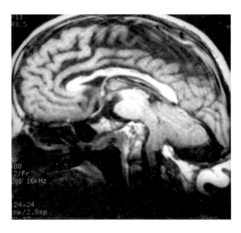

图 18.4　一名 14 岁成骨不全患者脑部正中矢状位 MRI T_1 加权像(显示重度颅底凹陷、颈椎上移、后颅窝容积明显减小及小脑扁桃体下疝)

例 5

一名 10 岁的女性患儿表现为劳累性头痛及头部支撑无力,同时存在吞咽困难、宽基底步态及颈肌无力。MRI 显示斜坡-齿状突角度由屈曲位的 92°变成伸展位的 127°(图 18.5 a)。应用 Aspen 颈椎牵引器行牵引治疗后,尽管其他神经症状持续存在,但头痛得到明显缓解。高颈段脊髓空洞非常明显。术中行颈椎 Halo 牵引,并行后颅窝及枕骨大孔区减压、小脑扁桃体电凝皱缩及取颈部筋膜硬脑膜扩大成形术及枕颈固定融合术。术后 MRI(图 18.5 b)显示斜坡-齿状突角恢复正常,脊髓空洞消失。术后随访 4 年患者一般情况良好。

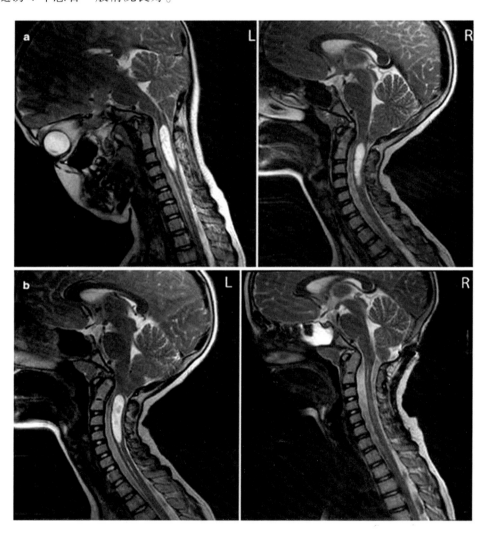

图 18.5 a.屈曲位(左)和伸展位(右)正中矢状位 MRI T_1 加权像(显示斜坡-齿状突角由屈曲位的 92°变成伸展位的 127°,表示颅颈交界区失稳。注意 Chiari 畸形 I 型合并脊髓空洞症。患者表现为 Valsalva 动作性头痛伴"头重脚轻"感,以及颈部肌肉萎缩)。b.术前(左)和术后(右)脑部及颈髓 MRI 对比(患者行后颅窝减压术、硬脑膜成形术及枕颈(O-C_2~C_3)固定融合术。术后小脑扁桃体位置上移复位,脊髓空洞消失)

第十九章　Chiari 畸形 I 型腹侧减压术

Akal Sethi, Thomas Ridder, Todd C, Hankinson

第一节　引　言

本章描述并概括了 CM I 及相关颅颈交界区病变中脑干腹侧受压(Ventral brain stem compression, VBSC)的临床表现和治疗方案[1]。在本章中,CM I 也包括复杂 Chiari 畸形和 Chiari 畸形 1.5 型。

第二节　脑干腹侧受压

一、背景

在现代影像学出现之前,VBSC 通常是在尸检后确诊[2,3]。VBSC 通常与炎症密切相关,如类风湿性关节炎、创伤及肿瘤,同时也和 CM I 相关。起初 VBSC 的治疗为单纯后颅窝减压术,但后来发展到包括前路减压术。Kanavel 于 1917 年发表了一篇经口入路取出一枚斜坡和寰椎之间的子弹的论文[4]。随着神经影像学和鼻内窥镜技术的进步,VBSC 的前路减压术也得到进一步改进。

决定 VBSC 是否需要手术治疗的因素包括:①患者年龄;②症状;③压迫病变的可复性;④潜在的病理机制。

二、Chiari 畸形 I 型合并脑干腹侧受压

在关于颅颈交界区的影像学研究中,CM I 的比例高达 1%~5%[5]。但是,VBSC 并不常见。在一项关于症状性 Chiari 畸形的研究中,齿状突后屈发生率为 26%,颅底凹陷发生率为 12%[6-8]。1999 年,Grabb 等通过测量垂直于斜坡最低点至枢椎椎体后下缘连线($B-C_2$)的距离,即 $pB-C_2$(图 19.1)[9,10],发现所有 $pB-C_2 \leqslant 9$ mm 的患者均可通过单纯后颅窝减压术治疗成功,少数 $pB-C_2 > 9$ mm 的患者则需要行枕颈固定融合术,伴或不伴行前路减压术。

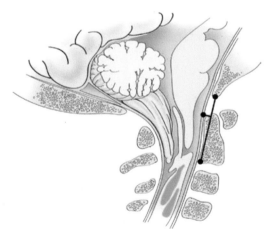

图 19.1　图示 $pB-C_2$ 线(斜坡最低点至 C_2 枢椎椎体后下缘连线的垂直线,此线长度表示腹侧受压程度)

第三节 脑干腹侧受压的诊断

一、临床检查

CM Ⅰ 和 VBSC 患者临床症状广泛,包括枕后区及颈部疼痛、长束征和颅神经症状。此外,发病早期多隐匿,后期可能迅速进展。许多研究对 CM Ⅰ 合并 VBSC 患者的特定症状进行了描述。Menezes 等指出此类患者更易出现长束征、颅神经症状及脑干脊髓受压症状[18,19]。另外,他们的研究发现,面部疼痛、面部痛觉减退和尿失禁的发生率分别为 3.6%、7.1%、16.7%。

颅颈交界区畸形合并 VBSC 的症状及体征包括枕后区头痛及颈部疼痛、脊髓受压、四肢无力、基底动脉型偏头痛、面部疼痛、尿频或尿失禁、共济失调、眼球震颤(垂直型或水平型),以及后组颅神经麻痹(如吞咽困难、吸入性肺炎及咽反射减弱等)。

二、影像学评估

多数 CM Ⅰ 和 VBSC 患者在神经外科会诊前都会行头颅影像学检查。出现上述的任何症状均应行 MRI 检查。CM Ⅰ 的诊断通常基于小脑扁桃体下疝至 *McRae* 线(斜坡最低点至枕骨大孔后上缘之间的连线)以下 5.0 mm(图 19.2)。一旦确诊,应行脊柱 MRI 检查,评估脊髓空洞和脊柱侧弯程度(图 19.3)。VBSC 通常提示需行颅颈交界区影像学检查,包括平扫 CT、动力位 X 射线(前屈–后伸位)。对于存在严重椎动脉和颈动脉病变患者,术前血管成像有助于明确椎动脉和颈动脉走向。

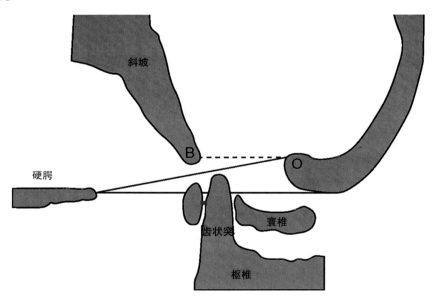

图 19.2 通常用于测量颅颈连接畸形的连线(其中 B 为斜坡最低点;枕骨斜坡最低点 B 至枕骨大孔后上缘 O 点之间的虚线是 *McRae* 线;硬腭后缘与枕骨大孔后上缘的 O 点之间的连线是 *Chamberlein* 线;硬腭后缘与枕大孔后下缘之间的连线是 *McGregor* 线。短的红线表示寰椎后弓的后缘与齿状突前部之间的距离,即寰齿间隙)

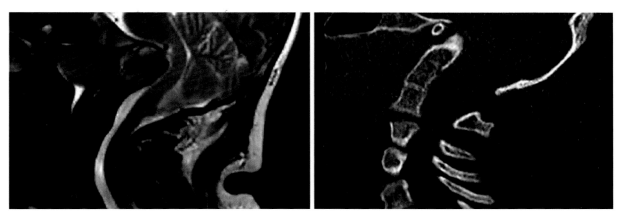

图 19.3　矢状位 T_2 加权 MRI 和矢状位 CT 扫描(图像显示,Chiari 畸形合并颅底凹陷及脑干腹侧受压严重,但没有脊髓空洞)

颅颈交界区影像学参数测量,如 pB-C_2 线、斜坡椎管角及其他参数均有助于评估腹侧受压程度。虽然这些参数均被确定为未标准化诊断工具,但 Bollo 及其同事发现斜坡椎管角<125°通常提示需行枕颈融合固定术[20]。Park-Reeves 脊髓空洞症研究联盟和儿童颅颈协会提供的数据表明 MRI 或 CT 可对 pB-C_2 进行可靠评估[21]。

第四节　Chiari 畸形 Ⅰ 型合并脑干腹侧受压的治疗

一、保守治疗

CM Ⅰ 和 VBSC 的手术适应证类似。如无上述头痛、颈部疼痛、颅神经症状、脑干功能障碍或者长束征,通常不需要手术治疗。每位患者都应对颈椎运动的全部范围进行仔细检查,明确有无长束征和脑干功能障碍。如果没有发现明确的阳性体征,应该行动力位(前屈-后伸位)影像学检查,明确有无任何的病理性运动。需根据每位患者的具体病情行临床和影像学随访,如眼科或睡眠评估。

二、手术治疗

对于症状性 CM Ⅰ 和 VBSC 患者应考虑手术干预。多数情况下,单纯行后颅窝减压术或行后颅窝减压术联合寰枕融合固定术均可缓解 VBSC 引起的相关症状。因此,此类患者很少需要行前入路减压术。如果需要行前路减压术,针对颅颈交界腹侧区最常用的入路为经口或经鼻。在作者所在单位,这种入路通常需要与耳鼻喉科联合实施。

三、经口入路

传统的经口入路可在不牵拉脑组织的情况下于硬膜外很好地暴露颅颈交界腹侧区、$C_1 \sim C_2$ 复合体和斜坡下 1/3。该入路造成的并发症可能源于插管时间延长所致的舌咽部牵拉。少数情况下,由于术前神经系统损害及手术刺激,患者可能需要行胃造瘘术或气管造瘘术。

经口光纤喉镜插管,患者取仰卧位,头部固定于 Mayfeld 头枕,颈部微伸。作者推荐定位针固定以利用术中导航,舌部可应用皮质类固醇软膏以减轻术后肿胀。有多种经口牵开器,如 Dingman 或 Spetzler-Sonntag。悬雍垂和软腭可用窄牵开器或者缝线向上牵开以便于暴露。用宽脑压板下压舌部气管插管,最好沿着口腔一侧移动,从而减轻术后肿胀。可以放置防护装置保护牙齿。口咽侧壁通过牵开器牵向外侧。固定牵开器时需确保舌部未受到牙齿挤压,因为这种压迫可能导致严重的舌部水肿及坏死。确定正确的位置后,用碘附处理刀片。医生需在患者的头侧使用手术显微镜。

咽后壁依据每个医生偏好可局部注射肾上腺素。切口应在 C_1 前结节处,该位置容易触摸定位,应用导航定位更加容易。可以采用刀片或低功率单极电凝在咽喉肌中间将切口切开,通过前纵韧带向下至 C_1 前结节。根据需要,该切口可上下充分暴露从斜坡下 1/3 至 C_2 椎体,在颈长肌骨膜下分离可使出血减少及牵拉减轻。

使用高速磨钻和咬骨器械去除寰椎前弓,前弓去除宽度通常至齿状突侧方。寰椎前弓和齿状突之间通常有大量的软组织及血管翳,应用咬骨器械可安全去除。齿状突边界显露后,仔细剥离周围韧带,注意识别及松解齿突尖韧带和翼状韧带。小心磨除齿状突,留下齿状突背侧薄层皮质骨。根据手术需要可切除下方软组织和后纵韧带/顶韧带。注意下方的硬脑膜可能异常变薄,尤其是再次手术的患者硬脑膜可能缺如。术中齿状突尖有时较难识别,但为了确保充分减压,需仔细识别并去除齿状突尖。必要时可用同样的方法磨除/咬除斜坡下 1/3。去除骨质后,需观察硬脑膜的搏动以确保减压充分。

经口入路包括多种缝合封闭技术[19,22-24]。肌肉层和黏膜层均采用 3-0 缝线间断缝合,以确保黏膜不会坏死。纤维蛋白胶可用于防止脑脊液漏。

四、内镜经鼻入路

内镜经鼻入路已广泛应用于蝶鞍区病变的手术切除,且手术范围已扩展到颅颈交界区和下斜坡。研究表明,内镜下暴露范围相较显微经口入路更大[25]。经验丰富的耳鼻喉科医生在手术团队中至关重要。作者所在的研究机构,内镜手术减小了口咽创伤,并将术后术区组织肿胀最小化,从而允许患者更早拔管和进行肠内营养,因此这种术式相较显微经口入路更受欢迎。

五、内镜鼻内入路

与经口入路类似,患者取仰卧位,固定头部,颈部微伸,头部可略微向外科医生方向旋转。下鼻甲可根据手术需要切除或侧移。切除鼻中隔后部扩大后鼻孔,应用刨削器切除腺样体。随后,沿中线自斜坡纵向切开后鼻咽至 C_2 水平,侧方是咽鼓管圆枕。沿骨膜下剥离下方头长肌并向外侧牵开。触诊寰椎前结节,并应用神经导航准确定位。如前所述,去除寰椎前结节和齿状突。

对于经鼻入路,鼻咽后部缝合通常采用纤维蛋白胶。如果出现脑脊液漏,封堵漏口和内镜处理经蝶手术修补漏口程序一样,可采取包括鼻黏膜瓣翻转和人工硬膜修补术。

第五节 手术顺序

大多数 CM Ⅰ患者仅需行后颅窝减压术即可获得充分治疗,无须腹侧减压[26]。即使是 CM Ⅰ合并 VBSC 患者,多数情况下也不需要行腹侧减压术。此外,尽管固定融合术有助于改善不需行腹侧减压的 VBSC 患者症状,但并不是所有患者均需行后路固定融合术[9]。由于针对 VBSC 患者单纯行后路减压术也很有效,大多数外科医生更倾向于对此类患者行伴/不伴枕颈固定融合术的后颅窝减压术,但需注意固定融合术可能会导致行前路手术时颈部位置受限。目前尚无最佳的术式选择顺序或用于确定是否需要行腹侧减压术的评分预测系统,而外科医生需使用目前可用的工具做出最好的临床决策。

第六节 结 论

综上所述,VBSC 的发生可能与 CM Ⅰ相关,应在术前影像学检查或首次会诊时仔细诊断。在本章节中,我们介绍了 VBSC 的形态学、发病率及相关临床症状。经口入路和内镜经鼻入路都是治疗难复性 VBSC 的有效术式。然而,大多数患者行后路枕下颅骨切除减压术和 C_1 椎板切除减压术,伴或不伴行硬脑膜扩大成形术。

第二十章　Chiari 畸形 I 型合并颅缝早闭

Mehmet Turgut，R. Shane Tubbs

第一节　引　言

CM I 指单侧或双侧小脑扁桃体下缘向下突出至斜坡最低点至枕骨大孔后上缘之间的连线以下 3.0~5.0 mm，经枕骨大孔疝入上颈椎椎管内，是一个动态变化的疾病[1-10]。颅缝早闭指一条或多条颅盖/颅底部位的颅缝过早闭合，颅骨在其他方向代偿性生长是儿童神经外科的常见问题，发病可能与基因突变、物力因素（如宫内压迫）、代谢障碍和致畸剂有关[4,11-13]。颅缝早闭在活产儿中的发病率约为 1/8750~1/2100[14-17]。前期研究报道颅缝早闭在 85% 的患者中孤立存在，在剩余 15% 的患者中为复杂病情的一部分[18,19]。临床中，颅缝早闭可导致特征性的颅骨畸形，如果颅腔不能为脑发育提供足够的代偿空间，则会出现颅内压增高（increased intracranial pressure，IICP）、视觉和听觉障碍及认知障碍等症状[5,12,13,20,21]。

近年来，随着 MRI 的出现，越来越多的患者被诊断为 CM I，CM I 合并颅缝早闭是儿童神经外科关注的重要问题。病因学方面，目前认为 CM I 的发生与枕骨发育和后脑结构（包括小脑、脑干）发育障碍有关，包括颅缝早闭后后脑/头颅比例失调导致的后颅窝容积（posterior cranial fossa volume，PFV）不够，以及小脑幕/窦汇下移[7,22-26]。其他原因可能包括后脑结构先天异常、脑积水、静脉压增高或者骨质疏松症等骨骼疾病导致的 PFV 减小[27-30]。尽管一部分 CM I 合并颅缝早闭患者无症状，但根据小脑扁桃体下疝对脊髓和（或）脑干的压迫程度，临床症状可表现为单纯头痛和颈部疼痛，甚至出现可危及生命的神经功能障碍（如肢体无力和后组颅神经功能障碍）[8,22,31,32]。

CM I 合并颅缝早闭与脑干和小脑先天发育畸形、脑室扩张/脑积水、颅内压增高以及静脉压增高等疾病密切相关。重要的是，当致病原因（如颅缝早闭和脑积水）得到恰当的治疗后，下疝的小脑扁桃体可重新复位于后颅窝，CM I 患者的症状也会得到改善。

第二节　历　史

CM I 是由 Cleland 于 1883 年首次在一位患有脑积水、脊柱裂并累及脑干和小脑的患儿中发现并报道的，该患儿表现为脑组织疝入椎管内[38,39]。Chiari 随后报道了一例由胎儿脑积水所导致的先天性 CM I 病例[40]。然而，在 1972 年，Saldino 等基于一位 Pfeiffer 综合征患儿，首次报道了 CM I 和颅缝早闭之间的关系。随着 MRI 在儿童神经外科中的广泛应用，之后的几年又有更多的病例被报道[28,41-43]。1995 年,Cinalli 等报道了 95 例颅缝早闭患者,发现这些患者中 CM Ⅰ的发生率很高[22]。目前,已经有很多学者在临床实践中描述了 CM Ⅰ和颅缝早闭、综合征型多颅缝早闭或非综合征型单颅缝早闭之间的关系。

第三节　发病机制

一、基因突变

一些作者认为医源性因素,如暴露于某些致畸物、出生后早期行脑积水分流手术,以及婴儿颅面部肿瘤行放射治疗,都可以导致单颅缝或者多颅缝闭合,尽管这种情况很少见[14]。然而,现在普遍认为在大多数患者中,单颅缝早闭是由特发性硬脑膜间充质信号异常引起的[14],而综合征型多颅缝早闭则与遗传障碍或代谢原因有关[14]。所有颅缝早闭中只有 1/4 是综合征型多颅缝闭合。FGFR 基因突变被认为是各种综合征的主要发病原因,如 Crouzon 综合征、Apert 综合征、Pfeiffer 综合征、Muenke综合征和 Saethre-Chotzen 综合征[44-47]。具体地说,颅底发育过程中软骨成骨的基因突变位点分别位于 FGFR1(Pfeiffer 综合征)FGFR2(Apert 综合征、Saethre-Chotzen 综合征和 Pfeiffer 综合征)和 FGFR3(Crouzon 综合征)[48-52]。另外,目前已报道的涉及调节正常颅骨发育的基因包括 $TWIST_1$、MSX2 和RAB23 的突变[45,53]。Fujisawa 认为 FGFR2 基因外显子Ⅲa 和Ⅲc 的突变和 Crouzon 综合征与儿童发生 CM Ⅰ相关[44]。

二、颅缝早闭

大多数颅缝早闭患者涉及多颅缝,为综合征型/非综合征型颅缝早闭,多与 CM Ⅰ相关。相比之下,目前的文献表明单颅缝早闭 CM Ⅰ的发生率仅为 5.0%[4,5,19,21,42,54-56]。文献报道,矢状缝早闭是 CM Ⅰ最为常见的颅缝早闭类型(图 20.1),大多数受累的颅缝位于颅骨后部,如人字缝(图 20.2),或者是双侧冠状缝(合并/不合并颅底软骨闭合异常)(图20.3)[4,5,22,56,57]。2011 年,Strahle 等发现 9 例非综合征型单纯人字缝早闭患者中有 5 例合并CM Ⅰ[56]。但是,Leikola 等发现单纯人字缝早闭患者均未合并 CM Ⅰ[54]。Engel 等报道在其研究的单纯人字缝早闭患者中仅有 1 例合并 CM Ⅰ[57]。另一方面,除人字缝以外,CM Ⅰ与其他单颅缝早闭(如矢状缝、冠状缝或额缝)鲜有关联[54,56,57]。相反,Tubbs 等发现三角头畸形患者中有 30% 合并 CM Ⅰ,这和额缝早闭所导致的前颅窝容积(anterior cranial fossa volume,AFV)减小有关,具体机制尚不清楚[21]。有趣的是,在合并单颅缝早闭的 CM Ⅰ患者中也观察到了小脑扁桃体不对称下疝[24,58,59]。特别是 Karppinen 等发现此类患者通常右侧小脑扁桃体位置更低,尤其是在右侧颅缝早闭的无症状颅缝早闭患者中更占据绝对优势[58]。更重要的是,研究表明颅缝早闭患者在出生时并不存在 CM Ⅰ,而是在出生后 6 个月内人字缝和(或)颅底骨缝早闭后逐渐进展[22]。

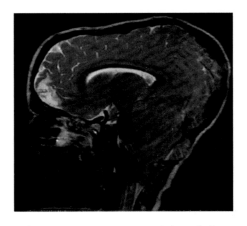

图 20.1　MRI 显示一位男性矢状缝早闭
患者合并 CM Ⅰ

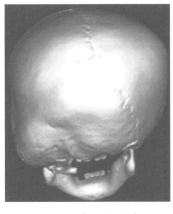

图 20.2　颅骨三维重建显示
左侧人字缝患儿合并 CM Ⅰ

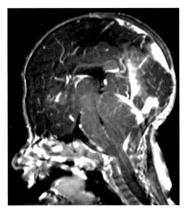

图 20.3　MRI 显示双侧冠状缝
早闭患儿合并 CM Ⅰ

　　众所周知,CM Ⅰ 很少与非综合征型单颅缝早闭相关,且多数患者没有症状。在一项关于 29 例
CM Ⅰ 患者行颅缝早闭手术的回顾性研究中,Strahle 发现人字缝早闭更易合并 CM Ⅰ[56]。这些患者
中,涉及人字缝早闭的单颅缝早闭和综合征型多颅缝早闭 CM Ⅰ 的发生率分别为 55.6% 和 57.1%,相
比之下,其他类型颅缝早闭的发生率仅为 0% ~ 10.5%[56]。类似的,Fearon 报道人字缝早闭合并
CM Ⅰ 的发生率为 60%[60]。Engel 也报道了 89 例颅缝早闭患者中仅有 1 例人字缝早闭被诊断为合并
CM Ⅰ[57]。因此,人字缝早闭在 CM Ⅰ 的发生发展过程中起重要作用。但是,在一项关于 124 例单颅
缝早闭患儿的研究中,Leikola 等发现只有 7 例患儿(5.6%)合并 CM Ⅰ,其中 5 例为矢状缝早闭,2 例
为冠状缝早闭[54]。另一项关于单颅缝早闭的临床研究显示 CM Ⅰ 相对较高,为 9%[61]。有趣的是,
Tubbs 报道的 50 例 CM Ⅰ 儿童中有 30% 为额缝早闭,而不是三角头畸形。

　　在 Leikola 等关于无症状性单颅缝早闭的系列研究中,CM Ⅰ 的高发年龄为 33.5~37.7 个月[61],
而 Engel 报道此类患者 CM Ⅰ 的低发年龄平均为 11.6 个月。这些数据显示,如果没有手术干预,
CM Ⅰ 将是颅缝早闭自然病史的一部分[25,57]。在另一项研究中,两名未经治疗干预的矢状缝早闭患
者在以后的生活中发生了相关的 CM Ⅰ、脊髓空洞症和脑积水。

　　过去认为颅缝早闭造成的颅腔容积(intracranial volume, ICV)减小是脑发育的不利因素[4,62]。但
是,现在的观念已经有所改变,因为颅缝早闭患者的 ICV 多数在正常范围内,未早闭的颅缝会为脑发育提
供代偿空间,但脑室的容积和 CM Ⅰ 有关[63-67]。有趣的是,在 Apert 综合征患者中尽管存在多颅缝早闭,
但 ICV 往往高于正常范围,这可能是由于颅骨代偿性生长为脑的正常发育提供了条件[11,63,65-67]。Sgouros
认为颅缝早闭新生儿在出生时 ICV 较小,但在生长至 6 个月时会达到正常容积[65]。在临床实践中,因为
颅骨的正常发育受到限制,只有全颅缝早闭患儿会进展为小头畸形及小 ICV。

　　许多关于颅缝早闭患者颅腔容积的研究与前部颅骨相关,但尚缺乏针对 PFV 的研究[68]。正如预
期,小脑扁桃体下疝的程度和 PFV 呈负相关[69]。但是,目前尚不明确颅缝早闭患者 CM Ⅰ 的发生是
否和 PFV 受限相关[65-67,70,71]。颅缝早闭合并 CM Ⅰ 患者的 PFV 及小脑体积(cerebellum volume, CV)
均与对照组类似,但是 CV/PFV 比值明显高于对照组,这提示后颅窝结构拥挤[70,71]。因此,高 CV/
PFV 比值被认为是 CM Ⅰ 发病的促进因素。然而,儿童颅缝早闭合并 CM Ⅰ 患者的 CV/PFV 比值与
对照组无显著差异[70,71]。因此,有学者提出这些容积数据对于 CM Ⅰ 的病因学意义不大,仅凭 CV/

PFV 比值无法预测哪些颅缝早闭患者发生 CM Ⅰ的概率更大。所以,颅缝早闭患者的治疗重点在于颅顶骨和 IICP 发展的相关参数,而不是在于后颅窝[70,71]。因此,Tubbs 认为尽管 CM Ⅰ通常是与 PFV降低和后脑结构(小脑和脑干)不成比例的生长发育相关,但也可由 AFV 减小的头颅畸形造成[21]。

Leikola 等报道与 CM Ⅰ相关的非综合征型单颅缝早闭患儿枕骨大孔(foramen magnum,FM)前后径低于对照组[72,73]。

除了 PFV 降低,CSF 循环的动力学因素,如 IICP 和静脉压增高也被认为是导致颅缝早闭患者CM Ⅰ发生的原因[26,70,71,7478]。de Jong 等认为 CM Ⅰ和脑室总容积之间显著相关,因为 CM Ⅰ和 IICP可导致脑脊液流出减少从而增加脑室容积[11]。

颅缝早闭患者上呼吸道梗阻可能与睡眠中 CO_2 潴留和缺氧造成的 IICP 有关[4]。在颅缝早闭合并CM Ⅰ的患者中,阻塞性睡眠呼吸暂停可由颅面发育不全引起,而中枢性睡眠呼吸暂停可由脑干受压导致[4]。

Cinalli 于 1995 年回顾性研究了 95 例综合征型颅缝早闭患者,发现综合征型颅缝早闭合并 CM Ⅰ的发生率很高,在 Kleeblattschädel 综合征或三叶草头畸形患者中的发生率为 100%(图 20.4),在 Crouzon 综合征患者中为 70%,在 Pfeiffer 综合征和多颅缝早闭(尖头畸形/全颅缝早闭 75%)患者中为 50%(图 20.5)[22]。大量临床研究发现 CM Ⅰ在 Pfeiffer 综合征患者中的发病率为 50%,在 Crouzon 综合征患者中为 70%[22],在非综合征型尖头畸形中为 75%[79],在 Kleeblattschädel 综合征或三叶草头畸形中为 100%[80,81]。另外,CM Ⅰ已被发现存在于 Seckel 综合征[82]、Antley-Bixler 综合征[83]、Shprintzen-Goldberg 综合征[84] 和非综合征型复杂颅缝早闭(如人字缝早闭)患者中,许多学者也赞同上述研究结果[5,28,34,56,57,79,80,85-88]。因此,有必要对所有症状性多颅缝早闭患者进行常规 CM Ⅰ相关检查[11]。另外,有研究报道儿童 Apert 综合征发生 CM Ⅰ的概率仅约为 1.9%(图 20.6),这归因于 Apert 综合征患儿人字缝闭合的时间(60 个月)较晚,而 Crouzon 综合征患儿很早(21 个月)[22]。重要的是,和人字缝闭合较晚的 Apert 综合征患者相比,Crouzon 综合征和 Pfeiffer 综合征患者更为早期的人字缝闭合被认为是 CM Ⅰ发生发展的重要指标之一。

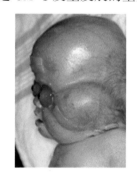

图 20.4　Kleeblattschädel 综合征或三叶草头畸形患者(MRI 发现存在 CM Ⅰ)

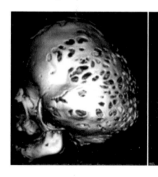

图 20.5　Pfeiffer 综合征Ⅰ型患者(MRI 发现存在 CM Ⅰ)

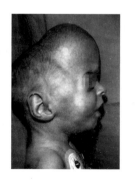

图 20.6　Apert 综合征患者(MRI 发现存在 CM Ⅰ)

绝大多数此类患儿同时合并有面颅骨和颅底骨缝早闭,但 Apert 综合征和 Crouzon 综合征患儿的颅底和后颅窝存在解剖学差异[89]。Apert 综合征患儿的蝶枕缝、岩枕裂和枕部软骨结合在出生后 12~48 个月融合,但 Crouzon 综合征患儿通常在出生后 1 年内融合。Apert 综合征患儿的后颅窝容积较Crouzon 综合征患儿更大[65-67,90,91]。因此,患儿出生后 6 个月内颅底骨缝的早期闭合对于 CM Ⅰ的形成至关重要,尽管出生时并不存在。颅缝早闭会导致这些患儿颈静脉孔狭窄,进而发生静脉压增高、静脉窦受压(包括横窦和乙状窦)、后颅窝结构拥挤和脑积水。

在复杂或综合征型颅缝早闭患者中,存在枕骨大孔狭小和以下颅底软骨联合的融合[50,9295]:①蝶枕软骨联合(Spheno-occipital synchondrosis,SOS):Apert 综合征、Crouzon 综合征和 Pfeiffer 综合征患者 SOS 会发生过早融合[52,96];②枕骨内联合(intraoccipital synchondrosis,IOS):Crouzon 综合征、Pfeiffer 综合征和 Apert 综合征患者 IOS 会发生过早融合[50,70,71,92]。

Crouzon 综合征又称颅面骨发育不良,由法国神经外科医生 Octave Crouzon(1874—1938)于 1912 年命名,是一种常染色体显性遗传病,患病率为 1/50 000~1/25 000,其特征是冠状缝早期骨化闭合造成的短头畸形[97]。众所周知,这是最常见的综合征型颅缝早闭,随后会进展为其他颅缝早闭[22]。病因学方面,Crouzon 综合征患者出现 CM Ⅰ 的原因可能是双侧冠状缝、人字缝和矢状缝过早闭合(出生后 6~21 个月),以及 FGFR2 基因突变[22,44]。根据 Jong、Francis 及 Cinalli 等的报道,CM Ⅰ 在 Crouzon 综合征患者中的发病率分别为 32%、50% 和 73%[11,22,28]。由于颅盖骨和颅底骨缝在出生后 1 年内过早多发闭合,绝大多数颅缝早闭合并 CM Ⅰ 的患者可表现为头形异常、眼突、下颌突出、上颌发育不良、眼距过宽、呼吸道阻塞、精神发育迟滞、癫痫发作、胼胝体发育不全和脑室扩大等症状,而脑积水在此类患者中的发生率只有 50%,所有患者均未发现有并指畸形[22,24]。在 Crouzon 综合征患者中,脑积水和 CM Ⅰ 伴/不伴脊髓空洞的发生与后颅窝发育不良、人字缝早闭和颈静脉孔狭窄相关[22,28]。

CM Ⅰ 合并 Crouzon 综合征的外科治疗包括颅盖骨重建、伴/不伴后颅窝或枕骨大孔区减压术[34,56]。一般情况下,保守治疗只适用于无症状或伴有脊髓空洞症的 CM Ⅰ 患者[56,98,99]。另外,Strahle 等报道 CM Ⅰ 合并 Crouzon 综合征患者下疝的小脑扁桃体可通过单纯颅盖骨重建复位,而无须对后颅窝或枕骨大孔区进行减压[56,98,99]。此外,Strahle 等还强调术中需避免开放硬脑膜和切除 C₁ 后弓,因为静脉窦发育异常和静脉压力增高会导致静脉出血风险增高[56,98,99]。最后需要强调的是,所有 CM Ⅰ 患者需要针对 Crouzon 综合征进行相关检查,然后再考虑是否行后颅窝或 FM 减压术。

Apert 综合征又称尖头并指(趾)畸形综合征 Ⅰ 型,是最为常见的综合征型颅缝早闭,多为散在发病,双亲通常年龄较大,部分患者为常染色体显性遗传[100]。有文献报道,Apert 综合征患者冠状缝通常于出生后 5 个月左右闭合,矢状缝和人字缝则分别于出生后 51 个月和 60 个月左右闭合[22,90]。然而,Apert 综合征患者的矢状缝不会发生早闭,导致其后颅窝容积通常大于正常人[91]。Apert 综合征患者中 CM Ⅰ 的发病率仅为 2%~8%,增大的颅腔容积通常不会导致颅内压增高,但会导致脑室扩大[22,6567]。除了颅缝早闭,临床还可以发现 Apert 综合征患者会出现面中部发育不良、严重的四肢并指(趾)畸形、精神发育迟滞、胼胝体发育不全、脑室扩大,以及嗅球、边缘叶、灰质、白质等脑结构发育异常,而脑积水很少发生[101-104]。有趣的是,与 Crouzon 综合征患者相比,尽管 Apert 综合征患者存在严重的颅缝早闭,但人字缝早闭和 CM Ⅰ 的发生率很低,仅为 1.9%[22]。

Pfeiffer 综合征又称尖头并指(趾)畸形综合征 Ⅴ 型,可分为 3 种亚型:Ⅰ 型,为典型的常染色体显性遗传,表现为轻度的双侧冠状缝早闭、短头畸形、脑室扩大、眼距过宽、智力缺陷和轻度并指(趾)畸形;Ⅱ 型和 Ⅲ 型为散发性,表现为重度颅缝早闭合并突眼、脑积水、中枢神经系统功能障碍和先天性心脏病,通常预后较差[105,106]。Pfeiffer 综合征患者发生 CM Ⅰ 和脑积水归因于后颅窝发育不良和后脑(小脑、脑干)在 FM 受压。

Saethre-Chotzen 综合征又称尖头并指(趾)畸形综合征Ⅲ型,其特征为额缝、冠状缝及人字缝早闭导致的短头畸形、上颌骨发育不良、囟门晚闭、眼眶浅伴、前额扁平、面部发育不对称、前发际低[106]。临床也可表现为耳轮脚突出、脑回发育畸形、脑皮层萎缩和轻度并指(趾)畸形(仅累及第二、三指及第三、四趾),而智力缺陷相对罕见[24,106]。

Muenke 颅缝早闭又称 FGFR3 相关的冠状缝早闭,是一种罕见的常染色体显性遗传病,其特征为冠状缝早期闭合、上颌骨发育不良、眼距过宽、上睑下垂和轻度的精神发育迟滞,而脑发育畸形和脑室扩大非常罕见[24,106]。

Carpenter 综合征又称尖头并指(趾)畸形综合征Ⅱ型,是一种罕见的常染色体隐性遗传病,表现为尖头畸形、并指(趾)畸形、多指(趾)畸形、脑室扩大、胼胝体发育不全、精神发育迟滞、性腺发育不良和肥胖[106]。

CM Ⅰ 也见于 Seckel 综合征、Antley-Bixler 综合征、Shprintzen-Goldberg 综合征和合并人字缝早闭的非综合征型复杂颅缝早闭[82-84]。类似地,CM Ⅰ 和脑积水也可发生于 Kleeblattschädel 综合征或三叶草头畸形颅缝早闭重建术后。大多数此类患者为多颅缝早闭,表现为综合征型颅缝早闭或非综合征型颅缝早闭,均累及颅骨后部。

CM Ⅰ 合并非综合征型单颅缝早闭罕见,发生率约为 5.6%[5,21,54]。有趣的是,CM Ⅰ 合并颅骨前部非综合征型单颅缝早闭发病率较高,如尖头畸形[79]。矢状缝早闭患者中 CM Ⅰ 的发病率高于冠状缝早闭患者,这可能与其是最常见的颅缝早闭类型有关[54]。非综合征型单矢状缝早闭患者发生CM Ⅰ 的机制可能与矢状缝闭合后颅骨的代偿性生长有关,头围的增大导致颅脑比例失调;或者与矢状缝早闭和 CM Ⅰ 共同潜在基因突变相关[55]。Leikola 等发现非综合征型额缝早闭和 CM Ⅰ 不相关,但 Tubbs 等提出此类患者中 CM Ⅰ 的发病率高达 30%[21,54]。

胚胎学上,颅盖骨约在胚胎期第 5 个月开始发育,而后部的颅骨在新生儿期开始发育[32]。解剖学上,人字缝分别和矢状缝后部、同侧顶乳缝、同侧枕乳缝相连接[32]。后囟门是人字缝和矢状缝的连接部,出生后不久即闭合[32]。然而,在出生后最初的 3 个月,人字缝的发育最快,这和婴儿期小脑的生长发育有关[22,32]。

累及单侧/双侧人字缝的颅缝早闭并不常见,约占所有颅缝早闭患者的 1%~5%[14,32]。单侧的人字缝早闭可造成后斜头畸形,通常由姿势问题造成,被称为姿势性斜头畸形[12]。影像学上可观察到同侧枕骨扁平、对侧顶骨和额骨代偿性隆起、单侧后颅窝狭小和耳部向后下方移位,从而造成头部后方比前方更宽,呈梯形改变[12,14,32,107]。另外,在所有的人字缝早闭患者中,约有 15% 的患者为双侧早闭。这可以在尖头畸形或综合征型颅缝早闭(包括 Apert 综合征、Pfeiffer 综合征)患者中观察到,表现为枕骨不发育造成的整个枕骨区域宽扁、后颅窝狭小,以及前囟代偿性生长、颅顶拉伸延长及双耳向前下移位。

临床实践中,人字缝早闭主要是基于体格检查诊断,三维 CT 有助于该病的确诊[32,60]。手术干预的目的是增加颅腔容积以保证脑部发育,并使颅骨形状恢复正常[32]。如果出现颅内压增高、CM Ⅰ 或颅骨畸形相关的临床症状,则必须考虑立即进行手术干预[32]。目前普遍认为颅缝早闭手术矫正的最佳年龄为 10~12 个月,以防止术后复发[32]。因此,此类患者术前有必要行 MRI 检查,以排除是否合并CM Ⅰ[60]。手术方面,目前已有多种技术应用于人字缝早闭矫正术,枕骨前移技术为此类患者提供了最佳治疗效果[111,112]。于颅盖骨后部上方摘除一个大骨瓣,再于颅盖骨后部下方摘除另一个骨瓣,原位旋转 180°，上方的骨瓣反转用于矫正畸形。

矢状缝早闭的特征性表现为颅骨凸面形态丧失导致的颅盖骨狭窄、额枕部隆起及顶部扁平，即舟状头[12]。这是最常见的颅缝早闭类型，占所有病例的 40%~60%。其中 80% 为单纯的矢状缝早闭，男性发病率较女性高，可能是雄激素对颅缝融合有促进作用[14]。在此类患者中，颅骨在未闭合的冠状缝、额缝和人字缝处生长，导致额部隆突伴眼距过窄[14]。

CM Ⅰ 通常与综合征型颅缝早闭相关，有少量文献报道非综合征型颅缝早闭也可合并 CM Ⅰ[56]。矢状缝早闭患者发生 CM Ⅰ 的可能机制包括：①矢状缝早闭导致垂直于矢状缝轴线的冠状缝和人字缝代偿性生长，进而造成小脑幕和窦汇下移、后颅窝容积减小，最终形成 CM Ⅰ；②矢状缝早闭导致颅脑发育不均衡，ICV 过小不能满足脑组织发育；③矢状缝早闭和 CM Ⅰ 的遗传学病因提示矢状缝早闭患者后期有发生 CM Ⅰ 的风险[55]。临床上，此类患者表现为颈静脉孔狭窄和（或）脑积水造成的颅内压增高或静脉压增高的症状或体征。CM Ⅰ 合并矢状缝早闭通常发生于婴儿，治疗以幕上颅穹窿扩大成形术伴/不伴后颅窝或枕骨大孔区减压术为主。

冠状缝早闭与颅盖骨在垂直于冠状缝的前后方向生长受到限制和垂直于矢状缝方向的顶骨代偿性过度生长有关[12]。单侧冠状缝早闭又称前斜头畸形，在所有的颅缝早闭患者中发生率约为 20%~30%，表现为同侧前颅底骨质菲薄、对侧额骨增厚和面部不对称，以及同侧眼眶顶壁/侧壁和蝶骨小翼升高所造成的"小丑样外貌"[12]。另外，双侧冠状缝早闭，称为短头畸形，可发生于综合征型颅缝早闭，如 Pfeiffer 综合征、Apert 综合征和 Crouzon 综合征，以颅骨前后方向发育受限、前颅窝缩短、双侧顶骨增宽、双侧"小丑眼"畸形和眼距增宽为特征[12]。临床上，由于冠状缝早闭通常累及颅底，因此较其他类型颅缝早闭更多累及颅面部外观，并可伴有斜视、弱视和散光[14]。

胚胎学上，额缝可在妊娠中期观察到，这与其他颅缝有所不同。额缝于妊娠晚期开始闭合，通常于出生后第 9 个月闭合完全[14]。额缝早闭又称三角头畸形，特征为突出的颅骨脊，也称作"欧米伽形凹痕"。其他特征还包括前颅窝狭小、眼距过宽、筛骨发育不全、额骨受限导致的顶枕部骨质增厚，以及眼眶向上倾斜[12]。额缝早闭在所有颅缝早闭中占比<10%，其中 2/3 为单纯的额缝早闭，另外 1/3 见于合并脑发育异常的综合征型颅缝早闭。男性较女性更多见，可能是由于雄激素可促进颅缝骨化闭合[12]。

颅缝早闭所表现出的特征（如下文所属）根据累及颅缝的不同而有所差异，其通常是临床综合征的一部分[12]。除了颅缝早闭，通常还合并其他结构或功能的异常[12]。

全颅缝早闭，即三叶草头畸形，是颅缝早闭最常见，也是最严重的一种类型[12]。其特征是所有颅骨骨缝过早闭合，包括矢状缝、冠状缝及人字缝，导致颅骨颞部隆起、突眼，并累及第 Ⅱ 对和第 Ⅷ 对颅神经[12]。

Z 型颅缝早闭的特点是单侧冠状缝、对侧人字缝，以及位于这两缝之间的矢状缝过早闭合。

"奔驰"型颅缝早闭又称前尖头畸形，特征为矢状缝和人字缝早闭，后方颅骨的高度及宽度减小，以及枕部扁平[12,14,113]。其中 2/3 的患者合并 CM Ⅰ，表现为脊髓空洞或呼吸暂停等严重神经系统症状，需要手术减压治疗[113]。这些患儿通常在 8~10 个月时接受颅穹窿后部的重建术。手术的主要目的是将矢状面延长，同时扩大和抬高颅后部分，以解决高颅压和美观问题[32,112]。枕骨大孔通常随着 CM Ⅰ 的进展同步增大[32]。因此，此类患者术前需行 MRI 检查，推荐 CM Ⅰ 患者行夜间睡眠研究和脊柱 MRI 评估是否合并中枢性睡眠呼吸暂停和脊髓空洞。

　　额脊通常被认为是额缝闭合的一种正常变异,大约有 5% 的正常婴儿在出生后 18 个月以内发生额脊,因此将正常变异和额缝早闭相区分非常重要[12,114]。有额脊的婴儿不具有上述额缝早闭的特征[12,114]。有研究报道,儿童中 CM Ⅰ合并额脊形成是由前颅窝容积减小引起的[21]。

　　姿势性斜头畸形通常是婴儿睡眠时头部偏向一侧所致的枕骨不对称、单侧扁平[12]。重要的是,人字缝处于未闭合状态。与需要手术干预的人字缝早闭不同,姿势性斜头畸形通常保守治疗[12]。然而,姿势性斜头畸形很少与后天 CM Ⅰ相关,这可能和胎儿脑积水、枕骨发育不全和后颅窝容积减小有关[7,22]。有文献报道,此类患者在接受颅顶骨重建后,扁桃体位置可逐渐上升,CM Ⅰ也可缓解,但会造成部分患者后颅窝容积相较于颅内容积增大[115,116]。

　　骨硬化症是一种常染色体隐性遗传病,其特点是破骨细胞的骨吸收功能障碍,导致颅骨和颅底(包括颅底孔道)过度骨沉积及骨增厚,造成多种颅骨和颅内病变的临床症状[117,118]。此病很少发生于颅缝早闭合并 CM Ⅰ患者[72,73,118,119]。临床上,骨硬化症患者有骨骼脆弱、造血功能障碍和颅神经卡压症状(第Ⅱ、Ⅳ、Ⅶ和Ⅷ对颅神经)[120-123]。在治疗骨硬化症合并颅缝早闭和 CM Ⅰ时,要首先对后颅窝进行减压[119]。

三、脑干和小脑先天性发育异常

　　颅缝早闭合并 CM Ⅰ的患者可合并各种脑发育异常,如透明隔/胼胝体发育不全、脑室扩大、颞叶发育不全和脑血管畸形等[5,11]。影像学上可发现脑干拉伸变得细长、中脑顶盖呈喙形及小脑幕受压呈垂直向[27]。在颅缝早闭患者中,脑干和小脑先天发育异常在 CM Ⅰ发生、发展中的影响仍有争议[22]。

四、脑室扩大和脑积水

　　脑室扩大和脑积水在非综合征型单颅缝早闭(如矢状缝早闭)患者中极为罕见,但在综合征型多颅缝早闭中较为常见[25,81,124,125]。颅缝早闭合并脑积水的概率为 0.14%~12%(表 20.1)[6,28,81,124-129]。Cinalli 和 Sainte-Rose 报道的 1387 例颅缝早闭患者中只有 2 例出现脑室扩大[81]。Collmann 等随后报道 300 例颅缝早闭患者中有 30 例合并脑室扩大,其中只有 1 例合并 CM Ⅰ[124]。在合并脑积水的颅缝早闭患儿中多数患有 CM Ⅰ,这种高发病率表明脑积水和 CM Ⅰ之间存在一定关联[4,5,22,81,124]。有研究表明,脑室扩大和脑积水的发生可能是由后颅窝内容物拥挤、脑脊液循环在枕骨大孔区的机械性梗阻及由颈静脉孔狭窄引起的静脉压增高导致的[25,28,81,124]。

表 20.1　综合征型颅缝早闭患者合并脑室扩大/脑积水的比例(%)

作者,年份[文献号]	Crouzon 综合征	Apert 综合征	Pfeiffer 综合征
Noetzel 等,1985[128]	33%(17%)	NS	0%(40%)
Murovic 等,1993[127]	NS	48%(12%)	NS
Hanieh & David,1993[126]	NS	92%(8%)	NS
Moore & Hanieh,1994[6]	NS	NS	27%(64%)
Proudman 等,1995[125]	63%(9%)	NS	NS

续表

作者,年份[文献号]	Crouzon 综合征	Apert 综合征	Pfeiffer 综合征
Renier 等,1996[129]	NS	35%(8%)	NS
Cinalli 等,1998[81]	16%(26%)	NS	0%(28%)
Collmann 等,2005[124]	35%(16%)	67%(4%)	20%(60%)

NS:未描述

临床中,颅缝早闭患者合并 CM Ⅰ的症状和体征根据小脑扁桃体下疝和脑干受压程度的不同有所差异[4]。此外,颅缝早闭合并 CM Ⅰ的患者有 1/3 同时患有脊髓空洞症[5]。因此,有必要在此类患者中有针对性地行脑/脊髓 MRI 检查。

手术方面,内镜下第三脑室造瘘术可用于治疗颅缝早闭合并的脑积水,脑室-腹腔分流(ventriculoperitoneal, VP)是最常用的术式[55,130]。有文献报道,对于此类患者行后颅窝或枕骨大孔区减压术通常不能恢复正常的脑脊液循环[124]。另外,脑室扩大和脑积水在 Apert 综合征中通常为非进展性,宜采取保守治疗。

五、静脉压增高

病理生理学方面,脑脊液吸收障碍可能是 CM Ⅰ的病因,这和脑脊液压力与矢状窦静脉压力差的异常有关[5]。颈静脉孔狭窄导致的静脉压增高、侧支循环障碍、脑组织顺应性降低,以及 FGFR2/FGFR3 突变均与脑脊液压力增高有关[131]。

六、颅内压增高

在颅缝早闭的患儿中,可观察到由于颅腔容积减小导致的颅内压增高,这取决于累及的颅缝数量[132]。在 50% 的综合征型多颅缝早闭患者中合并颅内压增高,而只有 20% 的非综合征型单颅缝早闭患者合并颅内压增高(表 20.2)[30,132-135]。然而,在一部分颅腔容积正常的颅缝早闭患者中,也可观察到颅内压增高,这可能是由脑脊液循环障碍、脑积水、上呼吸道阻塞或静脉引流障碍所致的颅内静脉充血造成的[4,135]。Thompson 等认为累及中线颅缝(如矢状缝、人字缝)的儿童颅缝早闭更易合并颅内压增高,因为相比单纯累及冠状缝的颅缝早闭,此类患者的脑脊液循环可因上矢状窦受压更易出现脑脊液吸收障碍[135]。有趣的是,由于连续的脑搏动,在患有颅缝早闭症的婴幼儿中,其早闭颅缝(冠状缝或人字缝)下的蛛网膜下腔也会扩张[135]。

表 20.2　综合征型颅缝早闭合并颅内压增高的比例(%)

作者,年份[文献号]	Crouzon 综合征	Apert 综合征	Pfeiffer 综合征
Renier 等,1982[133]	100%	50%	NS
Thompson 等,1995[135]	65%	38%	60%
Taylor 等,2001[30]	50%	71%	75%
Tamburrini 等,2004[134]	100%	100%	67%

NS:未描述

临床中,颅缝早闭患者合并颅内压增高最常见的非特异性症状和体征包括头痛、恶心、呕吐、易怒、前囟门膨隆、视神经乳头水肿、视神经萎缩、失明、嗜睡、淡漠、营养不良及智力障碍等[4,136]。可利用视觉诱发电位检测此类患者早期的颅内压增高[4]。

第四节　自然病史

Cinalli 报道 2/3 的 CM Ⅰ患者可能终生无症状,1/3 进展为有症状[22]。2008 年,Novegno 报道 22 例 CM Ⅰ患者中有 13 例在随访期无症状、4 例症状加重、1 例症状完全自发消失、3 例症状缓解[8]。Aitken 随后报道 55 例 CM Ⅰ患者中有 19 例为无症状,其中只有 4 例进展出现新的神经功能缺损症状[31]。Massimi 也报道了 16 例无症状 CM Ⅰ患儿,其中多数症状稳定,只有 3 人出现新的神经症状,随访中发现 1 例患者的小脑扁桃体影像学复位[36]。同样,Saletti 报道 65 例患者中有 58% 的患者表现为无症状[137]。

第五节　影像学检查

临床检查是评估 CM Ⅰ和颅缝早闭患者的第一步,而所有颅缝早闭患者的典型表现为颅骨形状异常。影像学检查包括超声、X 射线、CT 三维重建、MRI、CT 或 MRI 静脉造影、动脉造影以及核医学脑成像,这些检查对患者的正确诊断、手术干预和随访都很有必要[14,22]。

一、超声

超声是一种无辐射检查,是诊断 1 岁以下婴儿颅缝早闭的最佳选择[138]。一项关于颅缝早闭症患者的超声研究发现:①在高回声颅骨结构之间的低回声缝隙消失;②颅缝内缘不规则增厚;③颅缝附近斜切的骨边缘消失;④囟门不对称[138]。

二、X 射线

颅骨 X 射线检查适用于绝大多数颅缝早闭患者。X 射线上可观察到颅缝周围骨硬化、颅骨间桥接或颅缝消失,以及继发的颅内压增高的继发征象,病情严重的患者可观察到"压实的铜板样外观"。

三、计算机断层扫描

目前,3D-CT 是准确诊断和治疗颅缝早闭的主要放射学检查,特别是综合征型颅缝早闭和多颅缝早闭[12]。

四、磁共振成像

如前所述,对于颅缝早闭患儿,MRI 联合超声检查是诊断颅缝早闭患儿相关的先天性脑发育异常

（如 CM Ⅰ 和脑积水）及确诊颅缝早闭的最佳方案。因此，临床上在对颅缝早闭患儿进行手术干预前，MRI 只推荐用于综合征型颅缝早闭、伴有人字缝早闭或双侧冠状缝早闭的患者[57,61]。MRI 是评价 CM Ⅰ 伴颅缝早闭患者的金标准。最近，Eley 等提出一种新的 3D MRI 技术（black bone MRI）用于识别发生早闭的颅缝[140]。因此，3D MRI 有望在未来成为颅骨 X 射线和 3D CT 的替代品。

五、计算机断层扫描或磁共振成像的动/静脉血管成像

建议术前对综合征型颅缝早闭和（或）脑积水的患者行 MRI 血管造影以明确后颅窝的静脉循环情况，因为此类患者很可能合并有静脉异常[22]。

第六节　CM Ⅰ 合并颅缝早闭的手术治疗

现在普遍认为，对于有症状或由于颅颈交界区枕骨大孔水平的脑脊液循环障碍引起脊髓空洞症的 CM Ⅰ 患者，后颅窝或枕骨大孔区减压是可取的[141,142]。然而，对于颅缝早闭患者合并 CM Ⅰ 的治疗仍有争议[4]。对于 CM Ⅰ 合并颅缝早闭患者，临床表现、放射学检查及初诊年龄对于治疗的选择非常重要。许多学者建议在颅缝早闭矫正前先行后颅窝或枕骨大孔区减压术，认为这是所有 CM Ⅰ 合并颅缝早闭患者的首选治疗方法[5,143,144]。对于 CM Ⅰ 合并颅缝早闭的治疗，目前尚未达成共识。一些作者建议对于 1 岁以内的颅缝早闭患者，可在矫正手术的同时进行预防性减压手术[22,56,81,98,99]，但也有其他学者认为幕上颅骨得到矫正扩张后可使获得性 CM Ⅰ 得到缓解[145]。因此，并不是所有的颅缝早闭患者都需要同时行减压手术。但是，一些学者建议颅缝早闭患者应首先行颅穹窿重建手术，以防止 CM Ⅰ 进一步进展[5,25]。

一种后颅窝重建术和枕下减压术的联合术式已被建议用于治疗 CM Ⅰ 伴有枕骨大孔区重度拥挤的新生儿[80]。手术时，患者取俯卧位，颈部屈曲，翻开头皮皮瓣暴露枕骨大孔，去除顶骨和枕骨后于硬膜外开放后颅窝，最后将枕骨碎片复位[80]。需要注意的是，由于侧支循环的存在，在枕骨大孔区水平进行剥离组织时有发生大出血的风险。

重要的是，如果颅缝早闭患者合并 CM Ⅰ 的同时存在脑积水，则应在 CM Ⅰ 减压或颅缝早闭矫正前先解决脑积水引起的颅内压增高。在此类患者中，脑积水应首先处理，ETV 可作为脑室–腹腔分流术的有效替代治疗手段[146]。另一方面，对于没有合并脑室扩大或脑积水的患儿，应考虑在出生后的前几年行颅穹窿扩张术[147]。在进行颅穹窿重建前，应仔细考虑针对脑积水先行分流术或 ETV，预防术后出现脑积水和颅内压增高进一步加重[25]。部分颅缝早闭患儿在颅穹窿重建后可出现脑室扩大[81]。通常情况下，如果脑积水与 CM Ⅰ 及颅缝早闭同时存在，应优先考虑治疗脑积水[148]。与脑室–腹腔分流术相比，ETV 具有更低的颅骨生长障碍和感染风险，可用于颅穹窿重建和枕下减压术前脑积水的治疗[25]。但是，Di Rocco 认为对于颅缝早闭合并颅脑发育不对称的患者，不建议早期处理脑积水，因为放置脑脊液分流装置可能会进一步加重颅骨生长发育障碍。建议对于此类患者行后颅穹窿扩张术，同时行/不行后颅窝减压术，不行脑室–腹腔分流术[77]。毋庸置疑，狭颅症合并 CM Ⅰ 和脑积水存在颅内压增高，此类患儿预后普遍较差[149]。

特别是涉及人字缝早闭时，应考虑行枕骨颅穹窿扩张术和后颅窝扩大成形术，以降低硬脑膜窦的

压力。如果存在 CM Ⅰ，则可考虑行枕下减压，不用行硬脑膜成形术[65,67]。在各种后颅穹窿扩大的术式中，游离骨瓣是新生儿的首选术式，此术式可避免从硬脑膜窦上剥离颅骨，且技术难度相对较小[65,67]。

　　一般情况下，颅骨畸形行矫正手术需要俯卧位拉伸颈部，这在颅缝早闭患者中属于禁忌，特别是在合并 CM Ⅰ的情况下[22]。建议对此类患者行"阶段性"畸形修复，因为在"改良俯卧位"下进行手术，过度拉伸颈部可能会压迫脊髓和脑干[143,150]。此外，有研究表明在行前颅重建前先行后颅重建，有助于预防术后颅内压增高[22]。

　　对于在出生后的第一年诊断为 CM Ⅰ而无症状的颅缝早闭患者，可选择保守治疗。如果在第一年出现临床症状，则应考虑行后颅窝减压术伴/不伴硬脑膜成形术[22]。最近，有学者建议仅对有症状或伴有脊髓空洞症的患者行后颅窝或枕骨大孔区减压术，因为颅穹窿重建后，CM Ⅰ有可能自发缓解[25]。因此，对于无症状 CM Ⅰ伴非综合征型单颅缝早闭的患者，唯一的治疗方法应该是颅穹窿重建术，而非枕下减压术[25,72,73]。Levitt 报道了 1 例综合征型多颅缝早闭合并 CM Ⅰ和颈髓空洞症的患者，仅接受后颅穹窿重建矫正手术治疗[34]。正如预期，对于颅缝早闭合并 CM Ⅰ的患者，枕后颅穹窿扩张术比额眶前移术更能有效地缓解高颅压[22,72,73]。遗憾的是，颅缝早闭合并 CM Ⅰ的患者治疗复杂，如果没有采用正确的治疗方法，可能会导致治疗失败，甚至导致临床症状进一步恶化[77]。

第七节　结　果

　　综合征型多颅缝早闭的早期治疗对于避免 CM Ⅰ的发展和颅高压风险非常重要。Da Costa 报道颅缝早闭患者可能合并中枢神经系统损伤的风险，并伴有颅内压增高、脑积水及脑发育畸形等认知功能障碍[151]。即使是非综合征型的单颅缝早闭患者也可能伴有轻度的精神心理障碍[152,153]。然而，与非综合征型单颅缝早闭或正常人群相比，综合征型多颅缝早闭患者出现神经认知功能发育障碍的概率更高[7,151]。人们希望颅骨扩张术可快速改善 CM Ⅰ合并颅缝早闭患儿的智力和行为障碍[154-156]。最近的一项研究表明，颅骨重建术对于颅缝早闭伴 CM Ⅰ患儿的精神心理发育有益[4]。毫无疑问，手术干预不能治愈此类疾病，但适当的治疗可缓解颅缝早闭合并 CM Ⅰ患者的神经认知症状[4]。

第八节　总　结

　　综合征型多颅缝早闭以人字缝和颅底软骨联合早期骨化融合为特征，CM Ⅰ是综合征型多颅缝早闭（包括 Crouzon 综合征）患者出生后前 2 年的一种常见合并症[22]。如今，同期或分期行颅穹窿重建术和枕下减压术是目前治疗颅缝早闭合并 CM Ⅰ的标准疗法[80]。然而，目前普遍认为对于颅缝早闭合并 CM Ⅰ的患者，在行枕下减压术前应先行颅穹窿扩张或重建术[5]。未来仍需要进一步研究。

第二十一章 Chiari 畸形 I 型的流行病学

John D. Heiss, Davis P. Argersinger

第一节 引 言

流行病学被定义为"一个研究疾病和其他与健康相关因素的发生率、分布、可能的防治措施的医学分支"[1]。因此,确定 CM I的发病率和分布,取决于人们用来描述 CM I这个"疾病"特征的标准。疾病可以定义为"人类、动物或植物的结构或功能紊乱,尤其是产生特定症状或影响特定部位,而不单纯指直接的物理损伤"[2]。根据这个定义,我们可以简单地将 CM I这一疾病描述为 MRI 所见的后颅窝结构紊乱,并可以表现出特定的症状。另一方面,由于 CM I的流行病学尚不完善,我们可以从以下两个方面来看 CM I的流行病学:①仅凭典型的 MRI 特征;②MRI 特征伴随着特定的临床标准。这种双管齐下的方法不会排除目前无症状但 MRI 表现为 CM I的患者(偶发的 CM I),纵向评估后这些患者后期可能发展为具有典型症状的 CM I。此外,比较症状性和无症状 CM 患者的主要决定因素能够揭示可能触发症状性 CM I发作的环境因素。最终目标是设计干预措施,以减少人群中症状性 CM I的发生[3]。

第二节 罕见疾病的流行病学

有几种方法可以测量一种疾病(如 CM I)在人群中的发生频率[4]。CM I的发病率是指某时期内某人群中新增病例数除以该时期内暴露人口数。累积发病率是指特定时间段内新增 CM I的人群比例。期间患病率是指特定时间段内一个稳定人群中患 CM I人群的比例。时点患病率是指在一个特定时间点上某人群中患 CM I的人群比例。终身患病率是用来衡量当前患 CM I和既往患过 CM I的病例数,包括那些接受治疗的病例[4]。CM I的病死率是指由 CM I导致的死亡人数在 CM I患者人数中的比例。

症状性 CM I 似乎很少见[5]。在美国,一种罕见病(或孤儿病)的患病率通常被认为低于 200 000 人[6]。罕见病的研究通常没有足够大的患者群体,以致无法确定疾病的发生率和患病率[7]。大多数罕见病无区域和政治界线。在被认为是罕见病的 7000 多种疾病中,大多数是有遗传性的,但也有许多疾病是后天获得的,与环境因素有关[7]。罕见病的表现通常因患者而异[7]。延迟确诊在 CM I 和其他罕见病的患者中很常见[8]。

第三节 Chiari 畸形 I 型的患病率

在北加利福尼亚州进行了一项基于人群的回顾性队列研究,该研究是在 2 年期间(1997 年 1 月—1998 年 12 月)通过查找放射学报告中的 CM I 诊断进行的[9]。临床随访时间为(6.4±4.1)年。在北加利福尼亚州凯萨市总人口数为 741 815 名的 20 岁以下儿童中(一项医疗保险计划),有 5248 名儿童 (0.71%)在 2 年内进行了头和脊柱 MRI 扫描。CM Ⅰ的影像学诊断要求扁桃体异位≥5.0 mm。在接受 MRI 扫描的 5248 名儿童中,有 51 名影像学诊断为 CM Ⅰ,其下疝范围为 5.0~32 mm(中位数: 7.0 mm)。既往诊断为 CM Ⅰ的患者显然没有被排除在评估之外,因此无法确定该儿童群体中影像学诊断 CM Ⅰ的发病率。该研究反而测量了 2 年间的期间患病率,为 0.0068%(0.68/10 000)。影像学诊断为 CM Ⅰ的 51 名儿童中,有 32 名是症状性的。最常见的症状是头痛、颈部疼痛、眩晕、感觉改变和共济失调或协调不良。因此,2 年期间症状性 CM Ⅰ在儿童群体中的期间患病率为 0.0043%(每 10 000 人中有 0.43 人)。51 例影像学表现为 CM Ⅰ的儿童中,有 6 例合并脊髓空洞症,因此 CM Ⅰ合并脊髓空洞症的期间患病率为 0.00081%(0.81/100 000)。6 例脊髓空洞症患儿中,有 5 例接受了外科手术减压,手术后空洞明显减小。只有 3 名无脊髓空洞症的 CM Ⅰ儿童进行了枕下减压手术,这最初缓解了他们每天顽固性的头痛,尽管有 1 名患儿在手术后 1 年头痛开始复发。随访期间,最初无症状的 19 例患者中有 4 例出现症状,其中 3 例出现头痛,2 例出现震颤和协调不良[9]。随访期间未出现脊髓空洞症病例。有趣的是,在这扁桃体异位 2~4 mm 的 19 例患者中,头痛有 14 例,表现为严重头痛 3 例,枕部头痛 2 例,Valsalva 相关头痛 1 例。毫无疑问,儿童人群中影像学诊断为 CM Ⅰ的真实期间患病率高于上述数字,因为整个人群没有进行 MRI 扫描,而只是出现症状的一部分人群进行了头部或颈部 MRI 扫描。此外,既往无症状患者出现症状表明,症状性 CM Ⅰ的期间患病率会随着观察期的延长而升高。最后,本研究中的患病率不包括既往接受过治疗的 CM Ⅰ患者。

Aitken 等的研究证实了临床医生的普遍认知,即单纯通过影像学标准诊断出的 CM Ⅰ患病率明显高于通过影像学标准并有典型临床体征和症状的患病率[9]。该研究中,CM Ⅰ的影像学诊断定义为扁桃体异位≥5.0 mm[9]。基于扁桃体异位程度进行的研究表明,小脑扁桃体的正常边界($\bar{x}\pm2\sigma$)随年龄的增长而上升,因此扁桃体异位程度在 0~10 岁<6.0 mm,10~30 岁<5.0 mm,40 岁以上 <4.0 mm[10]。使用这个标准,儿童 CM Ⅰ的期间患病率将低于 Aitken 的研究报告,因为在出生后的前 10 年中,扁桃体异位 5.0~5.9 mm 的儿童将被认为是正常而非 CM Ⅰ。

在一项关于儿童脑和脊柱影像学上偶然发现的研究中,Maher 和 Piatt 报告称,根据扁桃体异位≥5.0 mm 的影像学标准,接受脑或颈椎 MRI 检查的儿童中有 3.6% 患有 CM Ⅰ[11]。但是,儿童中 CM Ⅰ的患病率实际上很可能低于本研究报告的数字,因为儿童人群中正常扁桃体异位的临界值更大 (≥6.0 mm),如上所述。

在排除患有后颅窝疾病、幕上肿瘤、脑积水、颅内压增高以及弥漫性或局灶性萎缩的患者之后,Mikulis 等对 221 名随机选择的门诊患者(年龄范围:5 个月至 89 岁)进行了研究。该人群中扁桃体异位的正常上限值(比平均值高 2 个标准差)在年轻人中稍大于老年人[10]。假设小脑扁桃体相对于枕骨大孔的位置呈正态分布,有约 2.3% 的门诊患者将超过平均值 2 个标准差的阈值。相比之下,如果应用高于平均值 3 个标准差作为上限值,则只有 0.14% 的人群超出此范围。将这个比平均值高出 3 个标准差的更严格的标准应用于 Mikulis 报告的数据,结果与 2 个标准差阈值相似,扁桃体异位的上限在第一个 10 年是 8.0 mm,在第 2~8 个 10 年是 5.0 mm[10]。这项研究没有报道扁桃体异位的患者是否患有与 CM Ⅰ相关的症状。扁桃体异位 5.0 mm 这个阈值,与既往研究中确定的 CM Ⅰ诊断阈值相对应[12]。

MRI 结果符合 CM Ⅰ诊断的人群比例远远超过症状性 CM Ⅰ人群比例。一项研究发现,有 0.9% 的接受脑 MRI 检查的正常成年人的小脑扁桃体下疝超过枕骨大孔下方 5.0 mm(图 21.1)[13-15]。有

CM Ⅰ的 MRI 表现但无症状的患者被诊断为"偶发的 Chiari 畸形Ⅰ型"。当有症状而非正常受试者进行 MRI 扫描时,得到与正常受试者相似的 CM Ⅰ影像学结果,其常被认为是症状的原因。一项针对22 000 多名住院患者的回顾性研究发现,只有 14%的影像学表现为 CM Ⅰ的患者无临床症状[16]。在另一项回顾性研究中,68 例影像学表现为 CM Ⅰ的患者中,有 30%的患者无症状。然而,在这项研究中,很明显扁桃体异位的程度与症状的产生相关,因为下疝>12mm 总是与症状相关[14]。在一项研究中,症状性 CM Ⅰ患者扁桃体异位平均值为 13mm,尽管据报道症状性扁桃体异位只有 3.0 mm[12]。扁桃体异位程度较轻的患者,其症状可与小脑扁桃体后方的脑脊液间隙变窄、小脑扁桃体形状改变和(或)脊髓空洞症有关[17]。

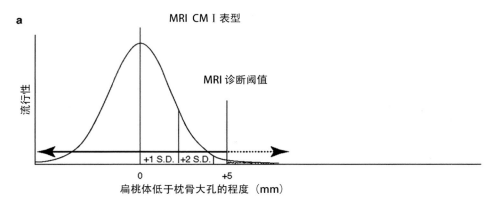

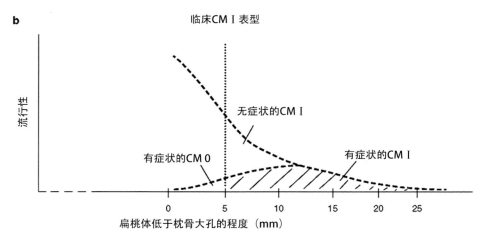

图 21.1 定义 CM Ⅰ的不同方法

在图 a 中,MRI 扫描诊断 CM Ⅰ的阈值通常为 5.0 mm,但是这一数值可以根据年龄的标准稍加修改。在图 b 中,症状性 CM Ⅰ患者的数量由曲线下方区域中的斜线表示。该图反映了几乎所有扁桃体异位>12 mm 的受试者都是有症状的。在正常成年人中,MRI 诊断 CM Ⅰ的患病率为 0.009 (0.9%)。症状性 CM Ⅰ在人群中的患病率尚不确定。基于临床文献报道的少数病例,症状性 Chiari 畸形 0 型的患病率可能很低。

CM Ⅰ在总体人群中的患病率尚不明确,可以通过将一个英国城市中的脊髓空洞症患病率(8.4/ 100 000)[18]乘以因 CM Ⅰ而患有脊髓空洞症患者的比例(估计约为 70%)[19],来估计与 CM Ⅰ相关的脊髓空洞症的患病率。由此可得出 CM Ⅰ相关的脊髓空洞症(CM Ⅰ合并脊髓空洞症)的患病率为5.9/100 000。同样的方法也适用于新西兰北部 130 万人的回顾性研究,该研究明确了 1961—2003 年间所有确诊的脊髓空洞症病例。2003 年，所有种族群体中脊髓空洞症的患病率为 8.2/100 000[20]，这与 40 年前的一个英国城市报道的 8.4/100 000 非常相似[18]。在新西兰，与 CM Ⅰ 有关的脊髓空洞症病例占 64.3%，使得 CM Ⅰ 合并脊髓空洞症的患病率为 5.4/100 000，这与 Brewis 的发现非常相似[18,20]。包括成人和儿童人群的这些患病率数值，远远高于 Aitken 及其同事报道的儿童 2 年期间患病率为 0.8/100 000[9]。CM Ⅰ 合并脊髓空洞症的患病率在儿童和总体人群之间存在的差异与以下观察结果一致：症状性 CM Ⅰ 和脊髓空洞症最常见于成年人[21]。

对 1965—2013 年儿童和成人 CM Ⅰ 手术系列的人口统计学、手术治疗和预后进行回顾性分析时，Arnautovic 等回顾了 145 个主要来自美国和欧洲的 CM Ⅰ 患者的手术系列研究[22]。在 145 个系列研究中，大多数发表在美国(67 个)，其次是英国(14 个)、意大利(11 个)、日本(8 个)、法国(8 个)、西班牙(5 个)、德国(5 个)、土耳其(5 个)、巴西(4 个)、中国(3 个)、加拿大(3 个)、印度(2 个)、波兰(2 个)、比利时(2 个)、俄罗斯(1 个)、波多黎各(1 个)、埃及(1 个)、爱尔兰(1 个)、澳大利亚(1 个)和沙特阿拉伯(1 个)。按各大陆发表的研究，关于 CM Ⅰ 研究分布如下：北美洲(49%)、欧洲(37%)、亚洲(10%)、南美洲(1%)、非洲(1%)和澳大利亚(1%)。报道的手术群体中位数为 31 例(范围：4 ~585 例)，平均研究时间为 10 年，包括总共 8605 例患者，其中成人 2351 例(27%)、儿童 2583 例(30%)和不详 3671 例(未报告性别，43%)[22]。成人群体中有 1608 例患者，其中女性 913 例(57%)、男性 543 例(34%)和性别不详 152 例(9%)。儿童群体中有 2302 例患者，其中女孩 635 例(28%)、男孩 578 例(25%)和性别不详 1089 例(47%)。总体而言，女性 CM Ⅰ 的发病率比男性高(分别为 57% 和 43%)。这些研究群体中，成人和儿童患者的中位年龄分别为 40.5 岁和 8 岁。该研究的 8605 位患者中，有 4144 例(48%)患有 CM Ⅰ 相关性脊髓空洞症。在成人群体中，脊髓空洞症的发生率为 20%~100%，在儿童群体中为 12%~100%[22]。成人群体中有 69% 患有脊髓空洞症，而儿童群体中有 40% 患有脊髓空洞症。这项研究报告的 CM Ⅰ 相关性脊髓空洞症的发生率与 Milhorat 及其同事报道的发生率类似，如下所述[17]。Arnautovic 等进行的综合研究结果最终支持了 Aitken 和 Milhorat 在早期研究报告中的观点[9,17]。Arnautovic 的报告显示，总体人群中 CM Ⅰ 的患病率为 0.5%~3.5%，在 MRI 研究中为 0.56%~0.77%，在脑解剖学研究中为 0.62%[22]。

Milhorat 的报告显示，在进行手术治疗的 CMⅠ患者中，有 65% 伴有脊髓空洞症[17]。所有 CMⅠ病例(合并脊髓空洞症的 CMⅠ和无脊髓空洞症的 CMⅠ)的患病率可以通过 CMⅠ合并脊髓空洞症的患病率除以 0.65 来计算。假设 CMⅠ合并脊髓空洞症的患病率为每 100 000 人 5.9 例，则估算 CMⅠ的患病率为每 100 000 人 9.1 例[18]。但是，根据 Aitken 的研究，很明显，症状性 CMⅠ合并脊髓空洞症的患者比没有脊髓空洞症的 CMⅠ患者更容易接受手术治疗。如果假设伴有脊髓空洞症的 CMⅠ患者只占症状性 CMⅠ病例的 19%，那么总体人群中症状性 CMⅠ的患病率估计约为 36/100 000[9]。

第四节　非遗传因素在 Chiari 畸形Ⅰ型发展中的作用

非遗传因素似乎会影响 CM Ⅰ 的发展。衡量非遗传因素对 CM Ⅰ 发展影响的传统方法是评估具有相同基因组 DNA 的兄弟姐妹(即同卵双胞胎或同卵三胞胎)，观察他们的扁桃体异位程度和症状学是否有差异。由于这些同卵兄弟姐妹具有相同的基因组 DNA 序列，因此表型差异可能与非遗传因素有关。第一个表型差异的例子是关于成人同卵三胞胎姐妹的报告,其中只有先证者符合诊断 CM Ⅰ 的影像学标准[23]。该报告中未给出先证者的扁桃体异位程度,但在文章图示的 MRI 中,其扁桃体异位程度似乎为 15~20 mm。在无症状的兄弟姐妹中,扁桃体异位 4.0 mm 和 2.5 mm 被认为是扁桃体异位的可变表达。作者认为,三胞胎在扁桃体异位中表现出 100% 的一致性和可变表达。然而,如果采用公认的 5.0 mm 扁桃体异位的阈值对三胞胎进行 CM Ⅰ 诊断,则只有一人被诊断为 CM Ⅰ,而另外两个则不受影响(图 21.2)[23-27]。尽管这三人具有相同的基因组 DNA 序列,但只有一人形成 CM Ⅰ。即使承认三胞胎每人都有一定程度的扁桃体异位,其异位程度的差异也很惊人,不能用他们相同的遗传基因组 DNA 来解释。在三胞胎的 MRI 扫描中,发现其小脑后方脑脊液间隙明显受压,很可能是他们共同的基因组序列导致了她们的后颅窝比正常人小。在这个例子中,出生前和出生后环境、营养和表观遗传因素对基因组 DNA 相同姐妹产生的影响,导致先证者出现 CM Ⅰ,而其他人的扁桃体下疝程度较轻[28]。

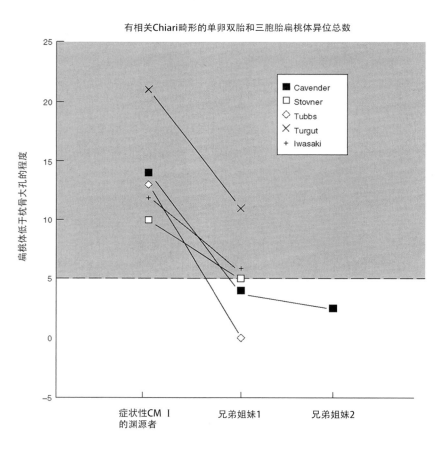

图 21.2　同卵双胞胎和三胞胎扁桃体异位的程度比较(这些报道来自有测量扁桃体异位程度的医学文献。所有先证者均表现出症状性 CM Ⅰ。他们的同卵兄弟姐妹的扁桃体异位程度较轻,也无症状,但 Tubbs 等报道的患症状性脊髓空洞症的兄弟姐妹 1 除外)

　　在另一份报告中,Stovner 等报道了同卵双胞胎姐妹,其扁桃体异位分别为 5.0 mm 和 10 mm。其中扁桃体异位 10 mm 的患者同时合并脊髓空洞症,并且她们的母亲有 8.0 mm 的扁桃体异位[25]。在另一项研究中,同卵双胞胎姐妹和其中之一的女儿均诊断为 CM Ⅰ。尽管报告中未给出扁桃体异位的具体值,但影像学检查显示这对双胞胎的扁桃体异位程度相似[29]。受累家庭成员均患有枕叶发育不良以及后颅窝结构过度拥挤,这表明枕叶发育不良是遗传性疾病,并且 CM Ⅰ 是由于后颅窝容积减少形成的[29]。

另一篇报道描述了患有脊髓空洞症的 11 岁同卵双胞胎男孩,明显看出了 CM Ⅰ 形成因素的复杂性。该双胞胎其中之一患有 CM Ⅰ,其扁桃体异位 13mm 且合并脊柱侧弯;另一个没有扁桃体异位(0mm),但存在下肢反射亢进、腿颤抖、脊髓空洞症、颅底凹陷和延髓闩部下移等[26]。回顾出生史发现,双胞胎中患有 CM Ⅰ 的为头先露,而另一个为臀先露。这对双胞胎均进行了后颅窝减压术和硬脑膜成形术,两者术后空洞直径减小且临床稳定。这对双胞胎均患有脊髓空洞症和后颅窝下半部异常发育的情况[26]。然而,无法用这对双胞胎的共同基因组 DNA 序列来解释他们的扁桃体异位程度的差异。

一个来自土耳其的关于 26 岁同卵双胞胎兄弟的报告,进一步证明了扁桃体异位的程度和症状在同卵双胞胎中存在差异。该先证者有头痛(咳嗽和 Valsalva 动作时加重)、步态不稳以及扁桃体 21mm 异位 6 年病史[27]。另一个无症状,扁桃体异位 11 mm。这对双胞胎影像学上 CM Ⅰ 是一致的,但症状却不相同。

Iwasaki 报道了一对同卵双胞胎,先证者在 16 岁开始出现左臂疼痛和麻木之前,有一个平静而健康的童年[24]。直到她 26 岁时,MRI 诊断为 CM Ⅰ(扁桃体异位 12mm)和颈胸段脊髓空洞症,症状已持续 10 年。另一无症状双胞胎的扁桃体异位 6.0 mm。回顾出生记录发现,患病的一个双胞胎是先出生的,当时存在脐带绕颈和新生儿窒息现象。相比之下,未患病的另一双胞胎出生时很顺利[24]。新生儿窒息是一个可能的非遗传因素,可能影响先证者 CM Ⅰ 和脊髓空洞症的形成,尽管这份报告指出她在其他方面发育正常[30]。

本章节和其他研究中已经用到了上述研究中确定的同卵双胞胎和三胞胎的表型差异,以证明环境因素在 CM Ⅰ 的形成中起着作用。大多数情况下,环境因素对 CM Ⅰ 等复杂疾病的影响机制尚不明确。最近,表观遗传学已经被用来解释同卵双胞胎之间的表型差异是如何随着年龄的增长而变得更加明显的。年龄相关的 5-甲基胞嘧啶 DNA 的含量和基因组分布的差异以及组蛋白乙酰化被认为是同卵双胞胎基因表达受到不同调控的原因[28]。已有人提出吸烟、体育锻炼和饮食等环境因素会影响表观遗传修饰,但也有人提出表观遗传改变只是正常衰老的一部分。Fraga 及其同事的报告显示,1/3 的同卵双胞胎在 DNA 甲基化和组蛋白修饰方面存在表观遗传学差异。同卵双胞胎之间的胎盘和羊膜囊的差异也被认为是造成同卵双胞胎表型不一致的原因之一[28]。

第五节　与 Chiari 畸形Ⅰ型发展相关的非遗传因素

一、性别

在来自美国和欧洲的报告中,成年 CM Ⅰ 患者通常以女性为主。在美国的一个 364 例症状性 CM Ⅰ(扁桃体疝至枕骨大孔下方超过 3.0 mm)患者队列研究中,女性 275 名(76%),男性 89 名(24%)。发病年龄为(24.9±15.8)年($\bar{x}\pm\sigma$)[17]。在对 145 个外科手术系列的回顾性研究中,Arnautovic 等指出,在他们的研究中,女性患 CM Ⅰ 比男性更普遍(57%∶43%)[22]。Elster 等报道了 68 例儿童和成人 CM Ⅰ患者,其中女性 42 例(62%),男性 26 例(38%)[14]。在法国进行的一项 157 例 CM Ⅰ合并脊髓空洞症患者的系列手术中,女性占 53%,男性占 47%[31]。但是,在俄罗斯联邦鞑靼斯坦共和国,男性比女性更易受累。儿童人群中 CM Ⅰ的患病率似乎与性别无关。在美国 130 例患有 CM Ⅰ的小儿外科手术系列中,男性占 53%,女性占 47%[32]。

二、产伤

Williams 报道,难产与后期形成的 CM Ⅰ相关的脊髓空洞症有关。脊髓空洞症更容易发生在头胎婴儿、重体重婴儿和使用产钳辅助分娩的婴儿身上。Williams 认为难产会导致小脑扁桃体进入枕骨大孔,也可能引起基底部蛛网膜炎[33]。Hida 支持这一观点,即分娩期间的不良事件与 CM Ⅰ相关的脊髓空洞症有关。在他的研究中,与正常人群相比,胎位异常、使用产钳、新生儿窒息和产伤更易患 CM Ⅰ相关的脊髓空洞症[30]。

三、外伤史

在 Milhorat 的报告中,有 89 位患者被认为外伤是诱发因素[17]。在加拿大对 85 例症状性 CM Ⅰ患者的回顾性研究中,12.9%的患者在症状出现之前有轻微的头部或颈部外伤史[34]。在 Spina 等的一例病例报告中,一名 6 个月大的孩子因意外从床上跌倒而突然出现咳嗽、吞咽困难和呕吐,MRI 扫描显示在一个小的后颅窝的背景下,存在 8.0 mm 的扁桃体异位。

四、种族因素

2001 年,对新西兰北部 130 万人口的脊髓空洞症(包括 CM Ⅰ相关的脊髓空洞症)患病率进行了评估。该人群的种族构成为太平洋地区人种占 11.7%,毛利人占 12.5%,高加索人及其他种族占 75.5%。太平洋地区人种(18.4/100 000)和毛利人(15.4/100 000)的脊髓空洞症患病率高于高加索人(5.4/100 000)[20]。此外,与毛利人(53.6%)和高加索人(58.8%)相比,太平洋地区人种更易患 CM Ⅰ相关的脊髓空洞症(87.5%)。太平洋地区人种的 CM Ⅰ合并脊髓空洞症的患病率为 16.1/100 000,毛利人的患病率为 8.2/100 000,而高加索人的患病率为 3.2/100 000。因此,在新西兰北部,CM Ⅰ合并脊髓空洞症在太平洋地区人种中的患病率是高加索人的 5 倍,在毛利人中的患病率是高加索人的 2.5 倍以上。在太平洋地区人种(55∶45)和毛利人(50∶50)中,男女比例相似,但在高加索人中,女性(69∶31)占多数。该研究的作者推测,后颅窝大小和枕骨大孔部位脑脊液流量的种族差异,可能是各种族脊髓空洞症患病率不同的基础[20]。

在最近的一项研究中,俄罗斯联邦鞑靼斯坦共和国北部四个地区 CM Ⅰ的患病率为 275/100 000[36]。鞑靼人是该地区的主要种族,占患者总数的 84%。与美国成年人群不同,该人群中男性(88%)受累要多于女性(12%)。受累男性主要是从事农业体力劳动[37]。该人群中的患者常伴发脊髓空洞症及后颅窝容积减小,后者约一半的病例也与 CM Ⅰ有关[38,38]。目前正在鞑靼斯坦共和国进行 CM Ⅰ的遗传学研究[40]。

种族因素也会影响 CM Ⅰ特征和症状的表现以及严重程度。在最近的一项关于 CM Ⅰ的表现、治疗和预后的种族、社会经济和性别差异的研究中,Krucoff 发现非洲裔美国人($n=67$)的扁桃体下疝深度的平均值为 11.6 mm,而白人受试者的扁桃体下疝深度的平均值为 9.4 mm($P=0.003$)[41]。该研究还指出,CM Ⅰ 合并脊髓空洞症的患者在非洲裔美国人群中占 37.3%,而在白人受试者中占 21.5%($P=0.009$)。此外,白人患者表现为背痛、共济失调和晕厥的频率更高,而非洲裔美国人患者则表现为更严重的下肢无力,并伴有较严重的扁桃体下疝和脊髓空洞症[41]。

五、颅腔容积减小

尽管大多数患者后颅窝发育不全的原因不明,但是 CM Ⅰ 与潜在疾病无关,大多数为原发性疾病[42]。后颅窝下部容积减小的过程将导致后脑变形和特发性 CM Ⅰ 的发展[42-44]。减小幕上容积的因素也可能影响 CM Ⅰ 的发展。例如,在芬兰,根据 MRI 标准诊断为非综合征型、单颅缝早闭的儿童 CM Ⅰ 的发生率为 5.6%[45]。

六、脑容量或颅内压增高

Chiari 对Ⅰ型畸形的最初描述包括脑积水[46],Milhorat 的研究群体中有 9% 的 CM Ⅰ 合并脊髓空洞症患者以及 3% 的单纯 CM Ⅰ 患者合并脑积水[17]。相关脑积水的治疗常常可减小小脑下疝的程度[47]。在荷兰,根据 MRI 标准,假性脑瘤患者 CM Ⅰ 的患病率为 10%(7/68)[48]。所有特发性颅内压增高和 CM Ⅰ 的患者均为超重或肥胖的女性。

七、继发性 Chiari 畸形Ⅰ型

尽管不是本章的主题,但 CM Ⅰ 可以出现在颅骨发育异常的遗传性疾病中,包括 Apert 综合征、Crouzon 综合征以及软骨发育不全。一项关于颅缝早闭综合征在 CM Ⅰ 发展中的作用的研究显示,在 39 例 Apert 综合征患者中,有 5 例患有扁桃体下疝,3 例患有 CM Ⅰ[49]。在 56 例 Crouzon 综合征患者中,有 18 例患有扁桃体下疝,11 例患有 CM Ⅰ。尽管尚未有全面的综述报道软骨发育不全与 CM Ⅰ 之间的关系,但是有几篇报道描述了软骨发育不全与脑干移位或扁桃体下疝相关[50,51]。某些诊断为原发性 CM Ⅰ 的病例可能继发于未发现的椎管内蛛网膜下腔压力降低或颅内静脉窦梗阻。此外,原发性 CM Ⅰ 的症状可能由继发性病因引起,例如 CSF 吸收率降低,不足以扩大脑室或引起症状性脑积水。

第六节　结　论

CM Ⅰ 和大多数罕见病迫切需要进行流行病学研究。在美国或其他任何国家,总体人群中 CM Ⅰ 的患病率尚未确定。扁桃体异位超出正常范围的临床意义尚不确定,这增强了对 CM Ⅰ 影像学诊断的更好标准的需求。

CM Ⅰ 症状的形成通常与扁桃体异位的程度有关,但是程度较轻的扁桃体异位有时会形成症状性 CM Ⅰ(或 CM 0)和脊髓空洞症,这是因为后颅窝 CSF 间隙严重狭窄,特别是当伴有蛛网膜瘢痕时[15,52]。MRI 仍然是 CM Ⅰ 的主要诊断工具,但如上所述,扁桃体异位与其相应症状之间的关系仍不清楚,这可能会重新提出关于如何真正定义 CM Ⅰ 的问题,尤其是在考虑是否为偶发性 CM Ⅰ 的时候。

尽管如此,本章节所讨论的内容中描述了当前文献中 CM Ⅰ 的主要流行病学特征。当前,在北加利福尼亚州,一项关于儿童 CM Ⅰ 患病率的研究正在进行,同时在新西兰北部整体人群中,一项关于脊髓空洞症相关的 CM Ⅰ 患病率的研究也在进行。这些研究将会使我们深入了解该人群的 CM Ⅰ 患病率。同卵双胞胎和三胞胎之间扁桃体异位程度的巨大差异表明,除基因组 DNA 以外的其他因素在 CM Ⅰ 的发展中起着重要作用。已经描述了影响 CM Ⅰ 的发展和症状发作的几个因素,包括美国和欧洲成年人的性别及外伤史。关于 CM Ⅰ 患病率的种族差异的研究报道表明,我们还需要进行更多的研究来确定差异是由遗传因素还是环境因素引起的,或两者兼而有之。

进一步了解 CM Ⅰ 的患病率、影响其发展或症状学的因素以及在成人和儿童人群中诊断 CM Ⅰ 的标准,有助于采取合适的干预措施,从而减少 CM Ⅰ 的疾病负担。

第二十二章　Chiari 畸形的自然病史

Cormac O. Maher

第一节　引　言

对于任何医学疾病或影像学发现，了解疾病的自然病史是成功做出临床决策的先决条件。为了正确地确定患者的最佳治疗方案，我们必须知道手术治疗与保守治疗的相对疗效。尽管 CM Ⅰ 患者经常被转诊进行评估，但 CM Ⅰ 自然病史的很多方面仍未解答。因此，对于 CM Ⅰ 患者，选择手术还是非手术治疗尚无普遍认可的标准。对小儿神经外科医生的调查发现在手术指征方面的意见存在显著分歧[1-3]。在 2004 年的一项调查中，Schijman[3] 发现有 8% 的小儿神经外科医生会建议对无症状 CM Ⅰ 的患者进行手术治疗，而如果伴有脊髓空洞症，则 75% 的小儿神经外科医生会建议手术治疗。该调查还发现，大多数神经外科医生认为，无症状的孩子将来可能会出现症状[3]。

造成这些不确定的手术指征的主要原因是缺乏对该病基本情况的了解，包括其患病率和自然病史。大多数 CM Ⅰ 的研究报告描述了选择进行手术的患者的预后。这些报告很少或没有提供关于这种疾病自然病史的见解。尽管如此，还是取得了一些进展。在本章节中，我们将讨论目前对这一复杂主题的理解。CM Ⅰ 患者脊柱侧弯的自然病史是另一个重要主题，将在本书的其他章节讲述。

第二节　Chiari 畸形的患病率

目前，有许多已发表的有关 CM Ⅰ 患者自发性改善[4-11]和自发性加重[12-15]的报告。为了将这些报告置于适当的背景下，有必要对 CM Ⅰ 的人群患病率进行准确的评估。

大多数中心将扁桃体下降至枕骨大孔下 5.0 mm 作为 CM Ⅰ 的影像学诊断标准[16-19]。这一相对主观的定义是基于较早的研究，以前认为在正常成年人中扁桃体下降到枕骨大孔以下 3.0 mm 的情况很罕见[16,17]。对大量因各种适应证而接受影像学检查的患者进行分析，估计有 0.24%~3.6% 的患者扁桃体下降至少在枕骨大孔下 5.0 mm[19-24]。这些估计值的差异可能是由 CM Ⅰ 检测灵敏度的差异以及所分析的人群不同造成的。理论上，只有通过使用 100% 敏感度且 100% 特异度的工具筛选目标人群的每个成员，才能计算出影像学发现或疾病的真实人群患病率。由于这种方法不切实际，因此常常通过其他方式估算患病率。其中一项技术是对正常志愿者或者那些因其他原因而进行筛查的人群的影像学进行回顾性研究。这项技术存在负面的选择偏见倾向，因为那些患有疾病症状的人可能会被排除在这项研究之外。另外，该技术可能对于发现非最初研究对象的常见影像学表现不敏感。一些研究小组报告了正常成人志愿者的各种颅内表现[25-27]。尽管这些研究都很小,但 Morris 等[28] 进行的综合荟萃分析发现,在 15 559 项 MRI 研究中,有 71 项发现了 CM Ⅰ。每项研究和随后的荟萃分析中检测 CM Ⅰ 的敏感度尚不清楚,而且该荟萃分析还包含一些未发现的 CM Ⅰ 报告[25]。考虑到对 CM Ⅰ 检测灵敏度的担忧,这些研究报告中的 CM Ⅰ 患病率估计值可能低于实际人群的患病率。

其他研究小组试图通过回顾连续地针对任何临床指征所进行的影像学研究来评估 CM Ⅰ 的患病率,特别是为排查 CM Ⅰ 而采集的影像学资料。Meadows[22] 报告在一个转诊中心接受 MRI 检查的患者中,有 0.8% 发现了 CM Ⅰ。该分析涵盖了所有年龄组,但儿童只占他们研究对象的一小部分[22]。Meadows 的报告对于在影像学上发现的相对较少的 CM Ⅰ 无症状病例(14%)而言,意义显著。最近,Aitken 等[20] 在 5248 名接受脑部或脊柱 MRI 检查的患儿中发现 CM Ⅰ 占 1%,该患病率估计值与 Vernooij[19] 的相似,后者发现在 45 岁以上正常成年人中 CM Ⅰ 的患病率为 0.9%。我们对接受 MRI 检查的一大群儿童进行了研究,发现 3.6% 符合 CM Ⅰ 的影像学标准[23]。在我们的研究中,接受 MRI 检查的患者,其 CM Ⅰ 患病率与年龄或性别没有显著差异。关于无症状或偶发的 CM Ⅰ 的比例,目前有关 CM Ⅰ 患病率的各组报告存在很大差异。Aitken[20] 报告称,其研究组中只有 19% 的病例是偶发的或无症状的。相比之下,与以前的报告相比,我们发现 CM Ⅰ 诊断时无症状病例的比例更高(68%),这可能反映了 CM Ⅰ 诊断相对敏感度的差异,尤其是在无症状的病例中。大量无症状 CM Ⅰ 病例的发现可能源于 CM Ⅰ 检测的更高敏感度,这也是导致患病率估计得更高的因素之一。如果是这样的话,那么无症状病例比例较高的患病率估计值比那些无症状病例比例较高的研究更可能反映 CM Ⅰ 的真实人群患病率。最后,值得注意的是,在儿童中进行的最大规模的研究发现,与主要由成人组成的最大的研究相比,儿童组有更高的患病率估计值,这表明有必要对成人年龄范围内的特定年龄组的患病率进行分析[22,23]。

第三节　Chiari 畸形的自然病史

随着时间的推移,小脑扁桃体下降的程度并不会始终保持稳定。小脑扁桃体的逐渐上升与儿童的正常发育有关[29]。任何对 CM Ⅰ 自然病史的解释都应考虑这种正常的上升情况。此外,随着时间的推移,扁桃体下降的改善或加重可能是由颅骨的变化或小脑形态引起的[30]。在大多数情况下,没有令人信服的证据表明脊髓栓系或尾端牵拉在 CM Ⅰ 发病机制中起作用[31-33],尽管可能有一些罕见的情况除外[11,34]。因此,儿童时期身高的增长似乎并不是 CM Ⅰ 临床或影像学进展的重要因素。椎管脑脊髓液漏或引流过少引起进行性扁桃体下降,但这在大多数情况下并不是引起扁桃体下降的原因[35-37]。

据报道,有几例小脑扁桃体下降的 CM Ⅰ 患者发生了自发性改善[4,5,7-9,38,39]。由于在头颅影像学上 CM Ⅰ 的发现是相对普遍的,因此个案报告甚至自发改善或加重的较小的病例研究,并不能真正了解 CM Ⅰ 的自然病史。任何思考 CM Ⅰ 自然病史的尝试都需要考虑决定进行手术治疗时的选择偏倚。在大多数自然病史分析中,随访的患者已选择非手术治疗。因此,从这些无症状或轻微症状的患者身上得出的任何结论,都不适用于那些被认为是好的手术人选的有症状患者。对于有更多症状的常被推荐手术治疗的患者来说,其自然病史似乎更糟。此外,对任何选择手术的患者的自然病史分析都是有偏倚的,因为他们被认为有不良的自然病史[40]。根据目前可获得的最好的自然病史研究的结果,对于符合我们常用的手术标准的患者的自然病史,没有任何依据做出任何假设[41-43]。

最近,有几个研究组报道了一些未经手术治疗的 CM Ⅰ 患者的自然病史[15,41-44]。任何分析 CM Ⅰ 症状随时间变化的尝试都将需要对 CM Ⅰ 症状进行一些主观判断。众所周知,CM Ⅰ 的症状是千变万化的,并且可能与其他神经系统疾病重叠,因此很难准确地识别出症状性 CM Ⅰ 患者[23,45]。一般而言,如果头痛至少具有一些与 CM Ⅰ 头痛相符合的特征,包括咳嗽、持续时间短、无偏头痛症状,则认为头痛患者是有症状的。CM Ⅰ 患者其他典型的症状包括睡眠呼吸暂停、吞咽困难、脊柱侧弯,以及合并脊髓空洞症时出现的四肢运动或感觉障碍。尽管有突然出现症状的病例报告[46-58],但 CM Ⅰ 症状的出现通常是渐进的[41-43,59,60]。在 Aitken[20] 的研究报告中,在超过 6 年的随访时间内,19 例偶发的 CM Ⅰ 患者中有 4 例(21%)出现了至少 1 次 CM Ⅰ 症状。在大多数情况下,新症状仅是头痛。除此之外,他们发现没有影像学特征可以预测新症状。Novegno[42] 报道了 22 例推荐非手术治疗的 CM Ⅰ 患者。在平均近 6 年的随访期间,有 5 例患者症状加重,其中 3 例需要手术,而另 17 例患者仍无症状或症状得到改善[42]。他们的结论是,基于研究数据,无症状或轻微症状的 CM Ⅰ 保守治疗是合理的。Benglis 等[41] 最近报道了 124 例更大群体的 CM Ⅰ 患者,这些患者未经手术治疗,平均随访时间为 2.8 年。在随访中,该群体患者均无新的神经功能障碍。最后,在我们自己的 147 例患者中,在最初决定非手术治疗后,90% 的患者在超过 6 年的时间内保持无症状或轻微症状[43]。此外,有 6 例有症状的患者在最后一次随访中症状消失。每一项研究都对患者进行了数年的追踪,但是在得出任何结论以确定患者一生中是否需要手术之前,还需要进一步的研究。

性别似乎是 CM Ⅰ 介绍中的一个重要因素。一些研究小组报告显示,在进行手术治疗的 CM Ⅰ 患者中,女性占多数,但这并不是一个普遍的结果[21,22,42,61-63]。现在有证据表明,CM Ⅰ 的影像学结果有着相同的性别分布[23],但女性似乎更倾向于患 CM Ⅰ[21,62,64,65]。在我们自己的机构接受影像学检查的所有有症状和无症状儿童显示,症状性 CM Ⅰ 女孩比例高于男孩,尽管影像学上的患病率并不因性别而不同[23]。与男孩相比,女孩也更有可能伴有相关的脊髓空洞症及脊柱侧弯[23]。因此,女孩更有可能接受神经外科治疗,这可能解释了一些外科手术群体中女性占多数的原因[21,62,64,65]。

在主要由儿童组成的群体中,年龄较大通常与 CM Ⅰ 的症状出现有关。Aitken 等[20] 发现诊断时年龄较大可预测会出现与 CM Ⅰ 相关的神经系统症状。儿童和成人病例群体在症状表现方面的比较也支持了这一点。总的来说,与儿童病例相比,主要由成人组成的病例群体出现症状和空洞的比率更高[21-24,66]。在我们自己的儿童研究群体中[23],以及先前关于儿童 CM Ⅰ 的一些报道中[20,42,67,68],有症状的患者在 CM Ⅰ 诊断时比无症状的儿童年龄大。与儿童病例群体相比,针对成年人的手术群体研究,普遍报道症状表现最常发生在生命的第三个 10 年或第四个 10 年的初期[62,69,70]。这一发现与儿童人群研究的数据相结合,表明患者最有可能在儿童晚期和成年早期就诊。成年后期可能出现症状,但相对罕见。

并不是一有症状就必须进行手术治疗。有时,如果症状轻微,患者和外科医生甚至可以选择不做手术来处理症状性 CM Ⅰ。在我们自己的 147 名患者中,在最初决定非手术治疗后,14 名(9%)患者在 6 年的随访中最终针对 CM Ⅰ 进行了手术[43]。随访期间进行手术治疗的最常见原因是难治性和持续性头痛、睡眠呼吸暂停和空洞变化。对于这 14 例患者,从 CM Ⅰ 诊断到手术平均时间为 2 年。对于某些患者,最初建议进行非手术治疗,后来尽管没有任何新症状或影像学发现,但还是进行了 Chiari

减压手术。对于这些患者,决定进行手术是因为尽管采取了保守的治疗,症状仍然持续存在。与未接受手术的个体相比,最终接受手术的组中最初的扁桃体疝发生率没有显著差异。此外,枕骨大孔处脑脊液循环变化在手术组和未手术组之间没有显著差异。这些结果与 Novegno[42] 以及 Benglis 等[41] 报道的手术治疗比例相似。尽管进行手术治疗的决定必然是基于主观和难以量化的标准,但很明显,对于最初做出非手术治疗决定的患者来说,很少需要手术治疗。

虽然患者症状或神经系统检查的变化是了解 CM I 自然病史的主要焦点,但扁桃体下降随时间的变化也已被注意到。在我们最近的自然病史分析中,尽管在某些情况下可以看到自发性加重和改善,但在平均近 4 年的影像学随访中,整个组的平均小脑扁桃体疝没有变化。其中 31% 的患者扁桃体下降程度出现间隔改善,5% 的患者进行了 MRI 随访且显示扁桃体下降<5.0 mm,根据通常的定义不再认为有 CM I(图 22.1)。4% 的患者其扁桃体疝至少增加 4.0 mm。我们试图确定可预测扁桃体下降程度变化的因素,发现性别不能预测扁桃体下降的变化,然而,年龄的增长与扁桃体疝的程度下降有关。在诊断 CM I 时,0~6 岁的患者扁桃体疝平均增加了 0.63 mm。相比之下,6~12 岁的患者扁桃体疝平均降低 0.53 mm,而 12~18 岁的患者扁桃体疝平均降低 1.24 mm。与 Novegno[42] 和 Benglis 等[41] 的结果类似,我们的结果同样支持符合保守治疗标准的 CM I 患者的一般良性自然病史。

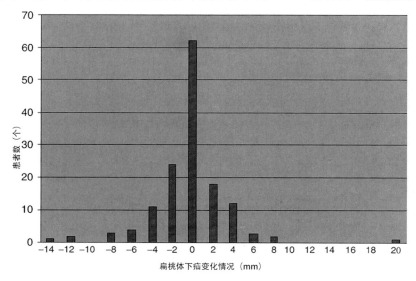

图 22.1　147 例 CM I 患者的扁桃体下疝情况

第四节　Chiari 畸形 I 型相关脊髓空洞症的自然病史

众所周知,CM I 会导致一些患者出现脊髓空洞症[14,44,71-78]。大多数外科手术研究报道显示,60%~85% 的 CM I 患者伴有相关的脊髓空洞症[59,62,79]。由于空洞的存在是许多中心进行手术的指征,因此报道的外科手术研究往往高估了 CM I 患者出现空洞的频率[1-3]。对影像数据库的分析通常表明,与 CM I 相关的空洞常常少于外科手术研究报告中的。在 Aitken 等[20] 报告的影像学研究中,有 12% 的 CM I 患者发现了空洞。在我们自己的研究中,有 23% 的 CM I 患者发现了空洞[21,23]。一般而言,与 CM Ⅰ一样,直到最近才对 CM Ⅰ相关的脊髓空洞症的自然病史进行了研究,有了几个关于 CM Ⅰ和脊髓空洞症患者的自发改善和加重的病例报告(图 22.2 和 22.3)[6-9]。当出现空洞时,通过外科手术治疗 CM Ⅰ的趋势,使得该亚组任何更长的自然病史分析都特别具有挑战性[44,73]。

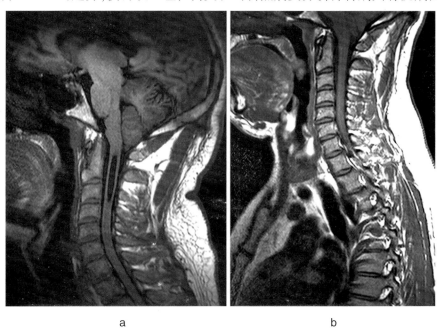

a   b

图 22.2 a 图为"正常志愿者"的矢状位 T_1 加权 MRI 显示 CM Ⅰ和脊髓空洞(该患者接受了神经外科医生的评估,选择了随访而非手术治疗);b 图为 6 个月后的矢状位 T_1 加权 MRI 显示脊髓空洞明显消失(这种情况说明,自行消失可能很少见,但并非不可能)

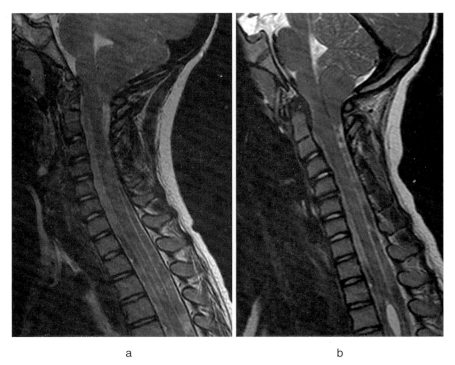

a   b

图 22.3 a 图为影像中偶然发现的 CM Ⅰ年轻男孩的矢状位 T_2 加权 MRI;b 图为 4 年后 MRI 显示形成了新的脊髓空洞(对患者进行了随访而非手术治疗)

在对 CM Ⅰ 患者的短期随访内,空洞的形成似乎是一种罕见的情况。在随访了近 3 年的 124 例 CM Ⅰ 患者中,Benglis[41] 未发现新的空洞形成。在我们自己最近的自然病史分析中,148 例 CM Ⅰ 患者中有 5% 出现空洞,这些患者在近 4 年的影像学随访期间未进行手术。空洞形成的平均时间间隔为 28 个月[43]。在 7 个新形成的空洞病例中,2 个是从先前确定的空洞前状态(MRI 上 T_2 呈高信号而无空洞)发展而来的[80-82],3 个被认为是由直径<3.0 mm 的扩张中央管发展而来的,只有 2 个患者先前脊柱 MRI 正常。在 CM Ⅰ 患者中,年龄似乎是脊髓空洞形成的一个相关因素。在我们的分析中,虽然接受 MRI 检查的患者的 CM Ⅰ 患病率没有明显的年龄差异,但脊髓空洞症更常见于大龄 CM Ⅰ 患儿中[23]。在<1 岁时空洞并不常见,但在 5 岁之前似乎越来越普遍。对于年龄较小的 CM Ⅰ 患儿而言,在随访期间没有出现空洞并不罕见。这一发现支持了我们目前对 CM Ⅰ 和脊髓空洞症之间因果关系的理解,并提示对那些在很小年龄就被诊断为 CM Ⅰ 的儿童,脊柱影像学随访具有潜在的实用价值。在童年后期形成空洞肯定是有可能的,但很少被注意到。与单纯 CM Ⅰ 相比,CM Ⅰ 合并脊髓空洞症在女孩及扁桃体下降程度更大的人群中更常见[23]。

枕骨大孔处严重的脑脊液循环异常的患者更易出现空洞。在扁桃体搏动显著异常的患者中,出现空洞的比例超过一半,而枕骨大孔处脑脊液循环正常的患者出现空洞的概率为 13%。颅底凹陷的患者也更有可能患有相关的空洞。扁桃体下疝的程度与空洞形成的可能性之间的相关性存在争议。尽管有人认为中等程度的扁桃体下疝(9.0~14 mm)比轻度或更大程度的扁桃体下疝更可能与空洞有关,但这一观点未得到广泛支持[83]。大多数研究表明,空洞与较大程度的扁桃体下疝有关(图 22.4)[21,23,84]。考虑到这些已知的风险因素,可以通过更频繁的临床或影像学评估来证实那些脑脊液循环异常、年龄较小、扁桃体下疝程度更严重的患者。

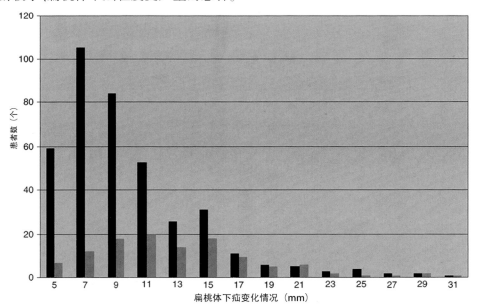

图 22.4 根据扁桃体下降位于枕骨大孔下方的测量值(单位:mm),仅患有 CM Ⅰ 的患者数量(黑色条)与同时患有 CM Ⅰ 和脊髓空洞症的患者数量(灰色条)(扁桃体下降程度较大的人更有可能患相关的脊髓空洞症)

CM Ⅰ 患者的脊髓空洞症遵循一个变化的且不可预测的自然过程。除了有空洞随时间推移而稳定的报道,也有关于空洞减轻和完全消失的报道,以及许多症状和影像学上进展的病例[6,85,86]。在

Benglis[41] 的报告中,对 7 名 CM Ⅰ合并脊髓空洞症的患者进行了随访。在 3 年的随访期间内,这些患者均未出现影像学改变或新的神经功能障碍。这些发现得到了我们最近的自然病史分析的支持[43]。尽管我们通常建议伴有脊髓空洞症的 CM Ⅰ患者进行手术治疗,但在我们的研究中,发现在诊断为 CM Ⅰ时已合并脊髓空洞症的患者有 13 例,这些患者并未进行手术治疗。这 13 例患者经过一段时间的保守治疗后,在随访的 MRI 上可以观察到其中 6 例患者的空洞大小没有变化,5 例变小,2 例增大(图 22.5)。自发性空洞变小的 5 例患者中,有 3 例在随访 MRI 上显示空洞完全消失。空洞进展(平均年龄 6.7 岁)或减轻(平均年龄 5.6 岁)的患者比空洞保持稳定(平均年龄 11.6 岁)的患者更年轻。在随访期间出现新空洞的患者,其最初扁桃体下疝的平均程度为 13.5 mm。在影像学随访中,空洞较大的患者最初扁桃体下疝的平均程度(14.5 mm)比空洞稳定(8.6 mm)或缩小(8.6 mm)的患者更大。在其他研究中,有人提出,并非所有的 CM Ⅰ和空洞病例都需要手术治疗[44,73]。Nishizawa[44] 报道了 9 例偶发的 CM Ⅰ和脊髓空洞症的成年患者,在 10 年的随访期间只有 1 例需要进行手术治疗。他们的报告显示,在随访期间,9 例患者中有 8 例患者的 MRI 特征无明显变化。尽管现有文献表明 CM Ⅰ患者的脊髓空洞症病程不可预测,但值得记住的是,在每一项可查到的自然病史研究中,患者都选择了非手术治疗。因此,所有脊髓空洞症和 CM Ⅰ患者的真实自然病史可能比这些研究结果中所预测的要差。在强烈建议改变脊髓空洞症患者的手术治疗决定之前,需要进一步地研究。

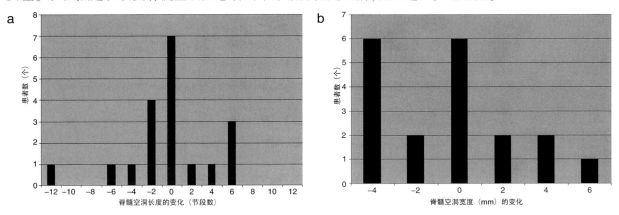

图 22.5 a 图为在随访期间的任何时间内脊髓空洞症患者空洞长度的变化(按节段数计算);b 图为在随访期间任何时间内脊髓空洞症患者的空洞宽度(mm)的变化

第五节 Chiari 畸形 Ⅰ 型相关的损伤预测

医生应在多大程度上限制在影像学上发现的 CM Ⅰ患者参与运动或其他活动,这一直存在争议。在 Schijman 和 Steinbok 的调查中,只有 19% 的神经外科医生会阻止扁桃体下疝达 9.0 mm 的无症状儿童接触运动,而 46% 的医生建议不做任何限制[3]。尽管如此,仍有许多病例报告个别 CM Ⅰ患者在受外伤后会出现急性损伤或新的神经系统症状[58,87-91]。在这些病例报告中,除了 1 例在影像学上发现的 CM Ⅰ患者存在外伤,其他的与外伤之间没有任何联系,所以不可能排除同时发生的巧合。这些报告在指导临床决策中的相对价值,只能在人群中 CM Ⅰ患病率的背景下才能理解。如果 CM Ⅰ比以前认为的要更常见,那么可以得出结论,与过去所担心的一样,该疾病在受伤后出现急性加重的可能性也较小。现在有理由相信情况确实如此。在本人的临床实践中,如果做出了非手术治疗的决定,通常不会限制在影像学上发现的 CM Ⅰ 儿童的活动。这个棘手的问题正在多个中心进行进一步的研究。

第六节　结　论

虽然我们对 CM Ⅰ 自然病史的理解取得了进展,但仍然存在两个重大盲点。一个是由于通常被认为是良好手术人选的患者都进行了外科手术治疗,因此关于该亚组患者的真实自然病史的现有信息很少。我们可以从非手术患者中推断出他们的自然病史的某些信息,但是这种比较是不精确的。显然,对通常被认为是良好手术人选的患者的自然病史进行任何分析都将很困难。另一盲点是在自然病史分析中,我们需要进行更长时间的临床和影像随访。本章节中引用的大多数研究的平均临床随访时间为 3~6 年。此随访区间可能不足以捕获所有可能在较长的随访区间中看到的临床或放射学加重的情况。为了确定 CM Ⅰ 患者一生的自然病史,有必要在更长的时间间隔内对患者进行进一步研究。尽管有这些限制,但是可获得的自然病史数据,确实有助于阐明被认为是无症状或症状轻微且无神经功能障碍的 CM Ⅰ 患者亚组的自然病史。

第二十三章　Chiari 畸形 Ⅰ 型和 Ⅱ 型的遗传学

Christina A. Markunas , Allison E. Ashley-Koch , Simon G. Gregory

第一节　引　言

Chiari 畸形被认为具有遗传复杂性,可能和遗传、环境等多种因素相关。因此,对 Chiari 畸形的遗传学研究将具有一定的挑战性。大量的遗传异质性很可能反映在可观察到的表型异质性上。因此,第一步重要的是准确定义表型。对患者的错误分类将会把具有不同遗传病因的未知疾病亚型,还有那些患有其他疾病甚至没有疾病的人包含进去,所有这些都不利于"Chiari 基因"的定位。对具有相似临床特征的患者进行亚组鉴定,可以减少表型异质性,最终减少遗传异质性。这种方法可能会提高识别 Chiari 基因的能力。通常,对复杂疾病进行遗传解剖的下一步是确定是否有足够的证据支持该疾病的遗传成分。研究人员常常会查找该疾病的家族聚集性、双胞胎之间的疾病共性、基因已确定的疾病动物模型,以及与该疾病共同发生的已知遗传综合征。重要的是,大量证据可以提供最有力的支持。

一旦有了足够的遗传证据,就将进行实验设计。这取决于多种因素,包括研究的主要目的、疾病的患病率、散发与家族性患者的比例、发病年龄、特定疾病的死亡率以及实际因素,如人力和财力资源。人群确定是研究设计的关键组成部分,需要花费大量时间和反复规划来确保符合入组标准(例如,在个人和家族史层面上的疾病表型标准和临床排除标准)。一旦研究参与者入组,接下来常常会有数据的生成、分析和验证(使用另一种方法或技术测试结果)、重复(在另一研究人群中进行测试结果)和解释结果。整个过程,即使一个大型的研究团队也可能要花数年时间才能完成,成本可能高达几万至数百万美元。

鉴于遗传学研究要花大量的财力和人力资源,目前所了解的关于 Chiari 畸形遗传学研究的大部分内容都与支持遗传对该疾病的贡献的数据收集有关,因为这是在着手进行更昂贵的遗传学研究之前要完成的第一步。有多条证据,包括双生子研究、家族聚集性、与已知遗传综合征共存,以及既往的遗传学研究表明,至少在一部分 Chiari 畸形 Ⅰ 型病例中存在遗传成分,而我们对 Chiari 畸形 Ⅱ 型的遗传学原因的了解更为有限。因此,本章的重点将主要放在 Chiari 畸形 Ⅰ 型的遗传学上,但在本章的最后将会对 Chiari 畸形 Ⅱ 型的遗传学做一个简短的讨论。

第二节　Chiari 畸形 Ⅰ 型

一、双生子研究

双生子研究允许研究人员通过比较同卵双胞胎(基因组的相似度为 100%)和异卵双胞胎(基因组的相似度为 50%)之间疾病的一致性来确定疾病的遗传贡献率。这种方法有助于确定一种疾病是否至少部分是由遗传原因引起的。然而,在双生子研究的设计和解释方面,有几个重要的因素需要考虑,特别是在复杂疾病的情况下。这些因素包括:①双胞胎之间是否有共同的产前和产后环境;②还有哪些其他因素可以解释同卵双胞胎之间的不一致(例如,表观遗传因素或基因组的修饰不会改变基础的 DNA 序列,但可能会影响基因的表达);③异卵双胞胎是否为同性别。后者对研究 Chiari 畸形尤为重要,因为女性患 Chiari 畸形Ⅰ型的可能性似乎是男性的 3 倍[1]。

迄今为止,规模最大的 Chiari 畸形Ⅰ型双生子研究比较了三对同卵双胞胎(两对姐妹,一对兄弟)与三对异卵双胞胎(三对姐妹),发现与异卵双胞胎相比,同卵双胞胎之间的一致性更高[2]。多个报告也描述了一对同卵双胞胎和一对同卵三胞胎之间的一致性[3-10]。通常,双胞胎在 Chiari 畸形Ⅰ型诊断方面是一致的,尽管在其他因素方面有时不一致,包括脊髓空洞症的存在、发病年龄、扁桃体下疝的程度和症状的严重程度。至少有三项研究提出了同卵双胞胎在 Chiari 畸形Ⅰ型诊断方面不一致[3,8,10]。但是,这些差异很可能归因于 Chiari 畸形患者缺乏标准化的分类,以及目前我们对如何最好地定义该疾病的认识不足。例如:①Iwasaki 和同事[8]将一个双胞胎姐姐描述为患有 Chiari 畸形Ⅰ型,而另一例为轻度扁桃体异位(异位 6.0 mm);②Tubbs 和同事[3]报告了一对双胞胎兄弟,一个被诊断为 Chiari 畸形Ⅰ型,另一个为 Chiari 畸形 0 型;③Cavender 等[10]描述了同卵女性三胞胎,其中一个被诊断为 Chiari 畸形Ⅰ型,另两个被诊断为不同程度的扁桃体异位(异位 4.0 mm 和 2.5 mm)。

二、家族聚集性

家族聚集性或聚类是指家族中多个成员均患某一疾病。重要的是,要记住,观察到一个家庭中有多个受累成员并不意味着该疾病具有遗传性。我们还必须考虑到,这种结果是否是由于偶然的或环境因素造成的。至于 Chiari 畸形Ⅰ型,有大量关于家族聚类的报告,结合其他观察结果(例如,双生子研究的结果,经常观察到多个家庭几代人均患该疾病,许多家庭甚至有两个以上的成员患该疾病,而且许多家庭成员似乎分布在不同的地理位置),因此偶然或仅由于环境因素而导致的这种情况可能性很小。家族性脊髓空洞症也有一些报道,其中一部分人合并 Chiari 畸形Ⅰ型[20]。

除了家族史调查,还有几项研究提供了 Chiari 畸形Ⅰ型家族史阳性患者比例的估计值。在 Milhorat 等的开创性论文中,报道称在 364 名有症状患者中,43 名(12%)患者至少有 1 名近亲患有 Chiari 畸形Ⅰ型(伴或不伴有脊髓空洞症或特发性脊髓空洞症)。此外,报道称其中 72 名患者(20%)至少有 1 位近亲有相似症,但没有正式诊断为 Chiari 畸形Ⅰ型。在针对 500 名 Chiari 畸形Ⅰ型的小儿外科手术患者进行的大型回顾性研究中,只有3%的患儿有 Chiari 畸形Ⅰ型的阳性家族史[24]。在解释这些结果时,需注意的是,这些研究是基于高度选择的患者群体,而且由于没有对所有家庭成员进行神经影像学检查,很难获得准确的诊断。

尽管以前尚无针对 Chiari 畸形进行适当的分离分析,但其遗传模式被认为是常染色体显性遗传(垂直遗传,在男性间传播)、低外显率(疾病似乎通过“非患病”亲属传播)或常染色体隐性遗传(水平遗传)[1]。但是,Chiari 畸形可能更复杂,并受遗传、表观遗传和环境多种因素影响。

三、遗传力

遗传力是指由个体间遗传变异引起的群体表型变异的比例。换句话说,如果发现某物具有显著的遗传性,则可能具有遗传成分。后颅窝遗传力的估计对 Chiari 畸形的遗传学研究尤为重要,因为其可能在许多 Chiari 畸形Ⅰ型患者的后颅窝受损,或者至少在一些患者的畸形发展中起重要作用[25]。

先前已用来自 35 个 Chiari 畸形Ⅰ型家族的 99 个个体对后颅窝各部分的遗传力进行了估计[23]。在这项研究中,通过术前 MRI 对受累和未受累的家庭成员进行后颅窝测量。在所检查的 11 个测量值中,后颅窝容积($H^2r = 0.96$, $P = 0.0035$)和基底角($H^2r = 0.51$, $P = 0.0144$)在家系中具有显著的遗传性,斜坡($H^2r = 0.39$, $P = 0.0542$)和上枕骨($H^2r = 0.28$, $P = 0.0685$)也接近有统计学意义。这些结果均基于较小的样本量,因此需要进行更多的遗传力研究,以试图分离出所观察到的造成特征变化的各种遗传和环境因素。

四、与已知遗传综合征共存

遗传学家用来确定疾病是否具有遗传成分的另一个重要工具是确定疾病是否与另一种具有已知遗传基础的综合征同时发生。如果两种疾病同时发生的概率比预期偶发的高,那么表明这两种疾病可能是相关的,并且可能有共同的潜在的遗传风险。例如,如果两种疾病是独立的,并且都以 0.10 的频率发生,那么我们可以预期这两种疾病在该人群中同时发生的频率为 0.01(0.10×0.10)。因此,在选定的人群中(例如 Chiari 患者群体),该群体中另一种疾病的患病率需要高于总体人群中观察到的水平,才能代表潜在的有意义的关联。

尽管之前有 20 多种遗传综合征被描述与 Chiari 畸形Ⅰ型[2]同时发生,但其中许多都是基于文献中的个案报告,需要更多的数据来排除虚假关联。较常见的相关遗传综合征包括 Ehler-Danlos 综合征[26-29]、Marfan 综合征[26,30-32]、Klippel-Feil 综合征[1,24,33-43]、生长激素缺乏症[24,40,44-50]、Paget 病[51-53]、颅缝早闭[54,55]、Goldenhar 综合征[56-58]、Williams 综合征[59-61]、Kabuki 综合征[62,63]、低磷性佝偻病[64,65]和Ⅰ型神经纤维瘤病[66,67]。在其中一些报告中,作者假设 Chiari 畸形Ⅰ型是"后天性"的,发生在原发遗传综合征之后[30,36,52]。此外,也有多份报告称,在已确定的染色体异常或遗传缺陷的其他疾病或综合征患者中,Chiari 畸形Ⅰ型与之并存。这些突变包括 16p11.2 重排[68]、PAFAH1B1 远端的 17p13.3 缺失[69]、Foxp1 单倍体不足[70]、5p13.3-13.2 缺失[71]、TSHR 生殖系激活突变[72]、49 五体 XXXXY 等[73]。

五、遗传学研究

遗传学研究包含大量不同的研究设计,具体取决于研究目的。这些可能会因规模(例如候选基因与全基因组研究)、产生的数据类型(例如基因型与基因表达数据)以及所进行的分析(例如关联与连锁)而异。近年来,随着新的遗传方法和技术的不断发展,在合理的时间范围内和有限的资金条件下进行大规模遗传筛选变得越来越可行。但是,抛开时间和资金,遗传学研究的另一个障碍是能否确定足够大的满足入选标准的研究人群。因此,迄今为止,针对 Chiari 畸形的遗传筛查很少,但是来自现行的研究数据(包括作者自己的研究),将在未来几年内提高这一数值。

如前所述,可以采用多种遗传学研究来检测疾病的遗传成分。其中一个最早报道的关于 Chiari 畸形的遗传学研究是在 1982 年进行的,它是人类白细胞抗原(Human leukocyte antigen,HLA)基因位点的候选基因的相关分析[74]。该研究比较了 53 例脊髓空洞症患者(其中 40 例患有 Chiari 异常,未指定类型)和 500 例对照患者的 HLA-A、HLA-B 和 HLA-C 抗原频率。经过多次测试校正后,脊髓空洞症患者的 HLA-A9 明显增加(校正后的 $P = 0.007$)。当仅限于 Chiari 病例时,仍观察到频率增加,但校正后无显著差异(未校正的 $P = 0.0038$;校正的 $P = 0.11$)。作者认为,HLA 基因位点可能与脊髓空洞症或 Chiari 畸形的形成有关。

另一种可以进行的基因筛选是候选基因测序研究。在这种类型的研究中,研究人员可能会根据生物学相关性(可能结合位置信息)选择一个基因,然后在一些病例和对照中对该基因进行测序,以确定可能与疾病相关的 DNA 序列变化(突变和多态性)。关于 Chiari 畸形 I 型的第一个候选基因测序研究是在 2003 年发表的。Speer 等研究了一个很好的生物学候选基因 Noggin,该基因在发育中起着重要作用。对 33 例非综合征型 Chiari 畸形 I 型病例的编码区和部分 3′和 5′非翻译区的突变进行筛查,首先使用混合样品和变性高效液相色谱法,然后通过 Sanger 测序验证潜在的突变。在 33 例 Chiari 畸形 I 型病例中未发现突变,这使得研究人员得出结论,Noggin 突变不太可能代表 Chiari 畸形 I 型的常见病因。

全基因组连锁研究是另一种类型的基因筛选。该分析的目的是确定家族中让疾病独立出来的基因组区域,或确定受累家族成员之间显示高度共有的区域。迄今为止,唯一的针对 Chiari 畸形发表的全基因组连锁筛查,由 23 个高加索人多发家族(两个或多个受累个体)组成,包含 67 个患有 Chiari 畸形 I 型伴或不伴有脊髓空洞症的个体。使用全基因组 Affymetrix 10K SNP 芯片(TGen,Phoenix,AZ)对个体进行基因分型,并进行参数和非参数两点和多点连锁分析,最终在 9 号和 15 号染色体上发现了重要的连锁证据。作者探索了这些区间内生物学上可信的候选基因,特别讨论了位于 15 号染色体上的 Fibrillin-1 基因,因为它在 Marfan 综合征、晶状体异位和 Shprintzen-Goldberg 综合征中起着作用。但是,他没有进行鉴定致病突变 DNA 的测序研究。

第三节 Chiari 畸形 II 型

尽管对 Chiari 畸形 I 型的遗传学了解不多,但对 Chiari 畸形 II 型的遗传学知之更少。据我们所知,目前没有关于双生子研究的报道,只有一个可能的报告,是出现在姐妹中的家族性 Arnold-Chiari 畸形(未指明类型)[75]。这对姐妹都患有 Arnold-Chiari 畸形、脊髓脊膜膨出和脑积水等[75]。已有多篇报道称 Chiari 畸形 II 型与已知的遗传综合征同时发生,包括 18 三体综合征[76]、Kousseff 综合征[77]、内源性胆固醇缺乏病[78]、Klippel-Feil 综合征[79-81]、Duchenne 型肌营养不良[82]、迟发性脊椎骨骺发育不良[83]、Velocardioface 综合征[84] 和成骨不全[85]。尽管这可能为遗传病因提供了有限的支持证据,但除了 Klippel-Feil 综合征,这些似乎都是个案报告。因此,我们无法排除这些疾病的同时发生是由于偶然性,还是另一个非遗传原因。

人们普遍认为,所有脊髓脊膜膨出的患者均患有 Chiari 畸形 II 型[86,87]。神经管缺损(Neural tube defects,NTDs),例如脊髓脊膜膨出,被认为受遗传和环境因素影响。尽管已经发表了多项有关 NTDs[88] 遗传学的研究,但只有一项研究报告指出,在筛查 NTDs 患者的候选基因 VANGL1 是否存在突变时,在一个散发性病例中发现了错义突变,其同时患有脊髓脊膜膨出、Chiari 畸形 II 型、脑积水、脊髓栓系、内翻足、脊柱侧弯和后凸[89]。Kibar 等在家族病例中还发现了另外两个 VANGL1 错义突变,其中一个也被描述为患有脊髓脊膜膨出,但没有提及 Chiari 畸形 II 型的诊断[89]。

迄今为止,尚无针对 Chiari 畸形 II 型的基因筛查研究。然而,已经有一些关于 Chiari 畸形 II 型患者室管膜候选基因表达的报道,其中两个主要集中在脑积水上[84,90,91]。尤其是其中的一项研究发现,室管膜波形蛋白仅在 Chiari 畸形 II 型胎儿和幼儿的发育不全部位过度表达[84]。波形蛋白是一种细胞骨架蛋白,它在未成熟神经系统的多个细胞中形成中间丝[92]。有人认为,波形蛋白的上调继发于另一基因的异常表达[84]。尽管已经提出了许多有关 Chiari 畸形 II 型发病机制的理论[87,93],但仍然存在一些遗传假设,包括:①Williams 的假设,即遗传和环境在后颅窝发育不良或椎体发育不全中均起作用,从而导致脑脊液压力改变、Chiari 畸形 II 型和脊柱裂[94];②Sarnat 的假设,即 HOX、WNT 或 PAX 基因家族中的基因突变可能是造成菱脑缺陷以及后颅窝发育不良的原因[84]。

第四节　结　论

多年来积累的数据已证明,有大量证据支持至少部分 Chiari 畸形 I 型患者存在遗传贡献,并且这一方面的研究即将取得重大进展。尽管有充分的证据表明遗传学在至少某些形式的 Chiari 畸形的发展中起着重要作用,但是 Chiari 畸形很可能受多种因素影响,如遗传、表观遗传以及环境因素。尽管重要的是不能忽视其他非遗传因素对疾病的影响,但是遗传学研究有许多潜在的好处。未来的遗传分析可能会鉴定出一个或多个能增加 Chiari 畸形易感性的基因,然后可以将其转化为基因检测,从而进行更准确、更快速地诊断。这对于那种症状模糊且并非独有,从而导致诊断缓慢甚至误诊的复杂疾病尤其有用,如 Chiari 畸形。

了解疾病的遗传学可以提供更多有关潜在的疾病机制的信息,还可以指出哪些特定的生物学过程在疾病的形成中起作用。开发针对失调的已知基因或通路的新疗法和处理方法,也具有令人兴奋的前景,这最终可能能为患者提供手术外的治疗选择。

第二十四章　电生理诊断在 Chiari 畸形中的应用

Florian Roser，Marina Liebsch，Luigi Rigante

第一节　引　言

枕骨大孔区小脑扁桃体不同程度的下疝是 Chiari 畸形的典型特征之一，多达60%的 Chiari 畸形 I 型患者伴有脊髓空洞症，其中一些患者还伴有脑积水，他们在手术干预前已存在电生理参数的改变和伴随症状[1-3]。关于 Chiari 畸形脊髓空洞进展的病理生理学机制，最流行的理论是存在脑脊液跨壁流量增加，导致脊髓肿胀，进而发展成空洞[3]。因脊髓空洞症的病变位于脊髓内，所以它是一种以分离性疼痛和热感觉障碍为主要症状的中央髓质综合征。在病程的后期，随着空洞继续下行扩张，可能出现节段性肌力下降、肌肉萎缩、上运动神经元综合征（运动通路受损）和自主神经功能障碍（前外侧柱受损）。

近几十年来，随着影像分辨率的提高和 MRI 的广泛应用，因小空洞而出现轻微及弥漫性疼痛症状到神经外科治疗的患者越来越多。中央管不通畅的患者（脊髓积水）不具脊髓空洞症的临床和影像学进展特征[4]。脊髓积水无神经功能障碍，主要表现为弥漫性疼痛，与分离综合征的神经病理性疼痛不同。弥散张量成像（diffusion tensor imaging，DTI）显示在积水腔周围和腔外有完整的白质纤维束，与电生理结果一致[5]。

目前还很难评估微小病变的潜在病理，但电生理学检查有助于鉴别生理上未闭的中央管（脊髓积水）和脊髓丘脑束可能发生功能改变的早期脊髓空洞症[3]。此外，Chiari 畸形手术治疗的适应证虽各不相同，但一定取决于患者的临床症状和体征，特别是合并脊髓空洞症时，通常是慢性病程，如果不治疗可能导致显著的神经功能缺损。检查脊髓通路形态学和功能损伤的敏感方法包括无创性电刺激或磁刺激运动皮层后引发的体感诱发电位（somatosensory evoked potentials，SSEPs）和运动诱发电位（motor evoked potentials，MEPs）。脊髓空洞症的皮肤静息期（Cutaneous silent period，CSP）、混合神经静息期（mixed nerve silent period，MNSP）和皮层静息期（cortical silent periods，CoSP）都出现了改变。因初始阶段的小空洞可能不会对脊髓背侧柱和皮质脊髓束造成形态学影响，SSEP 和 MEP 监测也分别反映了这些通路的神经纤维完整性。在亚临床期，静息期检测可记录脊髓丘脑通路的明显改变。根据 Rexed 的报道，疼痛传导（机械和热）的 A∂-纤维主要经背根进入脊髓灰质 I 层和 V 层。二级神经元贴近中央管处跨过中线（在 2~3 节内），最后上升为脊髓丘脑束。连接 A∂-纤维和 α-运动神经元的抑制中间神经元能引起生理反射，在静息期可被测量，在随意肌的肌电图（electromyography，EMG）中表现为抑制信号（图 24.1 和 24.2）。虽然在颈椎和脊髓术中应用术中神经电生理监测（intraoperative neurophysiological monitoring，IOM）已被广泛推广，但 Chiari 畸形术中是否应用 IOM 仍存在争议[6,7]。

颅颈交界区显微外科手术应用 IOM，能避免进一步的神经功能损伤，并利于其确定减压术的范围[8]。尽管 IOM 已常用于儿科患者，但在成人患者中应用 IOM 的报道很少。因为在枕下减压术中，认为由硬脑膜开放性脑脊液渗漏或试图缩小空洞所致的神经功能损伤的风险较低[1,9-11]。

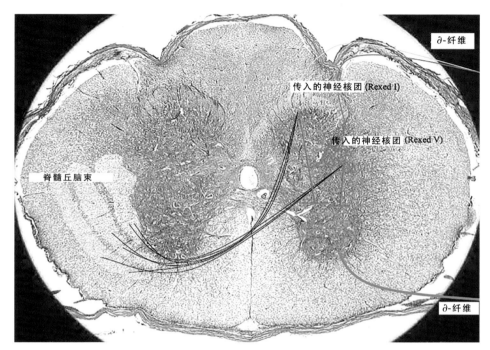

图 24.1　静息期的解剖生理（颈脊髓横切面，髓鞘染色。机械和热痛传导 A∂-纤维通过背根进入脊髓，主要位于灰质板层 Ⅰ 和 Ⅴ。二级神经元在邻近中央管处跨过中线［在 2～3 节内］，最后上升为脊髓丘脑束。连接 A∂-纤维和运动神经元的抑制性中间神经元引起生理反射，从而抑制随意肌［静止期］的 EMG 信号）

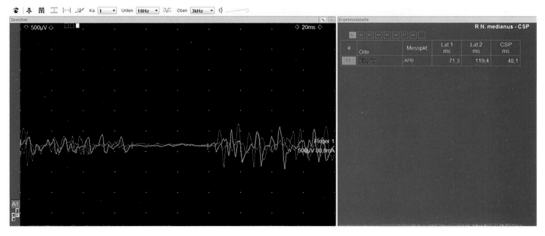

图 24.2　连接 A∂-纤维和 α-运动神经元的抑制性中间神经元（在右腕部正中神经刺激［静息期］记录到拇短展肌的 EMG 抑制信号）

第二节 术前诊断

术前应用 SSEP、MEP 和静息期（CSP、MNSP、CoSP）进行全面的电生理评估，以区分 Chiari 畸形相关的脊髓空洞和偶然或术前作为基线研究发现的未闭中央管积水（脊髓积水）。

患者术前 1 天接受同等的术前电生理评估。SSEP 是通过表面电极放置在腕部或踝关节用（带通滤波：10~1000Hz）方波脉冲电刺激正中神经（M-SSEP）和胫神经（T-SSEP）进行测量。使用高电流振幅（16~40mA），足以引起目标肌肉的中度抽搐和较短的刺激持续时间（0.2ms）。根据国际标准 10/20 系统，记录电极放置在顶骨 C_3、C_4、CZ 和 FZ 处。最少重复 2 次，平均和叠加 500 次以上，以确保结果的可重复性。N_{20} 和 P_{40} 波峰用于确定结果的潜伏期和波幅。在经颅磁刺激（MAGSTIM© 200 MonoPulse，1.5T Magstim Ltd.）和肌肉轻微易化后的安静状态下进行术前 MEP 记录。刺激强度设置为刺激器输出的 80%（20~3000Hz 滤波器，7~8 次刺激叠加）。

仅在术前或术后随访时进行静息期评估，因为需要患者进行自主等长肌肉活动。CoSP 是通过刺激对侧皮层，获得拇短展肌（abductor pollicis brevis，APB）的 MEP 反应记录。刺激强度设置为 80%，重复刺激 5 次。采用 0.1ms 方波脉冲和 25 倍感觉阈值（最大 100mA）的腕部正中神经刺激或食指指尖皮肤神经刺激，激活 APB 肌肉的静息期。用适当力量保持肌肉等长收缩，将表面电极贴在目标肌的肌腹和肌腱上记录。在术前评估中，给予患者的听觉反馈接近最大强度的 80%（图 24.3）。静息期的定义是在刺激后肌电图中自发活动抑制或消失。屏幕上的灵敏度设置为 500 mcV/div，CSP/MNSP 设置为 20ms/div，CoSP 设置为 50ms/div。10 次重复刺激 MNSP（0.2ms 持续时间），3 次重复刺激 CSP。刺激强度为施加感觉阈值的 20 倍（80~100mA），但需根据患者的耐受性进行调整（见图 24.2）。

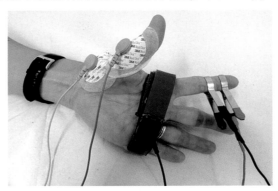

图 24.3 静息期记录设置（以 0.1ms 的方波脉冲和 80~100mA 强度[约为感觉阈值的 25 倍]对手腕正中神经和对食指指尖的皮肤神经进行疼痛性刺激。拇短展肌记录时，给患者的听觉反馈接近最大的强度[80%]）

第三节 术中神经电生理监测

静脉全身麻醉（Total intravenous anesthesia，TIVA）由舒芬太尼诱导，丙泊酚和罗库溴铵起效后插管，然后持续输注瑞芬太尼和丙泊酚维持。

由经验丰富的电生理团队和合适的设备(如 Endeavor CR、Viasys Healthcare、Madison、WI)完成多模态 SSEP 和 MEP 监测。在患者摆好俯卧位之前和之后进行基线分析。

术中 MEP 与术前设置不同。于 C_1/C_2 处刺激下肢皮层,于 C_3/C_4 处刺激上肢皮层,在手部和足部肌肉处记录到 5 种刺激的单一阳极高频系列,相互刺激间隔为 2.0~4.0 ms。术中需要超过刺激阈值的 20%(滤波:150~3000Hz)。由于潜伏期很大程度上取决于患者的体温,术中最有价值的是振幅,因此,我们比较了硬膜切开时的基线振幅与手术结束时的振幅。记录定位后(基线)和硬脑膜关闭后(术后)的 SSEP 和 MEP 指标,以供进一步分析。在整个手术过程中,SSEP 和 MEP 的刺激强度保持在一个恒定的水平,比较振幅的变化,并持续监测诱发电位。计算术后与基线的 MEP 和 SSEP 波幅和潜伏期比。汇集左侧和右侧的数据,以便统计评价(图 24.4)。

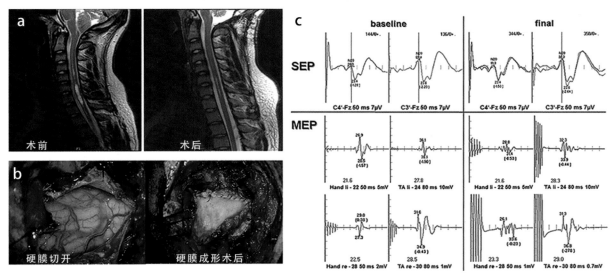

图 24.4　a 图为 Chiari 畸形 I 型合并脊髓空洞症术前、术后颅颈交界区矢状位 T_2 加权磁共振成像;b 图为硬脑膜切开(左)和硬脑膜成形术后(右)的枕下减压术中图像;c 图为术中进行持续体感诱发电位和运动诱发电位监测

第四节　讨　论

一、脊髓空洞症的电生理学诊断

脊髓空洞症的临床病程多种多样,通常以缓慢进展的神经功能缺损为特征,以疼痛和分离性症状开始。脊髓空洞常影响皮质脊髓和感觉通路,导致患者出现运动无力和脊髓性共济失调的症状。脊髓缺血事件也许可以解释脊髓空洞症的电生理改变,首先是中间灰质的分水岭区,然后是中枢灰质的背角。通过抑制性中间神经元的丢失伴兴奋性运动神经元不平衡过表达,中枢灰质疾病导致脊髓丘脑束受损[12,13]。电生理学研究是脊髓空洞症临床诊断的重要组成部分。SSEP 和 MEP 监测提供脊髓和后柱通路形态学和功能病变的可视化定量和节段定位。然而,对结果的解释仍有争议[14-18]。此外,由于脊髓空洞症患者脊髓运动神经元的兴奋性增加,其自发肌电样活动出现较大变化[13]。

这些患者最常见的 SSEP 异常是 N_{13} 衰减或缺失,而 N_{20} 电位正常,这是脊髓损伤累及灰质但未累及后柱的参数[18-22]。这些表现甚至在有后柱通路亚临床功能障碍的患者中也能发现[19,20,23]。虽然已证明 SSEPs 不能反映脊髓丘脑束[18,24,25]，但已有疼痛刺激后 N_{13} 缺失与临床疼痛和体温感觉丧失的相关报道[26,27]。SSEP 对中枢灰质症状，如痛觉减退（0~40%）或感觉过敏（25%~75%）的敏感性和特异性分别为 54% 和 81%[20,28]。相反，还有一些报道指出脊髓空洞症的生理性 SSEPs[29]、非常小的空洞病理结果[17]，与神经状态无关[30,31]。

无临床症状患者 MEP 可显示异常，而运动障碍患者 MEP 也可具有良好的相关性[31-33]。

感觉神经刺激激活皮肤神经纤维后，可产生肌电图活动的短暂抑制，称为静息期[12,34]。大多数研究者认为，引起静息期的传入脉冲由传导缓慢的 δ-神经纤维传导，而反应的潜伏期是一种抑制性脊髓反射[35,36]。利用 H-反射、F-波和 MEP 来评估运动神经元的兴奋性，表明 CSP 发生的时间段内运动神经元受到抑制。CSP 的早期发生最大抑制，是由脊髓抑制性中间神经元对运动神经元的突触后抑制引起的[37,38]。静息期检测可发现常规神经传导研究（SSEP/MEP）未检测到的这些感觉小纤维的传导异常，而 SSEP/MEP 可检测到大的有髓鞘神经纤维传导。小的有髓鞘痛觉传导纤维比主要的上行和下行传导束更接近中央管穿过中线，这里是大多数脊髓空洞症的病变位置，进一步证明静息期的改变很可能发生在感觉-运动传导受影响之前。脊髓空洞症通过损伤脊髓后角或中央管扩张导致静息期消失[39 41]。因为静息期的持续时间超过了 GABA 或甘氨酸传输引起的抑制作用期，所以必须存在其他抑制机制，如强大的电刺激或脊髓固有的 Ib-抑制性中间神经元伴随 α-运动神经元突触后抑制引起皮层兴奋性的皮肤调节[36,42-45]（图 24.1 和 24.2）。

Kaneko 等对 5 位脊髓空洞症患者进行了静息期电生理测试，CSP 在上肢感觉丧失患者中的敏感性和特异性为 100%，但在无症状的上肢中无此结果。这些患者的 CMAP、F-波和 MEP 保留，表明 CSP 传出弧完整[39]。Kofler 等也报道了与 SSEP 相比，脊髓空洞症中静息期检测具有较高的敏感性（95%，n=8）。此外，静息期发现为病理异常，而 SSEP 监测却在正常范围内[28]。Stetkarova 等在 4 位脊髓空洞症患者身上发现了类似的结果，受累侧的 CSP 比未受影响侧的 CSP 短。患者均有单侧疼痛和体温下降，SSEP 和 MEP 相对正常。这些患者 CSP 的敏感性为 100%[46]。然而，值得注意的是，文献中使用的传导参数有相当大的差异，并且没有提供关于正常基线值和上限的信息。此外，病例数相对较少。

CoSP 是经颅磁刺激对运动皮层抑制作用的表现，是诱发的独立反应，提示原发性颅脑效应和脊髓机制的参与[35,41,47]。由于 MEP 和 CoSP 在不同的皮质和皮质下病变中有不同的变化，已有证据表明存在由皮质内抑制性中间神经元引起的脊髓上抑制[48-50]。CoSP 可用于预测脑卒中后运动系统障碍的恢复和评估胼胝体功能[12,51]。我们发表的病例系列研究表明，脊髓空洞症的 CoSP 与运动障碍有良好的相关性，并且比 MEP 具有更高的特异性（86%/72%），尽管这一结果没有统计学意义。到目前为止，病理静息期的具体定义还没有被报道。从肌电图完全被抑制或肌萎缩到自由肌肉活动不完全被抑制的表述各不相同[13,28,35,41]。如果潜伏期较短或潜伏期长于正常基线的标准差（standard deviation, SD），我们将静息期定义为病理状态。此外，如果潜伏期或持续时间参数异常[3]，则也将静息期定义为病理状态。而 SP 出现早、持续时间长则可解释为生理上传导速度快、肌电抑制时间长。应评估每个主要症状的敏感性和特异性。因为这些症状的发生率不同，阳性预测值和阴性预测值差别很大。在所有传导（CSP、MNSP、CoSP）研究中，CSP 对疼痛的阳性预测值为 0.63，对轻瘫的阴性预测值为 0.83~0.94。数据显示,CSP 对症状性疼痛的敏感性和特异性均明显高于 EMG/MEP(48%/26%,$P=0.023$;88%/65%,$P=0.0059$)。与 EMG/MEP 记录相比,MNSP 中的分离症状也是如此(敏感性为 38%/33%,特异性为 78%/71%,$P<0.018$)。虽然 SP 的敏感性和特异性均较高,但差异无统计学意义,这可能由于症状罕见[3]。

根据我们的经验,包括静息期的几个电生理参数组合,有助于鉴别脊髓空洞症和未闭中央管(脊髓积水)。是否为脊髓空洞症患者实施手术,我们基于以下 3 个因素:①MRI 在提示引起脑脊液紊乱的局灶性蛛网膜瘢痕方面是相当有价值的,这是手术的一个指征;②患者必须在一定时间内出现相应的神经系统症状;③电生理诊断必须与临床和研究结果相关联[3]。

二、Chiari 畸形的电生理诊断

IOM 监测下枕下减压术是一种治疗 Chiari 畸形 Ⅰ 型的安全、有效的手术方法,并发症发生率低,无神经系统损伤[52]。Sala 等报道了 132 名 Chiari 畸形 Ⅰ 或 Ⅱ 型成年患者手术治疗的情况,其中 7.8% 的患者出现并发症[53]。相比之下,Klekamp 报道了 359 例无 IOM 监测下枕下减压术,并发症发生率为 21.8%,永久性手术并发症发生率为 3.2%[1],且成人和儿童患者之间没有发现差异。Sindou 等报道了 44 例成人病例,无神经系统加重[46]。值得注意的是,一些患者术中潜伏期延长了 10% 和(或)幅度降低了 50%,这与术后出现神经功能障碍有相关性[54]。然而,我们的研究中只有少数情况发生了这些变化,而且这些变化无任何临床关联性。我们认为这是假阳性结果,是脑脊液引流、打开第四脑室和空洞引流等手术操作,以及外科医生干预的几个因素影响的,如麻醉、血压、温度、体位、电极阻抗[52]。因基线记录和最终记录都是当前电生理状态的瞬时值,影响因素的变化会导致假阳性或假阴性结果。因此,IOM 监测中,连续实时评价和潜在因素的解释至关重要。

在成年脊髓空洞症患者放置体位或硬膜内探查中没有发现明显的 IOM 变化,因此就引出问题:IOM 是否应该成为 Chiari 畸形手术中的先决条件[3]。虽然在儿科患者中经常使用 IOM[10,11,55],但是对于接受 Chiari 畸形手术的成年患者,IOM 应用的报道很少[52]。Anderson 等的研究显示,小儿枕下减压术后,脑干听觉诱发电位(brainstem auditory evoked potentials,BAEP)传导时间改善最高[8,9]。只有 20% 的患者需要进一步行硬脑膜成形术[11]。此外,Chen 等报道了减压和硬脊膜切开术后 SSEP 潜伏期的改善[10]。因此,在儿童中,IOM 肯定会影响手术决策,即是否进行硬膜成形术。然而,到目前为止,还没有证据表明成年人的电生理变化。此外,现有数据并不能确定术中电生理参数的改善是否意味着术后症状的改善。这些信息将影响正在进行的关于成人 Chiari 畸形首选手术入路的争议性讨论(仅行颅颈骨减压术、硬脑膜成形术,甚至在所有病例中检查闩部)[1,56-58]。

对 Chiari 畸形的任何脊髓操作(如体位或显微手术操作)都可能进一步损害脊髓功能。使用 SSEP IOM 的基本原理是防止枕下减压术中出现新的神经功能受损。根据我们的经验,由于 SSEP 和(或)MEP 的恶化而需要调整体位的情况非常罕见[52]。

在我们发表的 38 例 Chiari 畸形 Ⅰ 型中,只有 2 例(5%)患者摆放体位时出现 SSEP 参数恶化,随后外科医生调整体位[52]。M-SSEPs($P=0.9085$)和 T-SSEPs($P=0.4613$)的绝对基线和终末潜伏期以及基线至终末 SSEP 潜伏期比率($P=0.5659$)没有显著差异。3 例患者的 4 次 M-SSEP 和 T-SSEP 终末至基线的潜伏期比率记录增加了 10%,这些患者均未出现新的术后神经功能损伤。同样地,M-

SSEPs($P=0.2397$)和 T-SSEPs($P=0.1440$)的绝对基线和终末振幅以及终末与基线的 SSEP 振幅比也没有显著差异($P=0.4778$)。虽有 2 例患者术中 SSEP 振幅降低 50%,但没有一例术后出现新的损害。相比之下,术中 SSEP 振幅的增加表明预后更好,在随访中发现,尤其是感觉障碍和运动失调/步态障碍症状得到改善[52]。在平均(22.4±20.3)个月的随访期间,92.6% 的患者症状改善或保持稳定,8.1% 的患者在(25.7±7.6)个月后出现空洞症相关症状复发[52](图 24.5)。

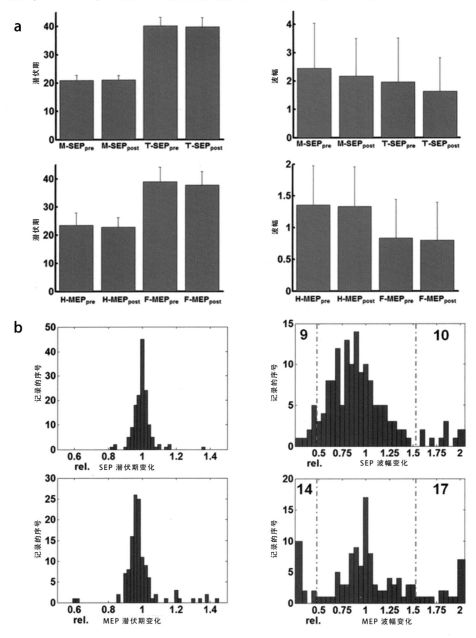

图 24.5　a 图代表基线期间和术后记录的 M-SSEPs、T-SSEPs、H-MEPs 和 F-MEPs 的绝对振幅和潜伏期(平均±SD)($P>0.05$,Student's t-test);b 图为上肢和下肢 SSEP/MEP 振幅和潜伏期的终末与基线比值直方图(虚线表示较基线振幅降低或增加 50%)

　　F-MEP 为胫前肌运动诱发电位;H-MEP 为小指展肌运动诱发电位;SD 为标准差;SSEP 为体感诱发电位;M-SSEP 为正中神经的体感诱发电位;T-SSEP 为胫神经的体感诱发电位

与我们的数据相反,Danto 等报道了接受手术的 500 例 Chiari 畸形,其中 32% 的患者 SSEPs 发生了显著变化,这主要与体位有关[59]。虽然这些发现可以归因于该队列的独特特征,但在我们的系列研究中没有经历类似的变化,尽管我们有较多患者存在脊髓空洞症和术前电生理参数改变[3,52]。神经外科医生在摆放患者体位和识别高危患者术前电生理记录上的经验差别,可以指导外科医生在摆放体位时采取特殊的预防措施。但是,还应始终考虑到有多个因素影响记录(如麻醉、血压、温度、体位、电极阻抗),术外和术中基线测量之间没有可靠的关系。在这方面,只有 Danto 的系列手术中有一位患者放置体位时出现电生理变化,他被认为是高危患者,而且有术前的电生理评估[59]。

相对于 SSEP 记录,在我们发表的研究中有连续监测上肢(H-MEP)和下肢 MEP(L-MEP)的数据,有 2/33 例(5%)的患者在体位摆放时 MEP 参数出现恶化[52]。H-MEPs($P=0.4126$)和 L-MEPs($P=0.2167$)的绝对基线潜伏期和终末潜伏期以及终末与基线 MEP 潜伏期比($P=0.2175$)没有显著差异。两位在手术中表现出 MEP 潜伏期延长>10% 的患者都没有出现新的术后神经功能损害。相反,MEP 潜伏期的缩短反而提示了一个更有利的预后,特别是疼痛症状的改善。同样,H-MEPs($P=0.8427$)和 L-MEPs($P=0.7466$)的绝对基线和终末振幅以及终末与基线 MEP 的振幅比($P=0.1610$)也没有显著差异。术中 MEP 振幅降低>50% 的患者术后均未出现新的神经功能损伤[52](见图 24.5)。

第五节 结 论

现有成年人的电生理数据证据表明,术中诱发电位的改善与良好的临床预后相关。我们的手术经验表明,成人 Chiari 畸形 I 型的初始治疗由经验丰富的团队使用标准化的体位、手术方法和技术进行手术,IOM 并不是安全的枕下减压的先决条件。在这种情况下,需要权衡 IOM 的利与弊:一方面,对患者的神经功能状态有持续的反馈;另一方面,IOM 意味着成本的增加,大量资源和时间的消耗,以及假阳性记录对外科医生的潜在影响。因面临接诊 Chiari 畸形病例数较少,涉及复杂颅颈畸形状况再次手术时与脊髓瘢痕粘连处理困难或已知颅颈交界区不稳定等复杂情况[55,59,60],我们仍然建议处于学习初期的外科医生,在体位摆放过程中应用 IOM 防止神经损伤。通常,有关脊髓外科手术中使用 IOM 研究的伦理问题也要关注。然而,由于有证据表明电生理参数无显著变化的枕下减压术是安全的,一项前瞻性随机试验在伦理上应是可行的,以进一步说明 IOM 在这一特定类型的颅颈外科中的优势。

第二十五章　影像诊断

Abby E. Deans, A. James Barkovich

第一节　引　言

Chiari 畸形具有影像学的特征性表现,其主要影像诊断学方法是磁共振成像。

第二节　Chiari 畸形 I 型

Chiari 畸形 I 型常被误诊,正如 Chiari 在原始论文中所阐明的,这不是一种大脑畸形,而是因周围骨骼压迫颅颈交界区附近的神经结构(通常是小脑扁桃体、上段颈髓或延髓下推或下拉),以及随后枕骨大孔区脑脊液流动的改变而引起的一种异常。仅仅存在小脑扁桃体低位不构成 Chiari 畸形 I 型异常,临床上常见小脑扁桃体低位,但通常没有症状,因向下推挤或牵拉引起压迫,导致临床症状和体征进展。推挤可能的原因是后颅窝较小(如遗传性颅面综合征、Crouzon 综合征),CSF 流动或吸收异常引起的压力增加或存在颅内占位(通常位于后颅窝)[1-4]。向下牵拉的典型原因包括 CSF 漏或 CSF 腰大池-腹腔分流[5-7],甚至是颅内分流术[8]造成的幕下/脊髓 CSF 压力低。无论是推或拉,枕骨大孔拥挤都会导致 CSF 流量改变以及颅内和脊髓压力隔离,这种情况又会导致脊髓内水肿(脊髓空洞前状态[9])或脊髓积水。

小脑异位的影像学评估选择 MRI,所有患者都应进行 MRI 的矢状位和轴位 T_1 和 T_2 加权成像,图像层厚不应超过 3.0 mm。图像应包括整个大脑和颅骨,因为它是寻找脑积水、占位、畸形、缺损和高或低颅内压的重要证据。为寻找是否伴有脊髓水肿或脊髓积水,颈椎也应检查 $C_6 \sim C_7$ 水平。矢状位 T_2 像很难区分空洞和水肿,而轴位 T_1 像对诊断是有意义的。如果图像提示小脑解剖异位,应进行心电门控相位对比成像,以确定异位对枕骨大孔及其周围的 CSF 循环影响。

MRI 的主要解剖影像学表现为扁桃体异位,小脑扁桃体受压(钉样或尖状)和枕骨大孔或 C_1 水平的 CSF 几乎完全消失(图 25.1a)。一般来说,从枕骨大孔前缘中点到后缘中点画一条线,如果扁桃体在此横线以下 5.0 mm 或更多(图 25.1 b),则扁桃体过低,可能受压[10]。儿童可能会有稍大的小脑组织异位而无受压,因此没有症状[11]。然而,结构的实际外观比测量更重要。值得注意的是,大多数扁桃体下缘低位的患者是无症状的,仅测量到扁桃体异位,无扁桃体压迫或蛛网膜下腔消失,并不需要进一步的检查。除扁桃体下极的尖状外观和后颅窝尾部、枕骨大孔及 C_1 水平的 CSF 间隙消失外,颈髓的空洞或空洞前状态(图 25.1,a 和 b)应怀疑蛛网膜下腔受压或肿瘤。发现有髓内占位并有病灶增强强化,可确诊肿瘤。如果没有发现肿瘤,应用心电门控相位对比 CSF 流动检查寻找 CSF 动力学的改变。虽然篇幅有限,但鉴于 CSF 动力学研究在 Chiari 畸形 I 型诊断中的重要性,有必要在此对其进行简要陈述。对正常人的研究证明,在心脏收缩期(心动周期的 40%),CSF 向颅尾端流动(影像上 CSF

呈现白色)[12],下位脑干和小脑扁桃体略向下移动。在心脏舒张期(心动周期的 60%),CSF 呈圆形运动,影像上呈现黑色,脑干和扁桃体微微向上移动[12]。当 CSF 流动受到枕骨大孔区小脑组织影响时,观察到脑干腹侧和背侧及颅颈交界区 CSF 运动减少(图 25.2,a 和 b),CSF 的心收缩期运动缩短,心脏舒张期延长,脑干和扁桃体移动增加[13,14]。当 CSF 动力学研究显示枕骨大孔区 CSF 舒张期表现延长,小脑扁桃体和脑干向下移动增加,这都是 CSF 动力学受损的有力证据。

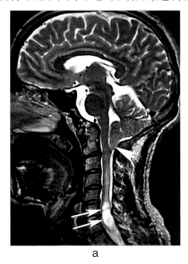
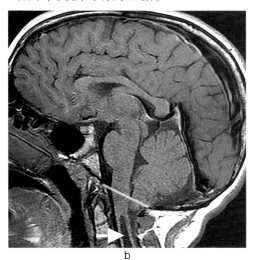

a　　　　　　　　　　　　　　　　　b

图 25.1　a 图为脑和颈椎 MRI 矢状 T_2 加权像(显示 Chiari 畸形 I 型的小脑扁桃体向颈椎管内移位,小脑扁桃体受压、尖状或钉样形态[箭头],枕骨大孔和上段颈椎管水平 CSF 间隙消失。这位患者存在下段颈髓空洞[双箭头]);b 图为另一位患者的 MRI 图形(更细微的表现为小脑扁桃体稍低位,在枕骨大孔前缘中点到后缘中点的连线下 6mm 处,枕骨大孔区有轻微地压迫和 CSF 消失。颈髓空洞的相关表现[箭头]提示枕骨大孔/C_1 区域蛛网膜下腔狭窄,可通过相位对比 CSF 流动成像进一步评估,以确定阻碍 CSF 流动的区域)

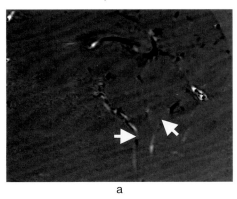
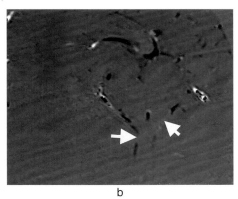

a　　　　　　　　　　　　　　　　　b

图 25.2　心电门控相位对比 CSF 流动显像(图像显示颅底扁平症患者的枕骨大孔区域 CSF 流动受阻[同图 25.4 c 的患者]。a 图显示在 CSF 心收缩期[CSF 呈现白色],延髓前区和小脑扁桃体后部[箭头]CSF 流量减少;b 图显示 CSF 舒张期,延髓前区和小脑扁桃体后部[箭头]CSF 流量减少[CSF 呈现黑色])

　　任何限制枕骨大孔或 $C_1 \sim C_2$ 区域 CSF 流动的病因都可引起临床症状或空洞形成。影像学检查对区分不同的病因很重要,因治疗方法可能完全不同。有以下情况应该强烈怀疑,如脑组织下移(图 25.3,a 和 d)、硬脑膜强化(图 25.3b)、脑干向斜坡挤压、硬脑膜静脉窦扩张和垂体增大(图 25.3a),或第三脑室底低位、低颅内压,并应寻找可能存在的 CSF 漏[5,6]。原发性间充质病变或颅缝早闭会导致小颅底,头颅呈明显短头畸形(图 25.4a),并可以发现颅缝早闭。此时,进行 MR 静脉造影是有意义的,可见颈静脉孔狭小,更重要的是可见经枕部导静脉的广泛的侧支循环[1,15]。影像学检查还可发现脑积水或后颅窝占位引起小脑经枕骨大孔下疝。在患有骨病的患者中,颅底凹陷可导致扁桃体下疝(图 25.4b)。间充质异常的年轻人会出现小颅底或扁平软骨颅(扁平颅底),可导致小脑结构下疝(图25.4c)。这些情况都可能导致枕部头痛和 CSF 流动改变引起脊髓空洞症。事实上,即使没有扁桃体下疝,临床病史强烈提示枕骨大孔或后颅窝区 CSF 梗阻伴脊髓空洞症的患者(Chiari 畸形 0 型[16]),可能受益于心电门控相位对比成像评估 CSF 动力学,寻找 CSF 循环或脉动异常,经减压或分流治疗可能使症状缓解。

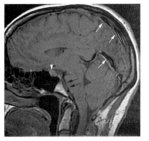 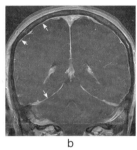 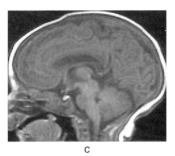 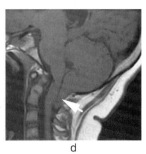

图 25.3　小脑扁桃体的颈部异位位置(下拉异位于颈部,可见以下影像表现。a. 脊髓 CSF 漏导致自发性低颅内压[spontaneous intracranial hypotension, SIH]时,MRI 矢状位表现为扁桃体异位、硬脑膜静脉窦扩张[白色箭头]和垂体增大[箭状标记]、脑桥压迫斜坡[黑色箭头]。b. MRI T₁ 加权增强序列的弥漫性脑膜强化[白色箭头],小脑下疝也可由脑积水的向下推力造成。c. 新生儿的小脑位置和形态正常,后来出现脑积水。d. 11 岁时小脑扁桃体进行性下疝[箭头]和症状性枕骨大孔压迫)

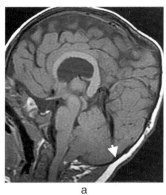 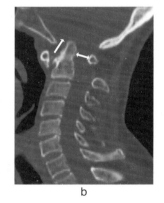 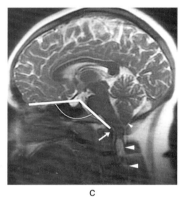

图 25.4　Chiari 畸形 I 型也见于其他原因引起的后颅窝狭小(a 图示 Crouzon 综合征早期,颅缝融合导致短头畸形、胼胝体呈拱形形态、后颅窝小、窦汇低位[箭头]、小脑扁桃体向颈部移位至 C₂ 水平。b 图示颅底凹陷症,颈椎 CT 矢状位显示 C₂[箭头]通过枕骨大孔上移位,导致枕骨大孔及上颈椎狭窄[双头箭头],扁桃体受压。c 图示扁平颅底,齿状突成角[长箭头]或颅底凹陷,加重枕骨大孔狭窄。小脑扁桃体的尖状形态[小箭头],枕骨大孔处 CSF 消失,颈髓空洞[大箭头]提示枕骨大孔处受压)

第三节　Chiari 畸形 Ⅱ 型

评估 Chiari 畸形 Ⅱ 型复杂的后颅窝和脊髓脊膜膨出伴幕上结构异常,MRI 仍是诊断的主要依据。然而,产前超声筛查往往首先发现 Chiari 畸形 Ⅱ 型复合体中的脑和脊柱异常,因此值得在此讨论。而后的胎儿 MRI 检查进一步明确其特征和验证超声的发现。产前影像学上脊髓脊膜膨出和 Chiari 畸形 Ⅱ 型的表现与发育较早的阶段相一致,在随访中常可见畸形进展。

一、胎儿超声

胎儿超声筛查方案[17]包括对妊娠前 3 个月后期的胎儿颈项透明层的评估,先进性有限的解剖评估,然后在 18~20 周进行全面的解剖评估。在这一时期常能最先发现 Chiari 畸形 Ⅱ 型和脊髓脊膜膨出。同一时期进行孕妇血清筛查或羊膜穿刺术,若甲胎蛋白升高提示神经管开放缺陷,也可作为胎儿脑和脊柱 MRI 的辅助参考。

胎儿超声筛查检查[17]包括脑和脊柱评估。对大脑的评估包括颅脑经丘脑和透明隔横切面测量双顶径和头围;经后颅窝水平横切面,以及经侧脑室水平横切面观察。脊柱的评估包括颈、胸、腰椎和骶椎的矢状面和横切面观察。Chiari 畸形 Ⅱ 型胎儿几乎普遍观察到双侧扁平或略塌陷的额骨包裹着幕上的大脑(即所谓的"柠檬征")(图 25.5)、缩小的枕大池伴前包绕的小脑半球(即所谓的"香蕉征")(图 25.5b)[18]或小脑消失。其他提示 Chiari 畸形 Ⅱ 型的征象包括双顶径缩小[19]、大多数病例测量值低于第五个百分位并且脑室增大[20,21]。正常胎儿脊柱的横切面显示环绕椎管完整的椎环和完整的背部皮肤层。在脊柱裂的病例中,椎弓根向后开放,呈 U 形或 V 形(图 25.5c),棘突消失,正常的软组织皮肤层破损(图 25.5d),通常伴有脊柱局部后凸。当发现这些情况时,应进一步行胎儿脑和脊柱 MRI 确认这些异常,并明确可能存在的任何超声检查无法发现的不明显异常。

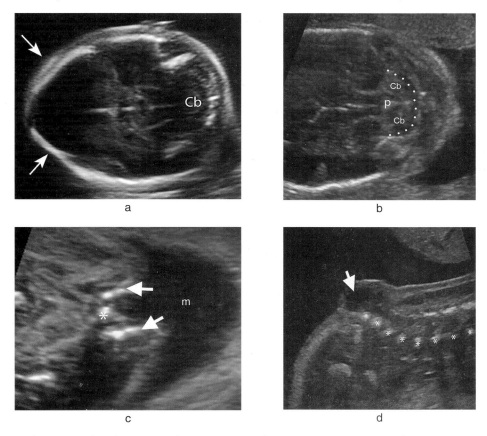

图 25.5　Chiari 畸形 Ⅱ 型和脊髓脊膜膨出通常首先由产前超声发现(a. 孕 18 周胎儿超声显示双侧额盖扁平或塌陷[箭头],即所谓的"柠檬征",被认为是继发于脑脊膜膨出造成脑室扩张不足[Cb 指小脑]。b. 后颅窝小,枕大池闭塞,小脑半球[Cb]包绕脑桥和中脑,即所谓的"香蕉征"。c. 评价胎儿脊柱的横切面[轴向]显示骶椎脊柱裂缺陷,椎弓根伸展(箭头),棘突缺损和巨大的无回声脊膜膨出(m)。d. 腰骶椎纵切面[矢状][用 * 在 c 和 d 图中表示椎体]显示骶椎背侧脊髓脊膜突出[箭头所指])

二、胎儿和出生后磁共振成像

胎儿磁共振成像已应用了 20 多年,在过去的 10 年中,随着 MRI 线圈设计的进步和使用快速 T_2 加权 MRI 序列,如单次激发快速自旋回波(single-shot fast spin echo, SSFSE)或半傅里叶采集单次激发快速自旋回波(half Fourier acquisition single-shot turbo spin echo, HASTE)进行实时成像的发展,其技术上已变得更加可行。亚秒级图像采集最小化了因胎儿或母体运动造成的伪影,避免了对胎儿镇静的需要。一般认为 1.5 T 的 MRI 对胎儿整个妊娠期都是安全的,没有任何致畸或发育异常的风险[22,23]。然而,妊娠中期的扫描采集通常应在妊娠 22 周后,此时胎儿体积增大和运动减弱,能获得理想质量的图像。在我们的机构中,标准胎儿大脑 MRI 成像序列包括一个大视野的定位扫描,以了解胎儿的姿势和胎盘在子宫的位置。然后扫描胎儿大脑矢状位、冠状位和轴位序列,采集层厚 3.0 mm,间隔 2.0~3.0 mm。至少以两个序列获取图像,以保证完整脑部成像,层间隔是为了避免质子上一次激发未完全弛豫所引起的饱和效应[24]。胎儿脊柱的评估包括矢状位和轴位 T_2 加权序列,其层厚为 2.0 mm,层间无间隔。每个后续序列定位都是基于最近一次的扫描影像,以便根据胎儿运动进行适时调整。

对于疑似 Chiari 畸形 II 型/脊髓脊膜膨出的胎儿(图 25.6,a 和 d),MRI 对确定脊髓脊膜膨出缺损的位置和程度(图 25.6b)、后颅窝异常的严重程度(图 25.6a)以及相关幕上脑异常的存在和程度(图 25.6c)至关重要。这些通常在超声上是不可见的。完善地了解病情特点有助于预估最佳孕期和产后处理,包括考虑终止妊娠或计划在可能的情况下对胎儿脊髓脊膜膨出进行手术封闭。

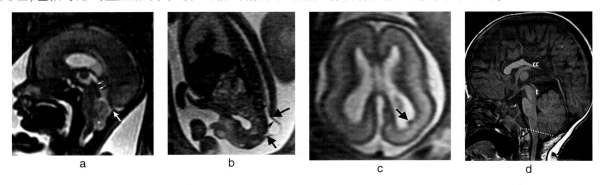

图 25.6 Chiari 畸形 II 型/脊髓脊膜膨出的胎儿 MRI(a. 妊娠 25 周胎儿矢状面 T_2 加权 MRI 显示后颅窝小、小脑幕陡直、第四脑室狭窄且低位、窦汇低位[大箭头]、中脑顶盖伸长[小箭头]、发育中的小脑下极颈部异位[*],符合严重的 Chiari 畸形 II 型。b. 脊柱切面显示腰骶椎脊髓脊膜膨出[大箭头]和脊髓栓系[小箭头]。c. 侧脑室平面轴位像示脑室内异位结节[箭头]。d. 产前脊髓脊膜膨出术后随访,出生 12 个月后出现轻微的 Chiari 畸形 II 型征象,包括圆形小脑扁桃体的边缘降低和顶盖轻度后下拉伸,注意胼胝体发育不良[cc])

出生后,评估儿童脊髓脊膜膨出应选择 MRI。颅脑 3D 扰相梯度回波采集(spoiled gradient-echo, SPGR)最好采用矢状位,并在薄(1.0~2.0 mm)的冠状和轴状切面中进行重构。轴向和冠状 T_2 加权图像(厚度为 3.0 mm 或以下的 2D 采集,或在三个正交平面上进行重构的 3D 体积采集)是有用的补充序列。对于脊柱成像,获得矢状位和轴位 T_1 和 T_2 加权序列是至关重要的。如果出现脊柱后凸,其成像平面应成一定角度,使矢状图与脊柱各节段平行,轴位图与脊柱各节段垂直。

无论对胎儿、新生儿、婴儿还是儿童进行大脑 MRI 检查都有相同的结果,尽管在较大的脑组织中更容易检测到细微的异常,如大脑皮质和较小连接处的异常[25]。后颅窝很小,CSF 间隙很小或消失。小脑幕附着低位,朝向较陡(图 25.6a 和 25.7a),使直窦延续于窦汇的走向垂直。小脑几乎填满小体积的后颅窝,从侧面包绕中脑(图 25.7b)。因孕期 CSF 通过开放的脊柱裂漏出,一个向下的压力梯度作用于后颅窝结构,导致小脑、中脑和第四脑室部分特征性的向下位移。第四脑室较小,长轴狭窄(正常大小或增大的第四脑室应增加孤立脑室的可能性)(图 25.7c)。脑桥可能被推向斜坡上,后脑结构对颅底的压力会引起该结构的凹面腐蚀性变化。因小脑的慢性疝出,枕骨大孔和小脑幕切迹被扩大。可能由于压迫引起慢性缺血,小脑半球和小脑蚓部通常很小(图 25.7d)。下丘常向下侧和背侧扩大和伸展,而上丘较小,形成"喙状顶盖"外观(图 25.7,a、c 和 d)。同样,妊娠早期脑室扩张不充分很可能引起幕上小穹隆,而导水管狭窄、后颅窝拥挤,或者枕骨大孔被阻塞会导致脊柱区 CSF 搏动缺乏抑制,常见到不成比例的脑室扩张[26]。

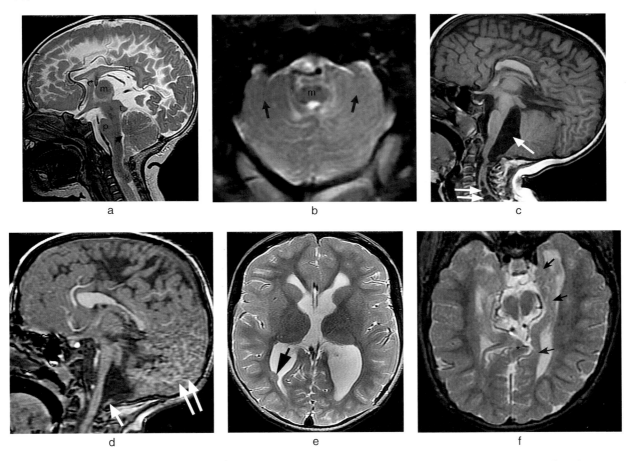

图 25.7　Chiari 畸形 Ⅱ 型(a. 8 岁患者的 MRI 矢状位 T_2 加权像显示,出生时即存在的脊髓脊膜突出,存在许多 Chiari 畸形 Ⅱ 型的表现,包括较小的颅后窝、低位附着的小脑幕和陡峭的角度、后颅窝内容物异常表现,包括小脑下移[下疝入颈椎管内 *]、脑桥和延髓。第四脑室[大箭头]低位并受压。在 C₄ 水平有特征性颈髓扭结。中脑顶盖向后和向下伸展或呈喙状。中间块增大。胼胝体后部和压部较薄。患者经脑室-腹腔分流术[弯箭头]治疗脑积水。b. 后颅窝轴位 T_2 加权像显示小脑半球前方[箭头]包绕延髓,后颅窝 CSF 间隙消失。c. 另一位患者的 T_1 矢状位影像,第四脑室增大[箭头]提示孤立的第四脑室。这位患者有颈髓空洞[双箭头],在第四脑室分流后消失。d. 另一位严重的 Chiari 畸形 Ⅱ 型患者的 T_1 矢状位影像,显示非常小的后颅窝、小脑近乎缺失[箭头显示微小的残留,可能是小脑组织]和微小的

脑桥。枕叶皮质明显的短回或小回数量增加[双箭头],很可能是由于严重脑积水的分流和皮质下白质的缺乏。e.脑室周围结节异位[箭头]和后脑白质减少是常见的幕上异常。f.发育不良的内侧颞叶[箭头]疝过中线[*])

幕上的异常很常见,但尚不清楚是因遗传因素,还是受慢性脑积水或慢性低颅内压对发育中大脑的影响[27]。因此,所有患者都需要对幕上大脑进行完整的评估。大脑连合部异常是很常见的。约40%的前连合位于较低位置(介于视交叉和 Monro 孔之间)。胼胝体的外观变化很大,最典型的是后部(体后部和压部)较薄,类似于其他病因引起的先天性脑积水表现(图 25.7a)。然而,约 30%胼胝体发育不良伴有胼胝体压部、嘴部缺失,胼胝体后部体小[28]。特别是在胼胝体异常的患者中,后脑白质体积通常减小[28]。目前尚不清楚这是因先天性脑积水,还是因胼胝体发育不良或两者的结合导致的脑发育不良。约 10%的患者全脑范围内白质体积严重减少。在 15%～20%的患者中发现灰质异位(图 25.7e),典型的有 2~3 个结节位于脑室周围区域;三角区/枕角是最常见的位置,其次是额角[28]。通常可以识别出脑沟异常。最常见的一种异常被称为窄回症(狭窄回),在大脑表面可见太多的小回,但组织学正常(图 25.7d),约占 70%[28]。脑积水使大脑皮层伸展,而分流造成的脑减压引起小回改变。曾在 MMC 患者中发现多微回病[29],该类患者也是严重患者之一,会在 2 岁前死亡,为神经影像学罕见发现。此外,一个脊髓脊膜膨出的羊模型显示了鹅卵石样的皮质畸形,可能是孕期中软脑膜受损的结果[27]。颞叶后内侧,特别是后边缘叶,几乎多是异常(图 25.7f),伴有皮质变薄、潜在的白质减少,并由此产生巨大的上蚓部/四叠体板/半球间池[28,30]。偶见畸变脑回延伸至增大的脑池,常穿过中线。胎儿/新生儿脑积水、遗传、孕期结构压缩,以及发育过程中脑膜破损造成的慢性 CSF 漏的病因尚不清楚[30],这些产前异常也并不总是明显的[25]。

胎儿与出生后 MRI 检查对脊髓的评估是不同的。胎儿脊柱 MRI 检查的目的是识别 MMC,明确其特征和水平,并寻找相关脊柱异常。脊髓缺损表现为椎弓根开裂,神经管背侧开放,椎管外的神经板发生变化,延伸至羊膜间隙(脊髓膨出甚至脊髓脊膜膨出),缺乏间质组织、后部骨组织和脂肪,原本这些组织应位于椎管和皮肤之间。颅内异常的严重程度、CSF 分流的必要性及临床预后与嘴侧位置有关[31]。最近的多中心随机研究,比较产前和产后手术闭合脊髓脊膜突出[32]以及之前的动物研究[33],随访 MRI 可见 Chiari 畸形 Ⅱ 型的严重程度减轻(图 25.6,a 和 d),因此降低 CSF 分流可以提高修复胸椎和腰椎脊髓脊膜突出后的早期功能。胎儿期 MRI 仍将是鉴定 MMC 和 Chiari 畸形 Ⅱ 型的重要工具,有利于制订妊娠管理和产前治疗方案。

脊髓脊膜膨出治疗后,评估胎儿脑积水状态的影像最好选择超声。出生后,如果观察到进展性下肢或膀胱/肠功能异常,常需进行脊柱影像检查。需要排除的潜在原因包括脑积水、脊髓积水、先天或后天占位,如表皮样囊肿或 MMC 修复部位的脊髓栓系复发。脑积水和脊髓空洞症的最佳诊断方法是将 MRI 与以前的检查进行比较,寻找侧脑室或脊髓中央管增大的情况。表皮样囊肿通常为圆形或分叶状肿块,在 T_2 加权像上呈高信号(图 25.8a),在 T_1 加权像上呈低信号(图 25.8b),增强无强化(图 25.8c)。如果能进行弥散加权成像,表皮样组织可见为非常高的信号(图 25.8d)。所有 MMC 术后,在修复水平上都可能附着在硬脑膜或瘢痕组织上(图 25.8a),术后脊髓并没有上升。脊髓栓系复发是出现症状的原因,应进行排除诊断。因此,在排除所有其他潜在原因之前,不能诊断栓系复发是症状的原因。

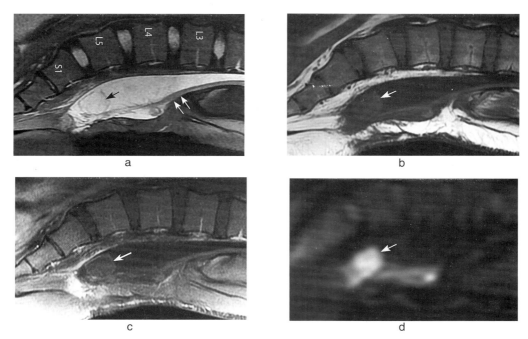

图 25.8 脊髓脊膜膨出修补术后并发症(a 图示 S₁ 水平硬膜囊内肿块[a 为黑箭头,b~d 为白箭头]T₂ 呈高信号。b 图示 T₁ 呈低信号。c 图示无增强。d 图示弥散受限[弥散加权呈高信号],与表皮样囊肿相一致。可见脊髓圆锥持续低位[脊髓末端,a 图为双箭头]。修复后脊髓没有上升)

第四节 Chiari 畸形Ⅲ型

更罕见的 Chiari 畸形Ⅲ型也最好通过 MRI 来评估,MRI 可以明确枕颈部脑膨出及其相关的脑和脊柱异常。低剂量计算机断层扫描也可能有助于看到颈椎和(或)枕骨缺损。用于评估 Chiari 畸形Ⅲ型的 MRI 序列与用于评估 Chiari 畸形Ⅱ型的相同,包括进行颅脑和脊柱的多平面序列检查,以评估 Chiari 畸形Ⅲ型及其相关的异常。影像学的目的是确定脑膨出的内容物,包括小脑和(或)脑干、脑膜和 CSF 的体积(图 25.9a)。MR 静脉造影也可用于评估相对于肿块硬膜静脉窦的位置(图 25.9b)。这些信息是手术计划中必要的,并可能有助于预测预后。因常伴有胼胝体异常、灰质异位、脊髓积水或脊髓栓系,需要对幕上脑和脊髓进行完整的评估(图 25.9c)。

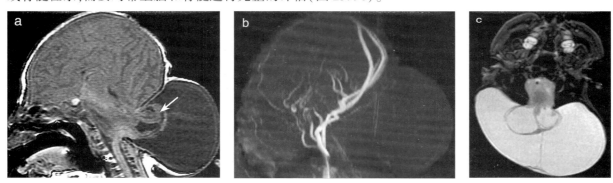

图 25.9 Chiari 畸形Ⅲ型[a 图示枕部脑膨出伴后窝内容物萎缩、疝出,以及部分枕叶(箭头)。b 图为手术规划进行的 MR 静脉造影显示,在这个大肿块中不含硬脑膜静脉窦。c 图轴位 T₂ 加权像显示发育不良的脑干和小脑组织疝入很大的囊性区中]

第二十六章 使用 MRI 测量后颅窝容积

Niyazi Acer, Mehmet Turgut, Seher Yilmaz, Hatice Susar Güler

第一节 引 言

后颅窝(Posterior Cranial Fossa,PCF)容积是诊断许多临床疾病的有用参数,包括 CM Ⅰ、颅缝早闭、低颅压及其他各种颅内病变[1]。最近,已经开发出先进的全自动化和半自动化软件用于计算 PCF 容积[2-5]。volBrain 和 MRICloud 软件以网络为基础,转换 MRI 的数据,完成大脑体积计算。从技术上讲,他们使用神经影像信息学技术匿名化 MRI 脑容积,生成颅腔和主要颅内容物体积的 PDF(便携式文档文件)及文本形式的报告,包括 CSF、灰质(gray matter, GM)和白质(white matter, WM),以及大脑的次级结构,如大脑半球、小脑和脑干[6-8]。

临床上,量化 PCF 体积对于定义 CM Ⅰ 的扁桃体下疝非常重要,因为 CM Ⅰ 是由于 PCF 过小而产生的[9,10]。人工测量 PCF 体积是很耗时费力的,而应用 CT 和 MRI 上的 Cavalieri 计算法则节省了许多时间,通过计算得出 CM Ⅰ 的 PCF 明显小于对照组[11-13]。由此可以看出,准确测定 PCF 容积对诊断 CM Ⅰ 至关重要。

现在,人们普遍认为后脑的过度拥挤可能是由其发育不全引起的,这也和 CT 及 MRI 的研究一致,许多以前的研究 PCF 形态学的结果也支持这一假设[14]。本章系统性地回顾了使用脑分割法测量 PCF 容积的方法,其主要目的是整理有关测量 PCF 体积的方法及其临床意义。

第二节 后颅窝

众所周知,PCF 是一个紧凑、顺应性差的坚硬区域。从解剖上来看,它的边界是由鞍背、枕骨基底部、颞骨外侧的乳突部、小脑幕下方、枕骨后下部组成。硬脑膜的横窦、乙状窦和枕窦贯穿 PCF。中脑导水管是脑脊液流出的狭窄通道,任何使其梗阻的因素都可能导致脑积水,使颅内压显著升高[15]。PCF 的各种病变,如颅内肿瘤、动脉瘤、蛛网膜囊肿或表皮样囊肿、面肌痉挛和颅颈交界区畸形(如 Arnold-Chiari 畸形和 Dandy-Walker 畸形)都会压迫脑干,从而需要手术减压[5,16]。即使 PCF 内容物轻度增加(如肿瘤或血肿),也会引致颅内压显著增加,甚至引起危及生命的脑疝。PCF 在三个颅窝中最宽最深,包括脑干、小脑和后六对颅神经。小脑位于 PCF 内,脑桥和延髓后面。枕骨大孔深居 PCF 中央。PCF 以横窦和乙状窦的沟槽为边界,由天幕及其他硬膜结构将其与大脑分隔开[17]。

近年来,大多数神经科学家都集中关注小脑在处理速度和认知效率,以及平衡和姿势方面的作用[18]。现在可以肯定的是,除了协调动作,小脑还参与了许多其他重要功能,包括调节认知和情绪[19-21]。

第三节　后颅窝诊断和检查的多种影像方法

一、超声

超声(Ultrasound, US)扫描被认为是一种安全、准确、无创的胎儿检查方法。许多类型的神经系统畸形,如脑积水、无脑、脊髓脊膜膨出都可以用超声进行诊断[17,22]。

二、颅骨 X 射线平片

颅骨 X 射线平片是最基本的影像学检查方法。放射学上的多种异常,包括慢性颅内高压、钙化和颅骨骨折等都可以很容易地使用这种技术进行显示[17]。

三、计算机断层扫描

1972 年,CT 扫描仪开始应用于临床实践中。由于暴露在射线中可能会对身体造成危害,一些专家不喜欢使用 CT 扫描。然而,神经影像学中的 CT 血管造影和 CT 静脉造影是临床上诊断血管疾病的最佳选择。今天,CT 经常用于那些出现恶心、呕吐、共济失调等颅内高压症状的 PCF 占位患者,尤其被广泛用于各种神经系统急性疾病的检查,如脑出血、脑积水和脑疝,因为它既快速又便宜[17,23]。

四、磁共振成像

1980 年,MRI 被用于检查诊断 PCF、脑干和小脑的各种病变。临床上,PCF 的各种病变、先天性疾病、WM 疾病、炎性病变都可以通过 MRI 进行诊断[17]。

第四节　后颅窝的形态学测量

PCF 的线性测量值通常使用 MRI T_1 加权像中央矢状位上的线性标记点[24,25]。Allen 等[26]通过以下标记物定位中央矢状面:将胼胝体与脑回分开的胼胝体沟;被盖与顶盖之间的中脑导水管;第四脑室顶的"V"形标志;不可视小脑半球[26]。Tastemur 等[25]统一在 T_1 加权像中测量中央矢状面,统一在 T_2 加权像中测量颅骨最大的横切面[25],所有的测量数据都是用 syngo fastView 软件获得。Tastemur 等[25]使用了大脑、小脑、颅骨和颅窝的各种测量点。具体而言,这些测量点被作为矢状位和轴位 T_1 和 T_2 加权像上的参考点[25](图 26.1~图 26.3)。

确定 PCF 和颅骨的大小需要在中央矢状位 T_1 加权像上进行长度测量[25,27,28](图 26.2 和 26.3)。

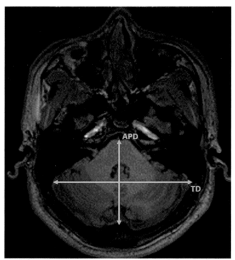

图 26.1　后颅窝前后径和横径的测量(APD:前后径;TD:横径)

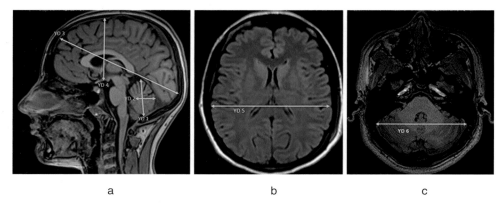

a　　　　　　　　　　　　b　　　　　　　　　　　　c

图 26.2　一位 CM Ⅰ 患者的 MRI(a 图示在 T₁ 加权像中央矢状面对大脑和小脑进行测量,YD1=小脑最低点和最高点之间的距离,YD 2=第四脑室最后点与小脑后最突出点之间的距离,YD3=额极与枕极之间的距离[大脑前后最长的直径],YD4=大脑最高点和乳头体之间的距离;b 图示大脑横切面测量值,YD5=大脑半球两侧最远点之间的横径;c 图示小脑横切面测量值,YD6=小脑半球两侧最远点之间的横径)

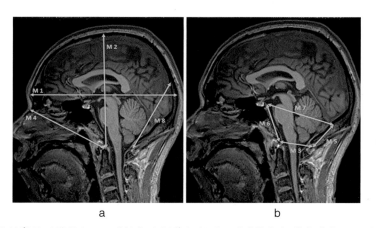

a　　　　　　　　　　　　b

图 26.3　颅骨和后颅窝的测量值(M1=眉间和后颅骨之间的距离[最大颅骨长度];M2=颅底点与顶点之间的距离[最大颅高];M3=颅底点与颅后点之间的距离[枕骨大孔矢状径];M4=鼻根与颅底点之间的距离[颅底长度];M5=颅后点与枕内隆起之间的距离[枕上];M6=颅底点与鞍背顶点之间的距离[斜坡长度];M7=鞍背与枕内隆起之间的距离;M8=颅后点与人字点之间的距离)

第五节　后颅窝的自动成像方法和次级结构技术

目前有几种软件工具可以自动测定大脑次级结构的体积,如小脑、髓质、脑桥等。这里我们描述了基于网络的体积测量技术——volBrain 和 MRICloud[8]。

一、volBrain

volBrain 系统源于从 MRI T_1 加权像上提供自动分割的脑结构。

预处理步骤包括规范化和注册到蒙特利尔神经研究所(Montreal Neurological Institute,MNI)的空间。第一步是使用自适应非局部均值滤波器去噪[29,30],然后使用高级规范化工具算法在 MNI 进行注册[31],最终完成标准化过程[29]。

在完成预处理后,利用基于非局部补丁的多图谱方法对 MRI 图像进行不同范围的分割[6]。首先,通过非局部颅内容积提取法提取颅内容积[32],接下来是用基于非局部自动大脑半球分割的方法提取大脑半球[33],用 Manjón 等的程序对脑组织进行分类[29]。然后,用 Coupé 等描述的方法对 8 个皮层下结构进行分割[6],各种颅内结构(如大脑、小脑和脑干)和一些皮质下结构(如尾状核、壳核、丘脑、杏仁核、海马体、苍白球和伏隔核)的体积已经用 volBrain 进行了测量[8]。一般来说,除海马体是按照欧洲 Alzheimer 联盟协议分割之外[34],其他所有的结构分割都是基于 volBrain 的专家共识。从技术角度来看,所有过程在大约 12 min 内完成[35]。

处理完成后,会收到一封电子邮件,可以下载一个包括图像文件和含有两个逗号分隔值(comma-separated values,CSV)的 PDF 文件,这些报告提供这些组成结构的所有体积值。PDF 文件包括患者信息、大脑组织(如 WM 和 GM)的详细信息、皮层下结构(丘脑、苍白球、尾状体和海马体)的体积以及不对称指数[36]。图 26.4 显示了脑区分割图。

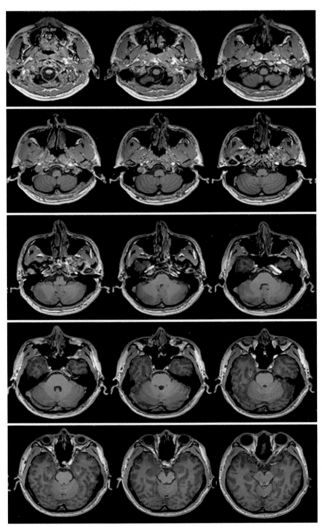

图 26.4　使用 volBrain 自动生成的后颅窝图像

二、MRICloud

Mori 等[37]开发了用于脑部 MRI 图像分析的工具,他们在 2001 年制作了 DtiStudio[37,38],用户现在可以获得一个包含至少 286 个大脑区域的主题图谱,以产生自动化的大脑分割[38,39]。使用 MRI-Cloud,可以通过在线网站(www. mricloud. org)对 T_1 加权像进行分割[7,40]。与单图谱方法相比,多图谱融合法的分割精度更高[41],可以将整个脑组织分成 289 个结构,包括小脑、脑干、第四脑室等[40]。在 T_1 加权像上分割后即能获得后颅窝体积(图 26.5)。

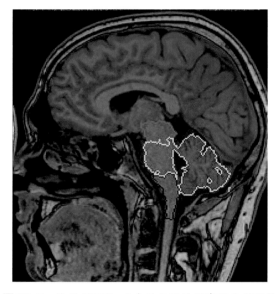

图 26.5　使用 MRICloud 自动标记后颅窝的分割结构

第六节　Arnold-Chiari 畸形

Hans Chiari(1851~1916)在尸检研究中发现了后脑畸形的 4 种类型,分别是 1 型、2 型、3 型和 4 型[42]。在 1894 年,Julius Arnold(1835~1915)描述了一种新生儿畸形,即第四脑室和小脑向下疝出 FM,而延髓则保持在原位。众所周知,Arnold-Chiari 畸形(Arnold Chiari malformation,ACM)是一种有颅底解剖缺陷的先天性疾病,由于这种缺陷,小脑和脑干通过 FM 进入颈椎管。根据后脑下疝的程度来定义分类 ACMs[42,43]。

从 MRI 来看,与 ACMs 相关的扁桃体疝通常没有合并脑积水[42-44]。在已知的众多类型的 ACM 中,CM I 是最常见的[45]。CM I 通常被定义为小脑扁桃体疝出枕骨大孔至少 3.0 mm,常见于成年人,通常在 20~30 岁进展。而 CM II 则在儿童中更为常见,常与脊柱闭合不全有关[42,43,46]。时至今日,对 ACM 的病因尚无共识,对其发病机制有多种假说。通常认为 CM I 是枕骨成骨过程中存在缺陷,导致 PCF 太小不能完全容纳小脑。在 ACM 的亚型中,CM I 由于其症状的严重性而广受关注,但它也可以是无症状的[9]。CM I 患者的临床症状包括枕下或眶后头痛、复视、视力模糊、畏光和眩晕[1,47]。

在解剖学上,扁桃体下疝的程度是通过测量扁桃体疝出枕骨基底线下的长度来确定的。CM Ⅰ 定义为小脑扁桃体疝出枕骨大孔至颈椎管的长度>3.0~5.0 mm[16]（图 26.6）。

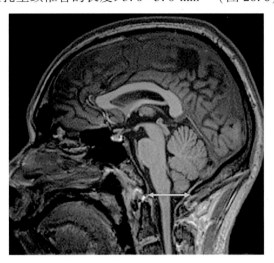

图 26.6　1 例 CM Ⅰ 患者的 MRI 图[小脑扁桃体位于颅颈交界线(黄线)的下方]

基于 MRI 信号强度进行脑组织和脑脊液的图像分割,手动勾画出 PCF 后,在健康受试者中评估年龄和性别对 PCF 体积的影响。男性的 PCF 和后脑容量比女性大,因此女性更易出现后脑拥挤,这也可以解释为什么女性出现 CM Ⅰ 的频率更高。根据影像学数据,特别是过去几十年收集的 MRI 图像,CM Ⅰ 也与小于正常值的 PCF 有关[5,12,18,28,48]。因此,CM Ⅰ 的病因仍不清楚。有一种假说提出,小于正常的 PCF,在发育过程中会使正常体积的小脑疝出 FM。今天,基于治疗上的差异,增加了更多 ACM 的类型,如 0 型、1.5 型和 3.5 型[45,49]。

第七节　讨　论

MRI 是定量分析 PCF 内脑组织的重要研究手段,已成为脑研究中重要的诊断和研究工具。这些定量信息为研究人员研究神经解剖变化与某些神经和精神疾病之间的潜在关系提供了机会[50]。最近开发的一些软件工具,如 Statistical Parametric Mapping、FreeSurfer、FMRIB 软件库(FSL)、OsiriX、MRI Studio 可自动获得部分或全部的容积测量值,FSL 和 FreeSurfer 还能免费获得更具体的测量值[51]。

过去,PCF、后脑和第四脑室的体积是用自动图谱法测量的[2,24,51,52]。在这里,我们详细讨论了一些基于方法学、图集自动分割和网格方法的 PCF 容积计算技术。

最近,Lirng[1] 以及 Khalsa[43] 研发了一个半自动分割程序。Khalsa[43] 用它比较了儿童 CM Ⅰ 患者术前和术后 PCF 的容积变化。Lirng 等用它计算 PCF 拥挤指数[1]。Ertekin[11] 以及 Vurdem[13] 用计量学的方法进行研究。相比之下,Iqbal[53] 使用椭球体公式计算 CT 图像中 PCF 的容积。Ulutabanca[5] 用 OsiriX 做同样的事情。

这些研究揭示了 ACM 和小脑容积之间的关系,表明小脑和 PCF 容积与此类疾病相关[2,12,13]。重要的是,这些研究绝大多数使用具有 1.0 mm 等向性分辨率的容积 MRI 的 T_1 加权像数据,报告的 PCF

容积偏小(表 26.1)[1,2,11-13,27,53,54]。Bagci 等[2]使用来自 14 名 CM Ⅰ患者和三名健康受试者的 3T 扫描数据,发现 PCF 线性标志均与 PCF 容积无显著相关性。Vurdem 等[13]比较对照组 25 名健康人群和 CM Ⅰ组 30 名患者的 MRI 图像,发现 CM Ⅰ组 PCF 容积明显小于对照组。Iqbal 等[53]回顾性分析疑似颅脑损伤患者的 CT,测量了 PCF 的高度和容积以及 FM 的前后径、横径和表面面积[53],PCF 和 FM 的尺寸在不同年龄组之间没有显著差异,而且这些数据几乎都是男性大于女性[53,55,56]。Ulutabanca 等[5]用 CT 测量 PCF 和 FM,把 PCF 转设为一个狭窄的漏斗形状[5],他们测量了斜坡、FM 和枕骨上的长度,发现 CM Ⅰ患者和正常对照组之间存在体积差异[5,55,56]。一些研究以 MRI 为基础使用 Cavalieri 法对 21 例 CM Ⅰ患者与等量的儿童对照组的 PCF 进行了容积测量[27,46,56],他们使用简单的计算球形体积的数学公式[11],计算了儿童 CM Ⅰ患者、成人 CM Ⅰ患者和一个儿童对照组的 PCF 容积与颅内容积的比率[46]。

表 26.1　后颅窝容积研究的文献回顾

作者(年份)	影像学种类	人数	应用的技术	PCF 容积(cm^3)	PCF 容积变化	结果
Vurdem et al. (2012)[13]	MRI	对照($N=25$) CM Ⅰ($N=30$)	体视学研究	对照=165.57 CM Ⅰ=146.01	减小	CM Ⅰ患者的 PCF 显著减小
Furtado et al. (2010)[27]	MRI 和 CT	CM Ⅰ($N=21$)	线性测量	NA	NA	
Bagci et al. (2013)[2]	MRI	对照($N=3$) CM Ⅰ($N=14$)	基于图谱的自动化和人工方式	患者=151~172 对照=186~207	减小	自动化和人工测量值没有明显差异
Lirng et al. (2009)[1]	MRI	52 名健康志愿者男性($N=24$) 女性($N=28$)	半自动化的 MRI	男性=200.7 女性=178.5	NA	女性的 PCF 比男性小
Iqbal et al. (2018)[53]	CT	患者($N=100$)	线性测量,垂直相交法	男性=159.66 女性=154.50	NA	男性的 PCF 和 FM 都大于女性
Urbizu et al. (2012)[54]	MRI	患者($N=50$) 对照($N=50$)	中央矢状面的形态学测量	患者=33.7 对照=37.8	减小	患者的 PCF 容积更小
Ertekin et al. (2017)[11]	CT	回顾性($N=339$)	体视学研究	男性=244.89 女性=228.24	NA	男性的 PCF 容积大于女性

FM 为枕骨大孔;NA 表示不可用。

第八节　结　论

基于网络的容积测量工具 volBrain 和 MRICloud 的真正成功在于它们使用 MRI 数据生成容积信息,而且免费使用,这些方法对计算 PCF 容积非常有用。量化 PCF 容积有助于小脑扁桃体下疝的鉴别诊断和预测 CM Ⅰ患者的手术效果。容积测量可以帮助小儿神经外科医生筛选手术患者,挑选治疗各种 PCF 畸形的手术方式。

第二十七章 术中超声在 Chiari 畸形 I 型中的应用

Roger Schmidt Brock，Mario Augusto Taricco，Matheus Fernandes de Oliveira，
Marcelo de Lima Oliveira，Manoel Jacobsen Teixeira，Edson Bor-Seng-Shu

第一节 引 言

Chiari 畸形 I 型（CM I）是一种以小脑扁桃体疝出枕骨大孔下方 5.0mm 为特征的先天性疾病。流行病学调查显示其在活胎中的发病率大约是 0.8%。它通常被认为是先天性的,颅颈交界区在中胚层阶段细胞分裂过程中发生错误,产生了较浅的后颅窝使其内神经内容物过度拥挤[1-10]。此外,后颅窝内容物的过度拥挤影响了脑脊液(CSF)的循环。在许多 CM I 病例中,发现了脑脊液循环障碍,这也可能反映出临床上患者需要治疗的原因。

CM I 也可继发于颅内压增高,如脑积水、后颅窝占位性病变,以及脑脊液漏后颅内压降低引起的脑组织向下移位[11-14]。

许多患者是无症状的,但有些患者可能会出现进行性加重的肌肉无力症状,平衡性、协调能力、敏感性下降,吞咽困难,头痛和劳累后的颈部疼痛。这些症状是由小脑、脊髓和脑干结构的直接受压引起的,这种压迫常导致形成脊髓空洞,累及脊髓灰质柱中的神经元胞体和脊髓束。其病理生理与颅颈交界区(CVJ)脑脊液流速变化有关。这些症状会影响患者的生活质量,需要外科治疗[15-21]。

第二节 脑脊液流体力学在 Chiari 畸形 I 型中的应用

Gardner 于 1965 年提出的流体动力学理论被广泛接受[22],它提出胚胎发育过程中脑脊液脉冲在扩张神经管、发育通路和构造大脑中起着基本的作用。但第四脑室的脉冲活动过度会使后颅窝向上部移位,导致畸形,如 Dandy-Walker[22]。相反,幕上脉冲活动过度导致的不平衡会引起小脑幕向下移位,形成较小的后颅窝,导致 CM I 发生[22]。1981 年,Williams 通过手术测量 CM I 患者蛛网膜下腔和心室内腔在同一时间点的压力,阐述了压力梯度试验[23]。

成人脑脊液总量为 120~150mL。脑脊液主要由脉络丛和脑室的室管膜产生,部分由脑实质、脊髓和脊髓中央管分泌。

脑脊液动力学由两部分组成:循环流(团流)和脉冲流。循环流源于蛛网膜颗粒对脑脊液的再吸收,使脑室和硬膜下腔之间产生压力差。脉冲流是双向的,由脉络丛及蛛网膜下腔内的动脉随心动周期产生的搏动形成[15-21]。

在 CM I 患者中,扁桃体嵌顿于枕骨大孔内,阻碍了脑脊液的自由流动,这会降低蛛网膜下

腔的容受性[15-21]。在这种变化的情况中,扁桃体在阻塞的囊腔上起着活塞的作用,使脊髓中央管内压力逐渐增加,脉冲压增加[1-10]。在恶性循环的情况下,压力梯度逐渐增加,神经组织对脑脊液的容受性和对抗性也逐渐增加,最终使其弹性、通透性和含水量发生改变。无论是否有脊髓空洞症,这都会导致枕下头痛和其他症状的发生。此外,第四脑室出口的发育不良影响其与脊髓中央管连接,促使脊髓中央管的水锤机制形成和脊髓空洞症的发生[1-10]。这些现象都可以用超声进行静态和动态的评估。

第三节　Chiari 畸形的治疗

无症状或症状少的患者可能只会在出现症状时接受治疗和随访,尤其是那些有头痛、颈部疼痛、恶心和头晕的患者,可使用止痛药、非甾体抗炎药(nonsteroidal anti-inflammatories, NSAIDs)和抗抑郁药进行对症治疗[9-11,15]。

当患者症状持续存在时,推荐行后颅窝减压术(PFD),以缓解后颅窝的过度拥挤,使脑脊液循环通畅[24-38]。然而,最理想的手术方式仍然存在争议。

骨性减压的范围、开放硬脑膜、切除粘连的蛛网膜、电凝甚至切除小脑扁桃体的范围仍然是专家们争论的话题。最近,有报道称单独骨减压的微创方法取得了良好的效果[39]。而 Meta 分析则显示骨减压结合硬脑膜切开的效果优于单纯骨减压,但无统计学意义[40]。然而,与脑脊液漏相关的并发症在硬脑膜切开术患者中更为常见和严重。因此,综合考虑治疗的成功率和副作用,单纯减压可能是最好的策略。然而,在有脊髓空洞症的病例中,行硬脑膜切开术的患者手术成功率更高[40]。

术中超声检查(ultrasonography, USG)的出现使我们能够通过实时图像识别颅颈交界区(CVJ)的解剖和脑脊液动力学及 CVJ 组成结构。术中超声可为筛选术中单纯行骨性 PFD 的 CM Ⅰ 患者提供一种方法。

第四节　超声:技术和适应证

一、历史及文献回顾

超声已经被用于神经外科的许多领域,包括颅内和脊柱的肿瘤、血管神经外科和其他许多疾病[41]。

Oldfield[9,10]用术中 USG 证实了 CM Ⅰ 和脊髓空洞症患者中存在蛛网膜下腔部分闭塞和 CVJ 的脑脊液流速变化。作者观察到脑实质的扩张发生在收缩期,并在交界区施加向下的力,小脑扁桃体出现异常的活塞运动,这表明可以用超声实时检查患者的病理生理学变化和脑脊液动力学变化。

Isu[28]使用术中 USG 确定是否需要移除硬脑膜外层以获得充分减压,在研究的 7 名患者中有 6 人获得成功。Hida 等用这项技术确认 33 例成人 CM Ⅰ 和脊髓空洞症患者 CVJ 存在脉冲流,并明确需要外科治疗的程度[42]。最后,Yeh 指出,仅行骨减压对于某些患者是有效的,并且这些患者可以通过术中 USG 进行明确[37]。

Milhorat[15,18]对 315 名患者进行骨减压和硬脑膜成形术,发现当 CSF 流速峰值为 3.0~5.0 cm/s、双向流动、心肺运动引起压力波动时,手术预后更好,结果更好。Cui 等[17]用 USG 记录 20 例 PFD 患者的 CSF 流速。参考这篇文献后,为了使我们的患者获得最好的治疗结果,我们选择 3.0 cm/s 的 CSF 流速值作为是否需要行硬脑膜成形术的阈值[39,40]。

McGirt[32-34]进行了一项基于 MRI 的 CSF 流速研究,发现术前 CSF 流速异常与减压术后的预后相关。他们认为 CSF 流速的变化是导致 CM Ⅰ 患者出现症状的主要原因,也是手术能否成功的决定性因素。因此,我们将 CSF 流速作为行硬脑膜成形术的参考指标[32-34]。

二、技术

术中 USG 可以测定小脑后腔、枕大池和小脑后腔枕骨大孔区的 CSF 流速。我们的设备是一台二维(2D)USG 系统(MicroMaxx Sonosite,Bothell,WA),带有高低频传感器(分别为 6~13 MHz 和 4.08 MHz)。

USG 可以识别 CVJ 的解剖结构(图 27.1)。在 B 超扫描模式下,测量枕大池的头尾(A)、前后(B)和两侧(C)尺寸(图 27.2)。在每个平面上获得三幅不同的图像,将三幅图测量结果的平均值作为分析对象。CSF 流速测定是在多普勒模式下进行的,探头纵向放置在一个与 CSF 流向平行的位于枕骨大孔平面的窗口内。由公式(V_{max}+2×V_{min})/3 获得平均速度。获得三个测量值后,三个测量值的加权平均值定义为通过枕骨大孔的 CSF 流速(Vf)(图 27.3)。

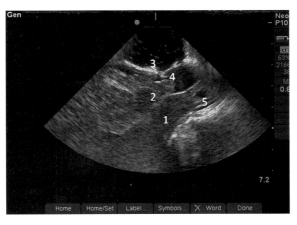

图 27.1　术中超声的解剖标志图(1.脑干;2.小脑扁桃体;3.硬膜;4.小脑下隙;5.脊髓空洞)

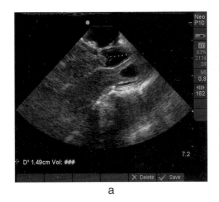 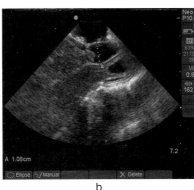 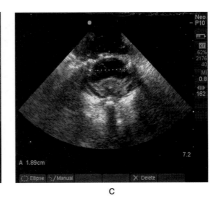

　　　　a　　　　　　　　　　　　　b　　　　　　　　　　　　　c

图 27.2　小脑下腔的测量(a.颅骨直径,流速;b.前后直径;c.两侧直径)

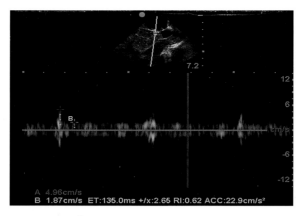

图 27.3　脑脊液流速的测量 $[V_{med} = (V_{max} + 2 \times V_{min})/3]$

　　将 3.0 cm/s 的 Vf 值作为进行硬脑膜成形术的阈值,这是文献中报道的患者 PFD 后获得良好结果的最低 Vf 值[15,18]。骨切除、分离硬脑膜后,测量 CSF 流速,如果 Vf≥3.0 cm/s,则在不打开硬脑膜的情况下完成手术。如果 Vf<3.0 cm/s,则 Y 形剪开硬脑膜,在显微镜下切除粘连的蛛网膜,打开 Magendie 孔,将硬膜下腔与第四脑室连通。目前的患者均没有电凝扁桃体。

三、经验

　　采用前瞻性设计,我们收集了 49 名成年患者的超声图、临床和超声数据,这些患者均诊断为 CM 并接受了后颅窝减压手术[39]。

　　患者取俯卧位,头部略微屈曲,头钉固定颅骨。后正中皮肤切口从枕外隆突向下延伸至第四或第五颈椎棘突。如果需要,对于缺乏正常 CSF 流速的患者,切口可再向下延长 3.0 cm 以备硬脑膜成形术。接着进行枕骨切除(直径 3.0~4.0 cm)和 C_1 后弓切除(图 27.4)[39]。如果需要,我们会打开硬脑膜行后颅窝减压并清除粘连的蛛网膜,我们也会探查有无肥大或下垂的扁桃体;然而,我们不进行常规的扁桃体切除,除非有明确的巨大扁桃体(图 27.5)。

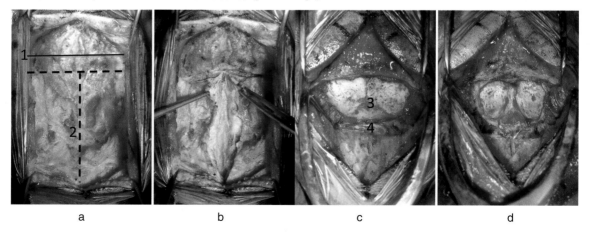

a　　　　　　　　b　　　　　　　　c　　　　　　　　d

图 27.4　a.肌筋膜的暴露:(1)上项线;(2)项白线,手术切口。b.切开分离肌肉。c.显露颅骨:(3)枕部;(4)C_1 后弓。d.枕骨及 C_1 后弓切除后的硬膜暴露

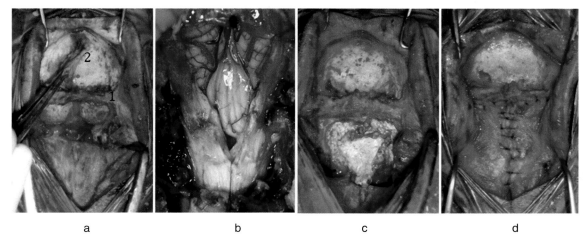

图27.5　a.显露硬脑膜;b.硬膜减压与蛛网膜剥离;c.硬脑膜成形术;d.缝合肌筋膜

49 例患者中 36 例(73.46%)的脑脊液流速>3.0 cm/s,这些患者被纳入单纯骨减压(bone-only decompression, BOD)组,不行硬脑膜成形术;13 例(26.53%)患者小脑后腔脑脊液流速<3.0 cm/s,行硬脑膜成形术(dural opening with duraplasty, DD)。由于 9 例患者失访,因此纳入 40 例患者进行统计分析:BOD 组 30 例,DD 组 10 例[39]。

伴有脊髓空洞症和颅底凹陷(B 型)的患者分别占 47% 和 49%。这些症状在 BOD 组的占比分别为 44% 和 53%,DD 组为 54% 和 38%[39]。

两组间的小脑后腔尺寸无显著性差异($P=0.825$)。头尾径(A)平均值在 BOD 组为 1.43 ± 0.64,DD 组为 1.48 ± 0.62。测量值 B(与侧径相对应)的平均值在 BOD 组为 0.61 ± 0.29,DD 组为 0.71 ± 0.49,无显著性差异($P=0.312$)。两组之间前后径(C)平均值,在 BOD 组为 1.24 ± 0.31,DD 组为 1.23 ± 0.48($P=0.925$)[39]。

两组之间唯一有显著差异的参数是 CSF 流速。BOD 组的平均流速(V)为(6.02 ± 3.07)cm/s,DD 组为(1.73 ± 0.92)cm/s($P<0.01$)。这与之前的研究结果一致,但之前的研究未能确定术前的形态学差异,而这些差异对明确 CSF 流速是否足够又是必需的[39]。

BOD 组和 DD 组在头痛评分方面没有显著差异($P=0.589$)。手术后,两组患者头痛均有改善。术后 1 年的随访中,两组患者对自身整体状况的感觉也有所改善[39]。

有人对术中俯卧位测量结果的有效性提出了疑问。Bond[16]使用 MRI 在术中测定 CSF 流速,发现在俯卧位和直立位之间存在显著差异,在体位正确的情况下,93%患者的 CSF 流速得到改善。我们的 USG 评估是在一个标准位(俯卧)进行的,避免半坐位发生更高并发症的可能。因此,我们相信,我们的 USG 技术是一种有效的辅助措施,可以使用最佳的手术途径,同时保持患者的安全体位[16]。

在我们的研究中,再次手术干预在两组间没有差异(BOD 组为 16%,DD 组为 20%)。再次手术干预的指征是神经系统状况恶化和症状复发。手术后头痛是最常见的症状,其原因多样化,有可能反复发作。BOD 组只有 1 例患者因持续、严重的症状需要再次手术干预,但在硬脑膜成形术后,症状没有进一步改善。在 DD 组中,两名患者因神经系统症状变差需要再次手术,其中一例为小脑下垂[39]。

在我们的研究中,DD 组的 10 例患者中有 3 例(30%)在硬脑膜切开术后出现并发症:1 例出现脑脊液漏(10%),1 例出现假性脑膜膨出(10%),1 例出现小脑下垂(10%);最后 1 名患者接受了手术。我们没有观察到 BOD 组的围手术期并发症[39]。

我们的研究结果显示:接受单纯后颅窝减压术的成年 CM Ⅰ患者与接受 PFD 硬脑膜成形术的患者在术后生活质量、头痛和颈部疼痛改善或再手术率方面没有显著差异。这表明术中 USG 测量 CSF 流速是筛选行单纯微创减压手术患者的一种有效方法。

第五节　结　论

在 Chiari 畸形Ⅰ型的治疗中使用超声具有实际意义,其特点是价格低廉,有价值。实时评估枕大池 CSF 流速可为手术方式(硬膜外与硬膜下)提供最佳选择,并且能够立即评估减压后的状态。因此,经验丰富的超声医师进行术中超声检查可以提高手术成功率,同时减少潜在的术后并发症。必须谨记,超声是依赖于操作者的,其结果取决于从业人员的经验水平。然而,超声对于 Chiari 畸形Ⅰ型的手术者而言,只需要很小的学习曲线就能达到最佳结果。

第二十八章　Chiari 畸形 I 型的最新影像表现

Rami W. Eldaya，Jennifer M. Strahle，Manu S. Goyal

第一节　背　景

1891 年,奥地利病理学家 Hans Chiari 详细描述了后颅窝三种不同的形态异常,包括 Chiari 畸形 I 型(CM I),其特征是部分小脑和脑干向下疝入枕骨大孔[1,2]。从此以后,由于 CM I 相对常见,且在 MRI 上易于诊断,因此 CM I 得到了广泛的关注[3-5]。我们通过头部或颈椎常规 MRI 上小脑扁桃体的尾端与枕骨大孔下方的位置关系来诊断 CM I[6-8]。

MRI 有助于显著提高 CM I 的诊断率。据报道,在所有进行 MRI 检查的儿童中,CM I 发病率为 1%~3.6%[9,10]。常规 MRI 对 CM I 的识别率增加,不仅提高了诊断率,而且也增加了对这种疾病病理生理学的理解。在常规 MRI 诊断为 CM I 的一组患者中,有 35%~68% 的患者无症状,这就提出了关于该亚型疾病的诊断及规范处理的问题[9,10]。

CM I 的病理生理学复杂多样,但可以总结为内容物(后脑)和容器(后颅窝)之间的不一致[11,12]。这种不一致是由于相关结构的变形导致后脑和扁桃体通过枕骨大孔下疝。这一概念得到了纵向研究结果的支持,研究发现 CM I 可以在出生后发展,随着时间的推移病情会增加或消退[11-17]。标准的 MRI 序列可以很容易地确定 CM I 的诊断,并能发现相关的颅底、颅颈交界区和颈椎骨畸形。此外,脊柱 MRI 可以可靠地查出脊髓空洞症和脊柱侧弯[10,18-20]。然而,一些有脊髓空洞症或扁桃体下疝的患者可能无症状(扁桃体位置低于枕骨大孔 5.0~10 mm 的患者约占 68%),而其他扁桃体下疝轻微的患者可能有明显症状(枕骨大孔以下 3.0~4.0 mm)[6,9,17,21]。这些发现表明,虽然标准 MRI 可以可靠地诊断 CM I,但它对于预测是否出现症状既无敏感性也无特异性[22,23]。这一点在最近出版的关于 CM I 管理的国际调查(2018 年出版)中得到了进一步验证[24]。尽管对 CM I 病理生理学临床症状理解不断加深,但标准 MRI 检查在治疗决策中的作用依然很重要,与之前的调查(2003 年进行的)相比没有显著变化[25]。

MRI 系列的先进发展增加了 MRI 在疾病评估中的作用。CM I 中的高级磁共振成像旨在提高对疾病严重程度及其对脑脊液动力学影响的评估[11,26],预测患者的症状和畸形之间的关联程度。除可以通过先进的影像学评估脑脊液流动动力学之外,建立这种相关性有助于确定手术治疗后颅窝减压术改善患者症状的可能性。这些和其他的先进成像技术也被用来进一步提高我们对 CM I 的病理生理学的理解。

常用于评估 CM I 患者的先进成像技术包括:①使用心电门控相位对比 MRI 在枕骨大孔进行脑脊液流量成像;②使用心电门控电影 MRI 检查小脑扁桃体在枕骨大孔搏动。

其他先进的成像技术主要用于评估 CM Ⅰ 的研究,并在进一步评估疾病方面显示出了前景,包括:①后颅窝定量容积测量和颅底生物测定;②后颅窝和脊髓的扩散张量成像。

第二节　Chiari 畸形 Ⅰ 型的放射诊断

MRI 是诊断 CM Ⅰ 的首选影像学检查方法,标准的 T_1 和 T_2 序列可以很容易地检测小脑扁桃体的位置及其与枕骨大孔的关系。McRae 线,从基底延伸到顶端,可以假设为代表枕骨大孔的平面。Chiari 畸形 Ⅰ 型的放射学定义,即小脑扁桃体相对于枕骨大孔的位置,最早是在 20 世纪 80 年代中期确立的。在正常的儿童中,小脑扁桃体的位置是不同的,从枕骨大孔上方 8.0mm 到下方 5.0mm 不等[6,19,27,28]。然而,考虑到扁桃体位置与临床症状之间的弱相关性,各研究中对 CM Ⅰ 的诊断标准存在相当大的差异[6,9,11,12,21,28]。最简单和最广泛的标准是:①单侧或双侧扁桃体位置在枕骨大孔以下 5.0mm 或以上可考虑 CM Ⅰ;②双侧扁桃体位置在枕骨大孔以下<3.0mm 被认为是正常的;③扁桃体位置在 3.0~5.0mm 之间是值得商榷的。有些人认为如果双侧扁桃体都低于 3.0mm[11,12],可以诊断为 CM Ⅰ,而有些人则认为这是正常的。

除了扁桃体的位置,扁桃体的形态也有所不同,从圆形到尖尖的楔形外观,通常与枕骨大孔疝有关[11,12],这在矢状位图像上最为明显[29]。双侧扁桃体位置不对称并不少见(15% 的病例),当出现时,大约 75% 的病例右侧扁桃体低于左侧[28],冠状位图像可以发现这种双侧不对称[11]。

脊柱 MRI 可以准确地发现髓空洞症的存在。CM Ⅰ 是小儿脊髓空洞症最常见的病因,CM Ⅰ 患者的脊髓空洞症患病率为 20%~70%[10,30,31]。脊柱的 MRI 还可以确定空洞的位置、范围、大小和外观。CM Ⅰ 相关的空洞最常见的位置是在中颈椎到上颈椎,C_4 ~ C_6 是最常见的累及区域[11,32,33]。此外,CM Ⅰ 相关的空洞宽度通常>5.0mm[33]。脊柱 MRI 也可以可靠、容易地发现相关脊柱畸形及其严重程度,特别是脊柱侧凸。脊柱侧凸与 CM Ⅰ 相关,在诊断为 CM Ⅰ 患者中约有 20% 伴有脊柱侧弯,在伴有脊髓空洞症的患者中高达 60%[34]。

最后,常规 MRI 也可以发现相关的颅颈连接畸形、颅底畸形和不太常见的相关脑积水。

第三节　先进的影像学检查

一、脑脊液流动成像

一般 MRI 足以诊断 CM Ⅰ,然而,它不能准确预测症状或手术效果。一组实用的镜头,如脑脊液流量成像,可以提供额外的生理信息,帮助我们了解症状和病理生理学,并帮助评估手术的潜在益处[35,36]。

虽然我们仍不完全了解脑脊液循环,而且其比以前认为的更复杂,但脑脊液流经枕骨大孔是脑脊液循环的确定途径,并与心脏和呼吸循环同步[37]。脑脊液从枕骨大孔流入脊髓蛛网膜下腔是维持整个心脏周期正常颅压的关键。当血液流入大脑,僵硬的头骨限制了脑组织的扩张。为了适应收缩期间增加的血容量,脑脊液从大脑流入脊髓蛛网膜下腔,从而有助于维持正常的颅内压(Monro-Kellie 学说)。在舒张期,脑脊液回到颅腔,再次帮助维持颅内压。小脑扁桃体向枕骨大孔移位改变了脑脊液在枕骨大孔内的双向流动和流速,进而使扁桃体受到脑脊液脉冲力的影响。这可能导致扁桃体的进一步移位,并改变扁桃体的圆形形状,使其呈现更尖的"楔子样"外观,这可能进一步限制脑脊液的流动[38-40]。这种枕骨大孔处脑脊液流动的改变在有症状的患者中更为常见,尤其是伴有枕部头痛的患者[30,41]。脑脊液流速的改变在脊髓空洞症患者中比在非脊髓空洞症患者中更常见[42]。第二个发现形成了理论学:枕骨大孔处脑脊液流速的改变可能是空洞形成的机制[42-44]。然而,在这一点上,空洞形成和枕骨大孔处脑脊液流动改变之间的关系仍处于研究阶段。

脑脊液流经枕骨大孔的分析可以通过相位对比和心电门控磁共振成像来评估。相位对比磁共振成像序列是一种流动敏感序列,它检测出运动中质子的相移与其速度成正比[45-49]。心电门控允许采集的图像与心脏周期同步。这是通过自动 QRS 波检测和记录多个心动周期同时采集图像来实现的。随后,对多个心动周期进行平均,并对 MR 数据进行相关/重新排序以匹配心脏周期[50-52]。结合这两种采集技术,可以分析整个心脏周期的脑脊液流动方向、速度、振幅、搏动、磁场和波形。

在获取心电门控相位对比 MRI 之前需要特定的设置,成功地实现心电门控需要心电或外周脉搏监测。前者在检测心脏收缩和血流脉动方面更为稳健。然而,外周脉冲门控可用于脑脊液流动成像研究。

在获取相位对比 MRI 之前,应设置预期的最大脑脊液流速的速度编码(VENC)。最佳信号通常是在 VENC 等于或略大于最大脑脊液流速时获得的[48]。根据这一特点和典型的正常脑脊液流速,VENC 通常设置在 5.0~10 cm/s。但是,在脑脊液流速改变的情况下,应调整 VENC 数值。脑脊液在枕骨大孔处流速增加的情况下,通常都可以见到混淆现象。在这种情况下,应增加 VENC 值,并应重复采集图像。或者,如果脑脊液流速较低,则应降低 VENC 值,否则将获得微弱信号[53]。

脑脊液通过枕骨大孔的流量评估有无流动,以及流向、流动波形、流动均匀性和流速。传统上,在 MRI 成像中脑脊液向尾侧流动以白或亮信号的阴影表示,向头端流动以黑色或暗信号的阴影表示。可以在特定区域某一位置来量化流速,通常是在颈髓交界处的前面或后面区域,在枕骨大孔水平或之下。流速取决于枕骨大孔区空间大小。正常情况下,脑脊液双向流动在脊髓的前后方向都应该相等。脑脊液速度应较低,无混叠现象,收缩期和舒张期的峰值流速相对较低[39]。然而,枕骨大孔变窄,如扁桃体下疝,可能会阻碍脑脊液的流动,并导致代偿性流速增加[11,26]。CM I 患者可能在枕骨大孔处表现出一个或多个脑脊液流量异常,如(图 28.1~28.8):①升高的收缩期和舒张期流速;Haughton 等在《收缩期和舒张期流速增加》中记录正常志愿者的平均收缩期峰值流速为 2.4 cm/s,舒张末期平均峰值流速为 2.8 cm/s,症状性 CM I 患者的平均收缩期峰值流速和平均舒张期峰值流速分别为 3.1 cm/s 和 4.0 cm/s,收缩期峰值流速明显高于正常志愿者[39],其他多个研究也记录了收缩期和舒张期流速的升高,报告的平均峰值速度高达 11 cm/s[43,44,54];②不均匀性:可观察到不均匀脑脊液流动,可能继发于整个心脏周期的机械性梗阻,这在轴位片上更常见[26];③前后方流速变化:在正常人中,脑脊液流量在枕骨大孔的前后蛛网膜下腔会有最小的变化[54],然而,在 Chiari 畸形 I 型患者中,脑脊液流动不均匀是常见的,并且常常表现出一种渐进式的模式[39,43,44,54-57];④同步双向流动:在 CM I 患者中观察到同时的尾侧和头侧脑脊液流动,并且可以出现在高达 25% 的心脏周期中,但在健康志愿者中没有发现这种情况[54,58]。这有可能解释在某些情况下,尽管 VENC 数值提高,但仍然存在混叠现象。

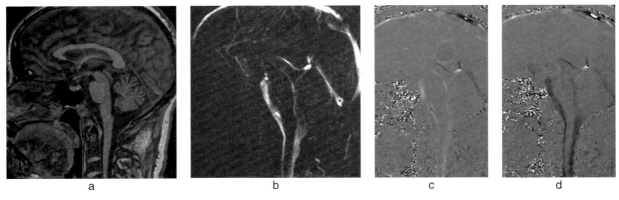

图 28.1　正常人枕骨大孔血流正常

a. 大脑矢状面 T_1 加权像显示正常人小脑扁桃体正常位置;b. 矢状位第二期对比图像,速度编码(VENC)为 10,显示枕骨大孔前后流速正常;c,d.VENC 值设定为 10 的相位对比研究正中矢状面图像,显示枕骨大孔前后的正常双向流速

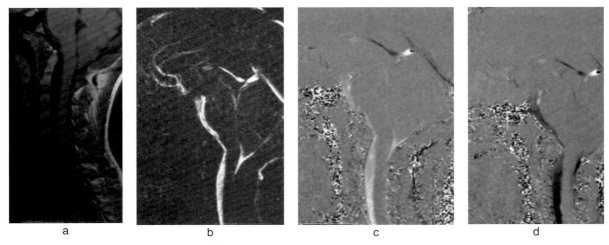

图 28.2　枕骨大孔处脑脊液流速正常的 Chiari 畸形 I 型患者

a. 大脑矢状位 T_1 加权像显示 Chiari 畸形 I 型,扁桃体呈楔形,小脑扁桃体下疝约 10 mm;b. 矢状位第二期对比图像,速度编码(VENC)为 10,显示枕骨大孔前后流速正常;c,d. 相位对比研究的正中矢状面图像,VENC 值设定为 10,显示枕骨大孔前后的正常双向流速

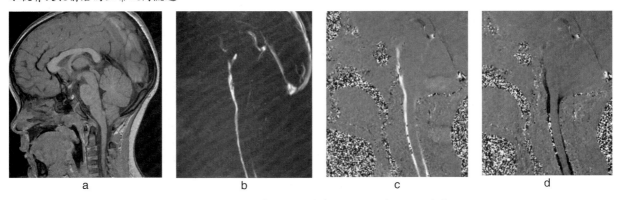

图 28.3　轻度脑脊液流速异常的 Chiari 畸形 I 型患者

a. 大脑矢状位 T_1 加权像显示 Chiari 畸形 I 型,扁桃体呈楔形,小脑扁桃体异位约 7.0 mm;b. 矢状位第二期对比图像,速度编码(VENC)为 10,显示枕骨大孔前方脑脊液流速正常,枕骨大孔后方脑脊液流速轻度减少,但存在;c,d. 相位对比研究的正中矢状面图像,VENC 值为 10,显示枕骨大孔前方脑脊液流速正常,后方流速减少

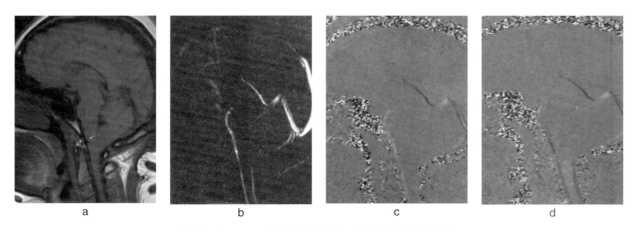

a　　　　　　　　b　　　　　　　　c　　　　　　　　d

图28.4　Chiari 畸形Ⅰ型枕骨大孔后方无脑脊液流动

　　a. 大脑矢状位 T_1 加权像显示 Chiari 畸形Ⅰ型、扁桃体呈楔形、小脑扁桃体异位约8.0 mm;b. 矢状位第二期对比图像,速度编码(VENC)为10,显示枕骨大孔前方脑脊液流速正常,枕骨大孔后方无脑脊液流动;c,d. 相位对比研究的正中矢状面图像,显示枕骨大孔前方正常双向脑脊液流动,后部无脑脊液流动

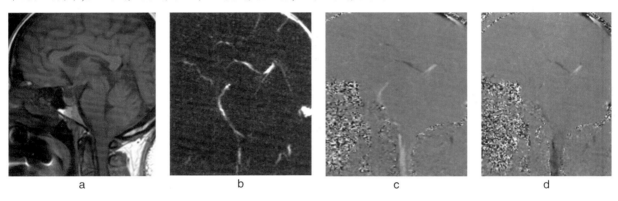

a　　　　　　　　b　　　　　　　　c　　　　　　　　d

图28.5　Chiari 畸形Ⅰ型患者脑脊液流动在枕骨大孔前方减少、后方消失

　　a. 大脑矢状位 T_1 加权像显示 Chiari 畸形Ⅰ型,扁桃体呈楔形,小脑扁桃体异位约11 mm;b. 速度编码(VENC)为10 的矢状位第二期对比图像显示枕骨大孔前方脑脊液流动减少,枕骨大孔后方无脑脊液流动;c,d. 相位对比研究的正中矢状面图像,显示枕骨大孔前方脑脊液双向流动减少,后部无脑脊液流动

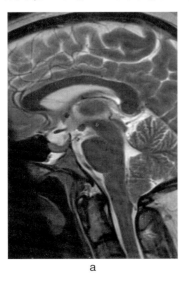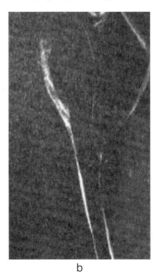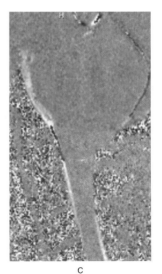

a　　　　　　　　　　　b　　　　　　　　　　　c

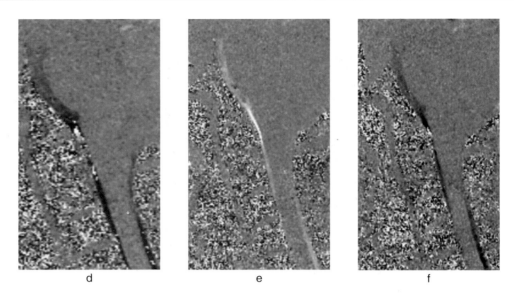

图 28.6　Chiari 畸形 I 型患者枕骨大孔后方无脑脊液流动，前方有复杂脑脊液流动

a. 大脑矢状位 T_2 加权像显示 Chiari 畸形 I 型，扁桃体呈楔形，小脑扁桃体异位约 10 mm;b. 速度编码(VENC) 为 5 的矢状位第二期对比图像(VENC 10 未显示，但结果相似)，显示枕骨大孔前方脑脊液流动正常，枕骨大孔后方无脑脊液流动，无法显示该患者前方的复杂脑脊液流动;c,d. 相位对比研究的正中矢状面图像，VENC 值为 5，显示枕骨大孔前方脑脊液流动混叠，后方无脑脊液流动，这种混淆可能与前方峰值流速增高(在 Chiari 畸形 I 型患者中很常见) 或复杂的同时向头、尾端脑脊液流动有关;e,f. 相位对比研究的正中矢状面图像，VENC 值为 10，显示出几乎完全解决了枕骨大孔前方的混叠，这表明大部分混叠是源于提高的峰值流速。可以发现，小的混叠可能与峰值流速升高或复杂的同时向头、尾端脑脊液流动有关。枕骨大孔后方持续性无脑脊液流动

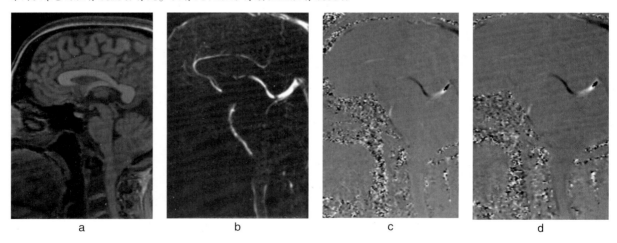

图 28.7　Chiari 畸形 I 型患者枕骨大孔前、后方无脑脊液流动

a. 大脑矢状位 T_1 加权像显示 Chiari 畸形 I 型，扁桃体呈楔形，小脑扁桃体异位约 14 mm;b. 速度编码(VENC) 为 10 的矢状位第二期对比图像显示枕骨大孔前、后方无脑脊液流动;c,d. 相位对比研究的正中矢状面图像显示，VENC 值为 10 时，枕骨大孔前、后无脑脊液双向流动

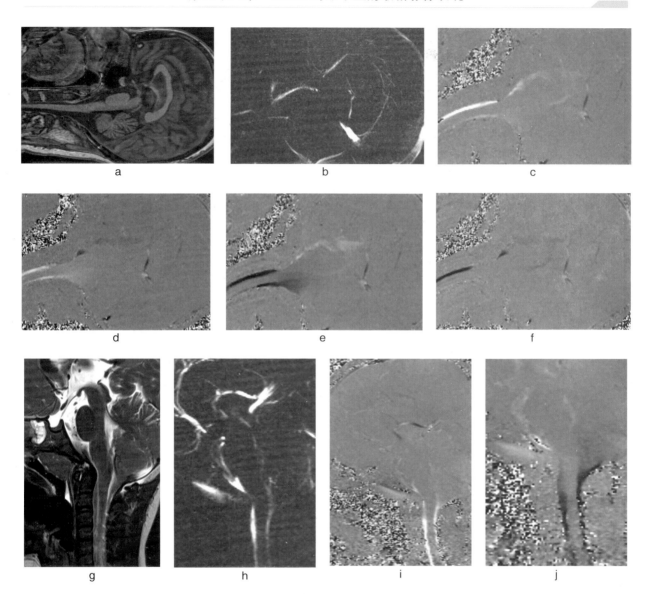

图 28.8　小脑扁桃体搏动在 Chiari 畸形Ⅰ型导致枕骨大孔暂时性脑脊液流动阻塞

a. 大脑矢状位 T₁ 加权像显示 Chiari 畸形Ⅰ型,扁桃体呈楔形,小脑扁桃体异位约 13 mm;b. 矢状位第二期造影,速度编码(VENC)为 10,显示扁桃体搏动后枕骨大孔前、后方无脑脊液流动;c~f. 来自不同电影相位对比研究的正中矢状面图像,VENC 值为 10,在心脏周期的不同点显示在枕骨大孔前、后方处有异常的双向脑脊液流动(c,e),伴有继发于显著扁桃体搏动的短暂流动阻塞(d,f);g. 矢状位 T₂ 加权像显示减压术后的变化;h. 矢状位第二期造影,VENC 值为 10,显示枕骨大孔前、后方脑脊液流动明显改善;i,j.(补充视频 28.8 显示了该患者通过心脏周期的脑脊液流动)电影相位对比研究的正中矢状面图像,VENC 值为 10,显示枕骨大孔前、后方脑脊液流动明显改善

二、扁桃体移动成像

标准的 MRI 序列可以可靠地检测出 CM Ⅰ 患者小脑中扁桃体的位置。但是,这些序列不能实时评估扁桃体的运动以及这种运动与症状或疾病病理生理学的关系。心电门控平衡稳态磁共振序列(在研究所,心电门控电影真实快速成像与稳态程序[true FISP])最初应用于心脏成像,这种磁

共振序列可以识别整个心脏周期中大脑结构的搏动运动,并在整个心脏周期内显示小脑扁桃体的移动[59,60]。

正常情况下,大脑和脊髓在整个心脏周期中都有轻微的运动。最初,大脑(包括扁桃体和脑干)向前后方和尾端微小位移,然后脊髓收缩,接着在余下的心动周期中向头端移动到先前的位置[26,59-62]。

小脑扁桃体和上颈髓在头尾方向的搏动性和前后方向位移的增加在 CM Ⅰ 患者中有记录[47,63-66],这一发现在视觉评估和定量评估中都有发现[59,64,67-69]。此外,在 CM Ⅰ 患者中扁桃体的运动速度是正常人的 10 倍[47]。CM Ⅰ 患者的扁桃体搏动增加与 CM Ⅰ 特异性症状相关,尤其是咳嗽引发的头痛[47,66,70]。小脑扁桃体搏动程度与脊髓空洞症之间的关系尚不清楚,数据存在异议。一项对 11 名患者的研究表明,与无脊髓空洞症患者相比,脊髓空洞症患者的小脑扁桃体运动程度更大(脊髓空洞症患者的扁桃体运动增大 22%)[59]。另一项研究显示,与对照组相比,CM Ⅰ 患者的扁桃体搏动性增加,但在 CM Ⅰ 患者中,有空洞或无空洞的患者的扁桃体搏动程度没有显著差异[66]。

三、扩散张量成像

扩散张量成像(DTI)在其他神经疾病(如多发性硬化、阿尔茨海默病、神经精神障碍、创伤和神经发育-视神经疾病)中的应用得到了广泛的研究[71-79],但它最近才被用于 CM Ⅰ 型患者的评估。DTI 可以评估组织的微观结构,并被广泛应用于了解白质完整性。在结构 MRI 尚未出现变化的病变早期,DTI 即可发现病理性白质变化,在这方面 DTI 有其优势。此外,通过分数各向异性(fractional anisotropy, FA)和平均扩散率(mean diffusivity, MD),可以用 DTI 定量评估白质的变化[71-79]。

有研究表明,在 CM Ⅰ 患者中早期应用 DTI 能够发现与脊髓空洞相关的脑和脊髓异常。Kumar 等发现,与同等年龄的对照组相比,CM Ⅰ 患者胼胝体、穹窿结构和扣带回的 FA 值降低,MD 值增加[80]。其他 DTI 研究也表明,除了有或没有空洞,症状性和无症状的儿童 CM Ⅰ 患者小脑中脚的轴向扩散系数是不一样的[81]。此外,Abeshaus 等发现术后小脑中脚 FA 值正常[82]。

在进一步研究脊髓空洞症与 CM Ⅰ 的关系中,DTI 是一个有前途的定量工具。DTI 已经证明了一般性脊髓空洞症患者 FA 值与躯体感觉症状之间的相关性[83]。最近,Yan 等发现与对照组相比,CM Ⅰ 患者在脊髓空洞症水平上脊髓的 FA 值降低[84]。FA 值的变化也与空洞的大小和神经症状的出现显著相关。

四、后颅窝形态/容量分析

CM Ⅰ 中常见的发现是一个过度拥挤的后颅窝[85-88]。扁桃体位置较低被认为是小容器(后颅窝)和内容物(后脑)大小的不匹配所致[88]。多个线性测量值,包括基底角、斜坡线、枕上线、密集倾斜和缠绕线,已被证明在 CM Ⅰ 患者中异常[89-93],但无法预测这些患者的症状[94]。这些测量值已经在多个研究中被用来估计后颅窝的体积;然而,它们却不是预估实际容积的良好参数[95,96]。影像分析软件的最新进展使得后颅窝的测量更加精确[95-97]。人工智能应用的进展可以进一步简化和提高精确测量后颅窝容积的能力,并有可能阐明狭小后颅窝容积与 CM Ⅰ发病机制之间的相互作用。

第四节　手术效果的预测和评估

先进的成像技术不仅扩大了我们对 CM Ⅰ病理生理学的了解,而且正在成为预测和评估手术效果的工具。在术前评估中,这种成像可能有助于选择对手术更有效的患者。术后先进成像与术前成像对比,可以评估特定参数,如脑脊液流量或小脑扁桃体移位对手术治疗的反应。

后颅窝减压术后 CM Ⅰ患者的预后取决于多种因素,如患者选择、手术技术、症状、相关的颅颈交界区病理、空洞和术后病程或并发症[11]。因此,有些患者术后出现持续症状的情况并不少见。脑脊液流动成像可作为一种辅助手段,以选择可能对手术治疗更有效的患者,因为外科干预的主要目标之一是在枕骨大孔水平重建足够的脑脊液流动。如前所述,术前脑脊液流量评估可以明确枕骨大孔处的脑脊液流动是否不足,从而提示患者更有可能从减压手术中获益[92]。McGirt 等证明了术前扫描的脑脊液流动异常与后脑减压术后的改善有关,而术前脑脊液流动异常患者术后症状复发的可能性是术前脑脊液流动正常患者的 4.8 倍[98]。尤其是相较术前腹侧和背侧脑脊液流动异常的患者,术前脑脊液流动正常患者术后症状复发的风险降低了 2.6 倍。术后脑脊液流动研究可以评估在枕骨大孔区重建后的脑脊液流动。

心电门控的 MRI 成像技术,也可以在术后影像学上评估小脑扁桃体搏动的改变。如前所述,在 CM Ⅰ患者中,扁桃体搏动明显增加,并伴有与此相关的特定症状[47,66,70]。对减压术后扁桃体搏动的定量和定性评估表明,与术前成像相比,扁桃体移位减少[32,66]。然而,尽管扁桃体搏动明显减少,但并没有达到对照组所见的极低搏动[66]。这些术后影像学上的发现是令人鼓舞的,并有可能成为手术成功的标志,但仍需进行前瞻性研究以提升其对手术成功的预测能力。

用来评估 CM Ⅰ患者手术预后的 DTI 仍仅仅是一种研究工具。为数不多的 DTI 研究评估减压手术后的白质轨迹是有前景的。Abeshaus 等发现术后小脑中脚的 FA 值增加[77]。Krishna 等发现 CM Ⅰ患者脑干腹侧的 FA 值显著增高,并且在减压手术后 FA 值恢复正常[99]。这两项研究都表明,DTI 在评估减压手术对脑微结构完整性的影响方面具有广阔的应用前景。然而,这一领域还需要进一步的研究以充分理解这些发现的临床意义。

通过测量后颅窝的形态和容积,一致发现 CM Ⅰ患者的后颅窝容积是减小的[87,95,97]。术后对后颅窝容积的评估证实了后颅窝容积的增加,这一发现很可能与头痛、脑内扁桃体下降、脊髓空洞症和颈髓扭结的症状改善相关[97]。Noudel 等发现在 11 例症状性 CM Ⅰ患者中,术后后颅窝容积均有增加,后颅窝容积增加 15% 的患者症状完全恢复至正常,后颅窝容积增加 7% 的患者部分症状恢复至正常[100]。这两项研究不仅强调了 MR 在术前和术后容积测量中的作用,而且表明它可以在术前帮助设计个体化手术入路和减压范围[100]。

第五节 结 论

CM Ⅰ是儿童和成人常见的疾病。尽管这种疾病在 19 世纪 90 年代首次被描述出来,但这种异质性疾病的许多方面直到最近才被了解或仍需要进一步的分析。先进的磁共振成像在了解疾病的病理生理学和术后评估中起着不可或缺的作用。脑脊液流量和扁桃体搏动成像现在已被广泛应用于各个成像中心,以帮助识别有症状的患者并预测减压手术的效果。其他新兴技术,如 DTI 和后颅窝容积测定,已在研究中得到验证,以补充现有的评估 CM Ⅰ患者的技术手段,并显示出作为预测症状和外科治疗效果的有用成像技术的前景。

第二十九章 儿童 Chiari 畸形 I 型的临床表现

Curtis J. Rozzelle

第一节 引 言

儿童 Chiari 畸形 I 型的临床表现与成人 Chiari 畸形 I 型的临床表现有些差异,尤其是生命早期患儿的临床症状。儿童 Chiari 畸形 I 型出现典型的临床症状和体征可归因于脑脊液流动障碍、神经组织受压和(或)脊髓空洞症。可能由于年龄差异,儿童在诊断 Chiari 畸形 I 型时其出现症状持续的时间较成人更短[1]。本章将阐明在婴儿期、儿童期和青春期 Chiari 畸形 I 型患儿的常见临床表现和一般情况下人们认可的由这些病理机制引起的临床转归。有关儿童 Chiari 畸形 I 型更深奥和更有争议的临床表现将在本书其他章节进行描述。同样值得注意的是,回顾相关的文献可以发现,随着时间的变化,儿童 Chiari 畸形 I 型临床表现有显著的转变。在引入和广泛应用 MRI 之前及出现明显神经并发症之前,Chiari 畸形 I 型很少得以诊断。本章节重点强调的是基于 MRI 时代下的文献报告。

第二节 症状和体征

据报道,儿童 Chiari 畸形 I 型最常见的临床症状是疼痛,占所有患者的 60%~70%[2,3]。该疼痛部位呈典型的非皮节支配区分布并定位到枕部或颈部区域。枕部头痛/颈部疼痛是当今儿童 Chiari 畸形 I 型系列病例中最常见的临床表现,发生率高达 40%~60%[3-7]。疼痛常常会因 Valsalva 动作而加重或恶化,表明其病理机制与脑脊液流动受阻有关。除咳嗽、喷嚏或排便外,儿童 Valsalva 诱发运动也包括尖叫、跑步或反复跳跃,如在蹦床上。对于不能语言表达的儿童,疼痛可能表现为易怒、角弓反张、持续哭闹或发育停滞。其他症状包括在肩膀、后背、胸部和四肢的非根性疼痛,也可能被描述为深部烧灼感、四肢无力伴或不伴感觉改变、笨拙、吞咽困难、构音障碍、呃逆、重度打鼾和跌倒发作等。亦有引起小脑前庭问题的报道。

位于枕颈区域之外的 Chiari 畸形 I 型患儿的头痛和全脑头痛即使行枕下减压术,其症状改善也并不理想。每一个已经发表的评估 Chiari 畸形 I 型患儿头痛的神经影像学价值的系列文章均建议,对于合并普通头痛综合征和神经系统检查结果正常的患儿不推荐进行影像学检查。据文献报道,在被诊断为偏头痛、紧张型和(或)慢性头痛以及神经系统检查正常的患儿中,需要改变治疗策略的 Chiari 畸形 I 型患儿占 0~1.4%[8-10]。但在一项针对所有适应证需要做脑或颈椎 MRI 检查的 14116 名患儿的回顾性分析中,其所报告的 3.6% 的 Chiari 畸形 I 型检出率超过了这一范围[11]。此外,对

Chiari 畸形 I 型患者的头痛部位、磁共振成像上的脑脊液流动动力学和枕下减压后头痛缓解率之间的关系进行研究后发现，绝大多数 Chiari 畸形 I 型患者不论从病理还是病因上与非枕部头痛无相关性[12]。总之，诸多证据支持推荐神经系统检查正常的 Chiari 畸形 I 型患儿或非 Chiari 畸形头痛患儿采用药物治疗。

Chiari 畸形 I 型患者的体征是多种多样的，包括脑脊液压力/流动动力学的异常，如脑积水、脊髓空洞症；直接的神经组织受压，如角弓反张、巴宾斯基反射；下肢的上运动神经元改变，如大腿肌肉痉挛、深反射亢进和脚趾向上；上肢出现下运动神经元损伤的表现，如肌肉松弛、反射减退或消失和肌束颤动；感觉缺失通常呈节段性和分离性；这种非皮节损失包括痛觉和温度觉消失，但保留轻触觉和本体感觉；共济失调、呼吸不规则和后组颅神经功能失调也经常出现。

儿童 Chiari 畸形 I 型经常出现与脊髓空洞相关的进行性脊柱侧弯。据报道，Chiari 畸形 I 型患儿的脊髓空洞症发生率达 5.6%~57%，脊柱侧弯发生率达 18%~22%，尽管脊髓空洞和脊柱侧弯并不总是同时出现[3,11,13]。虽然特发性脊柱侧弯的典型表现是胸椎右侧弯曲，但有报道显示与脊髓空洞症相关的结构异常是单一的胸椎左侧弯曲[14]。68 例儿童 MRI 研究结果显示：胸椎左侧弯曲患者合并 Chiari 畸形 I 型占 40%，合并脊髓空洞症占 29%[15]。表现为脊柱侧弯的儿童应该仔细查体以明确任何神经系统畸形。同侧突出患者的腹部浅反射消失似乎是预示脊髓空洞症的一个有力证据[16]。在 11 岁之前出现特发性脊柱侧弯的患儿中，包括脊髓空洞症在内的椎管内病变的发生率相对较高（19%）[17]。对神经系统正常的特发性脊柱侧弯的青春期患儿进行 MRI 扫描显示：Chiari 畸形 I 型的发生率并不高，可能接近一般人群的流行率[11,18]。脊柱侧弯伴随脊髓空洞症和 Chiari 畸形 I 型的患儿给予枕下减压术后，病情常常稳定或改善。胸椎弯曲患儿术后明显改善的概率为 38%~73%，而改善或稳定（合并）的概率为 62%~91%[19-21]。据报道，与枕下减压术后脊柱侧弯持续性进展相关的因素包括年龄大于 10 岁、女性和入院时侧弯严重（比如弯曲度大、双侧弯曲、脊柱后凸和旋转）[19,21,22]。

在行一般 MRI 检查之前，儿童 Chiari 畸形 I 型通常表现为中度或重度脑干/颅神经/脊髓功能异常。早期行 MRI 检查可以明显降低上述症状的发生率。后组颅神经功能障碍也可能表现为声带麻痹、构音障碍、软腭无力、舌肌萎缩、环咽肌失弛缓症、咽反射消失和面部感觉丧失。在这些患者中，延髓功能障碍最常见的临床表现为睡眠呼吸暂停和声带麻痹[23,24]。据报道，睡眠呼吸暂停发生率为 12.9%[11]。而且与较大儿童比较，睡眠呼吸暂停较常发生于 6 岁以下患儿[25]。眼球震颤是另一种呈现的体征，且被认为是典型的强拍型表现，在侧视时会加重[26]。不同类型的眼球震颤是颈髓延髓交界区域病理状况的特异性表现。其他少见的颅神经体征包括内斜视、窦性心动过缓、振动幻视、三叉神经和舌咽神经痛以及感音神经性耳聋[27-32]。

第三节　并发症

正如前面所述，脊髓空洞症和脊柱侧弯是目前儿童 Chiari 畸形 I 型最常见的并发症。在外科手术治疗的病例中，其他伴随脊髓异常有齿状突后倾/扁平颅底/颅底凹陷（12%~24%）、寰枕融合/寰椎同化（8%）、半脊椎畸形/蝴蝶椎骨（2.4%~4%）以及 Klippel-Feil 异常综合征（2.7%~3%）[1,3,5,11]。

齿状突后倾、颅底凹陷或扁平颅底的出现与更大的小脑扁桃体下疝相关,尽管只有颅底凹陷与脊髓空洞症有关[11]。

家族性 Chiari 畸形Ⅰ型的发生率为 3%~12%,且合并有常染色体显性和隐性遗传两种模式[3,5]。根据 MRI 标准诊断为 Chiari 畸形Ⅰ型的患儿合并脑积水的患病率为 8.3%,而基于手术报道的 Chiari 畸形病例合并脑积水的患病率为 10%~31%[1,3,11,25,33]。Chiari 畸形Ⅰ型伴神经纤维瘤病Ⅰ型的患者高达 5%[3,34],合并特发性生长激素缺乏患者占 4.2%[3]。

第四节　疾病自然史

人们对于症状性 Chiari 畸形病理过程的自然史知之甚少,因为手术指征一旦明确常会及时进行手术干预。然而,最近的报道阐述了 Chiari 畸形的自然病史,神经系统正常的儿童表现为轻微症状或无症状。总体而言,多年临床研究表明,Chiari 畸形患儿在没有进行手术治疗的情况下,随访仍然保持无症状或临床症状改善的患儿占 77%~94%[13,35,36]。影像学证据显示进行性小脑扁桃体下疝、新空洞形成或脊髓空洞扩大患儿占 4.5%~10.2%[35,36]。相反,在先前诊断为小脑扁桃体下疝超过 5.0 mm 的患者中,其下疝消失的患者占 5%;在脊髓空洞症患者中,脊髓空洞消失率高达 15%[35,36]。一项针对临床症状轻微或无临床症状且未治疗的儿童脊髓空洞症自然史的研究,经过连续的 MRI 检查发现,17 例患儿中只有 2 例(12%)出现病情进展,8 例(47%)脊髓空洞变小[37]。对于无症状或临床症状轻微的儿童 Chiari 畸形进行非手术治疗和长期随访是相对安全的选择之一,但需要多次 MRI 动态检查以分析这些患者是否出现新的症状或加重的临床症状,而动态影像学随访没有出现新的影像学变化或者在一小部分患者中可能出现新进展者需要迅速改变治疗方案。

第五节　治疗适应证

鉴于儿童 Chiari 畸形总体呈良性自然史,对于没有脊髓空洞症、枕颈部疼痛或因颈髓功能障碍导致神经损害者,仅仅出现的 Chiari 畸形不是手术减压的充分适应证。同样地,没有出现 Chiari 畸形影像学特征,比如小脑扁桃体下疝程度应决定是否手术减压(尽管下疝程度与临床表现相关且是治疗的适应证),采用或不采用影像学监视的动态观察对于不需要治疗的儿童 Chiari 畸形是最合适的。

人们广泛认可接受手术减压治疗的适应证包括:①有 Valsalva 动作激发或加重的枕颈部疼痛;②颈部/胸部有脊髓空洞症且伴或不伴脊柱侧弯;③位于颈髓部位的神经功能障碍,后组颅神经或小脑症状。由于其他头痛类型与 Chiari 畸形Ⅰ型无关,这种情况下不应该考虑手术治疗。

第三十章　良性 Chiari 畸形 I 型

Elizabeth N. Alford, Kathrin Zimmerman, Brandon G. Rocque

第一节　引　言

Chiari 畸形 I 型(CM I)越来越多地在常规筛查、头部创伤后或常见症状(如头痛)检查获得的头部和(或)颈部成像中被发现。大型研究发现 CM I 在普通人群中的患病率为 0.24% ~3.6%[1-8]。如第二十九章所述,CM I 通常引起 Valsalva 诱导的或咳嗽性枕部头痛,还可伴有颅神经和脑干功能障碍,包括眼外肌运动错乱、吞咽困难、发声困难和中枢性睡眠呼吸暂停。相关的影像学结果包括脊髓空洞症、脑积水和脊髓信号变化。然而,许多解剖学方面符合 CM I 的患者缺乏这些典型的体征和症状。

评价和管理缺乏典型症状和影像学表现的 CM I 患者可能具有挑战性。曾经假设这些患者出现症状的可能性较低,但能证实该假想的研究较为有限。为了研究这一人群,精确定义其概念是第一步。良性 Chiari 畸形 I 型患者是一类就诊时典型症状极少或无典型症状,且影像学上无脊髓空洞症、脑积水或脊髓信号变化的 CM I 患者。换句话说,良性 CM I 是缺乏手术减压经典指征的 CM I。

早期对 CM I 手术指征的调查发现,手术减压的指征差异很大[9,10]。一项调查发现,接受调查的神经外科医生中只有8%会建议对无症状的 CM I 患者进行手术,但75%的医生会建议对伴有脊髓空洞症的无症状患者进行手术[10]。此类研究需要对良性或渐进性 CM I 患者进行长期随访研究。大多数已发表的关于良性 CM I 的文献来自对最初非手术治疗患者进行的前瞻性和回顾性研究。因此,所有证据至多为 II 级或 III 级。其中一些研究,包括将在后面讨论的研究,混合了脊髓空洞症患者、脑积水患者和良性 CM I 患者。

据研究统计,所有 CM I 中有37% ~45.4%患者在就诊时表现为良性(表30.1)[7,11-17],但也有报道其良性率低至25%[14],高达70%[11,15]。但是,这些研究的入选标准均略有不同,一些研究纳入了脑积水和脊髓空洞症患者。目前尚未有研究基于人数来评估良性 CM I 的患病率,最佳可用的数据仍来自广泛的各机构的研究。

表 30.1　文献中良性CM I 的估计患病率

	良性CM I	例数 *n*	患病率
Novegno et al. [14]	22	94	23.4
Strahle et al. [7]	147	267~509	28.8~55.1
Pomeraniec et al. [15]	70	95~116	60.3~73.7

续表

良性 CM Ⅰ		例数 n	患病率
Wu et al.[17]	28	49	57
Benglis et al.[11]	124	178	69.7
Whitson et al.[16]	83	228	36
Chavez et al.[12]	236	345	68.4
Leon et al.[13]	427	1030~1284	33.3~41.5
Total	1037	2286~2803	37~45.4

第二节　儿童人群中的良性 Chiari 畸形Ⅰ型

有 5 项最初非手术治疗的 CM Ⅰ患儿的队列研究,然而这些研究也纳入了脊髓空洞症和(或)脑积水患者。Massimi 等报告了一个由 16 例无症状 CM Ⅰ患者组成的队列研究,其中就包括 2 例脊髓空洞症患者和 5 例轻度脑室扩大患者[18]。总体而言,16 例患者中的 3 例临床症状加重(18.8%),2 例接受手术干预(12.5%),除去合并有脊髓空洞症或脑积水的患者,9 例良性 CM Ⅰ患者中 0 例临床症状加重或需要手术干预。

Novegno 等发表了相似的队列研究报道,22 例患者最初接受非手术治疗,平均随访 6 年[14]。该队列包括 5 例脑积水患者,其中 1 例还合并有脊髓空洞症。排除表现为脑积水和脊髓空洞症的患者,其余 17 例中有 3 例(17.6%)临床症状加重,其中仅 1 例(5.9%)需行后颅窝减压手术。

Pomeraniec 等[15]的 70 例患者队列研究报道,绝大多数非手术治疗的 CM Ⅰ患者(92.9%)在随访5.8 年期间未出现临床或影像学进展。2 例患者(2.9%)出现新发的脊髓空洞症。

Benglis 等回顾分析了 124 例非手术治疗的 CM Ⅰ患者,平均随访 2.8 年[11]。7 例患者(5.6%)在就诊时有下疝,随访过程中影像学表现均保持稳定,其余患者在随访期间未出现新的脊髓空洞症。在随访过程中,16 例患者(12.9%)出现新发症状或症状加重,但均未接受手术干预。其中 1 例新发/症状加重的患者就诊时存在下疝,影像学上保持稳定。

Strahle 等的队列研究入组了 147 例在其机构接受非手术治疗的 CM Ⅰ患者(平均随访时间为 4.6年)[7]。13 例患者在诊断 CM Ⅰ时有脊髓空洞症(8.8%)。在 147 例患者中,9 例在随访期间出现归因于 CM Ⅰ的新症状。在此期间,8 例患者发生脊髓空洞,其中 5 例患者既往诊断为脊髓空洞前期或中央管扩张阶段。14 例因 CM Ⅰ行手术治疗(9.5%),2 例接受手术的患者在就诊时就有下疝。排除脊髓空洞患者后,12/134(9.0%)最终接受了手术减压,距离初次就诊的平均时间为 1.24 年。

只有两篇研究对象仅为良性 CM Ⅰ患者的研究。Whitson 等报道了 55 例良性 CM Ⅰ患者的队列研究,在随访过程中,无患者发生新的脊髓空洞症,3 例患者(5.5%)进行了后颅窝减压手术[16]。Leon等报告了 427 例良性 CM Ⅰ患者,是目前入组患者数最多的队列研究,平均随访时间为 2.1 年[13]。15例患者接受了手术干预(3.5%),5 例患者出现了新发的脊髓空洞(1.2%)。使用 Kaplan-Meier 进行统计分析,5%~7%的患者在 5~10 年后需要行后颅窝减压手术。

综合这些研究(表 30.2),1.9%的良性 CM Ⅰ患者在随访期间出现新的脊髓空洞,9.0%出现临床症状加重,4.1%接受后颅窝减压手术[7,11,13-16,18,19]。

表 30.2　良性 Chiari 畸形 Ⅰ型患儿新发脊髓空洞、临床症状加重和后颅窝减压手术的报告率

	例数,n	新发空洞,n(%)	症状恶化,n(%)	后颅窝减压术,n(%)
Massimi et al. [18] a	9	1(11.1%)	0(0%)	0(0%)
Novegno et al. [14] a	17	1(5.9%)	3(17.6%)	1(5.9%)
Killeen et al. [19]	21	-	1(4.8%)	-
Whitson et al. [16]	55	0(0%)	-	3(5.5%)
Pomeraniec et al. [15] a	70	2(2.9%)	5(7.1%)	-
Benglis et al. [11] a	117	0(0%)	15(12.8%)	0(0%)
Strahle et al. [7] a	134	7(5.2%)	9(6.7%)	12(9.0%)
Leon et al. [13]	427	5(1.2%)	-	15(3.5%)
Total		16/829(1.9%)	33/368(9.0%)	31/759(4.1%)

a:原始文献 CM Ⅰ患者有空洞伴或不伴脑积水,在此已排除

第三节　成年人群中的良性 Chiari 畸形 Ⅰ 型

关注成年人群良性 CM Ⅰ的文献更少。Killeen 等报道了一项由 76 名成人和儿童患者组成的队列研究,其中 8 人接受了后颅窝减压手术(10.5%)[19]。只有 4.8%的儿童患者出现临床症状加重,而 25.5%的成人患者症状加重,10.6%的成人患者同时有改善和加重(在不同的临床方面)。Langridge 等对 15 篇文章进行了系统性回顾分析,这些文章回顾分析了症状性和无症状 CM Ⅰ患者的非手术治疗。然而,本系统性回顾分析纳入的患者并非均符合良性 CM Ⅰ 的诊断标准[20]。Langridge 发现 93.3%的无症状患者持续保持无症状,即使合并有脊髓空洞症。在症状性患者中,27%~47%的患者在 15 个月后症状改善。

第四节　良性 Chiari 畸形 Ⅰ 型的影像学表现

最初非手术治疗的 CM Ⅰ患者中报告的平均小脑扁桃体位置范围为枕骨大孔下 8.35~11.2mm[7,11,15,18]。2015 年的一篇文献回顾分析了 78 例非手术 CM Ⅰ患者在后期不间断随访过程中的影像学变化[16]。在该队列研究中,10 例患者(12.8%)扁桃体下降增加,51 例患者(65.4%)扁桃体下降减少,17 例患者(21.8%)扁桃体位置恢复正常[16]。其回顾分析的文章大多数是个案病例报道或

证明扁桃体位置改善或正常的小宗病例报告。因此,应谨慎对待该队列研究中扁桃体位置改善的显著发生率(87.2%),因为其可能出现了发表偏倚。相反,一项纳入 52 例患者的队列研究的影像学发现,50%的患者扁桃体位置保持稳定,12%下降增加,26%下降减少,12%恢复正常。影像学变化不一定与神经系统体格检查变化或症状进展相关[16],Strahle 等报告虽然平均扁桃体位置总体上随时间无明显变化,但扁桃体位置改善 45 例(31%),扁桃体位置正常化 7 例(4.8%),6 例患者(4%)扁桃体位置下降至少 4.0 mm[7]。此外,Strahle 等发现最终接受手术的患者与未接受手术的患者初始小脑扁桃体疝或枕骨大孔处 CSF 流量无显著差异[7]。

第五节　评估和管理

良性 CM Ⅰ似乎在所有 CM Ⅰ分型中相对常见,并表现出较好的临床结果。初次就诊时,怀疑为良性 CM Ⅰ的患者可以进行脑部和颈椎 MRI 平扫检查(无须增强),以评估是否存在脑积水、脊髓空洞等。一些临床医生喜欢采用全脊髓成像来评估是否有脊髓栓系、隐匿性椎管闭合不全和其他结果。然而,这种成像的诊断率和成本效益还没有很好地阐述。

良性 CM Ⅰ患者及其家属应被适当告知良性 CM Ⅰ的预期临床病程。根据当前文献,症状加重的总体发生率约为 9%,而需要行后颅窝减压手术的概率为 4%,进展为脊髓空洞的概率为 1.9%。尤其是在良性 CM Ⅰ中,应强调的是,后颅窝减压术适用于出现 CM Ⅰ体征或症状的患者。在作者的实践中,对良性 CM Ⅰ患者进行了连续的颈椎 MRI 平扫检查的随访。如果在初始评估时进行了合适的影像检查,则无须对脑部、胸椎和腰椎再进行影像学检查。关于随访频度的研究报道较为少见,在我们的实践中,对于临床稳定的患者,在初诊后 1 年进行临床和影像学随访,每次后续随访间隔时间加倍(例如,2 年、4 年、8 年)。但是,如果患者出现新的局灶性体征或症状,则应增加适当的诊断检查和临床评估。

第六节　结　论

良性 CM Ⅰ是患者在就诊时缺乏典型的临床症状表现,且无脑积水、脊髓空洞或脊髓信号改变的影像学证据。已发表的关于良性 CM Ⅰ的研究有限,主要是一些回顾性队列研究。此外,这些研究常将良性 CM Ⅰ与其他非手术治疗的 CM Ⅰ结合在一起,影响了结果的一致性。缺乏长期随访(10~15年或更长时间)的研究,成年人群的研究也是如此。进一步分析 CM Ⅰ的影像学结果可能有助于识别有较高风险出现症状或脊髓空洞的患者。我们要抓住机会系统地研究这一人群,提高我们对良性 CM Ⅰ及其临床病程的认识。

良性 CM Ⅰ相对常见,约占所有 CM Ⅰ的 40%,并表现出较好的临床病程。临床症状加重、脊髓空洞形成和需要后颅窝减压手术是良性 CM Ⅰ中不常见的事件。因此,最适合临床保守治疗和连续的影像学随访观察。

第三十一章　Chiari 畸形 I 型的异常表现

Christopher M. Bonfield, Elizabeth Tyler-Kabara

第一节　引　言

1891 年,Chiari 在进行了一系列尸体解剖后首次描述了 Chiari 畸形。这种畸形可伴有小或浅的后颅窝,多种多样的颅底异常,后颅窝脑脊液减少。

尽管临床症状多变,Chiari 畸形 I 型(CM I)还是最常表现为劳累后枕部疼痛和颈部疼痛。这种疼痛可以是钝性和持续性的,但通常与 Valsalva 动作有关,如运动、大笑、打喷嚏、下蹲或咳嗽。在婴儿中,这些头痛可能仅表现为易怒。通常认为做 Valsalva 动作时小脑扁桃体嵌顿在枕骨大孔水平,从而引起头痛。

小脑扁桃体下疝也可引起延髓和后组颅神经受压,导致相应的神经系统症状。脊髓空洞症通常与 CM I 相关,可引起一系列神经系统后遗症,包括肢体无力、感觉缺陷和反射异常。后组颅神经受压可导致声带麻痹、舌无力、误吸、声音嘶哑、眼球震颤、腭无力和睡眠呼吸暂停。脊柱侧凸也通常与 CM I 和脊髓空洞症患者相关。

尽管大多数 CM I 患者表现为上述症状,但有一些更为罕见的临床症状不断地见于文献中。本章将回顾分析 CM I 不常见和不寻常的临床症状。

第二节　Chiari 畸形 I 型的不寻常症状

如上所述,颅神经功能障碍(如耳鸣)可能是 CM I 的一种临床表现。然而,这些表现通常仅限于后组颅神经,遵循从亚急性至慢性的过程。2008 年 Heuer 等报告了 1 例 5 岁女性 CM I 患者,以听力丧失为唯一临床表现[1],该患者没有脊髓空洞。听力损失有时可见于 CM I 症状群中,但在该病例中,这是特殊型无症状 CM I 患者的唯一临床症状,另外 3 例成年 CM I 患者表现为孤立性不对称感音神经性听力损失,在 CM I 治疗后症状改善[2]。颅神经的神经痛也有报道;Papanastassiou 等描述了 1 例 63 岁男性 CM I 患者和 1 例脊髓空洞症患者,表现为慢性面部疼痛和三叉神经痛[3]。患者历经多次治疗均无效,但在后颅窝减压手术后症状改善。同样,1 例 8 岁的 CM I 伴脊髓空洞患者患有舌咽神经痛[4],CM I 治疗后疼痛也有所改善。另 1 例 CM I 儿童患者发生急性发作声带麻痹[5]。

脑干和小脑功能障碍是枕骨大孔水平的延髓和扁桃体受压所致。Selmi 等描述了 1 例 CM I 成人患者,表现为窦性心动过缓,而未发现心脏方面的病因[6]。晕厥是 CM I 的另一种罕见表现。1982

年,一份报告显示 3 例 CM Ⅰ 伴有脊髓空洞症的患者均表现为晕厥[7],这些患者的年龄范围为 20~52 岁。这种"跌倒发作"可能继发于脊髓减压和由此导致的自主神经异常。还报道了 1 例 CM Ⅰ 伴有脊髓空洞症的患者,眩晕是其唯一症状,除此之外无其他任何病因[8]。我们治疗了一名 7 岁的有单侧听力丧失和眩晕相关的呕吐的无脊髓空洞症的 CM Ⅰ 患者,在 2 年随访过程中,患者眩晕消退,听力下降逐渐稳定。

重型 CM Ⅱ 婴儿常有呼吸功能受损。然而,这种情况很少发生在 CM Ⅰ 或老年患者中。Alvarez 等和 Bokinsky 等已发表的关于 CM Ⅰ 导致的急性呼吸衰竭的报告显示[9,10],患者年龄分别为 38 岁和 18 岁,均同时患有脊髓空洞症。2004 年,1 例 22 个月大的患儿,在多次呼吸暂停发作后就诊,检查发现其患有 CM Ⅰ,行减压术后,在失访前一年随访过程中再未出现呼吸暂停。更严重的是,在 1993 年,Martinot 等回顾分析了 2 例猝死的儿科病例(4 岁和 13 岁),尸检报告显示只有 CM Ⅰ 可能是死亡原因[11],其中 1 例患者合并有脊髓空洞症,另 1 例则没有。

尽管机制尚不清楚,这种关联有可能是偶然的,但罕有 CM Ⅰ 导致内分泌功能障碍的报告。据报告,一名患有 CM Ⅰ 的 6 岁女孩出现严重低血糖[12]。此外,一名年幼男孩患有与 CM Ⅰ 相关的性早熟[13]。

CM Ⅰ 患者也可能有眼科症状,最常见的是小脑压迫引起的眼球震颤。然而,在文献中报道了更多的不寻常病例。Gingold 等描述了 1 例 41 岁女性振动幻视患者合并有 CM Ⅰ[14]。已有报告显示 CM Ⅰ 会导致急性获得性共同性内斜视,这些报告有 11 例患者,年龄为 5~36 岁,包括男性和女性,伴或不伴脊髓空洞[15-19]。

在病例报告中也描述了异常的非特异性症状。1 例 19 岁男性 CM Ⅰ 患者出现持续和慢性呃逆症状[20]。11 例患者(年龄范围为 18 个月至 5 岁)的发育迟缓(包括癫痫发作、运动发育迟缓和言语延迟)也归因于 CM Ⅰ[21]。此外,Hudgins 报告了 2 例以阵发性愤怒为表现的儿童 CM Ⅰ[22],经过治疗后这些行为问题得到改善。

肢体的运动和感觉缺陷在 CM Ⅰ 患者中较为常见。这些主要是由颈髓或胸髓的脊髓空洞扩大引起的,并经历了进行性、亚急性或慢性病程。然而,急性神经功能缺损可能很少是 CM Ⅰ 的表现症状。这些报告大多与症状发作前的创伤事件有关。Yarbrough 等报告了多例儿童 CM Ⅰ 和脊髓空洞症患者急性发作的多种疾病[5]。1 例 13 岁女性因急性发作上肢和下肢感觉异常就诊。1 名 13 岁的女孩在跳完蹦床后,出现了右侧肢体麻木。1 例 12 岁女孩在跌倒后发生四肢轻瘫急性发作。同样,1 例 10 岁男孩在跌倒后发生下肢轻瘫。1 例 14 岁 CM Ⅰ 男性患者踢足球受伤后导致上肢感觉异常。Callaway 等报告了另 1 例 8 岁无脊髓空洞症的 CM Ⅰ 男孩因踢足球受伤导致一过性四肢轻瘫[23]。

周围神经综合征也是 CM Ⅰ 的临床表现症状。一名 24 岁的男性因为 CM Ⅰ 和脊髓空洞症导致肘部尺神经病变而就诊[24]。同样,1 例患有 CM Ⅰ 合并脊髓空洞症的 26 岁女性,以腕管综合征为唯一症状[25]。

2008 年,Laufer 等报告了 1 名 5 岁男孩的孤立性背屈无力和 1 名 9 岁女孩的跖屈无力[26]。在这两个病例中,肌无力是唯一的症状,两个患者均有与此相关的脊髓空洞。

还有 CM Ⅰ 患者合并有相关的高血压[27]、多汗[28]、面肌痉挛[29]和慢性呕吐[30]的个案病例报告,这些症状在行后颅窝减压术后消失,使人们相信这些临床症状与 CM Ⅰ 存在因果关系。最后,一些人认为,CM Ⅰ 可能是一些自闭症患者的病因,然而这种神经解剖关联尚不清楚[31]。

第三节 结 论

随着 MRI 的广泛应用,CM Ⅰ 的诊断率更高,获诊年龄更早。重要的是,要记住 CM Ⅰ 和脊髓空洞症的常见症状。但是,如果没有发现其他病因,特别是患者表现为感觉或运动缺陷,或脑干和后组颅神经症状时,可以考虑是否存在 CM Ⅰ。最后,在 CM Ⅰ 患者中可能发现一些不寻常的临床表现,但由于这些症状可能是偶发的,临床评定应更加严格、谨慎。

第三十二章 成人 Chiari 畸形 I 型的临床表现

Ulrich Batzdorf

第一节 引 言

在成人中出现的 Chiari 畸形通常也称为 Chiari 畸形 I 型。其临床表现多种多样,可能与患者个体解剖差异导致 Chiari 畸形的临床诊断多样化有关。该病解剖异常表现为后颅窝容积相对较小或颅骨发育异常,如颅底凹陷或扁平颅底。若第四脑室出口的膜形成与 Gardner 教授所描述的相似,或小脑延髓池蛛网膜粘连的患者,可能对脑脊液循环产生与小脑扁桃体受累相似的影响,并且可能具有与小脑扁桃体下疝患者相似的某些特征[1]。其中一些患者还可能发展为脊髓空洞症,他们被定义为"Chiari 畸形 0 型"[2]。基于影像学标准,将脑干和小脑扁桃体均下降至枕骨大孔下方的 Chiari 畸形患者划分为新的亚组,这个亚组被命名为 Chiari 畸形 1.5 型。尽管这一亚组没有明显的临床特点[3],但我们必须要认识到 Chiari 畸形 1.5 型亚组的临床重要性,因为这组中许多患者属于复杂 Chiari 畸形病例,处理方式通常需要超出标准的后颅窝减压方案[4]。其他复杂 Chiari 畸形病例包括齿状突反转和脊柱侧弯。患者可能出现的一些症状,如全面性头痛或疲劳,显然不是 Chiari 畸形特有的,在一般人群中并不少见。我们也不难推测,某些人虽有小脑扁桃体下降却可能终生无症状[5]。

当然,重要的是要辨别临床症状是由 Chiari 畸形本身引起还是由伴随的脊髓空洞症引起,但辨认脊髓空洞症的临床表现已经超出了本章节的范围。脊髓功能障碍的症状,尤其是上下肢肌肉萎缩、感觉异常及步态异常,是脊髓空洞症的典型症状。脊髓空洞症患者由于肌肉痉挛、下肢无力以及时常伴随感觉障碍,可能导致平衡失调,这常常与单纯 Chiari 畸形患者难以区分。脊髓空洞症患者因自主神经紊乱出现体位性低血压,这也可在仅有 Chiari 畸形的患者中出现。早期对 Chiari 畸形的研究往往不能将 Chiari 畸形引起的症状与脊髓空洞症引起的症状区分开,这在某种程度上与影像学诊断的局限性有关[6-9]。

第二节 发病年龄

Chiari 畸形的解剖变异在幼儿期就已出现,但症状却不是出生后就有,而是通常在 20 岁或 30 岁之后才出现,其中的原因尚不完全清楚。一些正常的活动,如咳嗽或用力,可能会导致小脑扁桃体和脑干逐渐向下移动,当达到临界值后,脑脊液循环就会受到影响。在某些成年人中,头部撞击等意外事件可能是诱发症状的原因之一[10-12]。

文献综述指出,由于不同诊所的患者群体不同,不同作者的观察结果也不同,并不能将疾病症状和体征按照发生频率排序。总体来说,Chiari 畸形最常见的症状和体征列于表 32.1,其他常见的生理原因不明的症状包括易疲劳、记忆力下降和所谓的"脑雾现象"。

表 32.1 Chiari 畸形最常见的症状和体征

症状	体征
头痛	眼球震颤
劳累性	自发性静脉搏动异常
视物模糊	眼外肌麻痹
复视	咽反射减退
耳鸣	声音嘶哑
听力下降	面部感觉障碍
平衡障碍	舌肌萎缩(多单侧)
	躯体性平衡障碍

已有大量文献对 Chiari 畸形患者的症状和体征进行描述,其中总结最全面的是 Milhorat 等针对 126 人的试验数据,其中视力障碍有 97 人,耳神经性功能障碍有 89 人,后组颅神经、脑干、小脑功能障碍有 69 人。

Dyste、Menezes 和 VanGilder 指出舌咽神经和迷走神经是最常受累的颅神经(15/50),患者常表现为咽反射减退。13 例患者表现为三叉神经感觉减退,9 例为单侧舌下神经受累,少数为一侧面部无力和外展受限[13]。

第三节 Chiari 畸形的病理生理学

将 Chiari 畸形相关的症状分为以下三组:①因正常脑脊液循环受到干扰而引起的症状;②因桥延髓(脑干)压迫引起的症状,小脑症状;③因小脑扁桃体下降和颅神经牵拉引起的症状。

一、正常脑脊液循环受到干扰引起的症状

紧张性头痛是枕骨大孔区域脑脊液流动出现异常的典型病理表现,可由小脑扁桃体下降至枕骨大孔或枕骨大孔区脑池内膜性结构形成所致。颅内压的短暂升高和硬脑膜扩张可能是导致紧张性头痛的原因。患者有时也出现累及上肢的紧张相关症状,这可能与 Bell 提出的机制有关[14],患者可能会在做出咳嗽、用力或其他类似 Valsalva 类型的动作时出现。此外,喊叫或吹奏管乐器也可能引发此类头痛,其通常只出现几秒到几分钟,大多局限于枕下或上颈部,白天可能多次发作。这种头痛在已报道病例中出现的概率为 80%~100%[10,12],有助于辨别 Chiari 畸形典型头痛与其他常见类型的头痛。

患者有时也会主诉不典型头痛,如枕下疼痛、广泛性头痛或睡后头痛,它们通常会持续更长时间,有研究认为,这些类型的头痛可能与脑组织顺应性的改变有关。此外,Chiari 畸形患者也可能出现其

他类型的头痛,研究发现 Chiari 畸形伴发偏头痛的患者并不少见。

Chiari 畸形 0 型,即在枕骨大孔水平脑脊液循环受阻而无小脑扁桃体下降的患者,尽管在文献报道中以脊髓空洞症症状为主,但也可能会出现某些脑脊液循环受阻的相关症状[2]。

脑脊液动力学的变化可能也会影响内耳外淋巴液的循环,从而导致各种耳科症状,如耳鸣、听力下降,甚至头晕[12]。

在行坐位眼底检查时,可发现正常自发性静脉搏动受阻,这与颅内容物体积短暂性增加有关。由于纯技术差异等其他因素的干扰,这种自发性静脉搏动不易查到,常被认为是一项重要的阴性体征。极少患者会出现视乳头水肿。

二、脑干和小脑症状

成人 Chiari 畸形患者最常见的临床表现是视力和平衡障碍,包括视物模糊和间断性复视。某些患者可能表现为眼球震颤,文献报道中其出现的概率为 35%~70%[16,17]。剧烈的眼球震颤是延颈髓交界区异常的特征性表现[18],一些特殊检查有助于判断眼球震颤的类型[17]。复视是由于脑干核团及传导束功能受损、第Ⅳ和第Ⅵ对颅神经受到牵连或眼球受到挤压所导致的眼球共轭运动异常[13]。

平衡障碍是由于后颅窝脑组织下降引起的小脑牵拉和(或)扭曲所致,约在 40% 的患者中出现[8],常表现为躯干性平衡障碍,而肢体性平衡障碍少见。患者可能出现步态异常、直线行走困难及闭目站立困难。既往文献报道约 60% 的患者会出现头晕和平衡问题[10]。患者的"头晕"可能与体位有关,这就需要和导致位置性眩晕的疾病相鉴别。此外,一些研究者指出耳鸣症状亦可出现,但其机制尚不完全清楚,可能是由脑脊液动力学改变传导至内耳或由第Ⅷ对颅神经复合体向下移位所致[12,16,18]。

以吞咽困难,尤其是液体的吞咽困难为主要症状的患者并不少见,约占 6%~45%[12,13,19]。吞咽反射的损伤可能与药物治疗等其他因素有关,但这与咽部不适没有必然联系。声音嘶哑并不常见,但与后组颅神经损伤关系更密切。三叉神经脊束核受损可导致面部疼痛,目前已有多位研究者指出患者出现三叉神经痛及三叉神经分布区感觉减退[12,13,19,20]。单侧舌肌萎缩少见[13,16]。

Chiari 畸形患者出现自主神经系统症状的概率高达 10%,包括猝倒[12,16,18]、心动过缓[21]、呼吸困难、晕厥发作[22-24]和心悸等。患者出现各种形式的睡眠障碍并不罕见,尤其是中枢性睡眠呼吸暂停[25],可能由脑干的呼吸中枢或网状激活系统受压所致[6]。其他睡眠障碍的机制包括脑干移位牵拉后组颅神经,或化学感受器敏感性异常,这在呼吸时对二氧化碳有异常反应的患者中出现[7]。这些患者因声带麻痹和膈肌内分泌功能受损可能导致睡眠模式改变,睡眠研究有助于区分睡眠障碍的不同模式。在 Chiari 畸形合并颅底凹陷的患者中可出现阳痿症状[23]。

晕厥可能与咳嗽、Valsalva 动作及头部运动有关,其机制可能是由短暂的脑干受压或小脑扁桃体下降增加、短暂的血管压迫所致[22]。重度窦性心动过缓在 1 例 Chiari 畸形患者中被证实存在,它可能是某些症状的潜在原因,如短暂性意识丧失和头晕[21]。Chiari 畸形患者死亡多由呼吸窘迫、晕厥和呼吸停止引起,目前已有一些猝死的病例报道[26,27]。

三、小脑扁桃体下降和颅神经牵拉引起的症状

我们很难弄清楚某些"脑干"症状的确切发病机制,在某一个患者身上,症状的产生可能是不同机制相互作用的结果。因此,声音嘶哑和吞咽困难可能是脑干受压或后组颅神经受到牵拉所致,特别是第Ⅸ和第Ⅹ对颅神经。睡眠相关问题可能也是颅神经受到牵拉引起的。舌下神经受累会引起舌肌震颤或舌肌萎缩[8,13,19,20]。Penfield 和 Coburn 通过尸体解剖研究详细地描述了颅神经和上颈髓神经根的伸展程度[28]。

Chiari 畸形患者的额部或广泛性头痛可能存在多种机制(见上文),包括颈源性因素。此外,Kerr 认为额部头痛也可由第二颈神经直接受压引起。

第四节　表现为 Chiari 畸形的其他疾病

枕骨等颅骨增厚可导致后颅窝容积减小,常见于低血磷性佝偻病。Caldemeyer 等报告了 16 例低血磷性佝偻病患者,其中 7 例伴有 Chiari 畸形,主要特点是枕骨增生致后颅窝扁平(5/7),且有 2 例严重骨质增厚的患者出现脊髓空洞症。此外有 4 例出现脑室发育不良(4/7)。目前尚无特殊的临床特征来区分这组患者和常规 Chiari 畸形患者[30]。Tubbs 等证实佝偻病患儿的后颅窝体积明显小于同年龄对照组,因此推测对成年佝偻病患者亦是如此[31]。

Paget 病患者可出现枕骨大孔骨质受损,枕骨大孔前后径缩小而变得扁平,同时伴随颅底凹陷[32]。这种情况可见于约 1/3 的 Paget 病患者,导致枕骨大孔水平脑脊液动力学改变,出现 Chiari 畸形的相关症状,也可能与脊髓空洞的形成有关[33]。

上述两种情况都可因骨质增厚导致脊椎管狭窄,从而导致包括脊髓空洞症在内的脊髓病变的发生。

颅缝早闭是后颅窝容积减小和小脑扁桃体移位的高发病因(73%),虽然此研究统计的是儿童患者,但在成人 Crouzon 病患者中也不难推测会有类似的结果[34]。

在软骨发育不良患者中可以出现类似的颅骨及后颅窝容积改变,从而产生 Chiari 畸形相关症状[35,36]。

基于影像学研究,有学者提出遗传性结缔组织疾病(HCTD)和 Chiari 畸形 Ⅰ 型存在相关性,这些患者首先表现出 Chiari 畸形的临床症状,随后出现了结缔组织障碍疾病的症状。HCTD 患者需要特别注意颅颈交界区的稳定性。Royo-Salvador 等报告显示在一小宗成人患者中,Chiari 畸形与终丝水平的脊髓栓系有关[38],但最新的另一更大宗的病例报告对这一观点持异议[39]。部分患者出现的马尾神经牵拉症状,可以通过行马尾神经的俯卧位/仰卧位 MRI 来验证。

第五节　继发性 Chiari 畸形

小脑扁桃体下疝可同时出现颅内压升高和降低,这似乎是相悖的。这些患者主要分为两类:①特发性颅内压增高(idiopathic intracranial hypertension,IIH)(假性脑瘤);②脊柱未被诊断或隐匿性的脑

脊液漏,但在这一亚组患者中这两种情况都容易被忽视。IIH 患者可能因小脑扁桃体下疝而行后颅窝减压手术,但术后常常出现与颅内压升高相关的急性或亚急性并发症。隐匿性脑脊液漏患者在接受后颅窝减压手术后,其临床症状往往不能缓解,此类继发性扁桃体下疝也可发生于行腰大池外引流术后的患者,多表现为站立时头痛,平躺后缓解。这在儿童和成人腰大池外引流术后的患者中均有报道,甚至可能伴有脊髓空洞症[40,41]。继发性 Chiari 畸形也可能与脑脊液漏有关。我们的入组病例中,177 例患者中有 2 例出现假性脑膜缺损,1 例出现隐匿性脑脊液漏。

因此,在术前病情评估时应考虑到上述情况出现的可能,术前测定颅内压是明确诊断和规避问题的最有效方法。尽管是有创操作,但对高度怀疑伴随上述情况的患者也应该采用[43]。

第六节　鉴别诊断

Chiari 畸形需要与其他原因引起的头痛,甚至紧张相关性头痛相鉴别。眼球震颤和平衡障碍患者需要与多发性硬化症鉴别。延髓空洞症可出现脑干相关的症状和体征,需要与 Chiari 畸形鉴别。

最难区分的是小脑扁桃体下降程度未到达临界值的患者,他们出现的头痛等症状在正常人群中并不少见。当影像学提示小脑扁桃体位置较低,但蛛网膜下腔没有狭窄时,放射科医师可能诊断为 Chiari 畸形,这会给患者带来困扰。当患者了解这一诊断后,我们将难以获得患者病情衍变的自然史。

尽管对 Chiari 畸形的疾病特点及各种临床症状的认识越来越多,但许多患者在明确诊断之前的数年内,症状会消失。而往往因为过于依赖影像学随访测得的数据,或者忽视了枕骨大孔处隔膜闭锁无小脑扁桃体下疝的患者(Chiari 畸形 0 型),易导致漏诊,可他们往往是有典型 Chiari 畸形症状的患者[2]。

第三十三章 Chiari 畸形的急性和突发性临床表现

Jacob K. Greenberg, Matthew D. Smyth

第一节 引 言

CM Ⅰ是指小脑扁桃体下疝至枕骨大孔下方超过 5.0 mm[1]。随着 MRI 的广泛应用,关于 CM Ⅰ的影像学诊断的研究已占 MRI 研究的 1%~4%[1,2]。实际上,CM Ⅰ 常常是儿童神经外科择期转诊的一个常见疾病,医生会判断各种体征和症状,并评估是否需要外科手术干预[3]。CM Ⅰ患者的临床症状,如头痛和小脑功能障碍等,通常进展缓慢,但极少数 CM Ⅰ患者会出现突发的或加重的神经系统功能障碍。

这些突发的症状可表现为感觉运动功能障碍、呼吸功能障碍甚至死亡[4,5]。目前对这种突发症状的发生率仍未可知,但在过去的 40 年里,文献报道的此类病例越来越多,提示急性起病的 CM Ⅰ患者可能是一个重要的亚组。由于该亚组病例相对罕见,既往病例报道大多来个自案报告或小宗病例报告,在本章中我们总结整理了这些既往病例(表 33.1),以期为此亚组的研究提供帮助[4,6-49]。我们整理并列举了以下可能与 CM Ⅰ患者突发性神经系统功能障碍相关的内容:临床特征;重要合并症,如脊髓空洞症或脑积水;与创伤或体育运动的关系;治疗和预后。

表 33.1 Chiari 畸形Ⅰ型患者出现急性神经系统功能障碍病例总结

病例	年龄(岁)	性别	临床表现	脊髓空洞症	外伤史	治疗	预后
Tomaszek, 1984[6]	3	男	跌倒、呕吐、烦躁、发热,最后呼吸暂停	否	是	无	死亡
Bresnan, 1987[7]	17	女	突发麻木、虚弱、呕吐、复视、眼球震颤、伸舌右偏、腱反射亢进,1 年前有右下肢麻木,近期有脊柱推拿史	是	是	颈椎椎板切开+脊髓切开术、脊髓蛛网膜下腔支架植入术+硬脊膜成形术	部分恢复
Dong, 1987[8]	8	男	小脑扁桃体切除术后 24 小时出现斜颈和腱反射亢进	是	否	Chiari 畸形减压术+脑室外引流术	部分恢复
Vlcek, Ito, 1987[9]	2	男	步态不稳、偏瘫、尿潴留、跌倒后反射亢进	否	是	Chiari 畸形减压术	完全恢复

病例	年龄（岁）	性别	临床表现	脊髓空洞症	外伤史	治疗	预后
Bullock，1988(#1)[10]	26	女	呼吸困难 2 周、嗜睡、紫绀、反射亢进、双侧膈肌麻痹	是	否	Chiari 畸形减压术、脊髓空洞吸引术	部分恢复
Bullock，1988(#2)[10]	58	女	意识不清 2 天，伴轻微头外伤、呼吸功能下降	是	是	Chiari 畸形减压术	部分恢复
Mampalam，1988[11]	13	女	MVC 伴一过性心跳骤停，随后气管插管，咽反射消失，第 X、XI 对颅神经麻痹	否	是	无	部分恢复
Riviello，1990[12]	2	女	从马背摔落后四肢瘫痪、呼吸衰竭	否	是	无	部分恢复
Martinot，1993(#1)[13]	13	女	突发呼吸困难，7 个月前出现呼吸困难和心跳骤停	否	否	无	死亡
Martinot，1993(#2)[13]	4	女	心跳骤停	是	否	无	死亡
Bonduran，Oro,1993[14]	2	男	跌倒后出现急剧进展的四肢瘫痪，继而出现呼吸窘迫和尿潴留	是	是	无	部分恢复
Zager,1990(#1)[15]	32	女	进行性面部及上肢疼痛，继而突发头痛、眩晕、感觉异常、眼球震颤、神经功能障碍、颅神经麻痹、肢体无力及尿潴留	是	否	Chiari 畸形减压术	部分恢复
Zager,1990(#2)[15]	48	女	Chiari 畸形减压术后 9 年突发呼吸困难、声带麻痹、手无力和感觉异常	是	否	T_1 椎板切开术+脊髓切开术、空洞蛛网膜下腔分流术	部分恢复
Kanev，1994[16]	13	女	急性复视和左眼凝视障碍	是	否	Chiari 畸形减压术	完全恢复
Alvarez，1995[17]	38	男	呼吸衰竭，第 IX、X、XII 对颅神经麻痹，肌肉萎缩和腱反射亢进	是	否	Chiari 畸形减压术	部分恢复

续表

病例	年龄（岁）	性别	临床表现	脊髓空洞症	外伤史	治疗	预后
James, 1995[18]	25	男	击打头部后出现心跳骤停和死亡	是	是	无	死亡
Callaway, 1996[19]	8	男	铲球时撞击头部，随后出现短暂感觉异常	否	–	Chiari 畸形减压术	恢复
Jackson, Penrose-Stevens, 1997[20]	23	女	眼球震颤、第Ⅵ对颅神经麻痹、发音困难、吞咽困难、四肢瘫痪、反射亢进伴脑膜炎	是	否	Chiari 畸形减压术+EVD	部分恢复
Wolf, 1998(#1)[21]	71	男	可疑轻微外伤后死亡	否	是	无	死亡
Wolf, 1998(#2)[21]	22	男	晕厥和轻微头外伤后死亡	否	是	无	死亡
Weeks, 1999[22]	14	男	复视、内斜视	否	否	斜视矫形+Chiari 畸形减压术	完全恢复
Ziegler, Mallonee, 1999[23]	17	男	呼吸衰竭、死亡，既往有偏侧麻木、头痛和 Chiari 畸形减压史	是	否	无	死亡
Bunc, Vorsic, 2001[24]	35	女	接受 MVC 5 个月后出现快速进展的头颈部疼痛、感觉异常、步态异常、声音嘶哑、第Ⅸ和Ⅹ对颅神经麻痹	否	是	Chiari 畸形减压术	部分恢复
Gentry, 2001[25]	38	男	呼吸困难数月，亚急性肢体麻木、吞咽困难、共济失调和急性呼吸窘迫	是	否	Chiari 畸形减压术	部分恢复
Defoot-Dhellemmes, 2002[26]	9	男	复视、头痛、放射亢进、内斜视	否	否	Chiari 畸形减压术	部分恢复
Yoshikawa, 2003[27]	7	男	急性呼吸窘迫	否	否	无	完全恢复
Kurup, 2005[28]	17	男	铲球后出现急性四肢瘫痪	否	是	无	完全恢复

续表

病例	年龄（岁）	性别	临床表现	脊髓空洞症	外伤史	治疗	预后
Quebada，Duhaime，2005[29]	11	女	棒球击中头部并摔倒，随后出现呼吸暂停和上肢无力	否	是	Chiari 畸形减压术	部分恢复
Tsara，2005[30]	32	男	急性呼吸衰竭，第Ⅸ~Ⅻ对颅神经麻痹，轻度肢体麻木、腱反射亢进	是	否	Chiari 畸形减压术	症状持续存在
Bhangoo，2006（#1）[31]	7	男	嗜睡6周，急性呼吸暂停	是	否	Chiari 畸形减压术	部分恢复
Bhangoo，2006（#2）[31]	13	女	慢性偏瘫加重，急性呼吸暂停，初始症状是脑室扩张	是	否	Chiari 畸形减压术	部分恢复
Pilon，2007[32]	30	女	视力下降、双侧外展神经麻痹2周	是	否	Chiari 畸形减压术	部分恢复
Wellons，2007（#1）[33]	16	男	头痛、颈痛、吞咽困难、偏瘫、呼吸困难和反射亢进	否	否	Chiari 畸形减压术	部分恢复
Wellons，2007（#2）[33]	7	男	偏瘫、感觉障碍、反射亢进、瞳孔不等大	是	否	Chiari 畸形减压术	部分恢复
Kandasamy，2008[34]	14	男	视力障碍、头痛、耳鸣，腰椎穿刺初始压47mmH$_2$O	是	否	ETV	完全恢复
Stephany，2008[35]	27	男	数月性跌倒和间歇性呼吸暂停，头痛2周，突发死亡	否	否	无	死亡
Elliott，2009（#1）[36]	16	男	四肢瘫痪、尿潴留和外展神经麻痹，脑积水分流手术史	否	否	Chiari 畸形减压术+分流管调整	部分恢复
Elliott，2009（#2）[36]	14	男	颅神经Ⅵ、Ⅶ和Ⅹ麻痹，共济失调，脑积水分流手术史			Chiari 畸形减压术	部分恢复
McMillan，2011（#1）[37]	5	女	足下垂，感觉减退	是	否	Chiari 畸形减压术	部分恢复
McMillan，2011（#2）[37]	4	女	足下垂，感觉减退	是	否	Chiari 畸形减压术	完全恢复
Massimi，2011（#1）[38]	38	男	急性呼吸衰竭和瞳孔散大，脑积水，5天前气管插管	是	是	ETV	完全恢复

续表

病例	年龄（岁）	性别	临床表现	脊髓空洞症	外伤史	治疗	预后
Massimi，2011(#2)[38]	1	男	轻度外伤后1天,轻偏瘫,部分性霍纳综合征,吞咽困难	否	是	Chiari 畸形减压术	完全恢复
Massimi，2011(#3)[38]	2	男	颈椎损伤后四肢瘫痪、感觉障碍、呼吸衰竭	是	是	Chiari 畸形减压术	部分恢复
Yarbrough，2011(#1)[4]	12	女	四肢瘫痪	是	是	Chiari 畸形减压术	完全恢复
Yarbrough，2011(#2)[4]	13	女	感觉异常	是	否	Chiari 畸形减压术	完全恢复
Yarbrough，2011(#3)[4]	3	男	声带麻痹	否	否	Chiari 畸形减压术	完全恢复
Yarbrough，2011(#4)[4]	14	男	感觉异常,踢足球时头部受伤	是	是	Chiari 畸形减压术	完全恢复
Yarbrough，2011(#5)[4]	10	男	跌倒后下肢瘫痪	是	是	Chiari 畸形减压术	完全恢复
Yarbrough，2011(#6)[4]	13	女	蹦床摔倒后右侧麻木	是	是	Chiari 畸形减压术	完全恢复
Pettorini，2011[39]	15	女	头痛,左手感觉异常,视力模糊,特发性颅内压增高	否	否	Chiari 畸形减压术+EVD	完全恢复
Carew，2012(#1)[40]	1	男	呼吸窘迫、流涎和四肢瘫痪,脑积水	是	否	Chiari 畸形减压术+EVD	完全恢复
Carew，2012(#2)[40]	19	女	躯干性共济失调和股四头肌无力	否	否	Chiari 畸形减压术	完全恢复
Oishi，2013[41]	11	女	感觉障碍和痉挛性瘫痪,呕吐反射减退,脑积水后行 ETV 病史	否	否	Chiari 畸形减压术	完全恢复
Schneider，2013[42]	19	女	四肢瘫痪,全身感觉异常和颈部疼痛	是	否	Chiari 畸形减压术	基本恢复
Zhang，2013[43]	17	女	头部外伤后猝死	否	是	无	死亡
Roohi，2014[44]	29	男	慢性进行性头痛急性加重,稳定性脑积水	否	–	无	死亡

续表

病例	年龄（岁）	性别	临床表现	脊髓空洞症	外伤史	治疗	预后
Wang，2014（#1）[45]	47	女	进展性脑膜炎、小脑扁桃体下疝 3 天，急性四肢瘫痪、咳嗽反射丧失	否	无	Chiari 畸形减压术	完全恢复
Wang，2014（#2）[45]	23	男	跌倒和头部外伤，继而出现一过性四肢瘫痪、感觉异常、吞咽困难和步态异常	否	是	Chiari 畸形减压术	完全恢复
Spina，2015[46]	6mo	男	摔倒后出现吞咽困难、昏睡	否	是	无	完全恢复
Ulutabanca，2015[47]	47	男	拔牙后感觉麻木、吞咽困难、共济失调、反射亢进、外展神经麻痹	是	否	Chiari 畸形减压术	完全恢复
Miranda，2016[48]	3	男	轻偏瘫、流涎、尿失禁	是	否	Chiari 畸形减压术	完全恢复
Woodward，Adler，2018[49]	41	男	面部受击打后四肢轻瘫、呼吸暂停、C₄平面感觉减退	否	是	Chiari 畸形减压术	部分恢复

MVC 为机动车碰撞，EVD 为脑室外引流，ETV 为内镜下第三脑室造瘘术，MRI 为磁共振成像

第二节　临床表现

CM Ⅰ可见于各个年龄段的患者中，但有两个发病高峰——儿童和中年人[50,51]。虽然 CM Ⅰ的 MRI 检出率儿童（3.6%）高于成人（<1%），但目前的研究（为数不多）提示更多的成人患者因出现临床症状而选择手术治疗[1,2,50-52]。在本文的病例回顾中，66% 的 CM Ⅰ急性发作性神经系统功能障碍出现在 18 岁以下的儿童患者中。在全部 CM Ⅰ患者中，大约 50% 的男童和 20% 的成年男性接受了 CM Ⅰ手术治疗[50,51]。相比之下，症状突然进展的 CM Ⅰ男性患者占 53%，其中成年人占 57%。根据这些结果推测，儿童和男性患者可能更易出现突发的神经系统功能障碍。

大多临床病例报道指出，CM Ⅰ患者最常见的临床表现为枕颈部疼痛[53,54]。急性突发性神经系统功能障碍的 CM Ⅰ病例多为个案报道或小型病例回顾，大大限制了其流行病学和临床表现特征的可靠性。在本文中回顾整理的 62 例患者中，以运动功能障碍为首发症状的患者最常见，发生率为 48%，这大大超过了 Tubbs 等报道的 500 例 CM Ⅰ患者的概率（10%）[55]。62 例患者中有 31% 出现明显的呼吸障碍，而在 Tubbs 报道中仅有 1% 的患者出现呼吸困难。此外，呼吸窘迫、颅神经功能障碍（如声音嘶哑、吞咽困难和咳嗽反射丧失等）出现在 35% 的患者中，而 Tubbs 等报告的这一比例为

10%。至少 23% 的患者出现了腱反射亢进,还发现了多种不常见的症状,包括步态失调、尿潴留和斜颈等。此外,有两名患者出现急性脑膜炎的症状[20,45]。

值得注意的是,我们整理回顾了 10 例可能由 CM Ⅰ 导致的猝死病例,其中 5 例出现在创伤之后[6,18,21],至少 3 例出现了既往症状的加重[23,35,44]。其中一名患者出现了脑积水,使病情更加复杂[21,44]。CM Ⅰ 患者的死亡可能与脑干严重受压有关。由于脑干控制和调节呼吸功能,因此肺衰竭是 CM Ⅰ 患者死亡的重要原因(图 33.1)[56]。延髓或脑桥功能障碍可能影响正常的呼吸运动,迷走神经及核团受损引起的声带麻痹也可能导致死亡。在颈髓空洞症病例中,膈神经功能障碍引起的膈肌麻痹也可能导致呼吸窘迫[10]。在少数情况下,舌咽神经受损引起的周围性化学感受器损害可能是 CM Ⅰ 和脊髓空洞症患者呼吸衰竭的原因[30]。除了原发性肺衰竭,CM Ⅰ 导致的猝死也可能与迷走神经核受损或其他脑干损伤引起的心功能障碍有关[4,53]。一例 CM Ⅰ 猝死患者合并脑积水,提示可能存在脑干损伤的其他机制[21,44]。

我们还在这些 CM Ⅰ 患者中发现了一些不同寻常的临床过程,用 CM Ⅰ 的病理学机制难以解释。例如,一个孩子突发呼吸暂停并自行好转,随后行 MRI 检查发现 CM Ⅰ[27]。另一病例为患者淋浴时突发头部转动,随后出现心室纤颤并复苏成功[57]。我们试图排除这些病例与 CM Ⅰ 的相关性,而这些突发症状的原因不够明晰,我们应当慎重将 CM Ⅰ 作为这些难以解释的临床症状的病因。

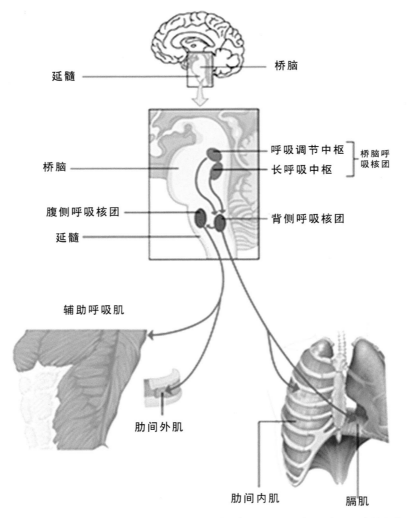

图 33.1 脑干控制呼吸功能示意图(节选自《解剖与生理学》一书,已获得授权)

第三节 伴随疾病

CM Ⅰ患者中脊髓空洞症的发生率尚不确定,文献中其发生率约为 12%~85%[58,59],但大宗 CM Ⅰ病例报道的发生率为 20%~30%[1,50-52]。在本文回顾的 62 例患者中,伴有脊髓空洞症的患者占 55%。这表明,CM Ⅰ伴发脊髓空洞症可能会带来轻度的风险增加,但这并不是急性突发性神经系统功能障碍的决定因素。

在本文中,13% 的患者出现了脑室扩大或脑积水,这一概率略高于大宗 CM Ⅰ病例报道中的概率(8%~10%)[1,55]。脑积水与 CM Ⅰ之间关系复杂,且患者存在个体差异。有时 CM Ⅰ仅仅是梗阻性脑积水或分流管功能障碍引起的颅内压升高的一种表现,这不属于本文的病例范畴[60,61]。通常二者的关系并不明确,有些患者仅针对脑积水进行治疗[38],而另一些患者则同时表现出二者的症状,需要联合治疗脑积水和 CM Ⅰ,以使神经功能显著改善[36]。在罕见的情况下,CM Ⅰ可以与颅内压增高相关,但影像学上无脑积水的表现[39]。此外,至少有 1 例患者经内镜下第三脑室造瘘术(ETV)治疗后症状消失[34]。这些表现各异的病例让我们认识到正确理解脑积水和 CM Ⅰ的各自发病机制及相互关联的重要性,以更好地对突发起病的患者进行恰当的处理。

除了脊髓空洞症和脑积水,本研究中还发现了一些较为罕见的伴随疾病,如 Noonan 综合征[38]、颅底凹陷症[17]、Klippel-Feil 综合征[17]和蛛网膜囊肿[38]。CM Ⅰ也与其他疾病如颅缝早闭有关,可能会影响病情判断和治疗策略[62]。虽然这些伴随疾病极其罕见,限制了对其重要性的评估,但这必定与这些特殊患者的临床表现密切相关。

第四节 头颈部创伤的作用

神经外科文献中对于 CM Ⅰ患者在头部创伤中特殊易感性问题的论述是持续存在的话题[11,63-66]。在本文回顾的 62 名患者中,42% 的患者在病情变化前有某种形式的头部创伤病史。同时在这些伴有头部外伤史的患者中,42% 的患者有脊髓空洞。虽然这些病例中有一些患者存在明确的严重创伤史[4,9,11,29],但另一部分患者仅受到轻微的或极其短暂的创伤[24,38]。

在更广泛的神经外科文献中,有几项研究关注了 CM Ⅰ患者参与运动的风险。Strahle 等对参与 4641 个运动项目的 328 名 CM Ⅰ患者进行了前瞻性随访,其中包括 205 名进行接触性运动的患者[65]。Meehan 等调查了 1627 个运动项目的 CM Ⅰ患者,包括 191 项接触性运动[66]。虽然这两项研究各报道了 1 例患者有潜在的运动损伤相关性感觉异常,但均没有发现与运动相关的肢体无力或其他神经系统功能障碍。基于这些研究及本文研究结果,我们认为 CM Ⅰ可能会略微增加创伤后灾难性损伤的风险,但这种风险概率是极低的。此外,许多猝死或急性突发性神经系统功能障碍的 CM Ⅰ患者是没有外伤史的。因此,我们的经验是允许无症状的不伴随脊髓空洞症的 CM Ⅰ患者参与体育运动,但基于对头部外伤后可能出现严重神经系统损伤的考虑,我们会建议伴随脊髓空洞症的 CM Ⅰ 患者避免进行接触性运动。

第五节　治疗和预后

如果 CM Ⅰ 患者出现突发或急性进展的神经系统功能障碍,需要根据临床表现的严重性进行紧急评估。如前文所述,在本文中 16% 的患者死于 CM Ⅰ 相关性并发症,其中呼吸衰竭是主要原因。此外,未死亡患者中出现呼吸功能障碍的占 33%,这提醒医生需要密切关注患者的气道问题。尤其对于有严重的或进展性的呼吸功能障碍的患者,应进行严密的血流动力学监测,对于病情危重的患者,应考虑早期行气管插管。

若急症患者的急性心肺功能障碍趋于稳定,我们应尽早明确治疗方案,但 CM Ⅰ 的最佳手术方法仍存在争议。虽然后颅窝减压术已成为一线治疗方案,但仍存在诸多疑问,包括骨质摘除程度和硬脑膜是否扩大缝合等[67,68]。这些问题在本书的其他章节有更详细的描述,而且一项正在进行的随机对照研究也将为硬脑膜成形术的必要性提供更确凿的证据。

68% 的患者接受了标准 Chiari 畸形减压术,其他外科治疗包括颈髓切开术和空洞-蛛网膜下腔引流术[69]、空洞吸引术[10]和脑室外引流术[8]。这些标准减压手术的替代治疗均出现在 20 世纪 90 年代或更早。在疑似脑积水或颅内压增高而出现症状的患者中,有 2 例行内镜下第三脑室造瘘术[34,70];2 例行分流管调整术[36]以及 3 例行脑室外引流术[31,39,40]。至少有 1 例初期无症状的脑室扩大患者在数月后需要行延迟分流手术[31]。除猝死患者外,12% 的患者仅接受了医学观察或其他非手术治疗方式。

对于急症 CM Ⅰ 患者,医生要关注脑积水或脊髓压迫等相关病理变化,而行后颅窝减压和颈 C_1 椎板切除术往往是主要的手术治疗方式。对于轻症患者,如新发肢体麻木但无运动障碍,我们首选单纯硬膜外减压手术。然而,对于有严重症状的患者,包括声带功能障碍、呼吸窘迫或运动障碍,可能出现预后不佳,我们建议行后颅窝减压加硬脑膜扩大缝合术。对于顽固性或其他特殊病例,可以采用空洞开窗或分流术等治疗方案。目前文献中对急症 CM Ⅰ 病例手术治疗时机的证据很少,我们建议对这类患者应紧急干预,对于有进行性运动功能障碍或颅神经功能障碍等严重症状的患者应考虑行紧急减压手术。此外,虽然有人提出非手术治疗可获得相对满意的疗效[11,12,14],但即使症状短暂改善,我们通常会对有症状 CM Ⅰ 患者行外科手术治疗。

快速进展的症状可导致严重的功能障碍甚至死亡,这说明早期诊断和干预至关重要。除去猝死病例,大多数接受恰当治疗的患者即使症状没有完全消失,也会有显著改善。在本文中,44% 的患者症状完全缓解,39% 的患者症状部分缓解。目前尚无干预治疗对脊髓空洞改善的完整信息,图 33.2 列举了治疗前后脊髓空洞改善的代表性 MRI 图像[4]。这些结果表明,与脊髓空洞症引起长时间功能障碍的患者相比,对症状快速进展的患者进行早期干预可取得更好的疗效[3,71]。

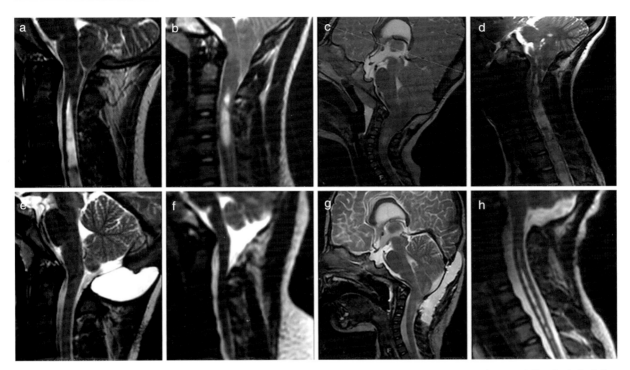

图 33.2　急性神经功能障碍患者行 CM Ⅰ 减压手术术前(a、c、e、g)、术后(b、d、f、h)MRI 矢状位图像(术后脊髓空洞显著缩小或消失)

第六节　结　论

虽然 CM Ⅰ 是一种典型的进展缓慢的疾病,常表现为枕颈部疼痛和头痛[55],但少数患者会出现突发性或快速进展的神经系统功能障碍,如运动功能障碍、呼吸功能障碍、颅神经功能障碍,甚至猝死。此外,伴发脊髓空洞症和脑积水可能会影响该患者的临床表现,尤其是急性创伤后感觉运动障碍的患者。虽然这些急症患者存在严重心肺功能障碍或严重神经功能损伤的风险,但早期手术干预往往可取得满意的效果。因此,神经外科医生和其他专科医生都必须认识到 CM Ⅰ 中这一亚组的临床特征,以便早期诊断和正确处理。

第三十四章　Chiari 畸形 I 型相关疾病

R. Shane Tubbs, W. Jerry Oakes

第一节　引　言

Chiari 推测小脑疝的病因为脑积水,三种不同的类型代表不同程度的疾病进展[1]。在随后的几年,Chiari 提出的发病机制被证明不是 Chiari 畸形 I 型(CM I)的主要原因。然而目前,对于所有分型的确切发病机制和治疗方案目前还没有达成共识[2]。目前形成的许多理论,如后脑发育不良和发育障碍理论、尾牵引理论、小颅后窝/后脑过度生长理论、加德纳的脑积水和水动力理论,以及缺乏胚胎学心室扩张理论,仍没有一个单一理论能够证明是 CM I 的单一发病机理。本章将讨论与 CM I 相关的疾病,以便揭示多种可能导致 CM I 进展的因素的病理生理机制。无论多么不相干,都可能导致 CM I 的进展。值得注意的是,当无症状的后脑疝通过其他病理检查(如内分泌疾病)被确诊时,这些关联可能是偶然发生的。

第二节　病理生理学

一、小后颅窝

Schady[16] 和 Milhorat[8] 等作者的形态学研究表明 CM I 患者的后颅窝体积小于对照组。此外,Badie[3] 发现症状性 CM I 患者的后颅窝容积与幕上容积比值明显低于对照组。Marin-Padilla[17] 通过高剂量的维生素 A 诱导仓鼠的基底-枕骨和后颅窝发育不充分,增加了对这一解剖病理学的理解。在此过程中,作者阐述了损害后颅窝发育如何导致小脑的尾侧移位。然而,也有人质疑这一观点,因为他们的研究显示后颅窝容积没有差异。CM I 的其他形态学发现可能包括发育不全的上枕骨和外枕骨、大的枕骨大孔、短的斜坡、较长的前颅窝[19-22]。因此,虽然这可能是一种常见的思想流派,但较小的后颅窝并不一定导致 CM I。

二、脑积水

Hans Chiari 的上述关于脑积水和后脑疝之间的因果关系的原始理论并不能对 CM I 的病理生理学进行全面的解释。尽管如此,脑积水在 CM I 患者中占比接近 4% ~ 18%[3,14]。Tubbs 等对 1989—2010 年间接受治疗的 500 例患者的回顾分析显示,9.8% 的患者伴有[23]脑积水。这些患者除了行后颅窝减压术之外还需要脑脊液分流手术。这可能是由于第四脑室流出道梗阻或并发的导水管狭窄。

因此,内窥镜下第三脑室造瘘术已成功应用于这一患者群体。

三、颅缝早闭

有充分证据证明颅缝早闭和 CM Ⅰ相关联,Saldino[24]首先指出,一些患者会先出现颅底畸形,随之而来的是后颅窝体积减小和扁桃体下疝。更具体地说,这种情况最常发生于颅骨发育期间人字缝过早融合的人群,在所有类型的[25]颅缝早闭中占1%。滑膜病可以单独存在,也可以作为 Crouzon 综合征(72.7%)、Apert 综合征(1.9%)、Pfeiffer 综合征(50%)和 Kleeblattschädel 综合征(100%)等的一部分存在[26,27]。另外的研究发现,CM Ⅰ与 Crouzon 综合征[28]的关联度高达70%。此外,CM Ⅰ现在被认为与 Pfeiffer Ⅱ型[29]、Jackson-Weiss[30]、Seckel[31]、Antley-Bixler[32]和 Shprintzen-Goldberg 综合征[33]有关。在这些相关综合征中,CM Ⅰ在出生时并不存在,因为人字缝尚未融合。然而,其发生率和严重程度与闭合时间相关[34,35]。因此,这也解释了 CM Ⅰ在 Crouzon 综合征患者(平均融合时间为6~21个月)中的发病率比在 Apert 综合征患者中(51~60个月)高的原因[26]。正常情况下,16岁之前,头骨会随着大脑的生长而继续扩张。

虽然 lambdoid 滑膜病是与 CM Ⅰ相关的最常见的颅缝早闭类型,但是导致 CM Ⅰ的骨缝过早闭合的证据越来越多。例如,与 Loeys-Dietz 综合征[37]相关的矢状缝和冠状缝早闭会迫使神经向后和向下生长。结果,小脑幕附着向枕骨大孔移位,后颅窝缩小,CM Ⅰ发生[27]。此外,Tubbs 等[38]报道了30%的 CM Ⅰ的发病率与单纯的额骨隆起有关,而与三角头畸形无关。Tubbs 等[38]推测,这是前颅窝体积减小的结果,高估了额骨隆起的作用。

四、内分泌病

后颅窝体积的减少也见于其他疾病,包括那些参与细胞信号传导的疾病。例如,在5%~20%的 GHD 患者中,生长激素缺乏(growth hormone deficiency,GHD)导致 CM Ⅰ发生[39,40]。儿童的这种内分泌缺陷被认为是后颅窝发育不充分导致扁桃体疝[41]的生理机制。虽然 GHD 患者的后窝容积未发现明显变小,但研究显示其骨结构的发育不全类似 CM Ⅰ患者[41]中常见的骨结构。此外,生长激素替代治疗患有 GHD 的 CM Ⅰ患者,改善了扁桃体下疝,并稳定了部分患者的脊髓空洞[22]。然而,确切的证据、病理生理机制和适用的治疗措施还有待确定。

肢端肥大症作为一种内分泌疾病,也被认为是引起 CM Ⅰ的病因之一,也属于骨质增生的范畴。在这个设想中,过量的生长激素被认为通过使后颅窝骨质增厚从而导致了 CM Ⅰ。CM Ⅰ也见于软骨发育不全的患者,因为这些患者存在小而浅的后颅窝。

五、骨质增生

当骨质增生影响后颅窝时可以引起 CM Ⅰ。Paget 骨病就是一个例子,过度的骨转换可导致骨增厚和骨变形,当这一过程发生在颅骨内时,它会挤压后颅窝,在少数病例中会导致 CM Ⅰ。Iglesias[43]和 Richards[44]都描述过这种情况。

CM Ⅰ病例与颅骨异常发育相关联是罕见的,但仍有报道。颅骨发育异常类似于其他类型的骨质增生,由于异常骨形成和进行性增厚,可表现为 CM Ⅰ。Sewell[45]也证实,在少数几个病例中颈髓受压。也有报道 CM Ⅰ 继发于骨坏死[46]和红样增生[47],但也被认为是罕见的。

六、骨盐缺乏症

关于骨矿物质缺乏,家族性抗维生素 D 佝偻病与 CM Ⅰ 的关联度为 44%[48]。因此,CM Ⅰ 被认为是由佝偻病导致的后颈窝过度拥挤引起的。在这种情况下,低血清磷酸盐引起的骨过度增生和颅骨增厚被认为是病因。但进一步的研究未发现佝偻病患者后颅窝容积存在差异,其病理生理机制尚不清楚[49]。Kuether[50]在一个病例研究中指出,佝偻病引起的 CM Ⅰ 是由于枕骨大孔狭窄。有趣的是,Renier 发现在 129 名尖头畸形患者中,有 15%患有佝偻病[51]。

七、皮肤病

虽然这可能不是传统意义上的关联,但皮肤疾病经常被报道与 CM Ⅰ 一起发生。其中一种疾病是Ⅰ型神经纤维瘤病,据报道,其与 CM Ⅰ 的关联度高达 8%[52]。一些研究者假设中胚层缺乏阻碍了后颅窝的发育,这也被认为发生在如Ⅰ型神经纤维瘤病的皮肤疾病中[8]。

同样神秘的是,CM Ⅰ 与先天性毛细血管扩张性皮肤疣(M-CMTC)[53]有关。M-CMTC 的特征是良性蜘蛛痣样毛细血管扩张和浅表溃疡,但对其病理知之甚少,因此,没有机制支持这种联系。

其他一些皮肤疾病也被认为与 CM Ⅰ 有关,包括 Leopard 综合征[54]、蓝色橡皮泡痣综合征[55]、巨型先天性黑色素细胞痣[56]、色素血管性斑痣性错构瘤病Ⅱ型[57]、黑棘皮病[58]和 Waardenburg 综合征变异体[59]。这些都是基于罕见的病例报告,因此可能与 CM Ⅰ 的发生有巧合性。

八、脊柱缺陷

并不是所有的 CM Ⅰ 都被证明与后颅窝和颅底有直接关系。少数一些疾病,比如脊柱骨骺发育异常[60]、尾部退化综合征[61]、Klippel-Feil 综合征、寰枢椎融合、颅底凹陷和齿状突后倾等脊柱畸形,也与 CM Ⅰ 相关。有关这些脊柱畸形的病理生理学知识很少,但是,人们认为难以平衡由 Valsalva 动作引起的脑脊液脉冲压波动是导致 CM Ⅰ 的原因。

已证明多达 3%~6%的脑脊髓脊膜膨出患者伴有 CM Ⅰ[62,63]。有人推测,由于脑脊髓脊膜膨出消除了大脑对颅骨的可扩张压力,导致颅内神经组织和脑脊液减少,从而导致后颅窝变小和发育不良[64]。

九、占位性病变

至此,所有提到的相关疾病都是先天性的,但 CM Ⅰ 也有后天发生的。这一类包括占位性病变和脑脊液漏。后颅窝内的占位性病变可由多种疾病引起,从脑瘤到血肿,包括幕上病变[65]和幕下病变[66]。各种潜在的占位性病变数目繁多,将不做进一步讨论。

十、未另做详细说明的疾病

有 1 例与 CM Ⅰ 相关的 Beckwith-Wiedemann 综合征的报道。Tubbs 等[61]假设 CM Ⅰ 的病理机制为颅骨的半肥厚性受累。Cosello 综合征也被认为伴有 CM Ⅰ,尽管它是低度相关的[66]。在 Cosello 综合征和 CM Ⅰ患者中均有报道偏瘫[67]和 GHD[68]，因此二者可能是导致 CM Ⅰ发病的共同因素。此外，马凡氏综合征通常被认为与颅内低压有关[69]。形态学分析发现与 Williams-Beuren 综合征相关的后颅窝缩小导致 CM Ⅰ[70,71]。最后，与囊性纤维化[72]、Pierre Robin 综合征[73,74]、Ehlers-Danlos 综合征[75]、Fabry 病[76]、Kabuki 综合征[77]、逆位[78]、CHERI[79]和泄殖腔外翻[80]等疾病的相关性还没有明确的病理生理机制。

第三节　结　论

有许多与 CM Ⅰ有关的疾病，其中许多已经在本文中提到，当然未来还会有更多的疾病被发现。虽然 CM Ⅰ的最终结果可能是相同的，但它们之间的关联强度和病理生理机制差异很大，有些可能是虚假的关联。因此，还需要进一步的遗传研究和 CM Ⅰ的持续研究。

第三十五章 肌纤维痛、慢性疲劳和 Chiari 畸形 I 型之间的联系

Richard G. Ellenbogen，David F. Bauer

第一节 引 言

纤维肌痛(FM)、慢性疲劳(CF)和 Chiari 畸形 I 型(CM I)的患者可出现重叠症状,包括头痛、眩晕、震颤和步态不稳(表 35.1)[1,2]。作者提出,尽管关于 FM 或 CF 患者的后颅窝或颈椎减压效果的资料有限,但颈椎管狭窄仍可能是 FM 患者出现这些症状的原因[3-7]。在本章中,我们将回顾当前关于 FM、CF 和 CM I 之间可能存在关联的证据。

表 35.1 根据纤维肌痛状态、年龄、性别和种族调整头痛特征值

特点	纤维肌痛症($n=176$)	正常($n=67$)	P
定位到后脑勺,%	61	13	<.01
从后脑开始辐射,%	55	10	<.01
颞部/头部一侧,%	68	19	<.01
前额,%	74	33	<.01
眼睛后面,%	76	26	<.01
侧边/一侧,%	53	11	<.01
全身/全部,%	55	22	<.01
颈部疼痛,%	92	25	<.01
持续跳动,%	70	33	<.01
非跳动,偶尔头痛,均值 n(SD)/wk	2.1(2.5)	0.4(2.8)	<.01
程度[a],均值(SD)	5.9(2.3)	3.6(2.6)	<.01
正常活动	59	24	<.01
躺倒	13	3	.09
站立	48	9	<.01
低头	46	14	<.01
咳嗽	59	22	<.01
拉伸	70	25	<.01
打喷嚏	52	20	<.01
体育运动	62	27	<.01
锻炼	74	30	<.01

表格复制由 Watson 等[1]授权许可。a 的范围为 1~10,其中 1=最轻微的,10=最严重的

第二节　纤维肌痛

纤维肌痛的特征是慢性疼痛,伴有广泛的肌肉疼痛、全身疲劳、睡眠障碍和神经紊乱[8,9]。通常采用 1990 年美国风湿病学会分类标准诊断 FM[2]。这一标准包括慢性、广泛性疼痛至少 3 个月,累及上下身、左右侧及中轴。患者经常有肌肉和关节引起的异位痛和痛觉过敏。常见的疼痛部位包括颈部、背部、肩膀、骨盆和手,以及其他可能涉及的部位[10]。诊断标准包括在触诊时 18 个痛点中至少有 11 个痛点会引起疼痛。这些痛点触诊力度为每单位面积 4.0kg,两侧触诊点包括下段胸锁乳突肌下方的肌肉、第二肋-软骨连结、肱骨外上髁 2.0 cm、股骨大转子、膝盖的内侧脂肪垫、枕下肌肉、中上斜方肌和冈上肌的肌肉以及臀部的外上象限(图 35.1)[11]。该标准在鉴别 FM 方面提供了近 88% 的敏感性和 81% 的特异性,因此该标准仍被许多临床医生用于诊断。2010 年,美国风湿病学会创建了初步的 FM 诊断标准并量化了症状严重程度。作为一项筛选试验,该标准包括使用广泛的疼痛指数和症状严重度量表,无须对患者进行体检[12]即可完成。纤维肌痛影响着美国总人口的 2%,仅在美国就有大约 600 万人患有 FM[13-15]。患者多为女性,症状通常出现在 20~55 岁之间。其他常见的诊断特征包括疲劳、睡眠障碍、僵硬、感觉异常、头痛、雷诺氏样症状、抑郁和焦虑。目前,尽管有许多可能的异常和机制被提出,FM 的发生机制仍未统一[16-21]。还有其他与 FM 有重叠症状的全身性疾病,这些疾病包括甲状腺功能减退、系统性红斑狼疮和恶性肿瘤。诊断为 FM 的患者常在机动车碰撞、手术或其他创伤后出现症状[22-24]。纤维肌痛在颈部受伤中的发生率是在下肢受伤中的 13 倍。与对照组相比,FM 患者也表现出更多的神经学体征和症状,尽管这些患者缺乏影像学异常,包括舌咽神经和迷走神经的严重功能障碍;更多的感觉、运动和步态异常以及更多神经系统症状,如畏光、平衡不良、无力和刺痛[12,13]。FM 的管理可能是困难的,药物治疗包括阿米替林、环苯扎林、曲马朵、血清素再摄取抑制剂和普瑞巴林,非医学疗法包括心血管运动、认知行为疗法、患者教育、生物反馈和催眠疗法。

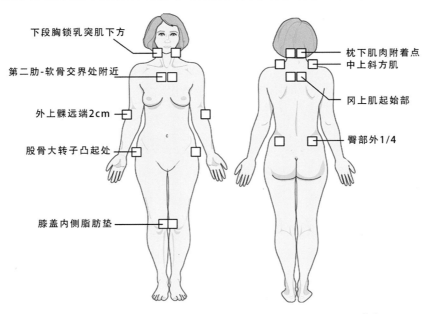

图 35.1　用于诊断纤维肌痛触痛点示意图(改编自 Goldenberg[11])

第三节　慢性疲劳

CF 是一种以持续至少 6 个月的一系列症状为特征的疾病,包括严重的、医学上无法解释的精神和身体疲劳、睡眠障碍、注意力不集中和类流感症状[26]。据估计,0.5%~2.5% 的普通人口患有慢性疲劳,相关的身体和心理疾病会导致高昂的直接和间接的医疗和社会成本。许多 CF 患者的症状与 FM 有重叠。CF 患者可能有多个触痛点,在这些患者中,往往很难区分 FM 和 CF。据说 CF 和慢性 EB 病毒感染、慢性莱姆病、全变态反应综合征、多化学敏感性综合征和慢性念珠菌病有关,但这些疾病的病因与 CF 没有科学联系[27]。当前修订的美国疾病控制与预防中心(Centers for Disease Control, CDC)CF 标准包括新出现的、原因不明确的、持续的或复发性疲劳,这些疲劳不是由持续运动引起的,也不会因休息而减轻,导致职业、教育、社交或个人活动显著减少。此外,患者必须在至少 6 个月疲劳过程中有四种或四种以上的新增症状,这些症状包括短期记忆或注意力受损、喉咙痛、颈部或腋窝淋巴结压痛、肌肉疼痛、无红肿或多关节疼痛、新的头痛或严重的头痛、睡眠不能缓解疲劳和运动后不适超过 24 小时。CF 的治疗选择有限。Meta 分析表明,只有认知行为治疗和分级运动治疗是 CF 的有效治疗。

第四节　Chiari 畸形 I 型

Chiari 畸形 I 型是一种后脑畸形,以小脑扁桃体疝出枕骨大孔[29]以下为特征。MRI 通常显示完整的后颅窝,流体研究经常记录到脑脊液在小脑和脑干周围流动不良[30-35]。高达 80% 的 CM I 患者伴有脊髓空洞症,且以女性为主[36]。大约 25% 的被诊断为 CM I 的患者将急性头部创伤或出生时的产伤作为诱因[31]。虽然 CM I 患者最可靠的症状通常是可重复的 Valsalva 动作诱发的头痛,但一些患者也表现出类似 FM 的症状,如不适、震颤和眩晕[1]。

最近的一系列随机病例报道了 4%~20% 的 FM 患者中有 CM I,其中 46%~71% 的患者在颈椎屈伸后出现椎管狭窄或颈椎受压[3-7,36-38]。非随机研究表明,后颅窝减压联合颈椎椎板切除术可以减轻合并有 CM I 的 FM 患者的疲劳和疼痛。然而,一项回顾性研究显示,颈椎狭窄与 FM 没有相关性[3-5]。只有一项前瞻性随机研究发表了关于 FM 和 CM I[1]之间的关系的报告。本研究作为二级医学证据,表明 FM 和 CM I 之间没有相关性。比如,Heffez 等发表了两项评估 FM 和 CM I[3]的研究。2004 年,他们回顾性分析了 278 名临床诊断为 FM 的成人患者,这些患者中 87% 为女性,其主要症状为颈部和背部疼痛、疲劳、认知障碍、步态不稳、抓地力弱、感觉异常、眩晕和麻木,88% 的患主述颈部拉伸时症状加重,45% 的患者脊髓中央管直径<10 mm,20% 的患者扁桃体异位>5.0mm。作者认为,FM 症状可能继发于 CM I 和颈椎管狭窄。

2008 年,Heffez 等发表了一项非随机、前瞻性病例对照研究,比较了 40 例经手术治疗和 31 例非手术治疗的 FM[5]患者的颅颈减压与非手术治疗的结果。研究显示,经过手术治疗的患者 1 年后在身心生活质量、焦虑和抑郁方面均有改善。在这项研究中，作者从一个更大的队列中选择患者，但没有描述并发症和长期随访的结果。

2008 年，Holman 等发表了一篇回顾性研究，评估 FM[37] 患者的"位置性颈髓压迫"。在临床 2 个月的时间里，对 70 例患者进行了动态 MRI 评估，其中 52 例有颈髓受压。作者认为，颈髓刺激可能是这些患者发生 FM 的原因。

Watson 等发表了唯一一项关于 CM I 和 FM[1] 之间关系的前瞻性随机研究。这一队列研究提供了唯一的二级证据。作者前瞻性地获得了 176 名 FM 患者与 67 名无疼痛和疲劳的对照受试者的脑和上颈椎的 MRI 影像研究。Chiari 畸形 I 型定义为小脑扁桃体向下疝出至枕骨大孔基底线以下 5.0 mm，或扁桃体异位在基底线以下 3.0~5.0 mm，加上脑脊液流量、后窝容积、后脑或颈部异常脊髓运动。后颅窝体积的形态测量和脑脊液流动采用敏化相位对比梯度回波 MRI（表 35.2）[1] 进行评估。主要结果是与健康对照组相比，FM 患者的 CM I 发生率未显著升高。

FM 患者以女性为主（93%，对照组为 54%）。FM 组患者比对照组表现出更多的痛苦、疲劳和睡眠障碍。FM 组和对照组在扁桃体位置和 CM I 的患病率上是相似的。本研究未发现 FM 与 CM I 之间存在相关性。

表 35.2　根据纤维肌痛状态调整磁共振成像要求（均值和 95% 置信区间），并根据年龄、性别和种族进行调整

测量	纤维肌痛症（n=176）	正常（n=67）	P
扁桃体位置[a]（mm）	-0.71（-1.08，-0.34）	0.00（-0.66，0.66）	.09
后颅窝体积（cm³）			
总体积	189（187~192）	192（188~197）	.31
脑体积	163（160~165）	165（161~169）	.30
脑脊液体积	27（26~28）	27（25~29）	.80
脑与脑脊液体积之比	6.5（6.2~6.7）	6.4（5.9~6.8）	.72
心脏收缩时脑脊液最大流速（cm/s）			
C_2 前部区域	2.63（2.52~2.73）	2.51（2.32~2.70）	.33
C_2 后部区域	2.29（2.19~2.39）	2.28（2.10~2.45）	.91
枕骨大孔前部区域	2.37（2.23~2.51）	2.17（1.92~2.42）	.19
搏动组织的运动速度（cm/s）			
C_2 脊髓搏动性运动	0.74（0.72~0.77）	0.67（0.62~0.72）	.<.05
枕骨大孔搏动性运动	0.76（0.72~0.81）	0.66（0.58~0.73）	.<.05

表格复制由 Watson 等[1] 授权许可。a 阴性值指扁担体位于枕大孔之上数毫米；阳性值指扁担体位于枕大孔之下

第五节　结　论

　　综上所述,FM、CF 和 CM 之间的症状重叠引起了它们之间的关联研究,这是可以理解的。虽然有一些回顾性、非随机研究支持 FM 和 CM Ⅰ 之间的相关性,但一项前瞻性、随机、高质量的队列研究表明 FM 和 CM Ⅰ 之间没有相关性。没有证据支持常规使用静态 MRI 评估 FM 或 CF 患者。然而,尽管目前缺乏证据,未来的大型前瞻性试验可能会给这个论题带来更多的证据。

第三十六章 Chiari 畸形Ⅱ型的症状

Jeffrey P. Blount

第一节 引 言

Chiari 畸形Ⅱ型(CMⅡ)可能是开放性脊髓脊膜膨出患者最重要的合并症。CMⅡ症状源于不同程度的脑干功能异常,最常表现为延髓麻痹,也可以表现为长纤维束和感官异常。不过,这种功能异常源于自身发育不良引起的脑干功能障碍还是颅窝狭小引起的压迫,目前仍存在争论。CMⅡ的并发症多种多样,但症状性 CMⅡ是 2 岁以内脊髓脊膜膨出患儿死亡的首要原因[1-5]。CMⅡ症状多变,临床表现与年龄密切相关(表 36.1),有时仅有轻微症状,因此对非专科医师来说也不够直观。症状性 CMⅡ临床干预疗效时好时差,但相较于出现严重症状或明显神经功能异常时采取干预措施,早期发现和临床干预可以提供更好的康复机会。识别这类症状性 CMⅡ可以实现早期临床干预,有可能避免其造成不可逆的神经功能损伤甚至死亡。因此,治疗开放性神经管缺损的患儿时,必须对 CMⅡ的症状保持警惕性和敏感性。

表 36.1 不同年龄患儿 Chiari 畸形Ⅱ型的症状

新生儿/婴儿	儿童/青少年或成人
呼吸性喘鸣	颈部疼痛/枕部疼痛
哭啼无力/无声,无法啼哭	上肢功能障碍、痉挛、感觉异常
乏力/嗜睡/精神萎靡	发声障碍
流涎、唾液反流	进行性吞咽困难
吮吸能力差	睡眠障碍、中枢性睡眠呼吸暂停、阻塞性睡眠呼吸暂停(肥胖者)
鼻腔分泌物反流	共轭凝视失调/复视
呕吐反射减弱或消失	面部不对称
头部活动异常	
颈后仰、角弓反张	
消瘦	
频繁误吸	
共轭凝视失调	

第二节　新生儿及婴幼儿 Chiari 畸形 Ⅱ 型的症状和体征

一、呼吸性喘鸣

大约 1/3 的脊髓脊膜膨出患儿会在 5 岁前逐步出现脑干症状和后组颅神经障碍,而其中高达 1/3 的患儿会死于 CM Ⅱ 相关并发症。新生患儿的临床症状随着脑干和后组颅神经功能的恶化逐步加重,这个过程更倾向于影响喉肌,引起声带外展麻痹和进行性气道梗阻,气流经过此处形成湍流而出现新生儿 CM Ⅱ 特征性体征——呼吸性喘鸣[1-3,6,7]。这种喘鸣是一种高调重复音,由患儿喉中发出,可以轻易地注意到。在患儿吸气或啼哭时更为明显,同时可以观察到患儿背部反弓甚至角弓反张[7,8]。对于没有神经管发育缺陷的儿童,喘鸣可以由喉软化症、会厌炎、喉咙异物、严重上呼吸道感染并发症或喉气管支气管炎引起。但当脊髓脊膜膨出患儿出现这种喘鸣时,必须考虑为症状性 CM Ⅱ 的特征性体征,而且需要紧急干预治疗[2,5,9,10]。出现呼吸性喘鸣的患儿在其他方面可以表现得很正常,例如新生儿经常可能因费力呼吸而精神萎靡但无其他异常,甚至有时仅有喘鸣症状,提示脑干功能受影响和即将来临的危险[3,8,11]。脊髓脊膜膨出患儿很少在出生后立刻出现呼吸性喘鸣,而是在随后几周里隐匿且快速发病[8,11]。尽管存在着其他相关并发症,脑积水和脊髓脊膜膨出的新生儿或婴幼儿出现呼吸性喘鸣必须作为神经外科急症对待[10-12]。

CM Ⅱ 引起的呼吸性喘鸣的病理生理机制尚未完全阐明,但前述首先累及喉部肌肉外展的特点有可能与运动核团躯体定位分布相关:控制内收和外展功能的细胞核在延髓疑核中呈首尾(上下)分布[8,13]。疑核为喉部、咽部以及由鳃弓衍化而来的食道骨骼肌提供神经支配。大多数吻侧组成部分通过舌咽神经的运动纤维发挥喉部运动功能;大多数尾核通过迷走神经的特殊内脏传出纤维发挥运动功能。喉部随意运动非常复杂,其主要由四块成对肌肉(环甲肌、环杓后肌、环杓侧肌和甲杓肌)和一块不成对肌肉(杓肌)完成。疑核内的大部分前端细胞体投射到环甲肌,提供张肌和内收肌的功能;疑核内的细胞体稍向尾部投射到环杓后肌,为声带提供外展功能;最尾端的细胞体投射到杓肌,提供内收肌功能。因此特殊的躯体定位分布使得调节内收和外展的细胞核对于刺激表现出不同的敏感性[5,8,13]。

同时,有实验证据表明,控制喉部内收和外展功能的神经对于损伤或刺激的易感性不同,而外展功能的神经对损伤更敏感也更脆弱,这一特性可以加剧脑干功能异常时喉肌的外展功能损伤,即 CM Ⅱ 中脑干下移时传出神经受牵拉,而起外展功能的神经更易出现功能异常[8,13]。

CM Ⅱ 出现症状的原因,究竟是源自脑干和后组颅神经受压或牵拉,还是脑干原发性发育不良,仍存在争议[14]。这是一个具有重要意义的问题,因为它直接影响临床治疗方案的选择。如果主要原因是先天性异常发育的核团对刺激更敏感脆弱,那么合理的干预措施就应该是治疗脑积水使颅内压力正常,因为脑积水控制不佳对于本就受损的神经系统是更大的威胁[4,5,12,15]。相反,如果脑干受压是主要的病理生理诱因,那么合理的措施就应该是通过枕下颅骨切除和颈椎椎板切除实现后颅窝减压[15,16]。虽然前述两种干预措施都被证实可以获得临床收益,但从长期临床应用中积累的经验来看,将分流手术作为治疗首选似乎更令人信服[2,6,812,15,17]。分流手术应该尽早进行而不需要考虑 CT 扫描结果,即使无脑室扩大征象也应该手术处理[10,17,18]。内镜下第三脑室造瘘术合并脉络丛烧灼术(Endoscopic Third Ventriculostomy with Choroid Plexus Coagulation，ETV-CPC）已经展示其在脊髓脊膜膨出患儿脑积水治疗方面的有效性[2,19]，不过目前尚无文章专门研究 ETV/CPC 对缓解患儿呼吸性喘鸣效果如何。ETV/CPC 可以取得良好、稳定的效果已表明该术式有效性，但对呼吸性喘鸣应严密观察。当呼吸性喘鸣仍持续存在时，尽早转为经典的脑室分流不失为一种保险做法。

二、气道保护功能受损

气道自我保护功能受损是 CM Ⅱ新生患儿的另一个重要症状[2,6,9,15]，此症状可能并不像呼吸性喘鸣那样引人注目，常常需要敏锐的观察力以及对潜在威胁的充分认识。患儿表现为气道分泌物增多，哭闹时可听见异常声音，有时可见分泌物从口中喷出[16]。鼻返流、咳嗽和窒息经常出现，吸痰时可见大量分泌物。最重要的是，这些患儿极易出现吸入性肺炎，并由此发展为全身感染或者败血症[16,17]。

三、精神萎靡

精神萎靡也被看作 CM Ⅱ 的又一表现[1,2,6,14]，它主要是因为喉部功能异常引起气道阻力增加，致使出现长时间进行性呼吸乏力，因而在此处与其他呼吸道症状一起讨论。这实际上也是呼吸性喘鸣一个非常重要的并发症，可能预示着这个挣扎中的婴儿即将面临身体机能崩溃。同时，还存在其他因素引起 CM Ⅱ 患儿出现精神萎靡：自主神经功能异常可能导致血流灌注不足，从而导致面色苍白；下行纤维束受损可能导致肌张力下降；气道自我保护功能受损会导致反复吸入性肺炎；持续不断的轻度炎症或感染引起代谢需求增加。婴儿的肌肉相对欠发达，体形消瘦，没有足够的机能储备来应对此类应激反应，从而进一步增加了这些脆弱患儿的整体风险[1,2,9,10,18]。

四、胃肠道症状

CM Ⅱ 患儿可观察到一系列胃肠道症状，包括吞咽困难、气道保护功能受损、胃排空下降和肠蠕动减少，这些可能与原发性胃肠道自主功能障碍相关[2,6,11,12]。脊髓脊膜膨出患儿的神经源性胃肠道症状可影响出生后早期的上消化道（吞咽困难、咽食管运动障碍等），而下消化道症状（便秘、失禁等）则会在以后的生活中造成困扰。吞咽功能常因食管动力不足和（或）呕吐反射减弱或缺失而受损，尽管进食次数增加，进行性体重下降仍可能会导致消瘦。这些症状的病理生理过程尚无法详细阐释，但正如呼吸道问题一样，很有可能是因延髓和迷走神经功能障碍所致。

五、症状特点

症状性 CM Ⅱ 患儿还可出现其他症状，但主要还是前述与延髓功能相关的症状，如呼吸系统（气道自洁与保护功能）和胃肠消化道（分泌功能、分解代谢、体形消瘦）。这些临床表现多变，但仍可辨别出新生患儿症状演变的特定模式。第一种情况是进行性加重和重型患儿，他们具有特征性的高位脊柱缺损（胸腰椎至上腰椎），有典型的出生时脑积水（偶有严重的宫内大头畸形）和呼吸性喘鸣，以及窒息、打嗝和鼻返流等黏液分泌功能异常症状[4,12,20]。临床干预这类症状明显的 CM Ⅱ 通常治疗效果一般甚至收效甚微，尽管可以积极治疗脑积水、后颅窝减压甚至气管切开改善气道功能，这些患儿往往还是会因原发性和消耗性脑干功能衰竭而夭折。正确识别这类患儿很有意义，因为它可以给患儿家庭提供合适咨询导向，让医疗服务团队提供姑息治疗和安慰支持。尊重患儿，而不是一味地采取毫无意义、希望渺茫的有创干预。通常来说，患儿越小，脑积水和喘鸣越严重，越可能出现前述情况[4]。

第二种更常见的情况是脊髓脊膜膨出伴 CM Ⅱ 的患儿逐步出现呼吸性喘鸣。喘鸣通常隐匿但急性起病,很容易被父母忽视,因为人们直觉不会认为异常的呼吸道杂音需要神经外科紧急处理脑干问题。

第三节　儿童及成人 CM Ⅱ 症状

儿童和成人 CM Ⅱ 表现不常见且与新生儿和婴儿不同。这些症状通常隐匿性出现,对患者生命安全急性威胁相对较小[2,6,10,18]。

一、手部功能障碍

儿童和成人 CM Ⅱ 患者最常观察到的症状是进行性手部功能障碍。其典型特点是颈髓病变,表现为四肢肌张力逐步增高,而协调性逐渐下降,与之相关的感觉症状可能与脊髓空洞有关。脊髓脊膜膨出伴 CM Ⅱ 的患者颈胸段脊髓空洞出现率高达 40%[9],它的典型表现是迟发感觉丧失,累及肩膀和手臂,呈现披肩状分布特点。颈髓受累时会影响传递手部痛温觉的交叉纤维,从而引起不同程度的进行性手部感觉丧失。患者可以出现单纯的轻微感觉改变,但临床最多见的是涉及感觉和运动的进行性手部精细运动困难。这些变化需要临床医师主动追问、直接检查方可发现。现代日常生活行为,如操作手机,可以有效筛查并发现手部协调性的微小变化[2,6,11,12]。

二、睡眠异常

睡眠异常是青少年和成人 CM Ⅱ 患者中一组重要的症状。中枢性睡眠呼吸暂停由睡眠期间中枢性呼吸驱动不足引起,也可能是由对脑干功能产生不利影响的疾病引起的,如 CM Ⅱ[3,21]。中枢性睡眠呼吸暂停还可能出现在早产儿和脑干中风或其他损害患者中,或是晚期心肺疾病的并发症之一。当患者舌、软腭和咽喉肌肉松弛引起气道塌陷时,就会发生阻塞性睡眠呼吸暂停。肥胖是阻塞性睡眠呼吸暂停的已知独立危险因素,也是脊髓脊膜膨出患者常见的合并症。因此,许多脊髓脊膜膨出患者都有中枢性和阻塞性睡眠呼吸暂停风险。最近的研究表明,超过 50% 的 CM Ⅱ 患者有明显的睡眠呼吸暂停综合征。通常,睡眠呼吸暂停患者会经历短暂的呼吸停止,直到通气和氧供不足时引起唤醒反应,从而出现一过性清醒(患者通常会遗忘)并恢复呼吸。在 CM Ⅱ 中,这种综合征最令人担忧的并发症是唤醒反应失效,它可能导致长时间的呼吸障碍和进行性呼吸窘迫,最终导致呼吸停止。脊髓脊膜膨出伴 CM Ⅱ 的患者死亡率估计为每年 1%,其中很大一部分的死亡发生在睡眠中[5,10,12],而 CM Ⅱ 引起的症状可能在其中扮演了核心角色。

三、共济失调

在年龄较大的儿童或成人中,不常见但重要的 CM Ⅱ 症状是共济失调。共济失调在有关 CM Ⅱ 的总结章节和综述中已经详细描述,但是该症状的证据和文献相对较少。CM Ⅱ 定义就有小脑蚓部向尾端移位并拉长,以及后颅窝和脑干的诸多异常,这些改变提供了共济失调的解剖基础。四肢共济失调可能是脑干和小脑功能障碍的一部分,在成人 CM Ⅱ 中上肢功能障碍很常见。同样地,躯干性共济失调已作描述,但是没有进行全面的研究或综述。

第四节　目前 Chiari 畸形 Ⅱ 型治疗策略

2011 年 3 月发表了一项比较产前和产后修复脊髓脊膜膨出的随机、多中心试验的结果[22]。这篇具有里程碑意义的论文是脊髓脊膜膨出治疗策略研究（Management of Myelomeningocele Study, MOMS）的核心。文中提到，符合严格纳入标准并同意参与研究的孕妇被随机分配到产前或产后婴儿脊髓脊膜膨出修复组中，接受宫内（产前）脊髓脊膜膨出修复治疗的患儿在多个方面的预后较好。产前修复脊髓脊膜膨出与减少脑脊液分流需求（主要结局指标）和降低 CM Ⅱ 发生率（次要结局指标）有关。在 12 个月的随访中，大约有 2/3（64%）的接受产前脊髓脊膜膨出修复的患者出现影像学证实的 CM Ⅱ，而产后修复组则为 96%；同时产前修复组患儿的脑干扭结和第四脑室延伸程度也降低了。产前修复组患儿的死因是早产或死胎，而产后修复组患儿则死于 CM Ⅱ 的症状和体征。不过，产前修复组的母婴围产期并发症发病率更高[22]。产前修复脊髓脊膜膨出可能带来的优势是否会随着时间的推移而持续存在，还有待观察。除了这个顾虑，该研究的其他局限性和潜在并发症引起了不小争议。然而，有望减少症状性 CM Ⅱ 发生率仍可能是产前脊髓脊膜膨出修复的最大贡献。

CM Ⅱ 症状的转归应在评估其他治疗脊髓脊膜膨出及其合并症的实验性方法中占有至关重要的地位。由于 VP 分流存在不少问题，有研究团队正在尝试减少分流器放置。一种方法是提高 VP 分流手术的指征门槛[2]，另一种方法是使用 ETV-CPC 治疗脑积水[19]。如上所述，ETV-CPC 在处理脊髓脊膜膨出相关脑积水治疗中的作用似乎正在逐渐显现。在此之前，大约 85% 的脊髓脊膜膨出患者需要植入分流器，但是这些新方法的出现已将对分流器的需求分别降低到 50%~60% 和 35%[2,19]。长期随访 CM Ⅱ 症状转归情况对于评价分析这些新兴治疗方案很有必要。

第五节　结　论

CM Ⅱ 是脑干尾部移位和功能异常的复杂畸形，对脊髓脊膜膨出患者具有重要意义。其症状与年龄相关，主要表现为延髓支配的肌肉症状。在新生儿中，表现为呼吸性喘鸣、啼哭乏力虚弱无声、流涎、鼻腔反流、易出现吸入性肺炎，这些症状通常与进行性疲倦和精神萎靡相关，可能预示预后不良。正确识别和及时干预（最初为脑积水治疗，如果仍然有症状，则考虑进行后颅窝减压术）可提供最佳机会来稳定或逆转症状，改善预后。

即使进行了最大程度的治疗，一些患儿（尤其是那些高节段神经管畸形、严重脑积水、早现且明显呼吸性喘鸣）可能对治疗无反应，因此夭折。

年长儿童和成年人通常表现出进行性上肢功能障碍的症状，常表现为感觉丧失，并且可以观察到脊髓病或运动障碍共济失调。不能有效识别症状并干预治疗会让患儿已有的缺陷持续进展，而这可能是不可逆的，因此保持高度警惕和进行积极主动的外科干预可能会为患者和家人带来最佳的治疗效果。

第三十七章　小儿 Chiari 畸形 I 型的治疗

W. Jerry Oakes

第一节　引　言

小儿 Chiari 畸形 I 型（CM I）的外科手术治疗一般并不复杂，临床工作中比较困难的部分是确定哪些患者可能获益，以及获益的可能性大小，然而手术范围以及减压步骤的具体细节仍存在巨大争议。通常，该手术的目的是减轻颅颈交界区的压迫，并重建第四脑室流出道，恢复该处脑脊液流通性。

手术治疗的其他方面已被证实是非常重要的，因此本书在其他章节专门介绍了这些项目（脑积水的治疗和硬脑膜开放）。本章仅概述笔者所在机构采用的方法，并试图说明为什么采取这些步骤。尽管本章将提及一些替代方案，但因缺少随机试验，笔者只能根据自己的经验提出观点和看法[1]。由于其他章节涉及该疾病的临床表现和评估，因此我们并不会过多涉及这些内容。

我们认为，即使某些患者的脊髓空洞可自行消退，但脊髓空洞的存在仍是进行外科手术干预的合理指征。推荐手术干预的原因是脊髓空洞自行消退的可能性极小，而延迟手术存在不可逆的进展性神经功能损害的风险。

值得一提的是，通过手术干预可以大概率缓解的头痛一般具有以下三个特征：①枕部或上颈部疼痛；②咽鼓管充气试验动作可诱发的疼痛；③持续时间较短（几秒钟/分钟）。具有这三个特征的疼痛，术后缓解率很高（我们经验是 >95%）。而一旦头痛不符合这些特征，手术的有效率就会急剧下降。由于疼痛未缓解而再次手术是不合逻辑也不合理的，我们很少遇到因特征性 Chiari 畸形性头痛复发而必须再次手术的情况。

第二节　手术步骤

当病情需外科手术干预时，需向家属说明相关风险并取得知情同意。患者进入手术室取俯卧位，颈部屈曲（图 37.1），头架及头钉固定头部，将床头升高 30° 以降低静脉压力。即使是很小的婴儿，也可以使用头钉固定，以确保颈部屈曲位置。一般通过中线切口从枕外粗隆的正下方至 C_2 棘突暴露枕骨大孔区，笔者发现即使是显著的小脑扁桃体下疝，也都几乎不需要暴露或移除 C_2 骨质。颈椎后凸畸形是一种相当难治疗的术后并发症，我们在保留 C_2 骨质病例中尚未发现这种并发症。在缺乏血供的颈项部中线分离并撑开，以露出枕骨大孔和 C_1 椎体后弓（图 37.2）。

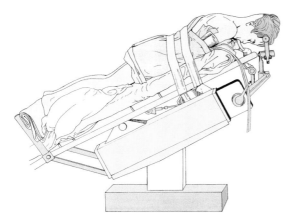
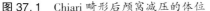

图 37.1 Chiari 畸形后颅窝减压的体位

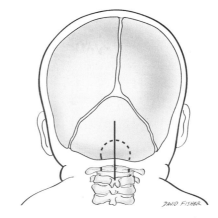

图 37.2 颅颈交界区皮肤切口及切除骨质示例

术者应该注意将手术区域集中在中线,不需要大量的侧方暴露,特别是颅颈交界区的重要骨性结构存在畸形时,C_1 椎旁椎动脉走行是很难预测的[3]。骨窗范围不必宽于对应脊髓,可以通过硬脊膜两侧走行变垂直时来确定脊髓宽度;对于 2 岁以下的患者,其宽度通常为 22~25 mm。用高速钻、颅骨钳或咬骨钳去除枕骨大孔后缘骨质,宽度至硬脑膜两侧走行变垂直行时的位置,宽度几乎都不超过 20~25 mm。避免过度去除骨质,以减少小脑整体下陷这一严重并发症的发生率。

部分患者枕骨大孔处存在侧方压迫,此时可以切除部分枕髁,以在明显压迫位置两侧提供额外的空间,这种情况主要见于软骨发育不全或其他类似综合征的患者。术者应时刻提醒自己,这种情况下的病理根源是在枕骨大孔区域,而非后颅窝的上部。笔者认为,在硬膜下容物受压的地方植骨或其他物理约束的方法,似乎是违反常理和不必要的。

C_1 后弓使用咬骨钳切除。C_1 两侧和前方连接脊柱其余部分的韧带很容易被外科医生用杠杆或机械力量破坏,在幼儿中更易发生,应该注意避免。咬除骨质时,应采用两侧汇合锐性咬除的办法,切勿将器械放置在 C_1 后弓下方,因为此处硬膜下容物本就十分拥挤。

此时,术者可以选择关颅或继续开放硬脑膜。笔者认同大多数症状性 CM Ⅰ 患者可以通过简单的骨减压而改善症状。然而,相当大比例的患者(6%~10%)[4]伴有硬膜下容物病变,阻碍脑脊液在第四脑室出口处的循环。这类病例需要探查硬膜下内容物以疏通这些通道,而仅进行骨性减压是不够的,此时需要权衡血液渗入蛛网膜下腔引起明显炎症反应的可能性大,还是第四脑室蛛网膜粘连或脑脊液流出道受阻的可能性大。笔者认为,绝大多数熟练的神经外科医师可以打开并修补后颅窝硬脑膜,这一过程出现并发症和死亡的概率非常低(远低于 6%~10%),因此应该打开硬脑膜探查硬膜下。

颅颈交界区打开硬脑膜应从裸露的硬膜尾端开始。在 C_1 的水平上,两侧硬膜通常会融合在一起,出血也较容易控制。在向头端操作时,尤其在婴儿中,可能会碰到环窦或枕窦,这恰好位于压迫最明显且靠近第四脑室开口处。这种情况可以通过打开硬脑膜时便保持硬膜下-蛛网膜外间隙操作的方式来处理,以避免蛛网膜下腔出血,并缓慢而有条理地保持硬膜内外层紧贴在一起。这可以通过双极电凝和 Weck 止血夹实现,也可以简单地将打开的静脉窦两侧缝合止血。硬脑膜开放至骨窗上缘(图 37.3)。

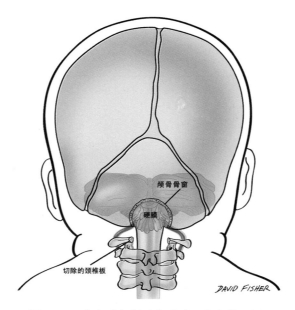

图 37.3　术中局部解剖和硬膜下内容物示例

如果压迫最明显处仍显得狭窄,则可以在该位置做水平"T"字形切口进一步开放硬脑膜。必要时,左右两侧硬脑膜都可以作"T"字形切开。

将蛛网膜作为单独的一层膜性结构打开,并钳夹在硬脑膜上,以避免术后出现脑脊液硬膜下积液引起急性脑积水这一罕见并发症[5]。

分离小脑扁桃体,如果存在的话,游离松解第四脑室流出口处的蛛网膜粘连。对于没有危及生命的症状和巨大脊髓空洞的首次手术患者,笔者不建议烧灼收缩一侧或双侧小脑扁桃体。仔细处理小脑扁桃体表面软脑膜,尤其避免损伤其内表面的软脑膜,否则可能因术后粘连出现第四脑室出口闭塞。如果决定减小第四脑室流出口处小脑扁桃体体积,需电灼小脑扁桃体背侧软脑膜,并在软脑膜下行小脑扁桃体切除(图 37.4),这样可以最大限度地减少术后的瘢痕粘连。

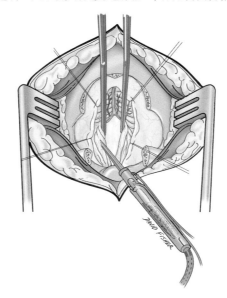

图 37.4　软脑膜下小脑扁桃体切除示例

目前有多种材料可用于修补硬脑膜。不修补硬脑膜会让血液和其他刺激性液体在蛛网膜下腔内发生反应,这与实现脑脊液自由顺畅地流出第四脑室的目标背道而驰。在所有的移植材料中,最有可能满足无菌且无排异反应要求的是自体组织。方便取材且合适的供体组织是后方颅骨骨膜,笔者一般另取一处皮肤切口,留取 4.0 cm×1.5 cm 大小骨膜,尽量与前述开放的硬脑膜边缘行水密缝合修补硬脑膜,随后常规关颅。

术后患者在重症监护室观察一晚,通常可在 2~3 天内出院。术后不用类固醇药物,良好硬脑膜修补后患者几乎不会发生化学性脑膜炎,几乎不需要输血。布洛芬和对乙酰氨基酚交替使用,每 3~4 h 给予一次足以缓解疼痛[6]。有了经验之后,该手术通常可以在不到 90 min 的时间内完成。

术后并发症将在单独章节中详细介绍,3%的患者可能会出现急性脑积水,通过将蛛网膜固定在硬脑膜上[1],似乎可以降低其发生率。当存在前方或腹侧明显受压时,患者可能会发生急性延髓损害[7]。延髓前方硬膜距离颅底点与 C_2 椎体后下方连线超过 9.0~10 mm 时,存在术后急性腹侧压迫的可能性(图 37.5)。让患者和家属做好这种准备至关重要,不过根据我们的经验,术前如果没有明显的延髓症状则不会出现这种情况。术后假性脑膜膨出通常是保守治疗,大多数会随着时间的流逝而自发消退。造成长期神经功能障碍的巨大脊髓空洞如果可以自行吸收的话,将需要更长的时间。

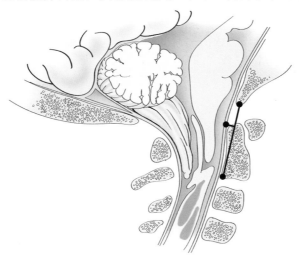

图 37.5　"9.0 mm"法则(反映了齿状突后屈程度。延髓前方硬膜距离颅底点和 C_2 椎体后缘连线距离超过 9.0 mm 时,患者术后可能会出现生命危险)

总之,合理把握手术指征时,后颅窝减压是 CM Ⅰ 患者安全有效的治疗方法;术后脊髓空洞可以自行吸收,或者小的脊髓空洞不会进展;咽鼓管充气试验动作诱发的枕部头痛可立即得到缓解,并且不会复发。严重的并发症很少见,避免血液和其他刺激物进入蛛网膜下腔可促进术后恢复,并使脑脊液自由顺畅地从第四脑室出口排出。

第三十八章　成人 Chiari 畸形 I 型的治疗

Panagiotis Mastorakos, John D. Heiss

第一节　Chiari 畸形 I 型的治疗历史

在临床实践和这一章节中,Chiari 畸形 I 型是指小脑扁桃体尾端下疝到延髓以下而不伴第四脑室移位引起临床症状的先天畸形[1,2]。世界上第 1 例 Chiari 畸形 II 型的后颅窝减压手术是由 van Houweninge Graftdijk 完成的[3]。随后 McConnell 和 Parker 报道了一组 5 例 Chiari 畸形 I 型后颅窝减压手术[4]。随后数十年又有几位作者报道他们采用颅颈减压的方式治疗 Chiari 畸形 I 型的临床经验[5,6]。20 世纪 50 年代,美国克利夫兰医学中心的 James Gardner 和同事认为 Chiari 畸形 I 型与脊髓空洞密切相关[7],他们提出 Chiari 畸形 I 型造成第四脑室出口受阻,来自第四脑室的水锤样冲击,通过闩部传递到脊髓中央管,引起脊髓中央管搏动性扩张,最终形成空洞的理论。为了逆转这一病理过程,Gardner 采取了以下手术步骤:①咬除枕骨大孔后缘的骨质;②打开第四脑室至蛛网膜下腔;③封堵闩部。74 例 Chiari 畸形 I 型术后即时效果显示:52 例改善,11 例无变化,6 例恶化和 5 例死亡[8]。Levy 随后对克利夫兰医学中心[9]行颅颈减压和打开第四脑室以及有无封堵闩部的两组患者进行比较,发现两种手术方式临床效果无统计学差异,而封堵闩部组因损伤脑干舌下神经和迷走神经核出现持久的神经功能废损等严重并发症[10]。20 世纪 70 年代,Logue 阐述了一种相对 Gardner 手术更加微创的替代治疗术式。其手术步骤包括:简单骨减压和应用组织移植物修补硬脑膜,而不打开蛛网膜或进入第四脑室的蛛网膜下腔。他们将骨减压和修补硬脑膜术式与 Gardner 术式进行临床比较,结果发现两种术式在脊髓空洞消失率方面无统计学意义,但是 Gardner 术式并发症发生率较高[8,11]。随后一些研究者提倡减压程序包括:打开蛛网膜,切除或回缩小脑扁桃体尾端,尽量扩大脑脊液循环通路而非单纯骨减压+硬脑膜修补成形术[12,13]。采用后者术式,脊髓空洞消失率大约为 80%,该结果与之前报道的简单减压和硬脑膜修补成形术且保留蛛网膜和小脑扁桃体的术式类似[12-14]。最近,更微创的外科治疗 Chiari 畸形 I 型伴或不伴脊髓空洞的手术方式包括从单纯骨减压到骨减压和硬脑膜部分切开(表 38.1)[15-19]。

表 38.1　后颅窝减压(PFD)和后颅窝减压硬脑膜成形术(PFDD)治疗 Chiari 畸形 I 型疗效比较

	成人组[a]	儿童组[b]
PFDD 后临床改善(%)	29/33(88%)	44/56(79%)
PFD 后临床改善(%)	37/45(87%)	51/79(65%)
PFDD 后空洞缩小(%)	14/14(100%)	40/46(87%)

续表

	成人组a	儿童组b
PFD 后空洞缩小(%)	21/33(64%)	9/16(56%)
PFDD 后再次手术(%)	0/33(0%)	3/143(2%)
PFD 后再次手术(%)	1/11(9%)	15/119(13%)
PFDD 后并发症(%)	14/33(42%)	28/135(22%)
PFD 后并发症(%)	4/45(9%)	3/111(3%)

a. 数据来自 Chauvet, Isu, Kotil 和 Romero 的联合报告[15, 17-19]。b. 数据来自 Durham 和 Fjeld-Olenec 的 Meta 分析[16]

第二节　Chiari 畸形Ⅰ型手术治疗的患者选择

Chiari 畸形Ⅰ型通常与潜在的疾病无关,在大多数患者中被认为是原发性畸形,尽管绝大多数患者后颅窝发育不良而且病因未明[20]。在评估一个患者是否为 Chiari 畸形Ⅰ型时,应该考虑导致 Chiari 畸形的继发性原因,这时行颅颈减压手术不是必要的。继发性病因包括颅缝早闭[21]、脑积水[22-26]、脊髓脑脊液漏引起的颅内低颅压[27-31]、假性脑瘤、颅内肿瘤和肢端肥大症[32-35]。此外,颅颈连接畸形包括颅底凹陷、颅颈连接不稳和过度活动,均可导致颅颈减压失败。因此,在施行单纯后颅窝减压术前应该排除上述畸形[36-38]。

决定手术减压治疗 Chiari 畸形Ⅰ型的指征主要是基于临床症状而非影像学结果。如果患者是主要基于 MRI 的检查结果诊断的 Chiari 畸形Ⅰ型,或患者病史和神经系统检查提示是其他原因引起的症状,避免手术治疗是至关重要的。MRI 扫描检查发现的 Chiari 畸形Ⅰ型的人口比例发生率远远超过症状性 Chiari 畸形Ⅰ型的人口比例。一项研究发现,正常成年人通过 MRI 扫描检查发现有小脑扁桃体下疝并超过枕骨大孔下缘 5.0mm 的比例达 0.9%[39]。因此,单独依靠 MRI 影像提示小脑扁桃体下疝≥5.0 mm 而进行任何类型的颅颈减压的理由是不充分的。对 Chiari 畸形Ⅰ型患者选择手术治疗的评估还应包括相关的脊髓空洞,脊髓空洞的存在证实了枕骨大孔处脑脊液循环通路严重受压是由 Chiari 畸形所致。如果 Chiari 畸形Ⅰ型患者没有脊髓空洞,但患者出现小脑或延髓症状或体征,或下视性眼球震颤,其手术指征就是明确的。枕下部位疼痛或咳嗽性头痛也是 Chiari 畸形Ⅰ型的可靠症状。一些影像学检查结果支持小脑扁桃体严重挤压颅颈交界区的证据包括:①扁桃体呈楔形而非圆形[2,40];②解剖或相位对比磁共振成像显示枕骨大孔区脑脊液循环通路变窄[41,42];③小脑扁桃体下疝超过 12 mm[43]。

对于 Chiari 畸形Ⅰ型合并脊髓空洞或单纯 Chiari 畸形Ⅰ型合并神经体征者,尽早进行手术治疗是必需的,延迟治疗可能导致神经功能废损加重或神经功能不可逆性损伤[44]。手术之前,医生劝告 Chiari 畸形Ⅰ型患者出现脊髓空洞症和神经功能缺陷进行颅颈减压手术是必要的。如果手术成功,Chiari 畸形相关的脊髓病变症状会稳定,也可显著改善,但并不常见[13,45]。此外,基于不同类型的减压手术,必须阐明手术最常见的副作用,如果手术不成功还有可能需要再次手术。医生还必须告诉患者极罕见的情况是,尽管手术成功和影像学检查脊髓空洞消失但临床症状恶化[46]。对于没有合并脊髓空洞症的 Chiari 畸形 I 型患者,应该告诉他们延髓或小脑症状术后会改善,但并不是所有患者均能完全恢复。多数患者术后咳嗽性头痛能够改善或完全消失[40,47,48]。

第三节　选择最佳的手术治疗

　　Chiari 畸形 I 型手术治疗的目的之一是提供长期稳定的治疗效果,而且同时减少手术并发症和致残率。一些研究认为手术成功仅仅是基于临床症状的改善或神经功能的好转。如果体征或症状稳定,术后可不进行影像学检查。其他研究者认为评估手术成功不仅基于临床的治疗效果,而且要考虑手术对神经解剖和生理的影响,寻找证据证明扩大枕骨大孔区硬脑膜下容积,减轻了对延髓和下疝小脑扁桃体的压力,使脊髓空洞直径缩小以及通过枕骨大孔区的脑脊液流动通畅。对于 Chiari 畸形这种先天性疾病,其临床时程通常是缓慢进展的。在术后第 1 年随访中,如果应用这些解剖和生理的指标提供更多患者的病史和检查结果,对手术患者长期疗效的预后更好。长期效果的随访已在很多颅颈减压手术,包括打开硬脑膜外或硬脑膜下间隙等诸多研究中开展。多数研究的效果评估是回顾性的,但也有少数前瞻性研究[40,42,48]。最近颅颈减压方式更新不少,包括单纯骨减压或硬脑膜处理,当今术式与过去创伤更大的术式相比显得更简单、微创。一项儿童 Chiari 畸形 I 型合并脊髓空洞症的前瞻性研究,第一次提供了单纯骨减压或联合硬脑膜剔薄的长期临床效果[49]。神经外科医生决定采用何种类型的颅颈减压手术是基于:①已报道的短期和长期不同类型减压术式的临床和影像学结果;②Chiari 畸形的病理生理改变;③个人经验[50]。Chiari 畸形 I 型手术治疗的术式选择原则是能够为患者提供长期且能治愈的治疗效果,同时能把神经和软组织结构损伤降到最低。

一、应用颅颈减压和硬脑膜修补成形术治疗 Chiari 畸形 I 型的基本原则

　　尽管逐渐增多的证据显示单纯骨减压至少对部分 Chiari 畸形 I 型患者治疗是充分的,尤其是那些没有合并脊髓空洞症的患者,但我们必须谨慎对待这些研究结果,因为对于没有合并脊髓空洞症的 Chiari 畸形 I 型患者的疗效评估常常是主观的,而且随访时间通常较短。对于没有合并脊髓空洞症的 Chiari 畸形 I 型患者,用空洞大小作为影像学标志进行影像学评估以判断手术成功或失败是不正确的。单纯骨减压通过 MRI 解剖层面很少能显示枕骨大孔区脑脊液循环通路通畅。Chiari 畸形 I 型合并脊髓空洞症的患者进行单纯骨减压相较于骨减压+硬脑膜扩大成形术,其空洞消失率明显偏低,该结果表明,很多 Chiari 畸形 I 型患者行单纯骨减压并不能充分改善枕骨大孔区脑脊液循环通路,从而使小脑扁桃体侵占的脊液循环通路变得通畅。对于未合并脊髓空洞症的 Chiari 畸形 I 型患者,行单纯骨减压与骨减压+硬脑膜成形术或骨减压+部分增厚硬脑膜切开术比较,同样对神经组织的减压充分程度不及后两种术式。基于这些原因和随后篇章中列出的理由,我们赞成扩大脑脊液循环通路和硬脑膜体积的减压手术,而不是单纯行骨减压。

　　有人提出疑问,为什么脊髓空洞症仅在部分 Chiari 畸形 I 型患者身上发生呢? 对未合并脊髓空

洞症的 Chiari 畸形 I 型患者的临床研究显示,这些患者在心动周期期间存在脑脊液循环通路的狭窄,阻止了枕骨大孔区正常脑脊液的流动。在这种情况下,心脏收缩期大脑的扩张并不能通过收缩期脑脊液快速流入脊椎管得到正常补偿。在心脏收缩期,每次大脑扩张时都会伴随小脑扁桃体和延髓的下降,而不是脑脊液的流动。在心动周期中,小脑扁桃体的上下运动就像脊髓蛛网膜下腔的活塞,会产生增大的脑脊液压力波,驱使脑脊液进入脊髓形成空洞。脊髓空洞形成之后,脊髓蛛网膜下腔压力波推动脊髓空洞,引起空洞扩大和临床症状进展(图 38.1)[40,42]。这种生理过程通常需要很多年才能出现症状性空洞,这也就解释了为什么脊髓空洞症通常在 20 ~ 50 岁时影响患者。Chiari 畸形 I 型患者没有出现脊髓空洞症的原因如下:①尚未有足够的时间发展成脊髓空洞症;②部分患者的脑脊液循环通路受压不严重,尚未导致上述机制的空洞形成和进展;③脑脊液循环通路受压在未合并脊髓空洞症的患者较合并脊髓空洞症更加严重,阻止了小脑扁桃体和延髓的活塞状运动。因为所有症状性 Chiari 畸形 I 型的患者在枕骨大孔区有神经组织和脑脊液循环通路的严重受压,不管手术治疗单纯 Chiari 畸形 I 型患者还是 Chiari 畸形 I 型合并脊髓空洞症的患者,二者在减压效果上有同一的终点,即充分扩大枕骨大孔处硬脑膜下空间,以便有效解除神经组织或脑脊液循环通路的压迫。另一方面,对于影像学结果显示轻微移位,脑脊液循环通路轻微受压以及与 Chiari 畸形 I 型相关的临床症状不典型或可能继发于其他疾病,我们不推荐外科手术减压,即使是微创手术操作,尤其对于那些没有明确证据表明与 Chiari 畸形 I 型相关的临床症状的患者。

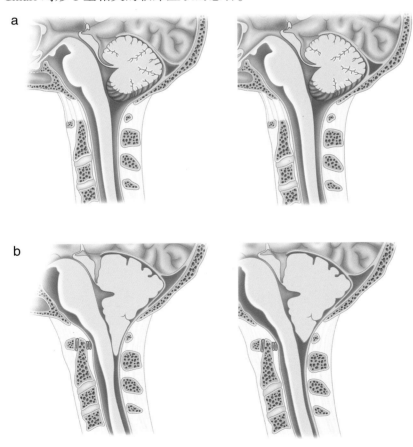

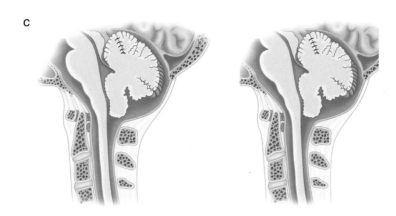

图 38.1　a. 心动周期期间枕骨大孔区蛛网膜下腔间隙的正常解剖和脑脊液流动（左图为收缩期，右图为舒张期）；b. 枕骨大孔区小脑扁桃体压迫导致枕骨大孔区蛛网膜间隙的脑脊液循环障碍（小脑扁桃体在颈椎蛛网膜下腔起活塞的作用，导致颈髓处蛛网膜压力波压迫脊髓致使空洞形成并扩大，左图为收缩期，右图为舒张期）；c. 解除枕骨大孔区小脑扁桃体压迫能够逆转小脑扁桃体下疝引起的病理生理改变和脊髓空洞症的进展（左图为收缩期，右图为舒张期）

二、微侵袭手术治疗 Chiari 畸形 I 型的基本原则

手术治疗 Chiari 畸形 I 型的目标是给枕骨大孔区提供足够的硬脑膜下空间，以减轻枕骨大孔区小脑扁桃体的压迫和改善 Chiari 畸形的临床症状。制订手术策略需要明白，枕下减压必须获得多大的额外空间才能成功逆转 Chiari 畸形的病理生理改变。一些观察表明，必需的额外空间是非常小的，比如在儿童 Chiari 畸形 I 型患者中偶然发现部分患者的畸形可自行消失，可能是由于儿童早期颅骨生长明显快于大脑发育[51]。也有一些证据显示与肢端肥大症相关的枕骨大孔水平的软组织厚度轻微增加，足以使 Chiari 畸形 I 型患者在清除过多的生长激素后出现逆转[32,33]。因此，Chiari 畸形 I 型手术成功需要的枕骨大孔额外空间可能是 1.0mm 甚至 1.0mm 以下，这并不需要很大的手术来提供这一空间。

单纯行骨减压（没有硬脑膜切开）或骨减压联合部分厚度硬脑膜切开术作为首选手术方法的理由是，它能够减少因硬脑膜和蛛网膜开放引起相关并发症的风险，并且通常是成功的，患者不但有一个更舒适的术后过程，而且还能节省医疗保健的费用。例如，一项儿童 Chiari 畸形 I 型的临床研究显示，接受后颅窝减压联合 PFDD 的患儿较单纯行 PFD 的患儿增加了医疗保健服务。患儿接受 PFDD 的手术时间（201±34 min）较 PFD 的手术时间（127±25 min）延长了 74 min（P = 0.0001），手术时间增加了 59%[52]。Mutchnick 等也发现接受 PFDD 的患者并发症增加；接受 PFDD 的患者应用低级别麻醉药、静脉麻醉药、肌松药和止吐药等较 PFD 的用量更大、时间更长。接受 PFDD 的患者住院时间（4.0 d）较接受 PFD 的患者（2.7 d）明显延长（P = 0.0001），而且接受 PFDD 患者的平均费用几乎是接受 PFD 患者的 2 倍[52]。同样地，最近对儿童两种术式的 Meta 分析结果显示：PFDD 较 PFD 手术延长了 60 min，平均住院时间延长了 0.7 d。PFDD 术后并发症明显增加，表现为脑脊液漏和脑膜炎（OR = 1.71,95%CI:1.41~2.08）。在这些队列研究中发现，PFDD 治疗组有更高的临床症状改善率（OR = 2.13,95%CI:1.31~3.45），但两组需要再手术比较无统计学差异[53]。

虽然,整体而言,手术术式如单纯骨减压(没有硬脑膜切开)或骨减压联合部分厚度硬脑膜切开的成功率达80%~90%,只有10%~20%的患者需要再次手术。目前对儿童两种术式的比较已有大量研究资料,但对成人两种术式的对比研究较少。对于合并脊髓空洞症的 Chiari 畸形Ⅰ型患者,若用最客观指标如测量空洞变化评判手术成功与否,单纯 PFD 较后颅窝减压联合 PFDD 术后脊髓空洞消失率低,PFD 术式成人和儿童空洞消失率分别为64%和56%,而 PFDD 术式成人和儿童空洞消失率分别为100%和87%。成人接受 PFDD 术式的几乎没有,而接受 PFD 术式的患者再手术率高达9%。最近对儿童接受 PFD 术式的患者进行长期随访发现,术前临床症状改善率为58%,有7%的患儿需要再手术[49]。

手术治疗已经进展到 MRI 时代,运用高分辨率 MRI 很容易评价手术的效果,很显然,单纯行骨减压或者行骨减压和表面打开硬脑膜(部分增厚)或去除硬脑膜的外层对多数患者来说是成功的。采用不同术式作为初始手术选择的争议在于该术式能否减少手术的并发症,如果手术获益超过已知的手术弊端,该手术通常是成功的,但采用单纯骨减压的患者术后仍有10%~20%的患者需要进一步手术打开硬脑膜。另一方面,那些赞赏 PFDD 术式的人认为,PFDD 具有直视评估蛛网膜下腔空间的价值,打开硬脑膜以后可以评估因蛛网膜炎、硬脑膜或蛛网膜条带、蛛网膜囊肿引起的蛛网膜下腔异常,查看蛛网膜是否完整。并且他们认为手术是彻底成功的,因为一次 PFDD 手术获益远大于手术本身带来的不利,并且能避免随后的再次手术。

理想情况下,应该有一种方法可以在手术过程中确定每位患者打开枕骨大孔处蛛网膜下腔所需的最少手术量。也就是说,在手术过程中能判断出单纯骨减压,或骨减压联合部分厚度硬脑膜开放,或骨减压和硬脑膜开放而非打开蛛网膜等不同术式是否对个别患者而言是足够的,这样手术至少能在可能成功的阶段及时停止。术中超声已经被用于探测硬脑膜内层与小脑扁桃体后边之间的距离,评估小脑扁桃体的搏动和脊髓周围的空洞,术中是否行骨减压或部分厚度硬脑膜切开以便提供需要的多余空间[17,40,42,54],尽管用于上述目的的术中超声价值还没有被确立。

第四节　手术治疗

正如上面讨论所提到的,手术治疗 Chiari 畸形Ⅰ型应该解除枕骨大孔区小脑扁桃体的压迫和脑脊液循环梗阻[40,42]。实际上,Chiari 畸形Ⅰ型临床症状的改善与术后扁桃体下方和后方的枕大池扩大有关[55]。一种手术方法的选择原则应是针对该种疾病的病理生理过程进行去除。如果手术具有同样或卓越的效果,那就选择风险较低而不是高风险的手术方式。此外,治疗还应该选择对中枢神经系统微侵袭而不是较大创伤的手术方式。

我们提倡选择两种微创手术操作,除单纯骨减压之外,还能有效扩大枕骨大孔区域的空间,即简单颅颈减压和没有打开蛛网膜的硬脑膜成形术(图38.2),或枕骨大孔后唇的骨减压+寰椎后弓切除术,偶尔可选择枢椎部分切除伴有部分厚度的硬脑膜切开术。

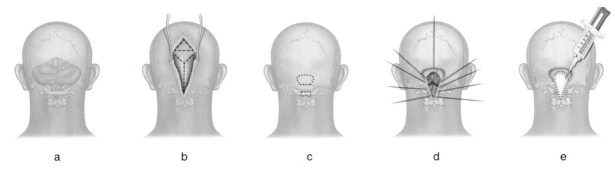

a   b   c   d   e

图 38.2 Chiari 畸形 I 型的骨减压和硬脑膜成形手术图示(a 图示通过透明的后颅窝骨质和硬脑膜观察小脑下疝的解剖程度;b 图显示皮肤、筋膜和颅骨膜切口;c 图显示骨质切除范围包括枕骨大孔区的枕下骨质、C_1 后弓,如果扁桃体突出到枢椎水平,偶尔切除至 C_2 椎板上方;d 图显示打开硬脑膜而保留蛛网膜;e 图显示颅骨周围的移植物被缝合到周围的硬脑膜切开处,形成可扩大的硬脑膜成形术。纤维蛋白胶用于缝合线处加强封闭效果

患者采取俯卧位,用硅胶垫支撑胸部和骨盆以便使腹部自由悬空,颈部轻微弯曲。头部用 Mayfield 三钉头架固定。

皮肤切口采用中线入路,即从枕外粗隆上方至第 2 颈椎棘突水平。硬脑膜成形术需要从枕部区域取一个长度和宽度为 4.0~5.0 cm 的三角形颅周移植物,我们使皮肤边缘脱离深筋膜,并以 Y 形方式切开筋膜[56]。相对于线性筋膜切口,采用 Y 形切口是因为这种缝合能够使枕下肌肉悬垂,并能阻止它们疝入硬脑膜移植物内。

在枕骨大孔区应该切除足够的骨质,以使小脑扁桃体的整个后表面完全减压,切除通常深 2.0 cm,左右各 2.5~3.0 cm。颈部椎板切除应延伸到小脑扁桃体尖端的下方,切除 C_1 后弓,如果有必要,偶尔至少切除至 C_2 椎板上方。

枕下颅骨和椎板骨质切除之后,在打开硬脑膜之前,应采用超声影像评估骨减压是否能充分减轻下疝小脑扁桃体的冲击,探查枕大池内条带,增厚膜组织,以及评估上颈椎蛛网膜下腔空间(图 38.3 和 38.4)。

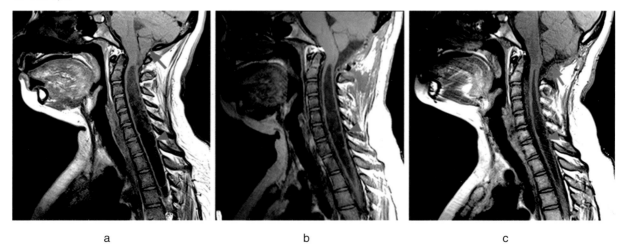

a   b   c

图 38.3 T_1 加权磁共振成像(a 图显示 Chiari 畸形 I 型[箭头]和较大直径的脊髓空洞[三角箭头];b 图显示术后 1 周空洞直径进行性缩小;c 图显示术后 3 个月,小脑扁桃体后方和下方脑脊液清晰可见,由于术后每次搏动不再冲击枕骨大孔区,形态从术前尖状变化成圆形)

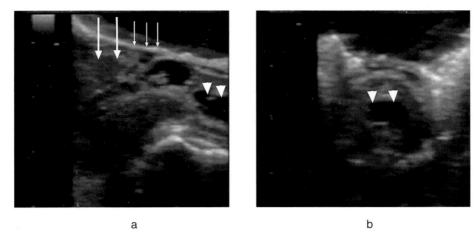

a　　　　　　　　　　　　　　b

图38.4　a 图和 b 图显示轴位术中颅颈交界区超声图像(患者与图 38.3 系同一患者,已行枕骨大孔骨减压和颈椎 C_1 椎板切除。背侧硬脑膜位于小脑扁桃体表面,由于每次搏动冲击枕骨大孔处脑脊液呈尖状,a 图和 b 图三角箭头显示脊髓空洞)

在颈椎 C_1 中线水平打开硬脑膜,并注意避免损伤硬脑膜下方的蛛网膜(图 38.5)。硬脑膜修补成形术的切口向上,从而形成 Y 形硬脑膜切口[56]。几乎所有手术患者的枕骨大孔能即刻扩大。枕骨大孔处通过硬脑膜缝合小孔引起脑脊液漏非常常见,但不会导致不良后果。硬脑膜用 4-0 多丝尼龙缝线缩回,硬脑膜移植物的大小和形状用同等大小和形状的脑棉剪切备好,然后再比照脑棉来确定颅骨周围移植物的大小和形状。自体颅骨周围移植物用 4-0 多丝尼龙缝线缝合在硬脑膜切开的边缘。移植物能扩大后颅窝容积,提供容纳脑脊液的生物膜,并能阻止小脑与枕下肌肉组织粘连。自体颅骨膜明显优于其他移植物材料,因为自体颅骨膜缝合硬脑膜的密封性更好,而且没有免疫反应。

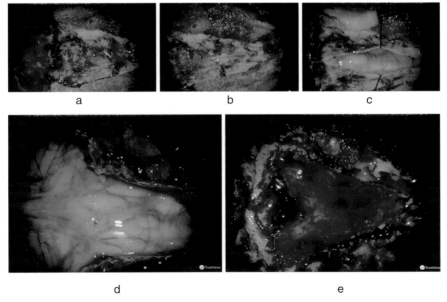

a　　　　　　　　　　b　　　　　　　　　　c

d　　　　　　　　　　　　　　e

图38.5　枕下减压和颈椎 C_1 椎板切除的合并脊髓空洞症的 Chiari 畸形Ⅰ型患者(术中依次拍照的图片,与图 38.3 系同一患者。在每张图片中左侧代表头端,右侧代表尾端。a 图显示本例患者上颈椎管处硬脑膜几乎为半透明的;b 图显示在硬脊膜正中处切开并保留下面蛛网膜界面;c 图显示硬脑膜打开并延长暴露左侧小脑扁桃体尾侧;d 图显示暴露的小脑半球下面,枕骨大孔和上颈髓以及完整的蛛网膜;e 图显示三角形的自体颅骨膜用于缝合硬脑膜四周,以形成可扩大的硬脑膜成形)

几乎所有患者对枕下减压手术都有效果[40,45]。在罕见病例中,打开硬脑膜并不能引起枕大池扩张,表明仍有条索或厚膜结合在小脑或脊髓的蛛网膜处。这种偶发情况需要打开枕骨大孔处蛛网膜,切开条索或厚膜,追踪蛛网膜至硬脑膜切开的边缘。少数患者枕下减压术后脊髓空洞没有消失,可能是病理生理机制尚不清楚[57]。在这些病例中,第二次手术通常通过纠正小脑扁桃体后蛛网膜下腔扩张的情况来解决脊髓空洞症,如骨减压不充分或存在硬脑膜外假性囊肿[57-61]。对于严重原发或继发蛛网膜炎的罕见患者,应用一种术式,即打通枕骨大孔区脑脊液通路治疗脊髓空洞症是不可能成功的。空洞分流是一种选择,但放置分流管后,有发生神经功能废损的风险(20%),或可能延迟脊髓栓系,随着时间延长,可能导致分流管堵塞和功能失调,出现异物相关的感染[12,62-65]。考虑到这些风险,对于合并脊髓空洞症的 Chiari 畸形 I 型患者,空洞分流术只能用于使用打通枕骨大孔区脑脊液通路来治疗脊髓空洞失败的患者。

近年来,采取简单手术方式治疗 Chiari 畸形 I 型患者的趋势显而易见,如骨减压和打开部分增厚硬脑膜或去除硬脑膜外层,多数患者的脊髓空洞均能消失,但有 10%~35% 的患者治疗失败。应用简单术式争议的焦点在于,由于未打开硬脑膜和蛛网膜,可降低其所引起的假性脑膜膨出风险,而且简单手术通常是成功的,但是这种术式的弊端是有很多患者需要再次手术打开硬脑膜[66]。

与微侵袭术式趋势相比较,Batzdorf 等建议打开蛛网膜以明确有无蛛网膜条索束缚,因其会阻止小脑扁桃体回缩。他们也发现,小脑扁桃体缩小能立即打通第四脑室通道并阻止再复位[55]。然而,这些额外操作步骤对多数患者并没益处,反而会增加手术并发症、术后瘢痕和蛛网膜炎等风险[40,57]。Jia 等研究发现,后颅窝减压和切除小脑扁桃体与较长手术时间、增加术后眩晕和头痛有关,该术式与 PFDD 相比,总体效果并没有更好[67]。

一、并发症

手术失败最常见的原因是枕骨大孔处骨减压不充分,导致小脑扁桃体和脑脊液循环通路持续受压[57,68,69]。另一个常见的原因是脑脊液通过硬脑膜缝合处持续漏出,在硬脑膜补片的背侧形成假性脑膜膨出;假性脑膜膨出压迫前方的硬脑膜补片导致补片和下方的小脑粘连引起背侧脑脊液循环通路障碍[70]。在枕颈减压术中维持蛛网膜界面可阻止脑脊液漏,并为硬脑膜补片或硬脑膜缝合线与其下方神经组织之间的瘢痕形成提供附加的生物学屏障。如果硬脑膜缝合和筋膜缝合严密,通过切口形成的脑脊液漏应该不会发生,除非患者合并脑积水或假性脑瘤。脑积水和假性脑瘤术前应该被评估,因为对于合并脑积水的患者,行脑室分流手术后脊髓空洞症可能会改善,而由颅内高压引起的 Chiari 畸形 I 型患者行枕下减压手术很少会成功且无并发症[71,72]。切口脑脊液漏的最初治疗是切口缝合。如果脑脊液漏持续存在,应该行 CT 检查评估是否有脑积水和硬脑膜外血肿。脑脊液外引流和(或)再手术替代或修补硬脑膜补片可能是需要的,腰椎脑脊液过度外引流会增加扁桃体异位[73]。脑脊液漏治疗应及时,因为一旦发展到脑膜炎或移植物感染,可能在手术部位因继发性蛛网膜炎导致手术失败。

二、术后护理

Chiari 畸形 I 型患者术后需要到重症监控室(intensive care unit，ICU)过夜，观察其神经系统的状态变化，给予一定程度的麻醉镇痛药物，每小时接受一次神经系统检查。术后出现脑积水和持续嗜睡为临床表现少见。对于这种患者，需要急诊行 CT 扫描检查并给予治疗。离开 ICU 后，多数患者诉说疼痛和局部肌肉痉挛并持续 1～2 周，可以给予麻醉镇痛药、肌肉松弛药、非甾体类抗炎镇痛药(NSAIDs)。所有患者需要预防深静脉血栓形成(deep-vein thrombosis，DVT)，包括在麻醉诱导之前和患者整个住院卧床期间应用持续压缩袜，以及低剂量皮下肝素注射。

脊髓空洞症的手术治疗效果可以用 MRI 进行无创评估。手术后空洞直径缩小，临床症状稳定或改善[74]。颈髓和后颅窝的 MRI 扫描应该在手术后 3～12 个月进行，以评估枕骨大孔区脑脊液通路是否已经恢复，以及脊髓空洞直径是否正在进行性变小。MRI 显示清除脊髓空洞症病理生理变化的过程，主要表现为脊髓空洞的缩小和脊髓水肿的减轻[44,45,75,76]。

Chiari 畸形 I 型患者需要其他治疗是因为其手术后脊髓病变引起的症状持续存在。手术后神经病理性疼痛持续存在，尽管手术成功和脊髓空洞消失。多种药物，如抗抑郁药(阿米替林)和抗癫痫药(加巴喷丁)可以控制症状，但是如果长期治疗需要咨询疼痛控制专家。枕下减压和硬脑膜成形术需要翻修手术的指征是术后脊髓空洞直径变大和神经废损加重。如果出现症状性脑积水，应该进行治疗。

Chiari 畸形 I 型的手术治疗能有效打通脑脊液循环通路，从而确保枕骨大孔处蛛网膜下腔间隙的正常脑脊液流动，并能对脊髓空洞产生持久效果而且并发症低。Chiari 畸形 I 型合并脊髓空洞症的患者行枕下减压术后，小脑扁桃体失去了原来的圆锥形，枕骨大孔处脑脊液通路扩大顺畅，脊髓空洞直径缩小至术前的 50% 以下，尽管脊髓空洞从开始到缩小可能需要几个月[45]。

第五节　结　论

Chiari 畸形 I 型不是原发性神经畸形，而是因后颅窝容积减少引起神经组织受压从而导致的继发性畸形[20,77,78]。小脑扁桃体随着每个心动周期对枕骨大孔区域造成冲击[40,42]。基于这些原因，手术步骤应该扩大枕骨大孔容积以减轻神经组织的压迫，恢复脑脊液循环通路，使脑脊液在心动周期期间能自由流动。Chiari 畸形 I 型患者行枕下减压术后，延髓和小脑症状通常可以改善。枕骨大孔处正常脑脊液流动恢复后，其脊髓空洞和咳嗽性头痛则能可靠地得以解决。

致　谢

本章节是《Chiari 畸形》第一版的更新版，由作者 Heiss 博士和已故医学博士 Edward H. Oldfield 撰写。

第三十九章　Chiari 畸形 Ⅱ 型的手术治疗

W Jerry Oakes

在讨论 Chiari 畸形 Ⅱ 型（Chiari malformation type 2，CM Ⅱ）的治疗之前,需要强调的是该疾病多在婴幼儿时期起病。当出现脑干症状或者脊髓空洞时,罪魁祸首通常是脑脊液循环引流障碍和分流不足。

当下对于 CM Ⅱ 的治疗,多数神经外科医师尝试避免做引流手术。但当患者症状进展,表现为睡眠呼吸暂停、吸入性肺炎或者其他脑干症状时,首先应考虑行脑室-腹腔分流术或单独行内镜下第三脑室造瘘术伴或不伴联合脉络丛烧灼术。如果第三脑室造瘘术后,脑干症状仍持续不缓解,应积极行可调压的脑室-腹腔分流术。

若已经进行分流术,我们仍需要监测分流的效果,必要时进行手术探查。多数神经外科医师在治疗此病早期容易忽略这一点。当出现分流后不对称脑室,即分流侧脑室缩小,但对侧脑室无变化（图 39.1）,或者分流后脑室变化不明显但脑干症状进展,在排除其他 CM Ⅱ 畸形以外的其他疾病后,需要手术探查分流管的功能,即是否有分流管与脑组织粘连,必要时用二次分流术替换故障的分流管,而不是直接进行后颅窝减压术。

CM Ⅱ 的临床症状和术前评估已经在其他章节论述。但是这里需要强调的是,如果确信患者临床症状与颅颈交界区压迫相关,同时分流术效果不显著,此时考虑行后颅窝减压术是合理的。其原因是后颅窝减压术的风险通常可以评估,但颅颈交界区畸形持续压迫引起的症状有危及生命的可能。

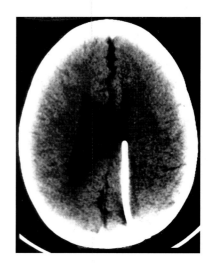

图 39.1　Chiari 畸形 Ⅱ 型患者临床表现为后组颅神经功能障碍(CT 显示分流术侧脑室明显缩小,但对侧脑室轻度扩张,而且这一侧对比术前没有明显变化)

CM Ⅱ 目前没有可靠的药物治疗,但经验不足的医师有可能将它与其他表现为脊髓脊膜膨出的疾病,特别是伴随明显吸气时喘鸣的疾病混淆。术前觉醒和睡眠状态的呼吸评估十分必要。明显的鼾症通常是疾病累及脑干的表现,详细的术前评估将为手术前后的对比提供客观的证据。术前吞咽功能检测虽然客观性稍差,但也能提供有用的信息。

术前的颅颈交界区的影像学评估至关重要,特别是 MRI 的平扫和增强影像。MRI 的增强影像主要用来评估第四脑室脉络丛的位置,以此评估四脑室出口的解剖方位。脉络丛在胚胎期是脑室外组织,随着生长发育其逐渐旋转到脑室顶部。但这种正常的发育迁移通常在脊髓脊膜膨出的患者会受到阻碍,因此在这种病理情况下,它是第四脑室出口的解剖标记。对于外科医师,脉络丛是一个很有益的解剖标志,可以避免在探查第四脑室出口时损伤延髓。术中超声也能为手术提供有益的帮助,但畸形的解剖结构通常使超声结果难以准确解读。

术前窦汇位置的评估也很重要。在脊髓脊膜膨出的患者中,后颅窝通常发育狭小,窦汇在部分患者中向下移位,正好位于枕骨大孔或稍上方的位置(图 39.2)。避免损伤窦汇最简单有效的方法是通过 MRI 了解它的位置和范围。此外,颈椎动力位(过伸和过屈)X 射线和颈椎 CT 的检查有利于颅颈交界区稳定性的评估,颅颈交界区的失稳有可能导致灾难性的神经功能缺陷。

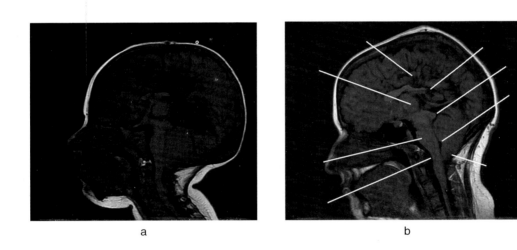

图 39.2　a 图示 Chiari 畸形 Ⅱ 型典型的颅脑磁共振表现(其中直窦几乎与枕骨垂直,窦汇下移到枕骨大孔区);b 图示矢状位 MRI(显示典型 Chiari 畸形 Ⅱ 型病例改变)

CM Ⅱ 减压术,特别是在婴幼儿中,对小儿神经外科医师是一项技术挑战。我们应该注意必须避免血液进入术野,减少术后第四脑室出口阻塞的风险;由于婴儿血容量少,打开硬脑膜要特别注意,避免过度失血。安全地建立第四脑室底部的手术通道是最困难的一步,但若打开第四脑室手术效果将打大折扣。就如同 Chiari 畸形 Ⅰ 型手术治疗一样,CM Ⅱ 减压术的根本目的是疏通第四脑室出口处的脑脊液流通障碍。

手术中另一个重点是暴露脑干下部到第四脑室出口。如上述,脉络丛是此位置的解剖标志(图 39.3)。探查延髓结节意义不大,同时过多的骨质切除减压,特别是在并发巨大颈髓空洞症的患者中,容易导致术后颈椎后凸畸形。骨质切除范围要适度,通常不需要打开枕骨大孔。而且在窦汇下移的患者中,打开枕骨大孔容易导致过度失血,危及生命(图 39.4)。

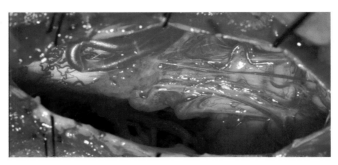

图 39.3 Chiari 畸形 Ⅱ 型患者术中硬脑膜内图片显示异位的脉络丛和邻近的小脑后下动脉

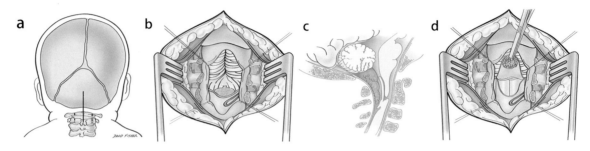

图 39.4 Chiari 畸形 Ⅱ 型手术治疗模式图(a 图示颈枕部后正中切口;b 图示矢状位的 Chiari 畸形 Ⅱ 型患者病理改变,显示下疝的小脑扁桃体和延髓;c 图示打开硬脑膜和蛛网膜后暴露颅颈交界区脑和脊髓,可见异位的脉络丛和增生的血管;d 图示解剖打开第四脑室底部)

　　术中患者宜采取俯卧位,颈部屈曲,头部抬高。虽然婴儿头骨较薄,但术中仍然需要用头钉以最低的压力进行固定。取颈枕部后正中切口,分离颅颈交界区肌肉并两侧牵开,暴露枕骨和上部颈椎,行标准椎板切除术。骨性结构的暴露需适当,远外侧的过度暴露是不必要的。切除椎板的还纳和扩大成形很困难,而且影响减压效果,因此并不必要。在骨性减压后,如果硬脑膜囊压力高,并且向背侧突出,那我们需要重新评估颅内压和分流管。需要再次强调的是,这种情况通常是分流管功能障碍导致的脑脊液分流不足导致,如术中发现这种情况,应该立即重新评估分流管和分流泵的功能。

　　在寰椎后弓的位置,通常可以观察到增厚的带状结缔组织挤压硬脑膜囊,即 C_1 后弓的骨膜。在术中,这部分需要切除并以双极电凝镊进一步电灼,解除其对硬脑膜囊的压迫。在暴露硬脑膜后,我们推荐从尾端向头端的方向切开硬脑膜。寰椎水平以上硬脑膜内可能有大的静脉窦(环窦、枕窦和下移的窦汇),若单纯地电灼硬脑膜外层可能会扩大静脉窦的破口,加剧出血。处理方法是以缝线或者血管夹闭合静脉窦。如果术中此区域有发达的静脉窦,建议首先以缝线全层缝合并悬吊硬脑膜,当切开此部分硬脑膜时,迅速以缝线缝扎静脉窦并止血。这需要在硬脑膜血供较少的部位切开硬脑膜,以准确的识别硬脑膜的内层和外层,通常这个区域位于寰椎后弓的下方。硬脑膜打开后,解剖打开蛛网膜并以钛夹固定于硬脑膜边缘。此时可以观察到橘黄色异位的脉络膜(图 39.5)。此部分脑和脊髓背侧可能覆盖了一层增生的血管组织,其可能是由于向下疝的神经组织慢性缺血形成的。仔细从两侧解剖脉络丛,打开光滑的第四脑室底部。第四脑室底部和出口需要扩大成形,以维持持续开放(图 39.6)。这一步骤是本手术的主要目的,第四脑室开放不佳可能影响患者手术疗效。因此,不建议由于解剖难度高或者担心损伤延髓功能而放弃这一操作。

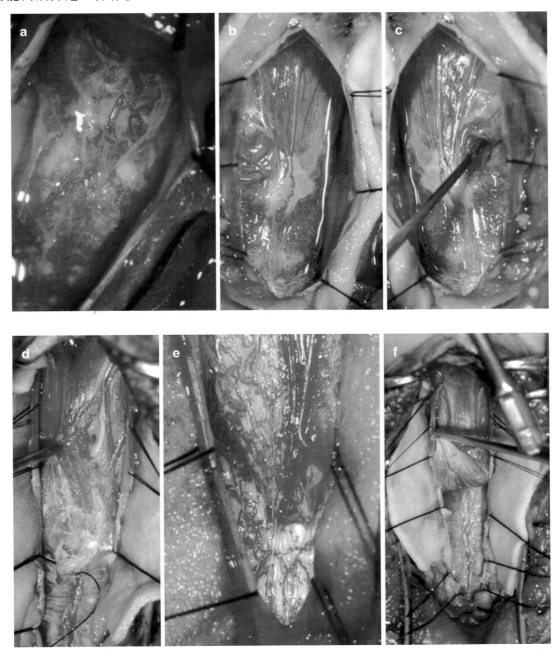

图 39.5　Chiari 畸形 Ⅱ 型手术治疗术中图片 (a 图显示异位的脉络丛和阻塞的第四脑室出口,同时可见异常增生的血管网;b 图进一步展示异常增生的血管网和延长扭曲的延髓背侧血管,第四脑室出口难以寻找;c 图从侧面仔细解剖,最终暴露第四脑室出口;d 图示另一个与 b 图和 c 图相似的患者,但第四脑室底部可见明显沟样结构;e 图显示脊髓和下疝的小脑组织间的分界;f 图示继续解剖分离小脑和脊髓的粘连,可见下疝的延髓,而不是进入第四脑室的通道)

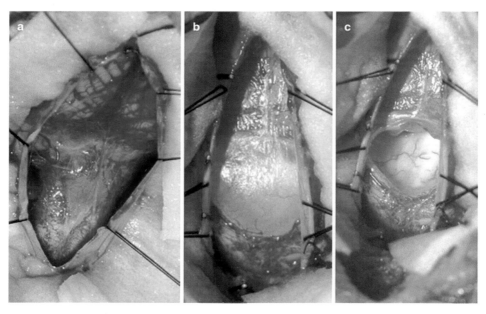

图 39.6 Chiari 畸形 Ⅱ 型手术治疗术中图片 (a 图示第四脑室出口覆盖了一层薄的膜状组织;b 图示第四脑室出口覆盖了一层半透明样膜状结构;c 图示在打开 b 图中的膜状结构可见光滑并且乏血管结构的第四脑室底部)

在手术中,术者应尽量减少对软膜的侵扰和蛛网膜下腔的积血。忽略这些手术细节将导致开放第四脑室异常困难,特别是在第四脑室开口不明显或周围有大血管走形的时候。若遇到这种特殊情况,建议行术中超声以决定是否打开第四脑室,尽管术中超声的解读可能很困难。不能成功的开放第四脑室会降低患者的手术获益。

在第四脑室开放后,可以取颈枕部自体筋膜扩大缝合硬脑膜。目前还有很多其他的硬脑膜修补材料可以使用,但考虑到排异反应,自体筋膜是更佳的选择。

手术完成后,气管插管需要在患者自主呼吸和意识完全恢复后考虑拔除。根据患者实际情况,采取适当的气道保护。

Chiari 畸形 Ⅱ 型治疗的关键是脑脊液充分分流。除新生儿以外的大部分患者,良好的分流可避免行后颅窝减压术。一旦后颅窝减压术的指针明确,手术的关键是安全打开硬脑膜,减少蛛网膜下腔积血和打开第四脑室。

第四十章　Chiari 畸形 II 型在脊髓脊膜膨出修补术后可逆性的探讨

Pierre-Aurelien Beuriat，Alexandru Szathmari，Federico Di Rocco，Carmine Mottolese

第一节　引　言

早在 Hans Chiari 和 Julius Arnold 将小脑扁桃体下疝入枕骨大孔定义为 Chiari 畸形的半世纪之前，法国的外科医师、解剖和病理学家 Jean Cruveilhier 首次报道了 Chiari 畸形 II 型（CM II）的病理改变。他的描述来自对一名脊髓脊膜膨出（MMC）患者的观察："……上颈部区域（包括延髓和小脑）相对扩张，并被拉长和覆盖了第四脑室，而且第四脑室本身也更长更宽"[1]。此后，MMC 就一直被认为与 CM II 有关[2]。随着 CT 和 MRI 在神经系统影像检查中的普及，文献报道这种相关性高达 80%[3,4]。基于以往对 CM II 病因的认识，小脑扁桃体下疝在 CM II 中被认为是不可逆的，但目前临床实践显示 CM II 的病理改变是可逆的[6-9]。

在本章中，我们将回顾有关 CM II 可逆性的研究，以便读者更好地理解这一现象。

第二节　概　述

出生时 CM II 的发生多数为神经管缺陷所致，并与脑膜脊膜膨出所致的脑脊液异常流动相关。实际上，在 McLone 提出关于 MMC 合并 CM II 病理生理的理论中，CM II 是由脑脊液渗漏导致静水压梯度降低，继而引起小脑和延髓下降的结果[3,4]。基于此理论，CM II 可逆性可能是由于 MMC 闭合将恢复后颅窝和脊柱内的正常脑脊液循环，并复位小脑和延髓。因此，早期手术修复不仅可以通过减少感染风险，降低进展性脑积水的发生率，同时能恢复在后颅窝和椎管之间脑脊液的压力差，复位下疝的小脑扁桃体，这为 CM II 的手术治疗提供了理论基础。

对于外科修复 MMC 后 CM II 可逆性的认识至关重要。CM II 本身可导致严重的神经症状并可能需要相关的手术治疗[3,7,10,11]。从历史上看，CM II 在婴幼儿时期行颅颈交界区减压术预后不佳，致残和致死风险高[12,13]。1988 年由 Lapras 等主编的法国神经外科学会的报告，首次报道 2 岁后进行手术可降低发病率[11]。目前 MMC 合并 CM II 并需要行手术治疗的患者比例低，但在某些病案系列中其比例仍可达 30%[8]。在对进行 MMC 修补手术后的 46 例无死亡且无须胃造瘘或气管造瘘的患者的随访研究中，这一比率为 11.5%[14]。

从临床角度来看，显微镜下修补 MMC 术的成熟以及感染性并发症的显著减少无疑改善了手术效果。事实上,与以往的数据相比,这些年来患者的总体临床预后有了很大的进步。治疗效果的提高可能部分归功于早期的手术修补逆转了继发性 CM Ⅱ。这种 CM Ⅱ 的可逆性在产前或者产后闭合 MMC 的患者中得到证实,而这曾在 20 年前被认为是不可能的。

第三节 产前 MMC 修补治疗对 CM Ⅱ 可逆性的影响

紧随首次实现产前修补 MMC 之后,来自 Vanderbilt 大学的研究团队报道了 MMC 早期闭合对继发的 CM Ⅱ 发病率的影响。实际上,在该团队先期胎儿病例报道中,65%的患儿没有小脑或脑干的下疝畸形[15,16]。但当时他们并不能阐明潜在机制,MMC 修补闭合是否能阻止或逆转 CM Ⅱ 尚不清楚。为了深入研究这一问题,该团队通过术中超声、产后超声和 MRI 来评估产前 MMC 修补术后胎儿是否会发生 CM Ⅱ。他们将小脑下疝分为 0~6 级,其中 0 级为没有下疝,正常的后颅窝以及枕大池;6 级最为严重,是严重的小脑下疝,第四脑室和小脑蚓部位于枕骨大孔以下。在产前 MMC 修补术中,术中超声显示所有的胎儿至少有 2 级小脑下疝,平均下疝程度为 4.3 级。出生后再次评估,超声显示患儿的平均下疝程度为 0.9 级,其中 3 例没有小脑下疝的表现。相似的,MRI 显示出生后平均下疝程度为 1.3 级,其中有一位患儿下疝评分为 0 级。从这项研究中得出了以下两个结论:①大多数患有 MMC 的胎儿至少在妊娠 25 周时就会合并 CM Ⅱ;②CM Ⅱ 在神经管缺损闭合后具有可逆性。当时该团队认为产后 MMC 修补闭合可能无法逆转 CM Ⅱ[5]。

在之后的研究中,CM Ⅱ 的可逆性成为评估胎儿 MMC 治疗效果的重要指标。在 MMC 治疗试验(MOMS 试验)中,虽然小脑扁桃体下疝没作为结局和终点指标,但仍是该研究中被广泛讨论和提出的结果之一。事实上,行或不行产前 MMC 修补术,小脑扁桃体下疝发生率存在显著差异,行产前 MMC 修补术患儿有 64%存在 CM Ⅱ,而未行产前 MMC 修补术患儿有 96%存在 CM Ⅱ(P=0.001)[6]。另有两位学者回顾性分析了这个课题相关的文献数据[17,18]。开放技术的可逆性有效率为 15%~71%[6,19-21]。对于内窥镜技术的应用,仅有一项研究报道分析显示 CM Ⅱ 的可逆性有效率为 85%,但因患者人数有限(n=7),其结论的可靠性有限[22]。近来,部分医师探讨采用混合技术,即开放手术打开宫腔同时结合内窥镜进行 MMC 修补闭合,他们报道 CM Ⅱ 可逆的比率为 57%[23]。

第四节 产后 MMC 治疗对 CM Ⅱ 可逆性的影响

产后手术治疗 MMC 以逆转 CM Ⅱ 的治疗策略是切实可行的,但目前公开发表的研究有限,仅有 3 篇文献报道了相关技术[7-9]。在 Vanderbilt 团队提出产后闭合 MMC 无法逆转 CM Ⅱ 后,Morota 等率先反驳了 Vanderbilt 的观点,并显示在孕 35 周后对新生儿进行 MMC 修补有利于 CM Ⅱ 的逆转。第二个有力的证据发表在 2016 年[8]。最近,我们研究组发表了目前纳入最多病例的相关研究,为产后 MMC 修补术可以逆转 CM Ⅱ 提供了新的证据[9]。

Morota 和 Ihara 研究了由 20 位患者组成的病例治疗结果,患者分为两组:第一组孕 35~39 周出生,第二组孕 39~41 周出生。在 MRI 确诊 MMC 后,患儿在出生后 48 小时内接受 MMC 修补术联合脑室-腹腔分流术,以控制脑积水。术前 MRI 显示,第一组和第二组分别有 93% 和 83% 的患者小脑扁桃体尾端下疝至 C_2 水平。手术治疗后,第一组和第二组分别有 85% 和 80% 的患者小脑扁桃体尾端有所提升。此外,后颅窝脑干和小脑周围的蛛网膜下腔在手术后扩大。令人惊讶的是,虽然第一组中有 61% 的患儿出现 CM Ⅱ 相关的症状,但仅有 3 名患儿需要手术治疗。对于脑积水的治疗,84.5% 的患者通过脑室-腹腔分流术获益,但值得注意的是小脑扁桃体位置的提升常常发生在分流术前。根据行产后 MMC 修补术后出现类似于产前 MMC 手术后后颅窝脑脊液循环的改善现象,研究者提出小脑扁桃体上升的关键也许并不在于脑室-腹腔分流术,而在于产后 MMC 修补术。也正是因为这一点,作者提出小脑扁桃体上升与 MMC 修补术的时机没有明显关联。

另一项近来的研究评估了产后 MMC 修补术对 CM Ⅱ 形态学的影响[8]。有趣的是,作者根据是否需要放置脑室-腹腔分流将研究病例分为两组。在无分流组,研究者发现小脑扁桃体下疝程度较轻,后颅窝容积较大,枕骨大孔和 C_1 椎管的直径较大,并且可以检测到颅颈交界区的脑脊液流动。同时他们研究了小脑扁桃体上升的时间,并发现小脑扁桃体在 MMC 修补术后半年内有一个快速的上升期,这种效果还可以缓慢持续 3 年左右。他们同时也注意到了小脑扁桃体的提升在未进行分流术的患者中也是可能的,但分流术有助于这种提升。此外,他们报道了在 MMC 修补术后后颅窝、枕骨大孔和 C_1 椎管在不进行分流术的患者中也有不同程度的扩大。这一系列的 CM Ⅱ 相关形态学变化似乎直接与 MMC 修补术和其所致的脑脊液循环改善直接相关。

由于已有的两项临床研究存在诸多的局限性(如样本量小、随访时间短等),本研究组决定进行更大样本和更长随访时间的临床研究。我们研究的关注点是 CM Ⅱ 的完全可逆性,而不是简单的小脑扁桃体的提升。通过盲法设计,我们对比了 61 例 MMC 患者术前术后的 MRI,其平均随访时间为 8.1 年(最短 6 个月,最长 18 年,标准差为 4.6 年)。我们同时也研究了 MMC 解剖水平的可逆性、进展性脑积水患者进行脑脊液分流的必要性,以及脊髓空洞症的存在。本研究的纳入排除标准和具体方法材料在原始论文中已经详述[9]。

简而言之,本研究纳入的 77% MMC 患者在出生时确诊了 CM Ⅱ,其小脑扁桃体尾端平均下疝水平是 C_3 颈椎(范围为 C_1~C_6 颈椎水平)。畸形程度与出生时是否存在 CM Ⅱ 显著相关($P=0.003$),当畸形发生在 L_4 腰椎水平之上时,几乎所有患儿均存在 CM Ⅱ。在 MMC 闭合后,45.9% 的患儿出现 CM Ⅱ。在解剖水平为 L_4 腰椎及以下水平的畸形中,CM Ⅱ 的可逆性较好($P=0.004$)。总体而言,在这个病例队列中有 11.5% 的 MMC 患者因为 CM Ⅱ 相关症状需要再次进行手术治疗(颅颈交界区减压)。脊髓空洞症在队列中的发病率为 37.7%,并且大多数患儿也同时合并 CM Ⅱ($P<0.001$)。对于合并脑积水的患儿,其中有 54.1% 的患者在 MMC 术后平均 41 天(3~443 天)需要进行脑积水的手术治疗。所采用的脑脊液分流手术有三种:①单纯内镜下第三脑室造瘘术(3%);②单纯脑室-腹腔分流术(30.3%);③脑室-腹腔分流术联合第三脑室造瘘术(66.7%)。在这部分患者中,修补术后保留 CM Ⅱ 的患者比例更高($P=0.004$),并且根据脑脊液分流术的类型,可逆性 CM Ⅱ 患者的比例存在显著差异($P=0.004$)。可逆性也可发生在未合并脑积水的患者中,这些患者 CM Ⅱ 的可逆性为 52.9%。这一结果证明,以重建不同解剖层次(髓质的神经胚形成、大的硬膜囊)为目的 MMC 显微外科修补术,通

过恢复脊髓畸形水平以及沿颅脊柱轴的脑脊液动力学,可能参与了小脑扁桃体位置的抬升。

这项研究也强调了其他要点。首先是 CM Ⅱ 的存在及其可逆性与畸形解剖水平之间的关系。其次是脑积水的治疗对 CM Ⅱ 可逆性的影响。此外,该研究还强调了一个新的有助于 CM Ⅱ 可逆性的重要因素,即外科手术的类型。事实上,CM Ⅱ 可逆性的比例因脑脊液分流手术的不同而变化,其中联合内镜下第三脑室造瘘术和脑室-腹腔分流术更有利于 CM Ⅱ 可逆性。其潜在机制可能是第三脑室造瘘术不仅能够治疗脑积水,同时有利于术后后颅窝脑脊液循环的改善,从而有利于小脑扁桃体的提升。在本系列研究之前从未研究过的一个参数是脊髓空洞症。然而,评估颅脊柱轴内良好的脑脊液动力学是一个重要的指标。本研究团队表明,当 CM Ⅱ 可逆性有效时,脊髓空洞症就会减少。

最后,在本研究系列中,产后 MMC 修补术后 CM Ⅱ 的可逆性为 40.4%,与产前 MMC 修补手术的效果相当[17,18]。

第五节　总　结

由于 CM Ⅱ 伴随严重的并发症,因此它在 MMC 患儿的研究中至关重要。

由于在产前或产后畸形闭合前进行了系统的 MRI 检查,并对这些患者在特定的多学科参考中心进行了系统的脑成像随访。目前已经证实 MMC 修补术后,小脑扁桃体的上升,甚至完全可逆性 CM Ⅱ 是可能的。这一结论在产前和产后 MMC 修补术中都得到了证实。

同时,本研究中心的系列研究也证实了降低感染性并发症的发生率和手术技术的创新与高可逆性相关,但不推动无症状的 CM Ⅱ 的外科治疗。

第四十一章 硬脑膜修补术与非硬脑膜开放术在治疗儿童 Chiari 畸形 I 型中的疗效对比

Susan J. Staulcup, Olufemi Ajani, Todd C. Hankinson

第一节 引 言

Chiari 畸形 I 型（CM I）的特征是小脑扁桃体通过枕骨大孔疝入上颈段椎管内。儿童 CM I 可能有症状表现，抑或是意外检查发现的。对于需要干预的儿童 CM I，手术是一线治疗方案，通常采取后颅窝减压术。对于儿童患者，手术中是否打开硬脑膜，以及是否进行更多的硬脑膜下操作，还尚未达成统一。本节将回顾手术治疗儿童 CM I 的最新文献，对这一问题进行讨论。

需要注意的是，如果合并脑积水，在做其他手术之前应当先进行脑脊液分流，可以安置脑室分流管，或采取内镜下第三脑室造瘘术[1,2]。本节内容不讨论打开硬脑膜后在硬脑膜下操作的影响，如扁桃体缩小/扁桃体切除。对于目前更多被称为 Chiari 畸形 0 型（脊髓空洞积水但不伴有小脑扁桃体下疝）和 Chiari 畸形 1.5 型（小脑扁桃体下疝合并脑干下疝）的患者，手术治疗原则将在 CM I 的相关内容中讨论。

第二节 手术治疗 Chiari 畸形 I 型的基本概念

对于不合并脑积水的 CM I 患者，一线的手术方式是后颅窝减压术（PFD），即沿中线的枕骨下颅骨切除术，并通常切除寰椎后弓，然后打开硬脑膜或不打开硬脑膜。后颅窝减压术通过扩大后颅窝蛛网膜下腔的空间，重建颅颈交界处的脑脊液双向流动，对小脑扁桃体和脑干进行减压。此外，后颅窝减压术还可能会消除颅腔和椎管的脑脊液压差，后者可能是导致脊髓空洞的原因[3]。在接下来的讨论中，"后颅窝减压术"这一术语在单独使用时，是指枕下骨减压伴硬脑膜剥薄或切开，但不打开双层硬脑膜（仅硬膜外层切除）或下面的蛛网膜（保留蛛网膜完整）。后颅窝减压术通常会同时行硬脑膜成形术（PFDD），有可能对小脑扁桃体进行电凝或切除。其他的硬膜下操作，如第四脑室支架植入、空洞分流等，很大程度上已被摒弃或仅作为二线、三线治疗[4-7]。

第三节　手术技术决策

一旦决定手术,手术医生必须选定最适宜的减压程度。CM Ⅰ的手术目的包括改善或消除症状,稳定或改善脊柱侧凸,以及缩小影像学上的脊髓空洞。关于脊髓空洞的术后评价,空洞缩小程度和时间是显示治疗有效的必要证据,但这还存在一些争议[8,9]。

第四节　直接对比手术技术的研究

尽管有很多文献报告儿童 CM Ⅰ 的治疗,但仅有一项已完成的对比 PFD 和 PFDD 的随机对照试验[10]。Park-Reeves 脊髓空洞症研究联合会最近刚完成一项前瞻性多中心随机对照试验的入组工作,以比较后颅窝减压术加或不加硬脑膜成形术治疗儿童 Chiari 畸形和脊髓空洞症的疗效。研究评价的结果将包括手术相关并发症、空洞吸收情况和生活质量评价,预计结果将在 1~2 年内揭晓。其他已发表的研究包括 2 个 Meta 分析,1 个大数据集研究,3 个调查研究,以及众多的回顾性单中心研究[5,7,10-30]。

Durham 和 Fjeld-Olenec 发表的 Meta 分析,纳入的研究直接对比了接受 PFD 治疗和接受 PFDD 治疗的儿童患者队列(表 41.1)[11-19]。共有 7 项研究符合他们的纳入标准[12-15,17-19]。作者得出的结论是进行硬脑膜成形术的患者因为持续性或复发性症状而需要再次手术的概率更低(2.1%∶12.6%),但发生脑脊液相关的并发症风险更高(18.5%∶1.8%)。两组患者的临床结局,特别是症状改善和脊髓空洞情况,并没有统计学差异。PFD 患者的临床症状改善率为 65%,而 PFDD 患者的为 79%。影像学的空洞改善率在一些研究中受到小样本量的影响,在 PFD 患者中为 56%,在 PFDD 患者中为 87%。作者认为,他们的结论受限于所纳入研究的患者选择方法。在这 7 项研究中,有 5 项研究采用术中超声帮助手术医生决定是否打开硬脑膜[14-16,18,19]。术中超声技术的内在主观性限制了研究结论的可推广程度。此外,所有研究都没有采用随机分组或盲法。

表 41.1　在比较两种手术方式的研究中,患者的症状/空洞改善率和再手术率[11]

作者(发表年份)	病例数	是否打开硬脑膜	临床症状改善(%)	空洞改善(%)	脊柱侧凸稳定/改善(%)
Mutchnick 等(2010)[12]	56	N	49(87.5)[a]	NR	NR
Mutchnick 等(2010)[12]	64	Y	62(96.9)[a]	NR	NR
Galarza 等(2007)[17]	20	N	4(33.3, n=12)	2(40, n=5)	NR
Galarza 等(2007)[17]	21	Y	11(73.3, n=15)	0(0, n=2)	NR
Galarza 等(2007)[17]	19	Y[b]	8(88.9, n=9)	7(100, n=7)	NR
Yeh 等(2006)[14]	40	N	36(90.0)	4(66.7)	1(100)
Yeh 等(2006)[14]	85	Y	83(97.6)	17(85)	9(100)

续表

作者(发表年份)	病例数	是否打开硬脑膜	临床症状改善(%)	空洞改善(%)	脊柱侧凸稳定/改善(%)
Limonadi,Selden(2004)[18]	12	N	1.67[c]	NR	NR
Limonadi,Selden(2004)[18]	12	Y	1.53[c]	7(70,n=10)	NR
Navarro 等(2004)[19]	56[d]	N	40[d](72.2)	NR	NR
Navarro 等(2004)[19]	24[d]	Y	16[d](68.4)	NR	NR
Navarro 等(2004)[19]	29[d]	Y[b]	17[d](60.8)	NR	NR
Ventureyra 等(2003)[15]	6	N	4(66.7)	0(0,n=2)	NR
Ventureyra 等(2003)[15]	10	Y	10(100)	5(100,n=5)	NR
Munshi 等(2000)[13]	11	N	8(72.7)	3(50.0,n=6)	NR
Munshi 等(2000)[13]	21[e]	Y	18(85.7)	7(63.6,n=11)	NR

NR 为未报告;a 表示根据再手术率推算;b 表示有硬膜下操作;c 表示总评分系统,范围为-1~2,2 =所有术前症状消除($P=NS$);d 表示根据百分率推算;e 表示首次手术时打开硬脑膜

Lu 等做了一项更新的 Meta 分析,纳入了 12 项儿童 CM Ⅰ 研究,分析的数据来自 10 篇论著和 2 篇摘要[21]。研究共纳入了 3455 例儿童患者,其中 57% 接受 PFD 治疗,43% 接受 PFDD 治疗。作者发现 PFDD 患者的临床结局更好,但住院时间(longer length of stay, LOS)更长,围手术期并发症更多,特别是脑脊液和感染相关的并发症。两种手术患者的再手术率、失血量、空洞缓解和脊柱侧凸缓解情况均无统计学差异。

Jiang 等进行的随机对照试验,将 82 名患有 CM Ⅰ 和脊髓空洞症的青少年(10~18 岁)随机分入 PFD 组和 PFDD 组[10]。结果发现,PFDD 组患者的手术时间更长,住院时间更长,脑脊液漏的发生率更高。但两组患者的临床结局、脊髓空洞消除情况和小脑扁桃体的缩小率都没有统计学差异。本研究显示,打开硬脑膜的脑脊液漏发生率很高(PFD 组为 2.5%,PFDD 组为 38.1%,$P<0.001$),这可能与术后采用低负压吸引引流有关。作者的结论是 PFD 是一种可行的手术方式,因为它和 PFDD 的手术效果相当,而并发症风险更低。

Shweikeh 等使用儿童住院患者数据库(Kids' Inpatient Database, KID),对接受 PFD 和 PFDD 治疗的儿童进行了回顾性分析。作者得出的结论是,PFD 是更好的一线手术选择,因为与 PFDD 相比,PFD 的再手术率更低(0.7%∶2.1%),并发症风险更低(0.8%∶2.3%),住院日更短(3.8 天∶4.4 天),住院费用更低。

作者指出,研究中所报告的再手术率,其主要原因是直接的术后并发症,并非因为症状没有消除而需要再次手术。此外,研究结果的分析受限于症状消除情况和长期随访,接受 PFD 治疗的患者在随访期间可能因为持续性症状而需要进一步手术治疗。

不同的研究显示,PFD 的症状消除率为 50%~90%,而 PFDD 的为 64%~100%[10,12,21-30]。PFD 组的并发症发生率更低,为 0%~11%,而 PFDD 的为 11%~19%。PFDD 组的再手术率更低,为 2%~8%。PFD 组的再手术率差异较大,为 0%~54%。总体而言,PFD 的并发症发生率更低、手术时间更短、住院时间更短,因而住院费用更低,但是因为持续性症状而需要再次手术的概率更高[12,23-30]。回顾性研

究报告的症状改善情况各不相同,一部分研究发现 PFDD 组的症状改善率更高[26,27],但其他研究显示两组患者的症状改善率并无统计学差异[24,25,28-30]。许多研究报告显示,两组患者的并发症发生率和再手术率也没有显著差异[12,23-30]。

一些研究是根据脊髓空洞的情况来决定手术方式的,对没有空洞的患儿进行 PFD,对合并脊髓空洞症的患儿则要打开硬脑膜[12,28,30]。作者进一步指出,PFDD 组患者的脊髓空洞发病率更高,扁桃体下疝的程度也更重,这些都可能影响患者的治疗结局和并发症发生率[28]。

Grahovac 回顾性分析了 16 例 3 岁以下的婴幼儿 CM Ⅰ 的临床经验[31]。其中,10 名患儿行 PFD,6 名患儿行 PFDD。作者发现这类患儿由于缺乏言语沟通能力,其症状与大龄儿童是有差异的。这些患儿主要表现为行为改变,如头痛、易激惹和口咽、呼吸症状。脊髓空洞和脊柱侧凸很罕见,只有 1 名患儿有脊髓空洞,所有患儿都没有脊柱侧凸。PFD 组的复发率高于 PFDD 组(5 例比 2 例),但差异没有统计学意义。作者发现,这组低龄患儿中 PFDD 的减压效果和临床结局更好,但脑脊液相关并发症发生率更高,特别是在再次手术之后。现在,还需要进一步的随机对照试验和大型多中心合作研究来解决当前这两种手术方式的争议。由 Park Reeves 脊髓空洞症研究联合会牵头的后颅窝减压研究是一项大型多中心随机对照试验,在 2018 年底已经完成了入组工作。这项临床试验的结果有望解决当前这两种手术方式的争议,并进一步提供更优的患者选择指南。

第五节　后颅窝减压术不打开硬脑膜的相关研究

在后颅窝减压中,术中电生理监测可以提供功能性减压的证据。来自纽约哥伦比亚大学儿童医院和俄亥俄州立大学儿童医院的研究团队发现,脑干神经冲动传导的改善在骨减压后就出现了,而不是在打开硬脑膜后才出现[32-34]。此外,一些研究团队还报告了,在儿童 CM Ⅰ 手术中借助术中超声结果帮助手术医生判断是否需要打开硬脑膜[14,19,35-37]。Yeh 评估了与患者手术成功相关的术前特征[14]。研究发现,年龄小于 1 岁的患儿 PFD 的成功率更高。有脊髓症状(运动障碍、感觉障碍或脊柱侧凸)和扁桃体下疝程度更大的患儿,更可能接受 PFDD 治疗。

一、临床结局

Kennedy 对所在机构 10 年间的 156 例 PFD 患儿进行了回顾性分析[38]。其中,138 例(91%)患儿的症状得到改善或症状消除,没有患儿发生严重并发症。14 例患儿需要再次手术,其中 C_2 椎板部分切除术是再次手术的危险因素($P = 0.037$)。值得注意的是,扁桃体下疝<8.0 mm 的患者都不需要再次手术。作者建议大部分症状性 CM Ⅰ 患者都进行 PFD,例外的情况包括快速进行性神经功能缺损、快速进行性脊柱侧凸伴脊髓空洞,以及颅颈不稳定需要融合固定的患者。作者还建议,如果手术医生认为需要部分切除 C_2 椎板以获得充分减压时,则应当行 PFDD。

研究显示患儿单独行 PFD 的效果良好[8,31,39,40]。患者在单独行 PFD 后,研究报告的症状改善率为 91%~100%[8,31,39]。Genitori 的研究发现,在没有脊髓空洞症的患者中,81.3%的患者症状完全消除,18.8%的患者症状部分消除[39]。在合并脊髓空洞症的患者中,除 1 例脊柱侧凸患者(共 3 例)和 1 例感觉缺失患者(共 5 例)的症状没有改善外,其余所有患者的症状都有所改善或症状完全消除。然而,症状完全消除的比例为 25%(感觉缺失)~100%(眩晕)。作者也指出,由于每组患者的数量很少,他们的研究很难得出很明确的结论[39]。

二、空洞消除

截至目前,关于 CM Ⅰ 手术后脊髓空洞的预期消除程度或消除时间还没有明确的参考指南(图 41.1)。Wetjen 等表明,脊髓空洞没有扩张要比空洞塌陷更为重要[9]。Caldarelli 表明,就临床疗效而言,不论是空洞大小或后颅窝蛛网膜下容积,这些影像学改变可能都不是治疗有效的必要表现[8]。在他们研究的 30 例患者中,12 例(40%)患者在手术前有脊髓空洞,半数患者的脊髓空洞在手术后都有所减小。有 2 例患者的症状出现反复,在手术后空洞发生进展(1 例新发空洞,另 1 例术前有空洞),需要再次手术。

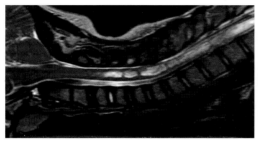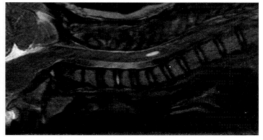

图 41.1　1 例仅行 PFD 而没有行硬脑膜成形术的 CM Ⅰ 患儿(其术前和术后矢状位 T_2 加权 MRI 显示整个脊髓空洞显著改善。术后影像是在手术后 13 个月复查的)

Kennedy 的研究同样发现,PFD 后的影像学空洞改善情况通常滞后于临床症状改善[40]。Kennedy 的两项研究显示,70%的患者空洞改善/消除的平均时间为手术后 31.5 个月[38,40]。在其中的一项研究中,所有患者在手术后第一年内都有症状改善,但只有 26%的患者在相同时间内脊髓空洞有影像学改善。作者还指出,在他们机构的患者不论是否存在脊髓空洞通常都行 PFD。在其他回顾性研究中,合并脊髓空洞的患者数量较少,空洞缓解或消除的比率为 56%~100%[11,39,41]。

三、脊柱侧凸改善

在 Kennedy 发表的大型研究中,有 12%的患者(18/156)有脊柱侧凸,Cobb 角的中位值为 25°,其中 17 例患者合并脊髓空洞[38]。在这 17 例患者中,5 例空洞相关的脊柱侧凸患者最终接受了脊柱融合手术,4 例患者的脊柱侧凸得到改善,他们的 Cobb 角均≤23°。9 例患者的 Cobb 角稳定不变,其初始 Cobb 角的平均值为 27°。4 例患者的脊柱侧凸加重,他们的初始 Cobb 角平均值为 29°,其中 2 例患者接受了脊柱融合手术,2 例患者是在 PFDD 后再次手术进行脊柱融合。

在另外三项研究中,合并脊柱侧凸的患者数量很少,6 例患者中有 4 例患者在 PFD 后脊柱侧凸有所改善,有 1 例患者的脊柱侧凸加重,随后再次手术进行了 PFDD[8,39,42]。

第六节　后颅窝减压术打开硬脑膜的相关研究

一、临床结果

在一项纳入 500 例儿童 CM Ⅰ 患者接受 PFDD 治疗的研究中,Tubbs 等报告的其再手术率为 3%,原因是患者症状持续存在或较大的脊髓空洞持续存在[43]。患者的并发症发生率为 2.4%,术前的症状体征消除率为 83%。值得注意的是,作者未报告无菌性脑膜炎病例[43]。其他病例研究报告的临床改善率为 92% ~ 100%,并发症发生率为 0% ~ 21.1%[32,33,44-52]。

Attenello 比较了硬脑膜成形术使用不同材料(自体移植物对比合成的同种异体移植物)的临床结果和并发症发生率[50]。在 16 个月的随访中,作者报告了 67 例患者中的 14 例出现了轻到中度的症状反复,有 4 例患者需要重新减压。有 17% 的患者(n = 10)出现了影像学的假性脑脊膜膨出,但只有 1 例患者有症状。共有 5 例患者发生了脑脊液相关并发症:2 例脑脊液漏,2 例无菌性脑膜炎。Parker 的研究发现,当使用特定组合的硬脑膜移植物和组织封闭剂时,脑脊液相关的并发症发生率成倍增加,其中一个亚组高达 56%[52]。

在 4 项回顾性的单系列综述中,初始症状消除率比较高,为 81% ~ 93%。这些研究中的并发症和再次手术的发生率比较低,并发症发生率为 4% ~ 38%,再手术率为 4% ~ 11%。作者得出的结论是,PFDD 是一种安全有效、并发症发生率低、再手术率低的治疗选择[53-56]。

Kawasaki 报告了 1 例个案,是一名在手术前有神经系统症状的 7 岁儿童,接受了 PFDD 治疗[57]。作者发现,术中神经生理监测(intraoperative neurophysiologic monitoring, INM)的指标改善可能是患者术后临床结局良好的阳性预测因子,特别是运动诱发电位和体感诱发电位。这是首次报告术中神经生理监测的即刻改善,并发现其与 PFDD 术后的良好临床结局和神经功能改善具有相关性。

Guan 分析了在 PFDD 后发生术后脑积水并需要行永久性脑脊液分流的相关危险因素[58]。作者回顾性分析了所在机构 297 例进行 PFDD 的患者,其中 22 例(7%)例患者在后续需要进行长期的脑脊液分流。作者的研究发现,患者较低年龄(<6 岁)、术中失血量大和出现第四脑室带是 PFDD 术后发生脑积水的相关危险因素。

二、空洞消除

据文献报告,儿童患者在 PFDD 后的影像学空洞改善率为 55% ~ 100%[32,33,36,43,47-51]。如前所述,在 Durham 与 Fjeld-Olenec 比较 PFD 和 PFDD 的研究中,PFDD 组患者的空洞消除率为 87%[11]。导致空洞消除结局存在差异的原因可能是缺乏空洞改善的标准定义,以及大部分研究的样本量太小。此外,脊髓空洞特定改变的临床意义还不太清楚(图 41.2)。

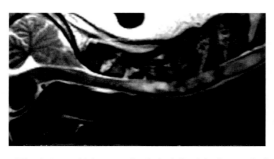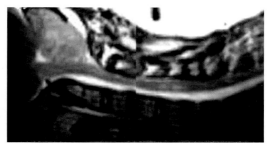

图 41.2　1 例行 PFD 加硬脑膜成形术的 CM I 患儿,其术前和术后矢状位 T$_2$ 加权 MRI 显示整个脊髓空洞显著改善(术后影像是在手术后 3 个月复查的)

Tubbs 随访了 500 例首次进行 PFDD 的患者,研究发现 285 例患者中有 13 例因为持续性脊髓空洞而需要再次手术。其中,11 例患者通过再次手术减压并行单侧扁桃体电凝后,脊髓空洞得以消除(图 41.1)。

Xie 定义的空洞消除为随访 MRI 上空洞/脊髓比的最大值下降>20%。在他们的回顾性研究中,作者发现手术后小脑扁桃体上移的患者脊髓空洞改善的可能性为 95%,没有这一改变的则为 76%($P = 0.008$)。研究采用延髓脑桥沟、第四脑室顶和小脑扁桃体尖作为判断术后影像学位移的参考点。

在前文提及的回顾性 PFDD 研究中,手术后脊髓空洞改善或消除的比率范围为 7%～78%,手术后脊髓空洞稳定的比率范围为 22%～42%,症状改善的比率范围为 54%～66%[36,53-56]。在所有随访 PFDD 的回顾性研究中,空洞复发或加重的比率仍低于 11%。根据他们的经验,Hildago 等发现合并有遗传综合征或既往手术史的患儿,其脊髓空洞消除将显著延迟[54]。Hildago 等还指出,临床结局良好的原因是采取了严格的脊髓空洞定义和严格的手术指征,其中脊髓空洞至少累及三个脊髓节段并且脊髓扩张>4.0 mm。

Menezes 分析了 326 例 PFDD 患者,其中有 13 例(4%)患有延髓空洞症[60]。这 13 例患者均有头颈部疼痛、颅神经异常和呼吸睡眠暂停也十分常见。13 例(100%)患者的延髓空洞均有改善,其中脊髓空洞改善的有 12 例。作者建议治疗延髓空洞应当采取硬膜下操作。

如前所述,目前还没有可以反映疗效满意的空洞消退率或空洞消退程度的标准定义。空洞在手术后第一次影像学检查上明显缩小,外科医生就十分安心了,可能并不一定需要空洞完全闭塞消失[8,9]。此外,有研究报道了迟发性的空洞消退[61]。

三、脊柱侧凸进展

在绝大部分病例中,CM I 患者的脊柱侧凸都与脊髓空洞症有关[62]。但是,将这两种病理改变联系起来的神经系统损伤机制还没有阐明清楚。目前认为的是空洞引起下运动元损害,使轴向肌群神经支配失衡,从而导致脊柱侧凸[63-65]。许多研究者报告,儿童 CM I 患者在 PFDD 后脊柱侧凸得到了改善,这也印证了这一理论。然而,Brockmeyer 发现空洞缩小并不一定与脊柱侧凸改善具有相关性[66]。不同研究报告的脊柱侧凸改善率和进展率的差异较大,改善率为 0%~73%,而进展率为 18%~72%[6,66-74]。在部分病例队列中发现,低龄患儿(<8~10 岁)更不容易出现脊柱侧凸进展[6,31,66,68,73,74]。女性和较小的 Cobb 角同样与良好预后相关。Attenello 报告了 20 例合并 CM Ⅰ 相关脊柱侧凸的儿童患者,在接受 PFDD 治疗后有 8 例患儿的脊柱侧凸得到改善,9 例患儿的脊柱侧凸继续进展[42]。作者发现,脊柱侧凸进展的预测因子包括脊柱侧凸曲线增大,胸腰交界处脊柱侧凸,以及手术后影像学上空洞无变化。

在两项单中心回顾性研究中,作者发现 PFDD 分别对 41% 和 65% CM Ⅰ 患者的脊柱侧凸恢复有影响,其中 59% 和 20% 的患者需要进行矫正手术[75,76]。Zhu 发现,PFDD 手术后脊柱侧凸进展的独立预测因子包括年龄(≥10.5 岁)、侧凸类型(存在双侧凸)、侧凸程度(Cobb 角 ≥44.5°)、无支具矫形治疗,其中年龄和 Cobb 角度数大小是最强的预测因子[75]。Chotai 的研究结论是,手术前侧凸角度 <35° 的患者和早发型脊柱侧凸患者可能不需要行矫形手术[76]。Hwang 等对 12 项已发表研究进行了 Meta 分析,以评估与 CM Ⅰ 相关的脊柱侧凸儿童患者接受手术减压的效果[77]。作者发现,1/3 的患者在 CM Ⅰ 手术后侧凸程度有所改善,有一半患者的侧凸程度将逐渐稳定或改善。作者提出,这项 Meta 分析的局限性包括:大部分研究的样本量很小,研究均为回顾性研究,手术操作的细节描述有限,研究之间报告的变量不一致,不同研究对侧凸进展和侧凸改善的定义不同。

第七节　小　结

一、进行后颅窝减压术的情况

后颅窝减压术的减压效果在骨减压和剔薄硬脑膜时就出现了,并不需要打开硬脑膜,电生理监测数据印证了这一观点[32-34,57]。

虽然 PFD 手术后因为持续性或复发性症状而需要再次手术的发生率更高,但 PFD 仍是具有吸引力的术式,因为 PFD 将潜在的手术并发症降至了最低。理论上 PFD 避免发生的并发症包括假性脑脊膜膨出、化学性脑膜炎、细菌性脑膜炎、动脉损伤、静脉窦出血、脑卒中和脑积水。多项研究表明,PFD 的脑脊液相关并发症低于 PFDD[12-14,18,19,25,29,30]。此外,不打开硬脑膜的 PFD 可能需要的手术时间更短[12,18,28,29],导致的手术后疼痛更轻,可能对医疗系统的经济负担也更小[12,28]。直接比较 PFD 和 PFDD 的研究显示,两者的临床疗效没有统计学差异,进一步强化了 PFD 的优势。此外,虽然有许多研究显示 PFDD 后脊髓空洞消退的时间更快、程度更大,但是这一临床结局的相关评估细节还尚未确定,因此空洞消除情况是评估 CM Ⅰ 患者后颅窝减压效果的次选方法。最后,采用 PFD 并没有阻碍患者在必要时接受更进一步的减压(表 41.2)。

表 41.2　后颅窝减压术(PFD)与后颅窝减压加硬脑膜成形术(PFDD)的相对优势

PFD	PFDD
脑脊液相关并发症发生率更低	再手术率更低
手术时间更短	影像学结果更好
可选更短的手术切口	可以探查蛛网膜带/瘢痕
充分的空洞减压	临床效果更好
住院时间更短	
术后疼痛更轻	
治疗费用更低	

二、进行后颅窝减压加硬脑膜成形术的情况

　　虽然直接比较两种术式疗效的研究并没有发现统计学差异,但许多学者认为 PFDD 是最有可能改善所有患儿症状和体征的一种术式。在讨论 PFDD 临床疗效的大多数研究中,患者的症状改善率都高于PFD[13-16]。Durham 和 Fjeld-Olenec 发现 PFDD 的再手术率显著低于 PFD(2.1%∶12.6%),这与 Mutchnick 等的研究结果一致[11-12]。虽然 Meta 分析显示 PFDD 的并发症发生率更高,但需要注意的是多个研究组报告的 PFDD 并发症发生率都很低[43,46,47]。此外,在合并有脊髓空洞症的 CM Ⅰ患者中,高达 12% 的患者可能存在影像学上显示不出来的蛛网膜结构,不打开硬脑膜就无法处理[43,78]。最后,在有些情况下选择 PFDD 是没有什么争议的,如快速进展的神经功能障碍或脊柱侧凸。

第八节　结　论

　　截至目前,还没有Ⅰ级证据可以指导小儿神经外科医生选择最佳的手术方式来治疗 CM Ⅰ。大部分学者认为,在没有合并脑积水时,后颅窝减压术是 CM Ⅰ的最佳一线治疗方式。唯一已发表的随机试验仅限于青少年患者,其结论是,对大多数患者而言,PFD 是良好的初始治疗选择[10]。但是,现有研究数据让手术医生和患者家属陷入两难选择,PFD 更可能需要再次手术,而 PFDD 更容易发生脑脊液相关并发症。在 Durham 和 Fjeld-Olenec 的 Meta 分析中,这些次要结果的发生频率分别为 12.6% 和 18.5%,这并没有阐明对于特定患者哪种手术方式是最合适的[11]。此外,研究报告的临床疗效和并发症范围宽泛,其他复杂因素也会干扰决策,例如住院时间、围手术期疼痛和住院费用。最后,儿童 CM Ⅰ患者的临床表现各异,从无症状到可能危及生命的程度。因此,没有一种手术方式是普遍推荐的也就不足为奇了。

　　未来手术治疗 CM Ⅰ的一个目标是提高患者筛选能力,识别出通过微创手术技术就能成功治疗的患者,找到更标准化的疗效评估方法和脊髓空洞/脊柱侧凸的治疗指南。对研究结果报告的标准化,以及对这类人群开展临床试验,都将有助于未来的临床决策[20,79]。Park-Reeves 脊髓空洞症研究联合会开展的临床试验,其结果将有很大帮助。然而,神经外科医生在选择手术策略时必须始终考虑到患者个体特征,并加以练习。

第四十二章　项韧带切除术和硬脑膜成形术对儿童 Chiari 畸形 I 型患者的减压效果

Michael J. Cools, Carolyn S. Quinsey, Scott W. Elton

第一节　引　言

儿童 Chiari 畸形 I 型的手术治疗包括枕下颅骨切除、C_1 后弓切除,以及根据外科医生偏好和患者解剖特点,选择性行硬脑膜成形术。

硬脑膜成形术可能并发脑脊液漏、切口感染、脑膜炎,以及再次手术来处理瘢痕或再狭窄。这些并发症的发生率约为 3%~10%[1,2]。硬脑膜成形术采用合成移植材料或自体移植材料的并发症率是不同的[3]。用于治疗 Chiari 畸形的理想移植材料应当容易获取、没有免疫原性、价格低廉,并且足够强韧,以降低脑脊液漏或假性脑脊膜膨出的风险。

项韧带是十分强韧的中线部位后颈韧带,从枕骨延伸至上颈椎棘突,可用作自体移植材料。如果无硬脑膜移植材料,则在无血管的中线平面将其作为标准枕下入路的一部分进行分开。

1998 年,EJ Kosnik 报告了在 Chiari 畸形手术中使用这个材料[4]。但是,只有很少的外科医生在 Chiari 畸形减压中利用项韧带作为移植物进行硬脑膜成形术[5]。

本章将展示这项技术,并报告使用经验,包括临床效果和并发症。

第二节　切取和移植项韧带的手术技术

作一标准的枕下入路切口,深度直达颈浅筋膜。稍稍偏离中线纵行切开筋膜,直到看见椎旁肌肉(图 42.1)。使用针尖电凝器,将肌肉从一侧的颈韧带剥离,直至头后小直肌的表面(图 42.2)。

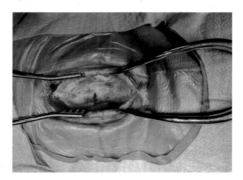

图 42.1　棘旁肌肉

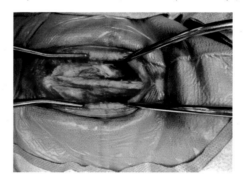

图 42.2　头后小直肌的表面

在对侧重复此操作。将移植物从枕骨附着处提起,在向下提起的同时沿底部切断。以头后小直肌作为基底面向下分离,直到 C_1 表面和 C_2 椎板及棘突的上缘。然后在 C_2 处垂直切断,取出后保存在浸有杆菌肽的纱布中(图 42.3)。然后将颈椎旁肌的其余部分剥离开,完成颅骨切除术和 Chiari 畸形硬脑膜下减压。将移植物修剪到所需大小,使用不可吸收或降解的编织线连续缝合到自体硬脑膜上(图 42.4,a 和 b)。术前术后的代表性 MRI 显示枕骨大孔明显减压(图 42.5)。

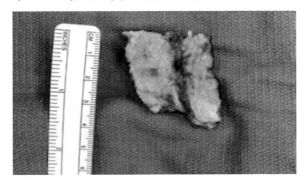

图 42.3　项韧带(取出后保存在浸有杆菌肽的纱布中)

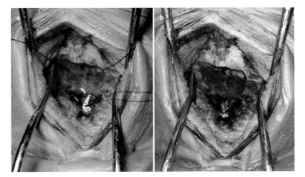

图 42.4　a.在四个角上缝合移植物,将其锚定在自体硬脑膜上;b.用 4-0 缝线连续缝合将移植物固定在自体硬脑膜上,并达到水密缝合

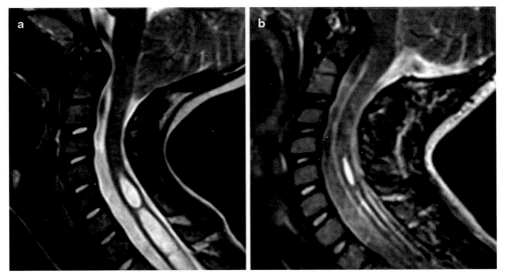

图 42.5　a.术前 MRI 矢状位 T_2 图像显示 Chiari 畸形及其相关的脊髓空洞;b.进行枕下减压、C_1 后弓切除、项韧带硬脑膜成形术后的 MRI 矢状位 T_2 图像(小脑扁桃体得以减压,空洞明显改善)

第三节　操作测量

所有患者均进行了临床查体和脑部及全脊柱的 MRI 检查评估。通过神经放射学检查确定脊髓空洞的存在、大小以及变化程度,由神经外科主治医师在矢状位和轴位 T_2 加权 MRI 序列上对脊髓中的高信号进行评估。在矢状位 MRI 上用 McRae 线测量小脑扁桃体下降程度。如果患者术前有脊髓空洞,或者患者症状没有消除或症状复发,随访则需要复查 MRI。

手术时间定义为麻醉记录上记录的从切开皮肤到切口缝合完毕的时间,以分钟为单位。移植物切取时间定义为从切开颈筋膜到从切口中取出移植物的时间。

第四节　文献检索

进行英语文献检索,查找所有儿童 Chiari 畸形减压术中使用项韧带作为移植物进行硬脑膜成形的文献报告。

一、结果

2013—2016 年,我们机构的一位小儿神经外科医生对 25 例 Chiari 畸形 I 型患者进行了枕下减压术,并使用项韧带作为移植物进行硬脑膜成形术。其中,女性患者有 10 例,手术时的平均年龄为 8.6 岁(13 个月~18 岁),扁桃体平均下降程度为 11.9mm(标准差为 7.3mm),有 19 例患者有颈段脊髓空洞(表 42.1)。

表 42.1　手术前的患者特征

患者特征及症状	例数(个)	占总人数百分比
男	15	60%
女	10	40%
存在空洞	19	76%
头痛	7	28%
乏力	3	12%
声带功能异常	2	8%
步态不稳	1	4%
Horner 综合征	1	4%
无症状	9	36%

手术时间的中位值为 163min(四分位距为 152~187min)。外科住院医生切取项韧带的时间为 10min。没有移植物在切取过程中因为损坏而不能使用。估算失血量(estimated blood loss, EBL)的平均值为 22.4 mL(5~75mL),没有患者需要输血。平均住院时间为 3 d,范围为 2~6 d。在 25 例患者中,有 1 例患者在手术后第 5 天发生脑脊液漏,并重返手术室进行了翻修。手术中发现移植物边缘与硬脑膜之间有一处缺损,翻修手术将这个缺损进行了缝合。在翻修手术后,这例患者没有再出现脑脊液漏或假性脑脊膜膨出。

在我们的病例队列中,没有患者出现假性脑脊膜膨出或深部感染。这些患者的平均随访时间为 12.8 个月(范围为 0.5~43.5 个月)。在合并脊髓空洞症的 19 例患者中,10 例患者的空洞有所改善,8 例患者的空洞在影像学上保持稳定。有 1 例患者的脊髓空洞长大,症状加重,需要再次手术探查。在 16 例有症状的患者中,14 例患者的症状改善,1 例患者保持稳定。如前所述,有 1 例患者症状加重,脊髓空洞长大。EJ Kosnik 最早于 1998 年发表文章描述了这项手术技术[4]。据我们所知,没有其他研究者发表论文描述这项手术技术及其手术效果。

二、讨论

尽管有大量文献研究了治疗 Chiari 畸形 I 型患者所使用的移植物类型,但对于理想的移植材料还没有达成共识[5,6]。理想的移植材料必须考虑几个因素,包括价格、操作时间、失血风险、移植物的坚韧性、手术后的并发症发生率,以及 Chiari 畸形成功减压的效果。许多学者主张使用颅骨膜移植物,因为自体组织容易操作,并且并发症发生率相对较低[7-11]。但是,获取颅骨膜需要延长切口,或扩大剥离范围到标准入路之外。除了切口延长外,颅骨膜很薄,通常会有小洞,容易导致脑脊液漏。最近的文献综述表明,Chiari 畸形减压术中使用颅骨膜移植物的脑脊液漏发生率高达 4%,因脑脊液相关并发症的再手术率高达 10%[7]。

由于颅骨膜移植物容易发生脑脊液漏,因此需要评估各种类型的合成移植材料,如 AlloDerm、Durepair、DuraGen 和 Dura-Guard。对这些移植物的研究表明,与颅骨膜移植物相比,这些合成移植物的并发症发生率更低,包括脑脊液漏和假性脑脊膜膨出[12-15]。合成移植物的脑脊液漏发生率更低,借此表明其高成本是合理的。但是,合成移植物与颅骨膜移植物相比,其假性脑脊膜膨出、无菌性脑膜炎和切口感染的发生率更高[7]。颅骨膜移植物与合成移植物都不符合理想移植材料的要求。在此,我们提出了项韧带移植物是一种简单的、低并发症发生率的、具有成本效益的自体移植物,用于治疗 Chiari 畸形 I 型患者。

在这项技术中,直接从肌肉上剥离项韧带,但是切取项韧带并不会增加任何失血,因为这个手术平面是没有血管的。项韧带位于 Chiari 畸形减压中常规分离的无血管平面上,因此不会额外丢失稳定性,不需要延长切口,也不会增加手术时间,与其他方法相比,这是更简单的移植物获取方式。此外,切取项韧带不会延长手术切口和手术时间,也不需要合成材料,这种方法的成本仍然很低。

更低的并发症发生率和再手术率,使得这个移植方法更具有成本效益。总体而言,我们发现脑脊液漏和假性脑脊膜膨出的发生率很低,在项韧带移植物上也没有发现任何孔洞。唯一发生脑脊液漏的病例是缝合处的失败,这表明项韧带这种自体移植物比通常使用的颅骨膜移植物更坚韧。除了并发症发生率低,这些移植物的自体特性还不会诱发炎症反应,而合成移植物和同种异体移植物容易出现炎症反应。与其他移植材料报告的结果相比,采用这种移植物手术后的症状改善情况和影像学减压效果是相似的[16]。

理论上,切除项韧带可能妨碍外科医生在随后手术操作中对中线的识别,但是据我们的经验,这并不会增加多大的困难。此外,再次手术中还有可能利用中线胶原瘢痕当作进一步的移植材料。我们的研究表明,项韧带移植物是一种坚韧的、有成本效益的自体组织,用于治疗 Chiari 畸形不需要做额外的解剖分离。

三、局限性

虽然我们的研究结果表明,切取项韧带是治疗 Chiari 畸形 I 型的一种极好的技术,但是需要更大样本量的研究,并将这项技术与其他常见自体移植物和非自体移植物进行比较,这样的研究数据将更有意义。此外,我们机构没有设置对照组,无法进行有意义的成本分析。数据收集是回顾性的,在手术其他部分也可能存在变异,使得我们无法对移植物进行直接比较。由于研究样本量小,随访时间短,我们无法评价这项技术的长期效果,以及避免再次瘢痕形成和再次减压的潜能。

第五节 结 论

项韧带硬脑膜成形术是一种简单、快速、低成本和持久的治疗儿童 Chiari 畸形 I 型的手术方式。

致 谢

感谢 Kathryn Pietrosimone 博士编辑这篇文章。

第四十三章 Chiari 畸形的手术并发症

Vincent N. Nguyen, Kenneth A. Moore, David S. Hersh, Frederick A. Boop

第一节 引 言

枕下减压术治疗 Chiari 畸形的相关症状一直都是神经外科医生所做的最令人满意的手术之一, 因为事实证明, 大多数患者在手术后都获得了明显而持久的效益。但是, 文献报道的并发症发生率并不符合许多患者的预期。根据目前公开发表的系列报道, 该手术的并发症发生率为 3%~40%[1]。

本章将回顾有关这些并发症的最新文献, 以期帮助读者减少并发症的可能性。我们将以单独的形式详细说明这些并发症, 从最常见的并发症开始讲述, 一直到罕见的并发症。关于伤口感染、伤口破裂以及其他一些所有神经外科医生都熟知的并发症的处理, 本章将不再赘述。此外, 对于 Chiari 畸形的并发症, 作者将分为误诊相关并发症和手术相关并发症两节分别进行阐述。

第二节 误诊的并发症

一、偶然发现的 Chiari 畸形

当经 MRI 诊断为 Chiari 畸形的患者首次到神经外科就诊时, 对于神经外科医生来说, 将临床诊断与影像学检查结果进行鉴别是很重要的。对于就诊于神经外科且诊断为 Chiari 畸形 Ⅰ 型的绝大多数患者来说, 其影像扫描的结果往往有轻度的小脑扁桃体脱垂, 但与临床状况无关。患者或其家属一直在互联网上阅读与其诊断相关的信息, 为了确认其所阅读的许多症状同样出现在他们身上, 因此来就诊。在大多数情况下, 有必要确定这种现象自出生起就存在, 同时向家人确保患者的检查是正常的。同样的, 胸段中央管的持续性小扩张通常是可以在临床或放射学上进行跟踪的, 而不应该视为手术指征。人们很快了解到, 对患有肌肉紧张性头痛或纤维肌痛的患者, 切开颈部肌肉会导致不良预后, 并使患者不满意。因此, 确认患者存在提示 Chiari 综合征的临床症状(如咳嗽性头痛) 至关重要。

二、自发缓解

在进行任何神经外科手术之前, 最新的临床和影像学评估至关重要。我们近期诊治的一名患者, 最初表现为头痛, 但他的父母无法确定其头痛是否始终与咳嗽有关, 也无法明确是否与 Valsalva 动作有关。同时, 其父母注意到他有明显的行为异常, 计划到精神科就诊。最初的 MRI(图 43.1a) 显示小

脑扁桃体下降了 9.0 mm,枕骨大孔区拥挤,但没有任何空洞形成的迹象。一年后进行复查,MRI 提示他的 Chiari 畸形 I 型完全消失了(图 43.1b)。一些文献也报道了类似未经手术治疗而自发缓解的 Chiari 畸形病例,这些病例没有潜在的病理基础,有些伴有空洞形成,有些并无空洞形成[2-5]。这进一步说明在进行 Chiari 畸形减压之前,需要有充分的间隔病史、体格检查和最新的影像学检查。

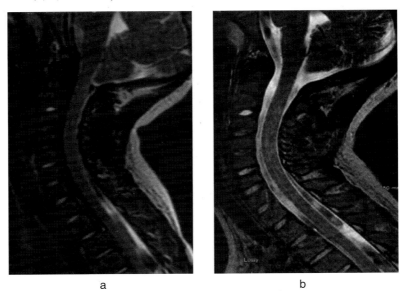

a   b

图 43.1   a. MRI 提示小脑扁桃体下降约 9.0 mm,枕骨大孔饱满;b. 1 年后的 MRI 显示 Chiari 畸形完全自行缓解

三、继发性 Chiari 畸形

对于神经外科医师来说,影像学上具有小脑扁桃体脱垂但临床表现为颅内高压的患者并不少见。这种患者分为两类,一类表现为进行性广泛性头痛、视觉症状、恶心甚至呕吐。该类患者影像上可见正常大小或偏小的脑室。他们可能伴有视神经乳头水肿,但其主要症状是颅内压升高,而非典型的咳嗽性头痛或 Chiari 畸形的症状。这些患者可能因为假性脑瘤、隐匿性静脉窦血栓或其他原因引起颅内压升高,进而继发小脑扁桃体脱垂。

在青少年男性中,可以看到因治疗痤疮服用米诺环素而引起药物性假性脑瘤的案例。临床医生必须认识到,他们的症状不是 Chiari 畸形患者的症状,而是颅内压升高引起的症状。若临床考虑颅内压升高导致继发性 Chiari 畸形的可能,但不能通过眼科检查证实,则可能需要进行颅内压监测来进一步明确。此类患者若不首先解决颅内压升高的原因而直接进行后颅窝减压,可能会导致扁桃体进一步下降、脑干疝出或神经功能恶化。

有文献报道,有 Chiari 畸形影像学特征的患者,在行后颅窝减压术后仍有症状,其中约 41% 减压失败的患者有假性脑瘤。这通过磁共振电影成像建立流量,并通过高流量腰椎穿刺证实症状消失[6]。一项研究分析了假性脑瘤患者中 Chiari 畸形 I 型的发生率,发现在 68 例假性脑瘤患者中,有 7 例具有 Chiari 畸形 I 型的 MRI 表现。值得注意的是,研究中所有小脑扁桃体脱垂的患者均为体重超重的女性[7]。

第二类患者亦有颅内压升高的临床症状,但影像学上小脑扁桃体脱垂与扩张的脑室有关。除非有其他的相关证据,否则一般而言,该类患者的小脑扁桃体脱垂的形成机制是因脑积水导致颅内压慢性升高并逐步将小脑扁桃体推入枕骨大孔。

与 Chiari 畸形相关的脑积水在发病机理方面已争论了很长时间。一些作者认为脑积水可能与 7%~10% 的 Chiari 畸形 I 型有关[8]。理论上认为该类患者是由于幕上压力增高导致小脑受到向下的压力,形成影像学上的"Chiari 征象"[9]。尽管很少见,但这类患者进行枕下颅骨切除术和硬膜成形术可能会导致扁桃体和脑干下降,并可能导致神经功能急性失代偿。因此,对脑室扩大的患者,在不得不进行枕下减压术时,应首先考虑通过脑室造瘘术来降低颅内压。

同样的,临床工作中可能会遇到在年龄很小时就进行过分流的 Chiari 畸形 II 型患者,其临床表现可能为枕下头痛、脑干症状或者进行性加重的空洞但脑室大小无任何改变。这些患者可能存在潜在的分流障碍。对于伴有颈部疼痛、新发延髓症状或新发颈髓空洞的脊柱裂儿童患者,需要首先考虑分流障碍的可能[10]。这时,在考虑行枕下减压术前,需先进行分流的探查。

四、腹侧挤压、寰枕融合及寰枢椎不稳定

另一个通过仔细的术前检查就可以避免的并发症是与腹侧挤压的病理改变相关的 Chiari 畸形。伴有颅底凹陷、游离齿状突小骨、C_1 处类风湿血管翳或寰枢椎融合的患者,可能会通过背侧减压来代偿。在这类患者中,应首先慎重考虑其腹侧的病理改变。对于症状性的前方挤压导致脑干功能障碍、脊髓病、后组颅神经麻痹或四肢瘫痪的患者,即使有 Chiari 畸形的影像学证据,通常也无法通过后方减压来缓解症状。因此,术前识别这些病理改变至关重要。在某些情况下,这些患者可能通过牵引来减少腹侧的病理改变,进而改善症状。如果牵引无效,则在进行枕下减压之前,须先考虑腹侧减压。这些患者几乎都需要行颈枕固定融合术以获得长期稳定。

我们将讨论的最后一项与后脑疝出相关的术前病理学是寰枕融合。寰枕融合由第四枕生骨节与第一脊生骨节分节不全引起。它通常与其他畸形同时发生,特别是 Klippel-Feil 综合征。该病理改变可继发颅底凹陷。在一项纳入 5300 名患者评估颅颈交界区畸形的大型研究中,发现 550 名患者(> 10%)有寰枕融合。其中,38% 的患者由于后颅窝容积减少发生后脑疝出[11],这种病理改变可以并发 $C_2 \sim C_3$ 颈椎分节不全[12],这时,由于运动节段的负荷异常,可能会出现寰枢椎不稳定,这个运动节段将进一步导致血管翳或颅底凹陷。在 14 或 15 岁之前,这种病理改变可能通过牵引来缓解。在更年长的患者中,这样的病理改变将成为无法改善的颅底凹陷[14]。因此,仅关注后方减压而不解决潜在的不稳定性,可能会导致不幸的后果。

Goel 报告了 65 例 Chiari 畸形患者,其中 97% 的患者在行后路寰枢椎融合术而未行枕骨大孔减压术后,症状有所改善[15]。他认为寰枢椎不稳定是 Chiari 畸形发生发展的主要驱动力。这时的 Chiari 畸形可伴或不伴颅底凹陷或脊髓空洞,这些均为连续的病理改变。根据他的理论,小脑扁桃体下疝是一个保护机制,它作为"安全气囊"在寰枢椎不稳定的情况下使中线结构有一定的缓冲。另外,脊髓空洞是中和颅腔和脊髓压力的一种保护性反应[16,17]。然而,这一理论仍然备受争议。他纳入的患者可能代表了一类经过选择的复杂群体,而非典型的 Chiari 畸形患者[18]。大多数 Chiari 畸形患者的标准治疗仍然是枕骨大孔减压。

第三节 手术的并发症

一、假性脑膜膨出

本部分讨论与枕下减压术相关的常见并发症,其中最常见的是假性脑膜膨出。假性脑膜膨出指的是与脑或脊髓周围脑脊液腔相沟通的异常脑脊液聚集(图43.2)。这是 Chiari 畸形手术最常见的并发症,部分文献报道其发生率可高达30%。这些并发症被归因于不同类型的硬膜补片植入,包括异体和自体补片。如果患者没有颅内高压,假性脑膜膨出最常发生于术后,患者呕吐、哭闹、紧张或抬重物时导致其硬膜修补的缝线松动。在打开重新探查时,有时会发现导致整个假性脑膜膨出的仅仅是缝合处的单一小孔[1]。在讨论假性脑膜膨出时,需要注意的是,一些病例数量多、预后良好的医疗中心提倡的手术技术是骨性减压,保持硬膜开放,缝合颈椎周围肌肉和皮肤,形成一个假性脑膜膨出[19]。因此,术后出现一个小而无症状的假性脑膜膨出可以不必过分关注。当硬膜缝合时的小缺口导致脑脊液在硬膜外间隙进行性

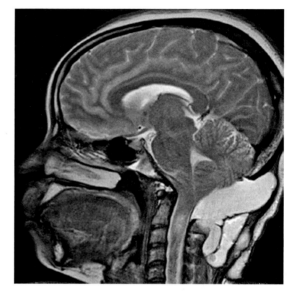

图43.2 MRI 矢状位 T_2 相显示术后假性脑膜膨出

聚集甚至从伤口漏出时,则需要提高警惕。一个逐渐增加的皮下积液,若导致患者疼痛或者影响皮肤,则需要额外的处理。当然,当患者术后早期出现大的假性脑膜膨出时,需要考虑到 CSF 吸收功能障碍,比如假性脑瘤或者隐匿性脑积水。对于之前就有脑室-腹腔分流的患者,出现假性脑膜膨出时,需要排除分流障碍的可能。

如前所述,在重新探查中,最常见的发现是一个小的硬膜缺口。它是由头部运动或者术后急性期哭闹或呕吐导致 Valsalva 动作,并进而导致硬膜缝线松动引起的。虽然严密缝合硬膜层和肌肉层是至关重要的,但要求对患者进行更深的拔管麻醉并使用面罩,以防止气管内导管弯曲,这可能会减少并发症的发生。在术后早期阶段,使用止吐药也可以降低干呕的风险,进而减少硬膜缝线的松动。

如前所述,出现小而无症状的假性脑膜膨出无须特别关注。需在术前将该种并发症如实告知患者及其家属,以免他们在术后无法接受该类并发症。一旦假性脑膜膨出被认为与术后并发症相关,可采取相应的治疗措施。

在早期急性假性脑膜膨出中,重新打开手术切口探查可以让外科医生直接修复硬膜缺损。在儿童患者中,这可能是最快捷的治愈手段并让其尽早出院。由于手术风险较小,对于术后早期的症状性假性脊膜膨出更倾向直接探查。假性脊膜膨出的另一种处理方法是腰大池引流。在此之前,必须确保手术达到了良好的减压效果,同时脑脊液的流动是通畅的,此时放置腰大池引流才是安全的。放置时间通常为3~7天。腰大池外引流的运用可以避免再次手术,并让硬膜有更充足的时间闭合。但婴

幼儿及儿童不能很好地耐受腰大池的置管。另一方面,对于并发脊髓栓系或者其他腰椎病变的患者,通常置管困难。虽然腰大池置管会延长住院时间,但对于有其他合并症的患者来说,因其可以避免再次手术而不失为一个好的选择。

　　一些外科医生可能会选择床旁皮下引流,但皮下引流可能更适用于伤口感染或者皮下积液的患者,而不适合用于假性脑膜膨出的治疗。皮下引流不利于硬膜缺损的愈合,且可能促进更多的脑脊液流到硬膜外间隙,并可能进一步导致脑脊液经针道流出,增加患者感染脑膜炎的风险。因此,不提倡对假性脑膜膨出进行皮下引流。另一方面,目前也有报道在硬膜外间隙置管后,引流假性脊膜膨出的液体,并多处注入混有纤维蛋白胶的血液治疗假性脑膜膨出[20]。

二、脑膜炎

　　Chiari 畸形手术第二个常见的并发症是脑膜炎。Dubey 分析了 500 名接受后颅窝手术的患者,发现脑膜炎发生率为 9%[19]。然而,Chiari 畸形减压术后细菌性脑膜炎的发病率通常很低。脑膜炎最常见的原因是无菌性脑膜炎或炎症性脑膜炎,其发生通常与血液相关内容物流至蛛网膜下腔或对异体硬膜的特异性反应有关,通过提高手术技术可以减少这种并发症的发生。若未计划于术中松解蛛网膜的粘连,则手术时应小心打开硬膜,尽可能保持蛛网膜的完整性,以此减少血液流至蛛网膜下腔的可能性。另一个手术技巧是在切口下方放入明胶海绵,以此减少血液流至脊髓蛛网膜下腔。

　　无菌性脑膜炎通常在术后 3 周内的亚急性期确诊。此时进行腰椎穿刺发现单核细胞增多、蛋白水平升高、革兰氏染色及培养均为阴性,往往考虑诊断无菌性脑膜炎。该并发症可以通过糖皮质激素或者连续腰椎穿刺来治疗缓解。

　　细菌性脑膜炎虽然不太常见,但更严重。虽然最常见的病原菌是葡萄球菌,但我们仍必须依靠培养结果来指导合适的治疗。在某些情况下,早期手术切除感染的硬脑膜补片可能是谨慎的。

三、小脑下移、下陷或下垂

　　小脑下垂是一种罕见的由于过大的枕下开颅导致的医源性并发症。随着时间的推移,脑脊液的搏动和重力作用使小脑通过开颅手术造成的缺损向下推移,造成小脑疝出。一旦解压后,后颅窝内的脑干和小脑扁桃体将形成一个新的接触面。

　　术后小脑和硬膜之间若形成粘连,可能导致脑脊液循环不通畅,继而逐渐堵塞导致术前症状或空洞再次出现[21]。避免颅骨的过度切除能够减少这类并发症的发生。大多数 Chiari 畸形 I 型患者切除 3.0 cm×3.0 cm 大小的颅骨就已经足够了。

　　小脑下垂常在术后 1 年内出现,但也可能过很久才表现出来。这种并发症最常见的表现是再次出现 Chiari 畸形的症状,其中以头痛最为常见。这种头痛在性质上不同于典型的咳嗽性头痛,它们常为辐射至下巴和眼眶的顽固性头痛。

　　由于继发的脑脊液流出受阻,患者可能会出现脊髓空洞症。一旦出现症状性的小脑下垂,通常需要手术进行矫正。如果患者复诊时出现脊髓空洞的相关症状,可以考虑进行空洞分流术。另一种矫正方式是进行枕下颅骨修补,同时行硬膜探查,这样能在直视下对小脑进行减压并探查硬膜[22](图 43.3)。

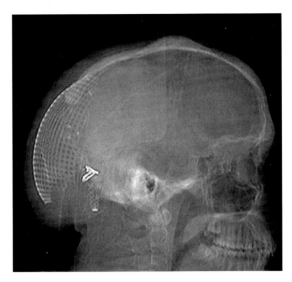

图 43.3　一例在其他中心进行大范围枕骨减压术的患者进行颅骨 X 射线侧位检查(临床表现为继发于小脑下垂的脊髓空洞症并进一步导致单侧声带麻痹。虽然声带麻痹是永久性的,但空洞在使用钛网进行枕部颅骨成形术后有所改善)

四、颅颈不稳定/后凸畸形

枕下减压术后的另一个并发症是影像学上显示的颅颈不稳定。在一项近期发表的关于这种并发症的回顾性研究中,9 例 Chiari 畸形 Ⅱ 型患者进行手术,术后有 5 例(56%)影像学显示出颈椎不稳定,但尚无一例患者发展到需要融合的有临床表现的颈椎不稳[23]。需要指出的是,如果没有先天性解剖异常,这种并发症一般只在 C_2 及以下节段的椎板切除术后出现。若只去除 C_1 的后弓,则罕见出现颅颈不稳定。因此,在 Chiari 畸形 Ⅰ 型儿童患者中,即使小脑扁桃体可能下降至 C_2 的水平,需要进行 C_2 上半部分椎板切除术来减少小脑扁桃体的压迫,术中也应该努力保留 C_2 的棘突和椎板。另外,术中破坏关节面连接也可能导致不稳定的概率增加。一旦椎板切除后出现畸形,通常都会逐渐进展,直到进行手术矫正和融合。

Bollo 将枕骨大孔减压术后出现颅颈交界区不稳定风险增高的患者定义为"复杂 Chiari 畸形"[24]。Brockmeye 强调了两个能够高度预测进展性颅颈后凸畸形的影像学特征:①齿状突凹陷,指的是 pB-C_2 距离(由齿状突后上缘至 C_2 锥体后下平面的最大垂直距离) > 9.0 mm;②斜坡颈椎角度<125°[25],对于 pB-C_2 距离≥9.0 mm,斜坡颈椎角度<125°,并且有延髓或脊髓症状的患者,通常推荐先进行后颅窝减压术、齿状突切除术及枕颈固定融合术,若患者在上述处理后,仍有延髓或脊髓症状,则可行经鼻内窥镜下齿状突切除术来进行腹侧减压。

五、脑干出血

虽然非常罕见,但有一篇文献详细报道了 2 例 Chiari 畸形减压的病例,在进行枕下颅骨切除术及硬膜扩大成形术后出现了脑干出血。该文献的作者认为出血的原因可能是脑脊液过度快速引流和小脑桥静脉牵拉所致。因此,打开蛛网膜时需要小心控制脑脊液缓慢释放,以避免这种严重的并发症。不过幸运的是,这 2 例延髓出血的患者未遗留永久的神经功能障碍[26]。

第四节 脊髓空洞症复发

　　尽管脊髓空洞症很少被认为是并发症,但仍有 10%~40% 的病例报道持续存在脊髓空洞症或脊髓空洞症复发[27]。这一情况通常在术后几个月甚至几年出现,因此需要对这类患者进行长期随访。支持对 Chiari 畸形患者进行硬膜下探查的论据之一是要确认脑脊液流通已经重建,并且第四脑室出口没有蛛网膜网格覆盖。脊髓空洞症患者术后远期颈椎 MRI 可以作为空洞缩小的证据,并为将来的症状发展提供对比参照。

　　在大多数情况下,如果空洞已经缩小而且症状已经改善,则空洞复发并不常见。如果空洞的大小没有改变但临床症状已经改善,此时使用磁共振相位对比电影成像有助于评估空洞及 CSF 流速和流量。如果磁共振电影成像检查发现脑脊液流通良好,则可以通过临床及影像对患者进行随访观察。如果患者临床症状复发,则需要再次进行枕下探查。作者曾治疗了 1 名术后 10 年脊髓空洞症复发并伴有四肢瘫痪的患者,重新探查时发现其闩部有一个之前遗漏的先天性蛛网膜,切除之后,患者的空洞塌陷,同时肌力有所改善(图 43.4,a 和 b)。

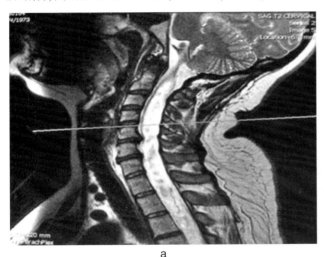 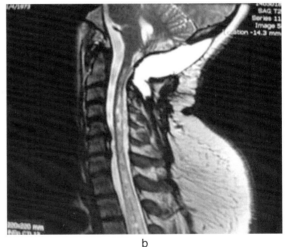

|a|b|

图 43.4　a.成年女性,四肢瘫痪,MRI T2 相提示巨大空洞复发,后颅窝狭小。之前枕下减压后空洞没有缩小,又进行了两次分流手术,每次术后空洞均复发。重新探查时发现闩部有一层先天性蛛网膜覆盖,在 10 年前的首次手术中没有发现。b.再次手术后 MRI T2 相显示空洞消退,后颅窝扩大,四肢瘫痪症状明显改善

　　作者还观察到有单纯骨性减压后进行性加重的脊髓空洞症(图 43.5,a 和 b)。虽然临床上患者的头痛和吞咽功能有所改善,但 MRI 显示空洞扩大(图 43.5c)。经过硬膜下探查,松解蛛网膜粘连,电凝小脑扁桃体,他的空洞得到缓解(图 43.5d)。虽然诸多报告显示单纯骨性减压的效果良好,但该病例也说明不进行硬膜成形的术式并非普遍适用,特别是对于存在脊髓空洞症的患者[28]。持续的随机临床试验可能有助于明确哪些患者需要进行硬膜成形以取得可持续的效果[29]。

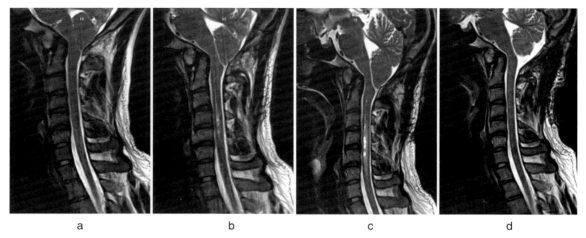

          a   b   c   d

图 43.5　患者诉咳嗽性头痛,吞咽功能障碍和几近晕厥。a 图为术前 MRI 显示 Chiari 畸形 1.5 型;术中硬膜扩张良好,仅行骨性减压。术后症状改善,但术后 MRI 显示早期空洞(b 图);复查显示脊髓空洞有所进展(c 图);再次减压并行硬膜下探查,术后空洞完全消失(d 图)

第五节　结　论

    目前,影像学检查发现的 Chiari 畸形 Ⅰ 型已变得非常普遍。大多数患者和他们的初级保健医师均期待得到正式的神经外科评估。其中大多数患者无症状,或者临床症状与影像学结果无关,不需要干预。尽管神经外科医生认为枕下减压术是一个相对安全的手术,但仔细回顾文献或个案系列显示,严重的并发症可能且确实会出现。因此,术者在术前要确认患者的临床情况是否适合手术是至关重要的。一旦手术,密切关注细节和术后恢复情况可以使患者增加对术者和术后效果的满意度。

第四十四章　Chiari 畸形 I 型的二次干预治疗

Jörg Klekamp

第一节　引　言

由于许多文献报道枕骨大孔区减压术的短期有效率远远超过 80%,因此该手术被广泛认为是治疗 Chiari 畸形 I 型(CM I)的首选方法。然而专门针对减压术后近期或远期出现新发神经功能障碍的治疗方案却很少有文献报道。此外,关于枕骨大孔区减压的具体手术方式仍然存在很大争议:是否有必要切开硬膜的两层;蛛网膜是否应该打开并松解;小脑扁桃体应该如何处理;是否应该行硬膜成形术;如果行硬膜成形术,应该使用哪种硬膜修补材料。对减压失败案例进行分析可能会为这些问题提供一些解答。另一方面,神经功能障碍加重可能并不总是与减压不充分或潜在的颅颈交界区失稳有关,也可能是由于其他病变引起的,如颈椎退行性退变[1]。

第二节　诊断和决策

在一项 856 例 CM I 患者的报道中,158 例患者已经实施了枕骨大孔区减压术,36 例还行了脊髓空洞分流术。158 例患者中有 92 例患者未进行再次翻修手术,其中 64 例是因为神经功能状况稳定或不太可能通过再次手术干预而使其稳定,而另外 28 例患者则拒绝再次手术。对于大多数不建议再次手术的患者,是因为他们对减压效果感到不理想,烧灼样疼痛是这些患者最常见的主诉。尽管术后其他症状得到了改善,空洞也缩小了,但这种神经性病理性疼痛可能会持续存在,并且非常难以治疗。因此,术前应充分告知患者,即使减压成功,烧灼样疼痛可能不能缓解。Bernard Williams 甚至观察到少数患者尽管脊髓空洞明显减小,但患者术后症状仍然恶化,而这种情况在这项病例报道中并未观察到。考虑到再次手术风险增加且手术成功率降低,大多数有细菌性脑膜炎病史或多次枕骨大孔区手术史的患者不建议再进行枕骨大孔区减压术。

基于详尽的临床和神经影像学资料分析,66 例患者接受了总共 73 次手术。脑积水一旦排除,就应该评估上次减压手术前的临床病史以及术前症状对减压手术的反应,如神经功能状况是否保持不变或有所改善,临床症状是否持续进展而没有一个中间稳定期。如果症状立即恶化,则说明减压不充分。在大多数情况下,这与枕骨大孔区脑脊液梗阻有关,或因颅底凹陷合并颅颈交界区失稳等潜在的其他问题所致。

然而,通过对临床病史的分析发现,大多数患者在出现新的脊髓压迫症状之前会有一个症状改善或不变的平台期。枕部头痛和吞咽功能障碍是提示枕骨大孔区出现了新问题的唯一临床症状。如果这些症状并不进展或不再出现,则不能说明是枕骨大孔区问题或其他病因导致的临床症状恶化。一般来说,平台期越长,则与枕骨大孔区问题的关联性越小。

其次,必须对这些患者进行详细的神经放射学评估。对比前次手术区域的术前和术后 MRI 扫描的结果,是否有任何证据表明存在减压不充分或压迫复发。据报道,新骨形成可能引起复发压迫,尤其是儿童[2-4]。但是本组病例中并未观察到这种现象,也没有发现因为颅骨切除范围过大导致小脑下垂并造成脊髓受压的病例[5,6]。

评估内容包括:是否存在合并齿状突持续压迫腹侧的颅底凹陷;是否存在如寰枕融合、Klippel-Feil 综合征或齿状突周围血管翳等颅颈交界区失稳的迹象[7];枕大池的大小如何(图 44.1~44.3);是否存在假性脑膜膨出向前推挤硬脊膜(图 44.1~44.3)[8]。

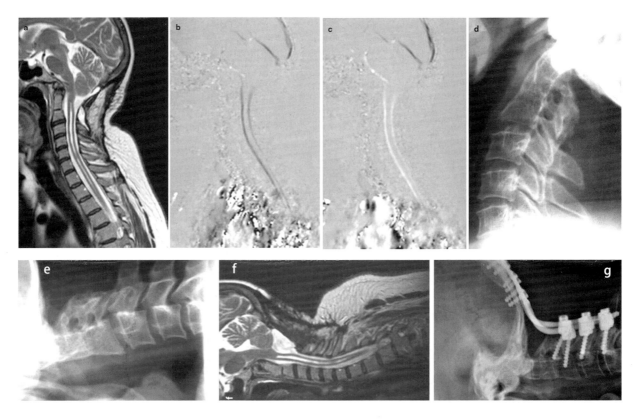

图 44.1　a.患者 46 岁,Chiari 畸形Ⅰ型、颅底凹陷和脊髓空洞症,8 年前在其他医院行枕骨大孔区减压术后的 MRI 矢状位 T_2 相。脊髓空洞直径不大,可见小的假脊膜膨出,寰枕融合,C_2/C_3 融合,即 Klippel-Feil 综合征。患者主诉是严重颈部疼痛、感觉障碍和轻微步态失调。b、c.磁共振电影成像显示枕骨大孔区无脑脊液流动。d、e.颈椎功能位 X 射线显示 C_2 和 C_3 椎板切除,C_3/C_4 椎不稳定。翻修手术包括蛛网膜切除和硬膜成形术,然后是 C_0~C_5 的枕颈融合与侧块螺钉固定。f.术后 MRI 显示枕大池。g.术后 7 年的对照 X 射线显示了所有植入物位置良好。患者术后的神经功能稳定了 7 年,颈部疼痛有所改善

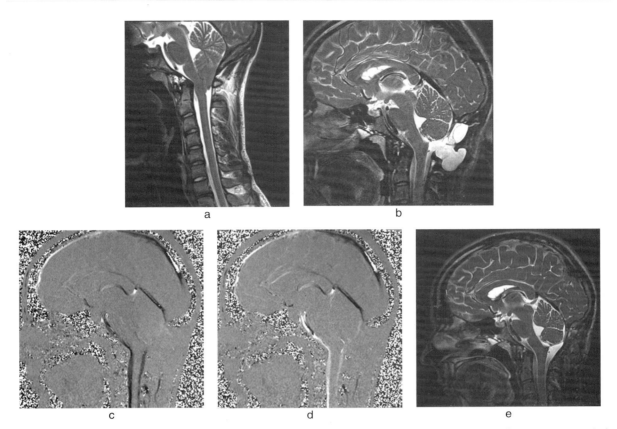

a　　　　　　　　　　　　　　　b

c　　　　　　　　　　　　　　　d　　　　　　　　　　　　　　　e

图 44.2　a. 15 岁男孩,主要表现为枕部头痛。MRI T$_2$ 加权像矢状位,典型的 Chiari 畸形Ⅰ型,无脊髓空洞症。b. 患者在其他医院行枕骨大孔区减压并切除双侧扁桃体,术后 MRI T$_2$ 相显示巨大假性脑膜膨出,似乎有一层膜阻塞了正中孔。c、d. 磁共振电影成像显示枕骨大孔区无脑脊液流动信号。患者不再诉枕部头疼,但出现严重的局部不适。2 年后再次行手术,术中发现硬脑膜成形术的缝合线处有明显的缺损。取出硬膜补片后可见双侧小脑扁桃体残端严重瘢痕,双侧小脑后下动脉均包裹在瘢痕组织中,阻塞了正中孔。为避免损伤血管,没有打开正中孔,重新行硬脑膜成形术。e. 术后 MRI 扫描显示枕骨大孔区正常脑脊液通道,软组织愈合良好,患者完全康复

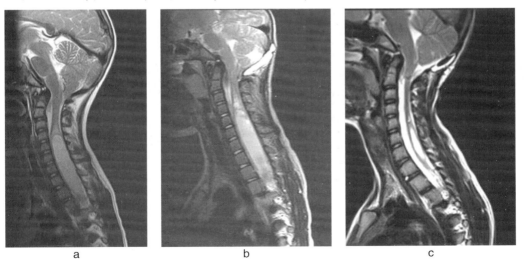

a　　　　　　　　　　　　　　　b　　　　　　　　　　　　　　　c

图 44.3　a. 5 岁女孩,MRI T$_2$ 加权像矢状位显示 Chiari 畸形Ⅰ型,伴明显的脊髓空洞症和脊柱侧弯。b. 枕骨大孔区减压术后假性脑膜膨出,向前推挤硬膜补片阻塞脑脊液流动。术后空洞无缓解。第一次手术后 7 年,脊柱侧弯加重,决定行枕骨大孔区翻修手术。c. 经过翻修手术,包括蛛网膜松解和硬膜成形术,脑脊液通路改善、空洞开始缩小、脊柱侧弯没有进一步加重

另一个要注意的重要方面是术后脊髓空洞的情况。如果术后空洞缩小并维持稳定,则新发症状不太可能与枕骨大孔区有关,除非存在颅颈交界区失稳。

如果常规 MRI 扫描排除了上述问题,则需要行心脏磁共振电影成像评估枕骨大孔区脑脊液通道,这种方式是检测或排除蛛网膜瘢痕和粘连的最灵敏方法,这些瘢痕和粘连可能是术后重新形成的,也可能是之前减压术中没有彻底解决的问题[9-12]。如果磁共振电影成像证实枕骨大孔区脑脊液通畅,神经影像学评估也排除了上述所有其他可能性,则临床表现恶化与以前的减压手术无关。

在脊髓空洞分流的患者中,其分流导管可能导致神经根或脊髓粘连,以致颈部或手臂运动时会引发神经根性或脊髓性症状。这些患者的 MRI 扫描可见分流处的脊髓与硬膜粘连。如果排除了分流相关的问题,接下来就要评估颈椎退行性变(图 44.4)。许多患者 Chiari 畸形治疗效果良好,空洞塌陷后可见由于长期存在的脊髓空洞症导致严重的脊髓萎缩。因此,MRI 扫描往往提示轻度或中度的颈椎管狭窄似乎与临床症状无关。但是,这是一个非常危险的假设。由于脊髓空洞症,这类患者的脊髓功能储备非常低,任何其他的影响,即使是很小的影响,也足以引起新的严重的神经功能缺失。甚至有人认为 Chiari 畸形患者特别容易出现颈椎退行性变[14]。颈椎过度活动的迹象应该通过功能位 X 射线明确[1, 15]。

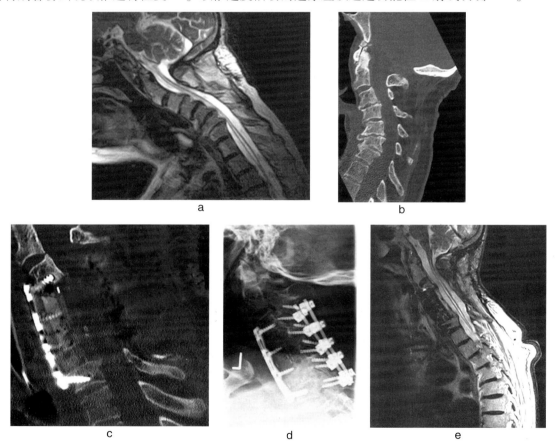

a   b

c   d   e

图 44.4 a.74 岁男性,枕骨大孔区减压术后 9 年,MRI T$_2$ 加权像倾斜矢状位显示明显的脊髓萎缩、空洞塌陷、枕骨大孔区脑脊液流动通畅、多节段颈椎骨软骨病、脊柱后凸畸形。进行性四肢瘫痪,只能坐在轮椅上,呼吸肌无力逐渐加重,上肢功能丧失。b.CT 矢状位重建显示多发骨软骨病和鹅颈畸形。行联合减压,先经前路行 C$_4$~C$_6$ 椎体次全切除并 C$_3$~C$_7$ 椎体重建和前路融合,然后经后路行 C$_3$~C$_6$ 减压并 C$_3$~C$_7$ 侧块螺钉固定。术后 CT 重建(c 图)显示,侧位 X 射线(d 图)显示和 4 年后的 MRI(e 图)显示矢状位形态改善,颈髓压迫解除。术后逐渐康复。术后 4 月,能够行走约 20m,呼吸功能、力量和双手的协调能力都有所改善

第三节　治　疗

表 44.1 概述了未再次进行手术的患者、再次行枕骨大孔区或椎管其他区域手术患者的症状分布。在三个组中,发生神经病理性疼痛或枕部疼痛的患者比例相近。对于其余症状,未手术组患者受影响的程度小于手术组。接受枕骨大孔区翻修手术的患者出现枕部疼痛和吞咽困难的症状更为常见,而接受颈椎间盘疾病手术的患者感觉障碍更为常见。然而,患者的神经功能状况是由于枕骨大孔区的新问题所致还是由于脊髓病所致却难以鉴别。

枕骨大孔区翻修手术患者明显比颈椎间盘疾病手术患者更年轻[(40±16)岁/(51±15)岁;t 检验,P=0.03],从上次减压到出现新发症状之间的无进展期更短[(31±39)个月/(100±161)个月;t 检验,P=0.12],二次手术之前的病程更长[(48±89)个月/(32±65)个月;t 检验,P=0.5]。8 例患者接受了多次手术,2 例患者均进行了枕骨大孔区翻修手术,然后拔除了空洞分流管或因颈椎间盘疾病行减压手术,或分别进行了两次颈椎或枕骨大孔区翻修手术。

表 44.1　枕骨大孔区减压术后患者的临床症状

分组	枕部疼痛	神经病理性疼痛	感觉减退	步态	运动功能	括约肌功能	吞咽功能
未手术组	79%	36%	57%	60%	43%	14%	14%
枕骨大孔区组减压组	87%	42%	74%	83%	64%	21%	34%
脊柱组	73%	33%	87%	80%	67%	27%	7%
总计	81%	38%	67%	70%	53%	18%	20%

一、颈椎二次手术

在 18 例患者中,由非枕骨大孔区的机制引起了新的神经系统症状(表 44.2 和图 44.4)。在所有这些患者中,Chiari 畸形已经得到了充分减压,表现为脊髓空洞明显缩小和枕骨大孔区脑脊液通畅。他们总共进行了 20 次手术。1 例患者因脑积水需要行脑室-腹腔分流术。为了缓解术后神经根或脊髓的粘连,4 例患者拔除了分流管,因为每位患者都会在某些身体部位运动时引起疼痛和感觉异常,但这种粘连并未导致空洞复发。

为了取出空洞分流管,首先采用锐性显微手术解剖分离松解粘连的神经根和脊髓,这样在大多数情况下可以取出分流管。分流管卡在脊髓中是因为分流管在脊髓入口处被横切断了。4 例患者中有3 例在拔除分流管后症状改善。

对于合并退行性椎间盘疾病的患者,通常的策略是通过前路将 1 个或 2 个节段融合用于治疗有根性症状的患者,而对于进展性脊髓病的患者首选后路多节段减压融合。之所以采用这样的治疗策略,是基于观察发现进展性脊髓病患者由于前期的脊髓空洞症,几乎均表现为严重的脊髓萎缩,并且常常出现颈椎多节段过度活动。手术的目的是防止脊髓功能储备明显减低的患者将来发生邻近节段的恶化(图 44.4)。

9 例患者因颈椎单节段或 2 个节段椎间盘疾病接受了 10 次前路融合手术。其中 1 例患者 10 年后因为出现了进展性脊髓病而进行了颈椎后路减压融合术。1 例患者因鹅颈畸形进行了前后联合减压和融合术(图 44.4)。最后,有 3 例患者仅进行了后路减压融合术。后路减压包括 $C_3 \sim C_6$ 椎板切除和侧块固定。

除 1 例患者术后出现肺炎外,该组病例未观察到其他并发症。1 例患者采用了后路减压和侧块固定,术前严重的脊髓病术后持续性加重。

从个体症状来看,术后 3 个月可见到疼痛、感觉障碍和感觉异常改善趋势。其他神经系统症状,如运动无力或步态问题往往保持不变。除了 1 例前路融合的患者在术后 3 个月临床症状有所改善[15]。

长期随访观察显示,在接受手术治疗的颈椎退行性疾病患者中,有 77% 的患者至少在 5 年生存期间无症状进展[15]。2 名患者在前路融合后出现了邻近节段疾病,分别再次行了前路或后路手术,稳定了临床症状。

取出分流管后,1 例患者在术后 4 月时由于瘢痕形成导致神经功能再次恶化。由于首次枕骨大孔区减压术后发生了脑膜炎的并发症,病情变得复杂而未进行进一步的手术治疗。

二、枕骨大孔区二次手术

该亚组中的 51 例患者存在未经治疗或新发的颅颈交界区失稳、减压不充分或脑脊液循环梗阻(图 44.1、44.2 和 44.3)。脑脊液循环梗阻与蛛网膜瘢痕形成或假性脑膜膨出压迫枕大池有关,而这些不同的机制常合并存在(表 44.2)。

以前有报道显示,对于 Chiari 畸形 I 型和脊髓空洞症患者缺乏有效的空洞分流[16],因此从未考虑过对减压失败的患者使用这种分流术。如果脊髓空洞症没有消退或复发,则必须在枕骨大孔区寻找原因并进行治疗。这就需要翻修手术打开硬膜,变更硬膜成形术,分离蛛网膜粘连使脑脊液从正中孔中自由流出,并使用同种异体而非自体材料行硬膜成形术[1]。有部分学者提到在枕骨大孔区减压时特别是在翻修手术中打开正中孔的重要性[2, 17-19]。

表 44.2　53 例枕骨大孔区翻修手术的病理结果

特征	数量
假性脊膜膨出	14(26%)
轻微的蛛网膜瘢痕	11(22%)
严重的蛛网膜瘢痕	36(73%)
脑膜炎病史	3(6%)
正中孔阻塞	33(67%)
脑室扩张	8(15%)
颅底凹陷	12(23%)

对 51 例患者进行了 53 次枕骨大孔区翻修手术(图 44.2 和 44.3),其中 13 例联合了后路枕颈融合术(图 44.1),其中一例患者行经口齿状突切除和二次后路减压和融合手术。4 例患者因为术前影像学和术中超声检查均未检测到脑脊液阻塞现象,所以翻修时仅行枕颈融合术。对于寰枕融合的患者,枕骨需要与 C_2 或以下水平融合。

严重的蛛网膜瘢痕形成是枕骨大孔区脑脊液阻塞患者的最常见特征[20-24],36 例(73%)患者是由于硬膜植入材料与小脑或脊髓之间的粘连造成的,其中 33 例正中孔发生阻塞。导致硬膜植入材料与其下的神经组织粘连的因素很多,诸如假性脑膜膨出将硬膜植入材料推向前方[8]、缝合材料、自体移植材料、第一次手术时蛛网膜粘连松解不充分、第四脑室闩部封堵、小脑扁桃体切除(图 44.2)或患者有脑膜炎病史[16,20,25]。

术前评估的主要问题是确定蛛网膜炎的严重程度。蛛网膜粘连越广泛和密集,翻修手术带来的长期益处的可能性越小,手术风险越高。除非有脑膜炎的病史或在手术记录中清楚地描述严重的蛛网膜改变,否则几乎不可能预见在打开硬脑膜后会发现什么。因此,难以在翻修手术之前判断患者的预后。这需要与患者沟通。在某种程度上,重新探查枕骨大孔是为了诊断并明确为什么第一次手术不能提供理想的结果。根据术中发现,必须采取手术策略以改善脑脊液流动情况,但也要最大限度地减少术后蛛网膜瘢痕形成的风险,因为蛛网膜瘢痕也可能再次导致脑脊液循环梗阻并阻止患者长期获益。蛛网膜松解的范围限于中线区域,蛛网膜粘连会导致正中孔及脊髓后方蛛网膜间隙阻塞,因此必须锐性切断。钝性分离或向两侧处理蛛网膜粘连存在损伤小的穿支动脉和后组颅神经的风险,应予避免。最后,使用同种异体材料行硬膜扩大成形术,可有效地减少术后蛛网膜瘢痕的形成,从而避免神经功能再次恶化。

枕骨大孔区翻修手术后有 26% 患者发生并发症,包括脑脊液漏、出血和两次翻修手术后都会发生的脑积水。手术并发症发生于经过四次翻修(7.5%)和仅在其他机构进行首次减压手术的患者。相较于第一次行后颅窝减压术的患者,枕骨大孔区翻修手术后并发症发生率稍高[26,27],而第一次减压术后的永久性手术并发症则显著降低(0.9%)[26]。

翻修手术后 3 个月,62% 的患者出现症状改善,26% 的患者术后无改变,11% 的患者术后神经功能明显恶化。从术后第一年的个体症状来看,疼痛、感觉障碍和步态都有改善。其余症状往往保持不变。症状轻微改善,功能意义小。对于其他原因导致枕骨大孔区严重蛛网膜炎的患者也有类似的经验[28]。枕骨大孔区翻修手术患者的现实前景是先前进展的临床症状得到稳定控制[1]。Kaplan-Meier 报道的长期随访的统计结果表明,枕骨大孔区翻修手术患者术后 5 年无进展生存率为 71%,而 10 年无进展生存率为 63%。

第四节　结　论

对于枕骨大孔区减压术后出现进行性神经功能恶化的 Chiari 畸形Ⅰ型患者,需要进行详细的临床和放射学检查,以确定相应的原因。这个过程不仅需要仔细分析枕骨大孔区的原因,还要考虑到颈椎退行性疾病,尤其要关注颈椎失稳的迹象。因为这些患者往往存在脊髓萎缩,所以容易受到颈椎节段过度活动的损害。多节段减压融合可能使 77% 的此类患者的病程稳定至少 5 年。对于枕骨大孔区脑脊液阻塞、脊髓受压或颅颈交界区失稳的患者,建议行枕骨大孔区翻修手术。相对于首次行减压手术而言,翻修手术的术后并发症发病率更高,术后神经功能明显改善的可能性更小,然而 63% 的患者通过翻修手术可使病情稳定至少 10 年。

第四十五章　Chiari 畸形 Ⅰ 型和 Ⅱ 型的外科治疗效果

Nathan J. Ranalli，David D. Limbrick Jr.，Tae Sung Park

第一节　引　言

有关 Chiari 畸形的分型(主要为 CM Ⅰ 和 CM Ⅱ)、胚胎学、流行病学、病理学、临床表现、风险评估和治疗等的相关细节将在本书的其他章节进行论述。本章的主要是以该领域的文献报道为基础,重点描述 CM Ⅰ 和 CM Ⅱ 外科治疗后基于观察和文献报道的临床预后效果。主要的可量化参数包括临床症状和体征的改善、脊髓空洞症和脊柱侧凸的缓解程度等。终点观察指标包括各术式的操作时间、术中超声监测结果和平均住院日等,以及已在最近的临床调查研究中得到详细评估等相关指标也在本章节探讨;并发症和再手术率需要予以重视,但将会在其他章节给予阐述。此外,还将重点论述单独接受骨减压术或骨减压术联合硬膜成形术的 CM Ⅰ 或 CM Ⅱ 患者的预后差异。鉴于 CM Ⅰ 和 CM Ⅱ 畸形在本质上是截然不同的两种先天性疾病,本章节将分别对这两种类型的 Chiari 畸形进行讨论。

第二节　Chiari 畸形 Ⅰ 型概述

1891 年,德国病理解剖学教授 Hans Chiari 首次描述了 4 种中枢神经系统先天性解剖异常,后来将其命名为 Chiari 畸形(Ⅰ~Ⅳ);其中 CM Ⅰ 指小脑扁桃体通过枕骨大孔向尾部下移至上部颈椎管内(有时下移至中颈部椎管内),进而导致各种临床症状和体征[1]。人们关于 CM Ⅰ 的发病机制提出了多种理论学说,目前大部分学者认为跨枕骨大孔的颅-脊椎管腔压力梯度差是促使 CM Ⅰ 形成的主要病因。枕骨大孔区的压力梯度差来源于脑脊液动力学的异常,该压力梯度差导致颅腔与椎管腔二者间的脑脊液压力失衡,即颅腔内的脑脊液压力高于椎管腔内的脑脊液压力,进而在该压力梯度差作用下导致后颅窝内组织向椎管尾部移位且逐渐进展加剧[2-10]。

CM Ⅰ 的诊断尤其基于 MRI 影像学上的诊断,随着 MRI 检查技术在基层医院的推广与普及,临床症状轻微的 CM Ⅰ 患者也能及时在疾病的早期得到确诊,进而近些年本病的诊断率在不断提高。半个世纪前,当患者出现严重共济失调、肢体瘫痪和颅内压升高的症状体征时才能做出 CM Ⅰ 的可能诊断。与之相比,如今借助 MRI 等相关检查在疾病早期即可对症状轻微及病损较轻的患者行 CM Ⅰ 诊断,从而使患者可以选择更多的手术治疗方式[11-13]。在 Tubbs 等对其所在的儿童诊疗中心近 20 年来 CM Ⅰ 患儿的病例资料进行了回顾性研究发现:CM Ⅰ 患儿两个最常见的临床症状为头颈部疼痛(40%)和脊柱侧弯(18%)。同时该研究结果还提示,实际上仅有约 20% 伴有影像学改变的 CM Ⅰ 患者可通过手术干预治疗改善临床症状[14]。不少作者同样认为在成人 CM Ⅰ 中，由运动或 Valsalva 动作诱发的头痛是患者就诊的主要原因[15-19]。在 Tubbs 团队所评估的大型儿科研究人群中，仅不到 10% 的患者表现为神经系统症状，不到 5% 的患者伴有中枢性睡眠呼吸暂停，其他常见的临床表现为易怒、角弓反张、上肢疼痛、感觉异常、共济失调和下肢肢体反射亢进等。在相关的其他诊断中，最常观察到的合并症包括分流的脑积水、后颅窝畸形和脊柱侧弯[14]。

脊髓空洞症（Syringomyelia，SM）是一种由脊髓内脑脊液异常积聚所致的一类疾病，无症状的 CM Ⅰ 患者伴有 SM 的发生率高达 20%，症状性患者伴有 SM 的发生率达 75%[20-27]。虽然 SM 所致的临床症状很难与 CM Ⅰ 的临床表现相鉴别，但 SM 患者通常伴有枕下和颈后疼痛，部分患者可伴有单侧或双侧肢体麻木、无力、肌肉萎缩及痉挛，且上述症状与空洞的大小和位置关系密切。20 世纪 60 年代，Boman 和 Iivanainen 在关于未经治疗的颈椎 SM 的自然病史的研究中已充分证实，如果对 SM 不及时采取临床干预措施，SM 的临床症状将逐渐发展，且最终可导致患者残疾或死亡[28]。

虽然目前还没有研究明确证实 CM Ⅰ、SM 和脊柱侧弯之间的因果关系，但目前很多关于三者间关系的研究已经证实了三者间存在密切的联系[29-31]。许多学者认为，SM 所致的下运动神经元损伤会导致躯干肌肉的神经支配异常和失衡，这直接导致了脊柱侧弯的发生与发展[32-34]。且该领域的相关综述已经明确，脊柱侧弯不仅是儿童和青少年 SM 患者最早和最常见的临床体征，而且在 85% 的青年患者中也有不同程度的表现[35,36]。尤其在胸廓畸形、胸椎顶段脊柱生理性弯曲丧失、脊柱后凸、男性性别、疼痛和神经功能缺损的情况下时，特发性脊柱侧弯（冠状脊髓 MRI 上 Cobb 角 >11°）、CM Ⅰ 和 SM 相关性增加，所以对有上述表现的脊柱侧弯患者的评估必须包括脊柱 MRI[29,31,33,37-47]。

一、Chiari 畸形Ⅰ型的外科治疗

除疼痛给予药物治疗外，手术是治疗 CM Ⅰ 唯一行之有效的手段。虽然传统的治疗方法包括通过开窗术或分流术等治疗 SM，但是其主要的治疗方式是对 SM 发生发展的机制进行手术干预。自 1938 年 McConnell 和 D'Errico 在文献中首次描述手术治疗 CM 以来，以 Fischer、Krieger 及 Navarro 等为代表的学者也相继对其进行了系统研究。目前已经证实了后颅窝减压术（PFD）的安全性和有效性[48-53]。但近年来关于后颅窝减压术（通过切除枕下骨质的单纯硬膜外骨性减压，伴或不伴颈椎椎板切除或硬膜外纤维条索切除）与更具侵入性的后颅窝减压加硬膜成形术（PFDD）优缺点的争议日益激烈。Durham 和 Hankinson 等基于当前文献对两种术式进行了荟萃分析，以比较两种术式的临床疗效的差异[54,55]。Mutchnick 等在 2010 年对接受 PFD 或 PFDD 治疗的 121 名 CM Ⅰ 患者进行了单中心回顾性研究，增加了Ⅱb 和Ⅲ类证据的数量[56]。但是，如前所述，目前仍缺乏 PFD 与 PFDD 临床效果的Ⅰ级和Ⅱa 级证据。

1. 临床效果

在 Durham 和 Fjeld-Olenec 等进行的由 5 项回顾性队列研究和 2 项前瞻性队列研究组成的荟萃分析中发现，在 PFD 组患者中，65% 的患者临床症状较术前改善，而 PFDD 组患者的症状改善率为 79%[54]。意大利学者 Hankinson 及其同事利用相对有限的临床数据库进行的两项关于 PFD 和 PFDD 临床效果的回顾性研究，其中部分患者通过术中超声来决定是否进行硬膜内操作的决策，而大部分患

者则通过电生理监测和术前评估进行 PFD 或 PFDD 方案的选择[53,57-62]。结果显示,经 PFD 治疗的患者中,有81.3%的患者临床症状完全缓解[24],93.3%的患者随访5年后临床症状得到明显改善[63]。

大部分有关 PFDD 治疗的 CM Ⅰ 患者术后临床效果的研究是以Ⅲ类证据为主的单中心回顾性研究。在 Paul、Nagib 和 Nohria 等分别于20世纪80年代和90年代发表的研究结果中显示,接受 PFDD 治疗的大多数患者术后其 CM Ⅰ 相关的临床症状均得到了改善或稳定[25,64,65],且在临床症状出现后2年内进行手术干预的患者预后会更好[17]。进一步统计了关于 PFDD 临床疗效的众多小型研究,结果显示其临床症状改善率为92%~100%,且并发症发生率很低[52,57,58,66-71]。在 Tubbs 等对500名接受 PFDD 治疗的 CM Ⅰ 患儿的预后研究中,约83%的患儿术前症状或体征得到改善;且术前运动异常与感觉异常相比,头痛(尤其是 Valsalva 动作引起的和枕下部头痛)、睡眠呼吸暂停和脊髓空洞症的改善更为确切[14]。

2. 脊髓空洞症的改善

Durham 和 Fjeld-Olenec 等对 PFD 和 PFDD 的临床效果(脊髓空洞症的改善情况)进行了荟萃分析,结果表明 PFD 组患者的影像学空洞改善率为56%,而 PFDD 组为87%,但这一发现并没有显著的统计学差异[54]。在 Genitori 的研究中,表现为 SM 的10名患者中,有8名在仅接受 PFD 后空洞即完全消失;Caldarelli 等的研究发现,在接受 PFDD 治疗的患者中,50%的患者术后空洞减小,16.7%的患者术后空洞增大、症状持续或恶化[24,63]。

而在仅观察 PFDD 临床效果的研究中,相关研究结果显示空洞的改善率为55%~100%,但是其尚缺乏定义空洞改善的通用标准[52,57-59,66,68,70-72]。Tubbs 的研究结果显示,在285例接受 PFDD 治疗的合并脊髓空洞症患者中,术后6个月至1年随访仅有4例空洞进展,80%的患者在第一次手术后脊髓空洞症相关症状缓解,95%的患者在第二次手术后缓解[14]。Zhang 等对200例 CM 术后效果进行研究,结果显示在接受 PFDD 治疗的 CM Ⅰ 患者中,60%的患者空洞改善和缩小[73]。尽管文献中有空洞延迟消退的病例报道,但其可能性很低,因此建议在术后3~6个月时应对症状性持续的脊髓空洞症患者进行再次手术[74]。

3. 脊柱侧弯改善

关于 CM Ⅰ 合并脊柱侧弯的患者仅接受 PFD 治疗后临床效果的相关文献报道很少。在 Genitori 的研究中,3名患者中有2名患者的影像学表现较术前改善。在 Caldarelli 等的研究中,2名患者在治疗后脊柱侧弯略有改善[24,63]。Attenello 详细追踪报告了一例在首次接受 PFD 治疗后因脊柱侧弯进展需要再次手术的病例[75]。而对于合并 SM 和脊柱侧弯的 CM Ⅰ 患者,经 PFDD 治疗后其脊柱侧弯改善的可能性更大。对相关文献进一步收集整理,发现其中至少有15项已发表的临床回顾性研究对接受 PFDD 治疗患者的脊柱侧弯的预后进行了评估。在这些研究的手术标准和手术方案尚缺乏统一标准的情况下,患者脊柱侧弯的改善率和进展率仍分别为0%~73%和18%~72%[76-87]。其中较好的预后与年龄和 Cobb 角之间存在密切关联[76,77,83-85]。Isu 的研究结果显示,当术前 Cobb 角<40°时,2/3的 CM Ⅰ 合并脊髓空洞症和脊柱侧弯患者术后 Cobb 角可能会减小,并且脊柱侧弯进展率降低[33]。Nagib 研究结果显示,Cobb 角<30°的10名患者中有6名改善,术前角度>30°的4名患者在 PFDD 后稳定、未进展[64]。Tubbs 等的研究结果显示,在 CM Ⅰ 患者中,18%的患者合并脊柱侧弯,其中82%有脊髓空洞症,40名患者(整体的8%)最终需要行脊柱融合术来矫正畸形。同时研究者观察到,即使在手术后脊髓空洞缩小的情况下,术前 Cobb 角>40°也与较高的脊柱侧弯进展率密切相关[14]。Attenello 的研究结果显示,除了术前较大的 Cobb 角,位于胸腰椎交界处的脊柱侧弯和术后空洞影像学上未改善都是脊柱侧弯进展的预测因素[75]。在最近发表的一项为期 10 年的回顾性研究中,Krieger 对 79 名 CM Ⅰ合并脊柱侧弯和脊髓空洞症(空洞直径>6.0 mm)的患儿进行了系统评估[87]。所有患儿均接受了 PFDD 治疗,49 例 Cobb 角<20°的患儿术后脊柱侧弯无进展;在 Cobb 角为 25°~80°的患儿中,70%的患儿在接受 PFDD 治疗后需要支撑固定或脊柱内固定融合术来延缓脊柱侧弯的进展。整体而言,79 名患儿中有 87%的患儿在 PFDD 后脊髓空洞明显缩小,但这与术前 Cobb 角的大小(Cobb 角>20°)有关,因此并不能预测是否需要进一步进行畸形校正。因此 Krieger 认为早期及时干预是改善神经系统症状体征以及减少后期行脊柱融合术的关键[87]。

4. 再手术率和术后并发症

在 Durham 和 Fjeld-Olenec 等的荟萃分析中,接受 PFDD 治疗的患者因症状持续不缓解或复发需要再次手术的可能性低于接受 PFD 治疗的患者(2.1%/12.6%),但其发生与脑脊液相关的并发症的可能性较大(18.5%/1.8%)[54]。2009 年 McGirt 对 393 名接受 PFDD 的成人患者进行了回顾性研究,结果显示脑脊液漏发生率为 3%[88]。Mutchnick 的研究发现,在接受 PFD 治疗的患者中,尽管术后没有出现明显的并发症,但 12.5%的患者因症状复发需再次行 PFDD。并且在他们的研究中,只有 2 名(3.1%)接受 PFDD 的患者因症状未改善而再次接受 PFDD,3 名患者术后出现了轻微的并发症[56]。Tubbs 的研究表明,在 500 名患者中,术后并发症的发生率为 2.4%,这些并发症包括后颅窝积液引起的急性脑积水(需要脑室外引流);手术后 48h 内因脑干严重受压,需行经口齿状突切除术和寰枕融合术;2 例因枕窦出血过多而终止手术,化学性和细菌性脑膜炎各 1 例;因未经治疗的脑积水而继发脑脊液漏且经分流术得以解决的患者 1 例[14];500 例患者中有 15 例需再次手术(3.2%)。CM Ⅰ患者行减压术后的年预期死亡率为 2.5%~4.5%[89]。

5. 手术时间和住院时间

Tubbs 在 2011 年发表的关于本机构单中心回顾性研究结果显示,PFDD 的平均手术时间为 95min[14];患者(除 1 人外)平均住院时间为 2~7 天,平均 3 天;重返校园的时间为 7~16 天,平均为 12 天。在 Mutchnick 等的系列研究中发现,与接受 PFD 的患者相比,接受 PFDD 患者的手术时间[(201±34)min/(127±25)min]和住院时间(4.0 天/2.7 天)更长[56]。在 2005—2008 年期间的国家规范数据显示,其平均住院日在 4.5~6 天[89]。

第三节　Chiari 畸形Ⅱ型概述

Chiari 畸形Ⅱ型(CM Ⅱ)是一种通常伴有脊髓脊膜膨出的后颅窝发育障碍性疾病,该病最初由 Hans Chiari 在 1891 年描述,目前已知包括各种幕上和幕下的异常[90]。CM Ⅱ除了小脑蚓部、脑干和第四脑室尾部移位,还包括中脑顶盖喙样变形、颅后窝狭小、灰质移位、小脑回畸形以及延髓"扭结"等[91-95]。关于 CM Ⅱ的病因,目前在神经外科学者提出的众多假说中最能解释其临床众多现象的假说是 McLone 和 Knepper 倡导的统一理论,即延颈交界区尾端移位、脊髓栓系或牵引、颅内高压和椎管内低压的相互作用导致了上述解剖异常。在这种畸形中,跨枕骨大孔的颅-脊椎管腔压力梯度差即颅腔内的脑脊液压力高于椎管腔内是导致上述解剖异常的主要原因[96]。

CM Ⅱ 的临床表现包括呼吸暂停、呼吸喘促、神经源性吞咽困难、窒息小发作、肌肉无力、痉挛以及轻瘫。这种疾病的症状出现在 1/3 的 CM Ⅱ 患者中,症状轻微者无明显不适,严重者可危及生命。症状性 CM Ⅱ 是 2 岁以下患有脊髓脊膜膨出症幼儿的主要死亡原因,且在症状性 CM Ⅱ 患者中,多达 1/3 需行手术减压[97-101]。尽管几乎所有脊髓脊膜膨出的患者出生时都有不同程度的 CM Ⅱ 存在,而且诊断相对简单。但一些患儿在青春期后才开始出现神经缺损或疼痛等症状,这可能与脊髓空洞症或脊柱侧弯的缓慢影响有关。年龄较大的儿童可表现出典型的脊髓型颈椎病症状,包括上肢无力、痉挛、灵活性丧失、共济失调和枕部疼痛,并以选择性的方式接受手术治疗[84,102]。

一、Chiari 畸形 Ⅱ 型的手术治疗

对存在症状的 CMⅡ 患儿的评估,首先要明确是否存在脑积水,因为其中许多幼儿在出生时或出生后不久就需要进行分流术。对于那些有分流术指征的患儿,必须首先明确并解决引起症状的可能病因。由于这些幼儿出现的症状无论是继发于脑神经牵引、低位脑干压迫还是先天性脑神经核异常都具有潜在的致命性,因此必须在紧急情况下迅速完成检查和必要时进行手术减压以挽救生命[103-109]。

当 CM Ⅱ 患者出现临床症状时,应在排除了脑积水和(或)分流障碍后,再行手术干预。手术干预的方式包括枕下后颅窝减压术、颈椎椎板切除术和硬膜成形术[110-112]。与 CM Ⅰ 术式选择一样,关于是否只进行单纯骨减压术或更具侵入性的骨减压加硬膜成形术,甚至是第四脑室开窗术仍存在争议。虽然目前大量研究已证实以上各种术式在治疗 CM Ⅱ 时的安全性和有效性,但这类证据仍仅为 Ⅱ b 或 Ⅲ 级[113-115]。手术操作终止于硬膜下间隙之外的优势包括减少术中出血的风险和减少全身麻醉的时间,同时可避免进行枕下颅骨切除术,降低了病情进展累及低位颈椎的风险[116,117]。

1. 临床效果

整体而言,症状性 CM Ⅱ 患者的预后仍然较差,因为这些患者中有高达 15% 的患者在 3 岁前死亡,尚有 1/3 的患者伴有永久性神经功能障碍[99]。在认识到后颅窝受压是导致呼吸暂停、心动过缓和颅神经损伤的原因,并创建有效且积极的外科治疗方式之前,接受非早期减压术后出现脑干功能障碍的患者的死亡率为 50%~70%。最新的研究结果表明,为了缓解脑干受压而行早期手术干预,术后死亡率为 15%~23%[106,109,118,119]。但是出现脊髓病变或脊髓空洞症相关症状的儿童和青少年的预后可能与 CM Ⅰ 患者相似,死亡率几乎接近 0%,术后临床症状改善率可达 79%~100%[106,120]。

如前所述,对于这类患者的最佳减压手术方案仍存在争议,尤其是针对是否行颅骨切除减压术和硬膜切开术+硬脑膜扩大术。2004 年 Tubbs 和 Oake 等在对关于 CM Ⅱ 评估和管理的相关文献进行循证审查时发现,几乎没有确定的结论或建议,因为所有证据类型本质上都是 Ⅲ 级[112]。

Pollack 于 1992 年发表的关于更具侵入性的操作技术(如枕下开颅、颈椎椎板切除、硬脑膜减压术以及在脊髓空洞症患者中进行第四脑室分流术)在 25 名有脑干受压和症状恶化的 CM Ⅱ 患者中应用的临床研究[106]结果如下:17 名患者术后临床症状几乎完全或完全逆转,另外 3 名患者有轻、中度改善,其余 5 名患者临床症状稳定。Pollack 等随后在 1996 年发表了一份前瞻性研究报告,该研究揭示了较差的术前神经功能状况,特别是双侧声带瘫痪与较差的临床预后间的联系,强调了早期迅速及时

手术干预的重要性。该项研究中,在儿童出现与 CM II 相关的脑干功能障碍的最早迹象时,以一种程序化的方式接受了上述减压[105]。13 例患者中有 10 例在术后不久脑干功能恢复正常或接近正常,仅 1 例需要临时行胃造瘘术但未行气管切开术。其余在手术干预前即出现双侧声带瘫痪和严重的中枢性呼吸暂停的 3 名患者,术后神经功能没有明显改善。

1992 年,Vandertop 等回顾性分析了 10 年来仅行颈椎椎板切除术和硬膜成形术的 17 例 CM II 新生儿患者,平均随访 65 个月,其中 88% 的患儿症状完全缓解,1 例术后 8 个月因呼吸骤停而死亡,另 1 例 7 年后死于远端分流感染[109]。研究者认为,因 CM II 患儿的枕骨大孔相对宽敞,故不需要行常规的枕下开颅颅骨切除减压。

Yundt 等在 1996 年发表的关于术式中侵袭性最小的单纯骨减压术的一项调查研究发现,两名患有 CM II 和 Stridor 的儿童在单纯骨减压术后临床症状有所改善[117]。James 在后来的回顾性研究中发现,在 22 名 CM 患者中,18 名患者为仅接受单纯骨减压术的 CM II 患儿,86% 的患儿术后部分或全部临床症状得到改善,且未出现手术并发症和死亡[116]。

最近,Akbari,Limbrick 等对 33 名接受骨减压联合硬膜成形术治疗症状性 CM II 患者进行了回顾性研究,并比较了不同入路治疗后患者的预后差异[121]。其中单纯行骨减压术的患者 26 例,行颈椎椎板切除术的患者 21 例,同时行枕下骨切除术的患者 5 例,颈椎椎板切除术联合枕下开颅及硬膜成形术的患者 7 例。在中位数为 5 年的随访中,近 70% 的患者临床症状得到不同程度的改善,接受单纯骨减压术的患者有 62%,而接受硬膜成形术的患者有 57%,且呼吸暂停、角弓反张、喘促、吞咽困难等临床症状及体征对手术干预最为敏感。虽单纯骨减压术组患者的术中出血量、全麻时间和住院时间较短,但两组间的差异无统计学意义。因症状未改善或复发需要再次手术的概率较高,但在仅接受不同骨减压术组手术的队列的差异没有统计学意义;单纯行颈椎椎板切除术的患者与同时接受枕下开颅颅骨切除术的患者相比,结果未见明显差异。总体而言,33 名患者中有 6 名术后需要行气管切开术,1 名患者死于与 Chiari 减压术无关的继发性真菌脓毒症。研究者总结如下:仅采用侵入性较小的颈椎椎板切除和去除硬膜条索的术式避免了实施枕下开颅术和硬膜切开术的固有风险,包括窦汇损伤、脑脊液漏、假性脑膜膨出和脑膜炎等,因此应该被推荐为 CM II 患儿手术治疗的一线选择。同时必须强调术前应通过放射学检查或其他方式来评估每个 CM II 患者是否有活动性脑积水或分流障碍的必要性。毫无疑问,目前尚需要一个大型的回顾性研究或随机对照试验来比较上述术式的临床效果,以便对 CM II 治疗的最佳术式的选择做出基于循证医学证据支持的决定。

2. 胎儿脊髓脊膜膨出的修复与后脑下疝畸形的改善

最后,如果不提到最近公布的脊髓脊膜膨出产前和产后修复的前瞻性随机对照试验,对于 CM II 手术效果的讨论将是不完整的[122]。虽然这项研究主要发现修复手术可减少患儿在 30 个月时分流的必要性和改善患儿运动功能。但该多中心调查结果同时还显示,在患儿 12 个月大时,产前手术组没有后脑下疝畸形的婴儿比例(36%)高于产后手术组(4%)。同样,产前手术组中重度后脑下疝的发生率(25%)低于产后手术组(67%),脑干受压、第四脑室位置异常和脊髓空洞症的发生率也是如此。综上,这些数据表明如果尽早干预脊髓脊膜膨出胎儿的神经胎盘内的脑脊液循环障碍,可能会阻止甚至逆转后颅窝的异常发育。尽管未来还需开展很多的临床研究工作以寻求最佳的治疗方案,但是这些发现对 CM II 患者未来的外科治疗将产生巨大的影响。

第四节　结　论

最新的循证医学文献表明,自 20 世纪这些先天性疾病首次被确认为神经外科疾病以来,Chiari 畸形Ⅰ型和Ⅱ型经外科干预后的临床效果较之前有了显著的改善。对主要可测量的术后参数(包括临床体征和症状的改善、脊髓空洞症的缓解和脊柱侧弯的进展)的详细评估已证实,如果由经验丰富的神经外科医生及时实施手术,上述减压术式是安全且有效的。

CM Ⅰ患者现在术后头部及颈部疼痛、呼吸暂停和空洞相关症状显著缓解,且无论是行单纯骨减压术还是硬膜内减压术,并发症或再手术率都很低。

对于 CM Ⅱ的新生儿和婴儿患者,虽然目前仍伴有更明显的神经缺损,且常以紧急形式出现,但当第一次出现脑干功能障碍的迹象时就及时进行手术干预,症状改善和神经缺损的逆转比率将更高。

如果在今后更大的前瞻性研究中显示单纯骨减压术较传统的硬膜内减压术具有更佳的预后、更小的侵入性、更短的手术时间的趋势,这将会提高当今神经外科医生在治疗 Chiari 畸形Ⅰ型和Ⅱ型患者时以最小的风险获得最佳临床效果的能力。

第四十六章　犬类的 Chiari 畸形

Dominic J, Marino, Curtis W. Dewey

第一节　引　言

Chiari 畸形(Chiari-Like Malformation, CLM)是在犬科动物中发现的类似于人类 Chiari 畸形 I 型的一种疾病,目前已成为引起众多小型宠物犬主要健康问题的病因之一,尤其是骑士查理王小猎犬(Cavalier King Charles spaniel, CKCS)、布鲁塞尔格里芬犬、约克夏犬、玛尔济斯犬、博美犬和吉娃娃犬[1-7]。据报道,超过 80% 的 CKCS[7-9]和 65% 的布鲁塞尔格里芬犬患有 CLM[5,10]。但由于大多数犬无明显的临床症状,且部分患犬的疼痛症状常被主人或兽医忽视或误解,因此我们很难确定 CLM 的发病率。

在人类医学和兽医学中常使用的专业术语"颅颈交界区异常"(Craniocervical Junction Abnormality,CJA)统称为发生于颅颈区域内的各种畸形。颅颈交界区主要是指枕骨(主要是枕骨上部),它构成了枕骨大孔、寰椎(C_1)和枢椎(C_2)的边界。随着医学影像技术和医学认知水平的不断提升与普及,小型犬的 CJA 已被认为是常见且具有挑战性的一类疾病[1,2,4,5,8,11-14]。

在兽医学中,术语"CLM"已被广泛用于描述颅颈交界区的缩窄性疾病,通过 MRI 技术即可明确诊断。

目前认为犬(主要)和猫(很少)的 CJA 大部分属于遗传性畸形,并且与继发性脊髓空洞症(SM)的发生与发展关系密切[6,15]。SM 是一种由脊髓内液体异常积聚所致的一类疾病[3,6,15-23],其液体积聚的腔隙称为空洞。脊髓积水仅为脊髓中央管内的液体积聚,常被认为是 SM 的先兆。

尽管近期有关该类疾病的报道很多,但尚未从中发现该疾病的共同特征,不过几乎所有患犬均为幼犬、小型犬和一些不常见的猫科动物。既往通常认为它们属于不同类型的疾病,因此这类疾病的临床术语众多,缺乏统一的标准。这些临床术语包括基于人类 Chiari 畸形进行命名的 Arnold-Chiari 畸形、基于对 CLM 的初步认知而命名的寰枕畸形综合征(Caudal occipital malformation syndrome, COMS)[23]和基于枕骨发育受限而命名的枕骨发育不全[23-26]。由于犬类没有小脑扁桃体结构,且病情的严重程度并不取决于小脑扁桃体下疝的程度,所以 2006 年一个国际兽医组织提倡在"Chiari Malformation"一词中加入"like"后缀,以减少兽医文献中的变异性[27]。

目前已经证实许多犬类的颅颈交界区异常与既往传统的兽医学术语不吻合[28],其中包括寰枕重叠(Atlanto-occipital overlapping, AOO)和 $C_1 \sim C_2$ 椎体背侧交界处缩窄[8,11,12,28-31]。上述两种畸形均可作为人类颅底凹陷的犬类动物模型[32-39]。同时,一些疑似"经典"寰枢椎不稳的犬类在颅颈交界区还伴发其他明显异常。由于犬颅骨的枕骨区和上位颈椎($C_1 \sim C_2$)在胚胎学上与人类相似,二者共同发育,所以此类患犬在该解剖区域可发生多种畸形和各类畸形的不同组合形式[35,38-41]。也正是由于上述原因,我们常以颅颈交界区异常来代指此类疾病。相关研究表明因外科手术计划的制订需要,颅颈交界区异常的最佳个性化评估通常取决于 MRI 和 CT 的检查结果[7,28,42-55]。虽然本章节重点介绍的内容为 CLM 和 SM,但我们仍在此强调特定患者的颅颈交界区畸形的形态学描述远比该畸形的医学名称更为重要。

有学者认为犬类的 CML 类似于人类的 Chiari 畸形 I 型。与人类疾病相似,在一些犬类中因颅腔内后颅窝容积过小无法容纳小脑和脑干等内容物,进而导致小脑延髓等结构过度受压,脑脊液(CSF)动力学改变,最终导致空洞的形成(图 46.1)[2,5,23,43,44,50,56-59]。目前越来越多的研究表明,尽管 CLM 患犬常伴有整个颅骨的畸形改变,但在 MRI 检查上颅骨尾端的异常最明显[41]。

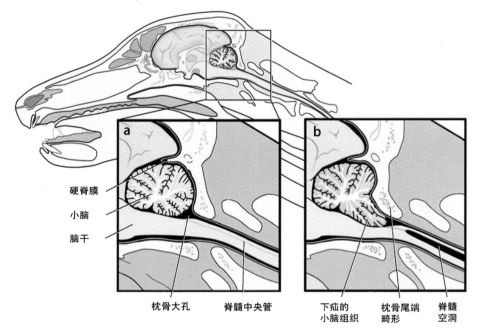

硬脊膜
小脑
脑干

枕骨大孔　脊髓中央管　　下疝的小脑组织　枕骨尾端畸形　脊髓空洞

图 46.1　后颅窝区域解剖结构示意图(a. 正常;b. 异常)(引自 Dewey 等[23])

与仅发生 CLM 的患犬相比,同时合并 CLM 和 SM 的 CKCS 后颅窝容积更小,从而常常导致后颅窝内容物被挤压变形。在 CKCS 中,因枕骨发育的速度无法适应小脑体积的快速增长,所以小脑幕常代偿性地向吻侧膨胀[59-61]。一般情况下,犬颅骨近端的蝶-枕结合处的软骨组织闭合较早,但在 CKCS 中其闭合更早。此外,CKCS 与其他短颅犬类相比,其头颅较宽,这也是导致其后颅窝容积过度狭小拥挤的原因之一[62,63]。

小脑疝和颅颈交界区异常与 SM 的发生及其严重程度之间的相关性预示着可能存在与 CLM 相关的其他异常的解剖结构。但由于目前该领域尚缺乏完整的病理生理学研究,因此推荐将 CLM 定义为颅颈交界区畸形,并由此导致神经组织损害,引发疼痛和(或)CSF 循环障碍,最终引起 SM[41]。

目前诊断上的难点在于能否充分识别与 CLM 和 SM 相关的结构异常,并由此制订出最优的治疗策略。在 MRI 影像学上,患有 CLM 的犬常表现为后颅窝骨质异常导致的小脑尾端挤压凹陷和移位。此外,蛛网膜下腔的粘连阻塞常发生于颈髓延髓交界处的背侧。

　　最近一项针对 359 只接受治疗的 CLM 患犬的 MRI 影像研究发现,86.9% 的患犬存在经枕骨大孔的小脑下疝畸形(图 46.2)。同时发现其中大多数患犬存在颈髓 SM(图 46.3)[18,20,64]。

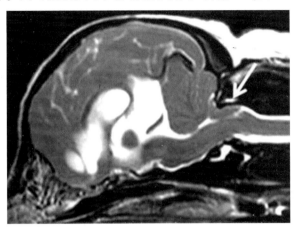

图 46.2　CML 患犬颅脑 MRI T$_2$ 加权像矢状位(箭头所示为经枕骨大孔下疝的小脑组织)

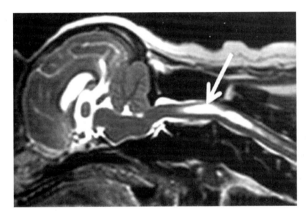 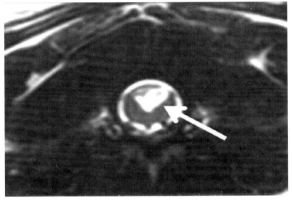

图 46.3　CML 合并 CM 的患犬颈椎 MRI T$_2$ 加权像(箭头所示即为空洞位置。左图为矢状位;右图为轴位)

　　目前已经提出了多种关于 SM 形成机制的假说,但所有这些假说都基于颅颈交界区畸形处产生的压力差[6,10,15-19,41,56,58,59,65-70]。早期观点可能错误地认为空洞内积聚的液体为 CFS,但最新的研究表明空洞内集聚的液体实际上可能是细胞外液[18,26]。髓内脉冲压力假说认为:在心脏收缩期,CFS 压力波可通过枕骨大孔向下传播,但在心脏舒张期由于压力弥散不足,随压力波动流经颅颈交界区的液体部分被截留,从而导致 SM[18,71,72]。在"髓内脉冲压力理论"提出的同时,另一称为文丘里效应的现象同样被认为与空洞的形成密切相关,文丘里效应是基于一种喷射的 CSF 从高流速到低流速的现象。脊髓外部的低压(CFS)与脊髓内的高压相结合,导致脊髓向外牵拉,进而促使液体在空洞腔内积聚。目前至少在一篇相关报道中认为文丘里效应是导致动物脊髓空洞症形成的原因[18,26]。

　　当对患犬的全脊髓进行 MRI 检查时,我们发现除了颈段脊髓,大部分患犬的胸段和腰段脊髓也存在空洞。近期对 350 多只患犬进行 MRI 影像学特征研究的综述发现,空洞的形成始于颈段脊髓,然后发展并累及胸段和腰段脊髓。此结论已得到多项研究证实[17,18,44,46,48,53-55,70]。因此,我们推荐对患者进行病情评估时应行头部和全脊髓 MRI 检查,不应一味追求简便廉洁而仅进行颅颈区域的影像学评估[53-55]。

　　小型犬 CML 的发病率较高,其中 CKCS 发病率最高。而其他受此疾病影响的常见犬种还包括布鲁塞尔格里芬犬、迷你贵宾犬、约克夏犬、玛尔济斯犬、吉娃娃犬、比熊犬、斯塔福德犬、巴哥犬、西施犬、迷你腊肠犬、法国斗牛犬、京巴犬和波士顿犬等[3,5,11,20,23,24,73-78]。很多研究者也在几种短颅猫科动物中发现了此类疾病[79,80]。尽管部分犬类在出生后一年内即可表现出临床症状和体征,但实际上其出现典型临床症状时的年龄范围可随着时间而变化。尽管犬类表现出临床症状时的年龄范围较广,但大部分犬通常在4岁时即可出现症状,当犬龄<2岁时其临床症状体征较年长者更重。近年来,随着越来越多的低龄患犬(<1岁)的确诊,这一趋势是否反映出该疾病在犬类后代中日益加重,还是因兽医学界和公众对疾病认知度的提高,进而提高了早期诊断率,或是上述因素的综合作用的结果,目前尚未被证实[78]。

空洞逐渐增大直接压迫脊髓并导致其局部缺血缺氧,进而对脊髓神经组织产生进行性损害。CLM和SM患犬的常见临床症状体征包括颈背部疼痛、前庭功能障碍、脊髓型颈椎病、异常抓挠、跛行、听力下降和脊柱侧弯。尽管临床症状多种多样,但几乎所有的患犬均存在颈部疼痛及头颈肩部的感觉异常。目前关于脊髓型颈椎病(伴有颈部疼痛)和小脑前庭功能障碍已有大量的文献报道[15,18-21,23,78,81-83]。在大多数情况下,小脑-前庭功能障碍并非由犬主人首先观察到,而是通过神经系统检查发现。CLM患犬在视力正常或存在不同程度腹侧斜视的情况下,其大部分小脑前庭功能障碍的临床表现很轻微。CLM所致异常抓挠的典型特征为:患犬通常仅抓挠其一侧的头部和肩部区域,且抓挠时一般不接触皮肤,即所谓的"幻影抓挠"(图46.4),其发生机制目前尚未明确。目前推测其可能是患犬对疾病导致的异常性疼痛和部分神经性疼痛产生的一种反应。抑制性神经传导通路的破坏可导致兴奋性传导通路的亢进。目前已经证实在脊髓中枢存在控制抓挠动作的反射中枢,当皮肤受到适当刺激时产生抓挠动作,空洞可能损害了神经反射传导系统,从而产生了异常抓挠[15,19,64,77]。部分患犬还可表现为面部摩擦[抓脸和(或)摩擦物体],且其被认为是疼痛和(或)感觉异常的一种形式。目前认为颈椎病、异常抓挠和脊柱侧弯等症状产生是由空洞腔破坏了髓内上行感觉传导通路所致,疼痛症状与空洞的大小和对称性呈正相关[17,68],即当空洞大而不对称时,患犬的疼痛症状将会更加突出,小而对称者可能无明显疼痛表现[17,68,84]。疼痛的产生与两侧脊髓背角不对称性损害的关系尤为密切[17]。当天气骤变、精神紧张激动及颈肩部受到接触时,通常会加剧其异常抓挠和颈部不适[11,19,23,78]。CKCS患犬的疼痛症状和脊柱侧弯常继发于伴有SM的CLM,且与空洞的大小密切相关[64]。某些颈部疼痛可能与颈-延髓交界处的狭窄或CJA等直接相关[28]。

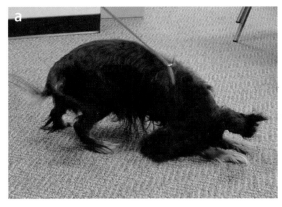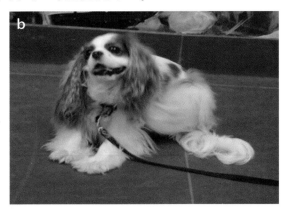

图46.4 "幻影抓挠"和"面部摩擦"是最常见的临床症状(a图显示患犬脸在地板或家具上摩擦;b图显示患犬后肢抓挠颅面区域但未触及,将其称为"幻影抓挠")

同时合并 CLM 和颈髓 SM 的患犬有时会发生一种特殊的颈髓变异,我们将其称为中央型脊髓损伤综合征。这种情况多由位于颈胸膨大处的空洞向四周扩展时损害了灰质区域内的运动神经元所致,常导致胸部和上肢的下运动神经元麻痹,同时将白质内的神经传导束挤压致四周(下肢的上运动神经元)。对局部白质的损害会引起下肢的一般本体感觉异常或上运动神经元轻瘫。因此,该综合征最终将导致胸部和上肢轻瘫(本质上是下运动神经元瘫痪),且其明显比下肢轻瘫更为严重。在一些患有该综合征的患犬中,下肢甚至可无异常表现[11,17,20,21]。尤为重要的是,我们要意识到其他疾病也可引起类似的临床症状,特别是在 CKCS 的患犬中。有研究表明,超过 40%的患有 CLM 和(或)SM 的 CKCS 无临床症状[16,74,85]。但在最近的一项研究中发现,227 只患犬中有 41%临床表现较为隐匿,常被主人所忽视[53,54]。

特发性癫痫也是 CKCS 的一种常见症状。在一项研究报告中,32%合并 CLM 的 CKCS 有癫痫发作[9]。此外,在一项对 48 只患有脊髓空洞症相关神经性疼痛的 CKCS 的长期研究中,在排除有癫痫病史的犬后,随访期间有 12.5%的研究对象出现癫痫发作[83]。据报道,有 10%~12%的 Chiari 畸形 I 型患者会出现癫痫发作。但根据作者的经验,癫痫发作在 CLM 患犬中很少发生,且目前仍无法确定其是继发于 CLM,还是同时合并特发性癫痫。

CLM 患犬的病情严重程度和进展速度差异较大,从无症状(由其他原因偶然发现)到短期内病情迅速进展恶化均可出现。此外,一些 CLM 患犬还有与该疾病不相关的其他并发症(如椎间盘突出症、炎症性脑病等),这些并发症可以解释观察到的临床症状[8,11,12,78]。在这种情况下时,很难区分 CLM 是导致症状的主要病因还是危险因素,也许仅为偶然发现。

最后,一些 CJAs 可能同时合并 CLM 或被误诊为 CLM[28]。因此作者认为,一套包括识别所有类型 CJA 的完善且精准的诊断流程,对于制订行之有效的治疗方案是必不可少的。

第二节　诊　断

CLM 只能通过 MRI 进行确诊,这同时也是诊断 SM 的首选检查方式。尽管目前在兽医学领域存在一些利用"简化"MRI 的方式进行研究,仅通过头颈部有限的成像序列,以降低成本,但是这一做法可能导致其评估的不完整性,从而得出错误的结论。在犬类 Chiari 畸形研究所(Canine Chiari Institute, CCI),所有的患犬均行全身(颅脑和全脊柱)3.0T MRI 检查、螺旋 CT 扫描、医学红外线成像以及颅骨和颈椎 X 射线检查以进行系统评估。在 MRI 影像上,后颅窝、延髓及颈髓的畸形于矢状位(尤其 T_2 加权像)上显示效果最佳。其中 CLM 的 MRI 影像学表现为延-颈髓交界处背侧的蛛网膜下腔间隙变窄或消失,且小脑尾部向枕骨吻侧移位[11,20,23,78]。CLM 中其他常见的 MRI 表现包括脊髓空洞症(通常位于 C_2 平面)、经枕骨大孔的小脑下疝和延髓扭曲变形等[23,28]。临床上 CFS 磁共振相位对比法成像(磁共振电影成像)通常用于测量 Chiari 畸形 I 型患者的 CFS 流速,最近已被用于评估 CLM 患犬。研究结果表明,在 CKCS 中,CFS 的流速和流态特征是 CLM 和(或)SM 的有效预测指标[86]。

有时 MRI 影像学表现与 CLM 一致的患犬还同时伴发其他先天性疾病,如颅内蛛网膜囊肿、寰枢椎关节畸形和脑积水等。由于大多数小型犬的侧脑室通常较大,因此作者认为其并非真正意义上的脑积水。在未并发其他疾病的情况下,CFS 检查通常正常,但偶尔会出现轻度单核细胞增多[11,23,78]。

尽管后颅窝内的小脑延髓病变一直是众多研究的焦点,但目前长岛 CCI 机构的兽医研究者正利用多层螺旋 CT 扫描和三维重建技术来评估整个颅腔的形状和容积,以探索空洞形成的其他机制。大多数研究表明后颅窝容积小于其内容物的体积,进而导致神经组织受压和下疝畸形的形成,但尚有部分相关研究结果为阴性[58,62,87,88]。颅腔体积正常的患犬,可能因失去大脑胶原蛋白支撑结构的完整性而使小脑向枕骨大孔下移,并可导致类似人类患者的颅脑过度活动状态[89]。有报道称,CLM 和 SM 与额窦缺失或异常有关[90]。尽管通过 CT 影像学检查可以明确患犬的颅腔容积和解剖结构的异常,但由于 CLM 会影响 CFS 在颅内和椎管内蛛网膜下腔中的正常流动,从而导致空洞形成,因此临床上的重点是纠正 CFS 动力学的异常改变[18,30,59,66,69,70,79,86,91-96]。

医学红外热成像(Medical infrared imaging, MII)是一种记录生物体热场的无创成像技术,该成像技术可提供有关交感神经系统的功能信息。由于该技术的不断改进以及具备无须镇静剂即可对患犬进行检查的优势,因此可作为 CLM 患犬的筛查手段。Loughin 等近期完成的一项研究表明,正常犬 MII 图像存在可重复性[97]。其团队当前正在尝试为疑似 CLM 患犬建立一套完善的 MII 评判标准,识别出不同感兴趣区域(Regions of interest, ROI)的热成像模式,以评估热成像模式的变化,并将结果与 CML 患犬的 MRI 诊断标准进行比较[55,98,99]。初步研究结果表明,与 MRI 正常的犬相比,异常犬的热成像模式更低(图 46.5)。在 MRI 影像检查结果中,神经组织受挤压程度表现为轻度、中度和重度的患犬,其热成像结果分别为 100%、50% 和 0%,表明二者密切相关。基于上述初步的研究结果,理论上 MII 可作为初步筛查 CLM 患犬的检查方法[53-55,98]。

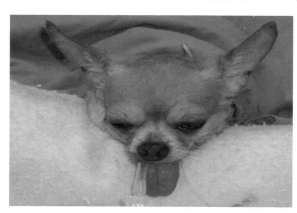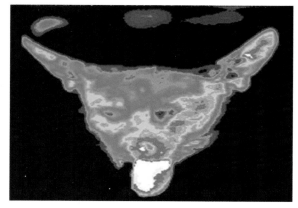

图 46.5　CML 患犬医学红外热成像检查技术(左图为患犬;右图为检查结果显示热像图模式不对称)

第三节　药物治疗

用于治疗 CLM 患犬的药物通常分为以下三类:①镇痛药,用于缓解疾病导致的疼痛等感觉异常;②抑制 CFS 生成的药物;③类固醇皮质激素。其中,目前对 SM 所致的异常抓挠最有效的药物是加巴喷丁(10mg/kg,q8h,PO)。

研究表明,神经性疼痛的日益加重与脊髓后角背根神经节和痛觉神经元中电压门控钙离子通道 α2δ-1 亚基的上调有关。聚集于脊髓背角的富含 P 介质的初级传入神经元在痛觉感受及神经性疼痛中起重要作用。针对此类神经元的药物有益于缓解神经性疼痛,其中加巴喷丁和最新研制的加巴喷丁类似物——普瑞巴林可通过选择性与此类神经元钙离子通道的 α2δ-1 亚基结合,进而通过抑制钙离子内流来发挥其镇痛效果。加巴喷丁的副作用较小,以下肢共济失调和体重变化较常见,临床上常用于缓解轻度疼痛[11,19,23,78]。近期临床实践表明,普瑞巴林(2~4mg/kg,q12h)在用于缓解 CLM 和(或)SM 患犬的疼痛及异常抓挠时疗效显著。由于普瑞巴林的半衰期约是加巴喷丁的 2 倍,因此一天服药两次即可。但此类药物的服用应从小剂量开始逐渐增加剂量,以减少其副作用。口服阿片药物有助于缓解 CLM 和(或)SM 患犬头颈部疼痛,目前已证实曲马朵(2~4mg/kg,q8h/q12h,PO)的有效性,尤其是当其与加巴喷丁或普瑞巴林联合使用时效果更为显著。非甾体抗炎药(Nonsteroidal anti-inflammatory drugs,NSAIDs)是环氧合酶 1 和环氧合酶 2 的抑制剂,其通过减少前列腺素(主要为前列腺素 E2)的生成,进而产生抑制炎性和神经性疼痛的作用。然而,单独使用 NSAIDs 时止痛效果不明显,因此应用较少。

关于通过服用 CFS 生成抑制剂在 CLM 和(或)SM 患犬中的临床疗效目前尚未证实,常见的药物包括奥美拉唑(质子泵抑制剂)、乙酰唑胺(碳酸酐酶抑制剂)和速尿(利尿剂)。研究表明,奥美拉唑作用于犬类后,其 CFS 的生成可减少 26%[100,101]。该药的常规口服剂量为 10mg(体重<20kg)/q24h 或 20mg(体重>20kg)/q24h。乙酰唑胺既属于碳酸酐酶抑制剂,同时也是利尿剂的一种,因此常用于治疗青光眼、癫痫、颅内压增高症、高原反应和胱氨酸尿症。乙酰唑胺可通过抑制肾脏中的碳酸氢盐(HCO_3^-)重吸收,从而使尿液碱化。因此,临床上常用于治疗中重度代谢性或呼吸性碱中毒。乙酰唑胺可减少 CFS 的生成,因此用于治疗颅内压增高症,但长期服用乙酰唑胺会产生嗜睡、腹痛和骨髓抑制等副作用。速尿为常用的袢利尿剂,其作用机理与碳酸酐酶或醛固酮不同,主要通过抑制肾小管髓袢升支粗段对 NaCl 的主动重吸收,使肾小管浓缩功能下降,从而导致水、NaCl 排泄增多。由于髓袢具有较大的 NaCl 吸收能力,因此类似于碳酸酐酶抑制剂,其利尿作用同样不受尿液酸性环境的影响。在药物治疗前,医师应考虑到长期使用类固醇皮质激素和利尿剂的预期疗效以及潜在副作用。当长期服用利尿剂,尤其与皮质类固醇同时合用时,会导致电解质紊乱(尤其 K^+)和脱水。皮质类固醇可通过抑制炎症反应、减少 CFS 生成及减少脊髓后角背根神经节中 P 物质的表达进而改善 CLM 和(或)SM 患犬的症状。皮质类固醇初始口服剂量为 0.5mg/kg,q12h,此剂量即可有效控制临床症状,但应在病情允许的条件下,于治疗的第 1 个月内逐渐减量至隔日 1 次。通过正规的药物治疗虽然可缓解大部分 CLM 和(或)SM 患犬的临床症状,但完全缓解的可能性不大[11,20,22,78]。因此作者认为在制订更为有效的重建 CFS 动力学治疗方案(如减压或成形术)前,药物治疗仅应作为暂时的对症过渡阶段。

第四节 手术治疗

我们认为 CLM 和(或)SM 属于外科疾病的范畴。基于对 400 多例进行手术治疗的患犬的分析,作者认为治疗 CLM 患犬的首选外科手术方式是使用钛网和聚甲基丙烯酸甲酯(Polymethyl methacrylate,PMMA)进行枕骨大孔区减压(Foramen magnum decompression,FMD)加颅骨成形术。手术过程包括枕下开颅，C_1 背侧椎板切除和 C_2 背侧 20% 的棘突切除，然后将钛网和 PMMA 材质的修补板固定于枕骨缺损处。

在枕骨大孔减压术中，应将犬置于俯卧位并使其颈部屈曲(图 46.6)。备皮范围大致从头部前囟至颈部背侧 C_3 或 C_4 水平，宽度大约等于寰椎的宽度。手术行后正中切口，自枕外隆突上 1.0 cm 至 C_2 棘突。自颈后正中分离浅层肌组织，以暴露深层的颈二腹肌(图 46.7)，然后于中线处分离两侧的颈二腹肌，以暴露头后直肌。自 C_2 上缘锐性分离后直肌的尾侧，然后在中线处牵开上述肌肉组织，自颈椎棘突上锐性分离后直肌的头侧，以暴露后枕部和寰椎后弓。分离过程中使用双极电凝控制出血，使用配备直径 3.0~4.0 mm 圆形钻头和 Lempert 咬骨钳的动力系统来切除枕骨和 C_1 的背侧部分(图 46.8)，常规需切除 C_1 后弓和 20% 的 C_2 棘突。

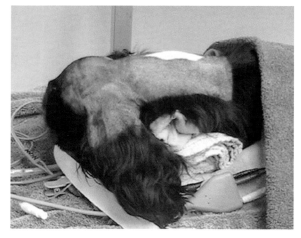

图 46.6　CML 患犬行枕骨大孔减压时的头颈部体位(经 Dewey CW 等[20]许可后转载)

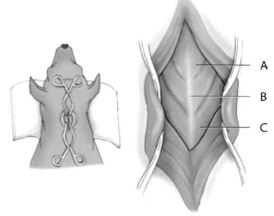

图 46.7　CML 患犬枕骨大孔减压术手术入路示意图(A. 枕肌;B. 中线;C. 颈阔肌和颈部浅层肌)

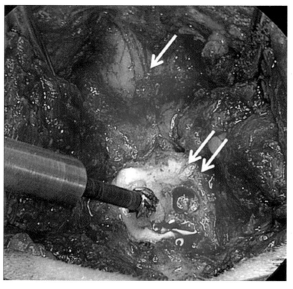

图 46.8　使用配备直径 3~4mm 的圆形钻头和 Lempert 咬骨钳的高速气钻来去除枕骨(单箭所示)和 C_1(双箭所示)的背侧部分

于后正中线处切开脑膜(硬脑膜/蛛网膜)，并同时切除枕骨大孔减压区的脑膜组织，操作过程中应注意鉴别和切除常见的纤维粘连(图 46.9)。使用直径 1.1mm 的颅钻于骨窗周围钻 5 个导向孔,并将长 6.0 mm、宽 1.5mm 的螺钉插入导孔中 2.0~3.0 mm 的深度(图 46.10)。

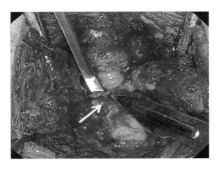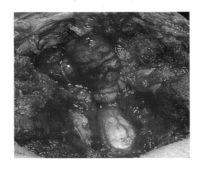

图 46.9　术中切除硬脑膜时应注意识别和切除常见的纤维性粘连组(左图示纤维性粘连组织[箭头所示];右图示术中切除)

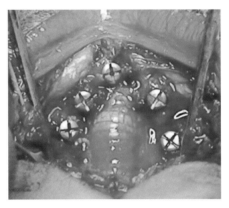

图 46.10　术中将长 6.0 mm、宽 1.5mm 的螺钉插入导孔中 2.0~3.0 mm 的深度

　　术中再将犬的头部从屈曲状态恢复至正常体位。使用钛网和 PMMA 材质共同构成的修补板修复缺损处,并利用钛钉头将 PMMA 的锚桩固定在头骨的背面(图 46.11)。修补板的形状类似吉他拨片,其较宽的一端应放置于枕部(图 46.12)。在钛网的外表面涂上一薄层 PMMA 即构成了修复板,且 PMMA 延伸至钛网周边并附着于钛螺钉头上。修复板的尾端应将 C_1 的背侧缺损处覆盖,尾端向背面弯曲以避免脊髓受压。在固定修补板之前,应将常规收集的自体脂肪组织植入在钛网的尾端与 C_2 背侧之间。修补板的塑形最好基于 X 射线或 CT(最佳)检查(图 46.13)[20,21]。

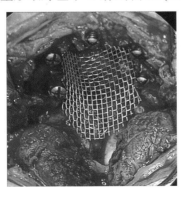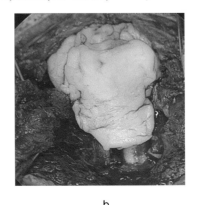

a　　　　　　　　　　　　　b

图 46.11　a 图示利用钛网和 PMMA 制作修补板,并将其固定到颅骨缺损处;b 图示使用钛螺钉头作为 PMMA 的锚桩

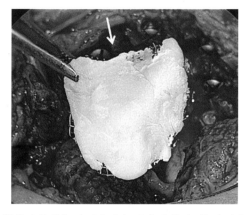

图 46.12　钛网和 PMMA 制成的修补板的形状类似于吉他拨片,拨片的宽端朝向枕骨侧(箭头所示)

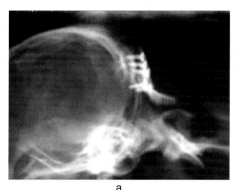

a

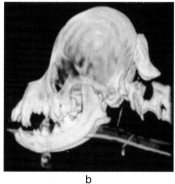

b

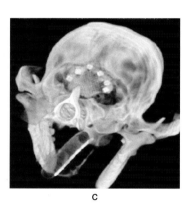

c

图 46.13　修补板的塑形最好基于 X 射线(a)或 CT(b,c)成像技术

研究发现,CLM 患犬无论是否行颅骨成形术,枕骨大孔减压术的短期手术成功率(神经系统症状、疼痛和异常抓挠的改善或减轻)均约为 80%[3,20,21]。一项研究发现,手术干预前临床体征的持续时间与术后改善程度之间呈负相关[20]。然而,据报道,仅行枕骨大孔减压术的患犬复发率为 25%~47%,术后复发可能与术后减压区域瘢痕组织过度增生密切相关[3,21]。

笔者及其同事参考枕骨大孔减压操作规范,进而制订了避免术后瘢痕组织过度增生导致脊髓受压的犬类减压术操作规范。我们在对 21 例行颅骨成形术患犬术后 1 年随访中发现,由瘢痕组织增生导致的再手术率显著降低[21]。最近我们在对 400 多例枕骨大孔减压颅骨成形术的分析中,再手术率不到 1%。最近我们在对行枕骨大孔减压颅骨成形术的 CKCS 患犬的长期随访研究中发现,有 103/115 只犬(89.5%)的生活质量评分得到改善或保持不变,术后最大改善的中位时间为 4 个月(3~12 个月)。既往的临床经验认为术后长期预后差且空洞改善不明显,因此不推荐兽医神经病学家和神经外科医生行手术干预。但这是基于对不同机构进行的多种手术技术进行分组的研究中得出的结论,且其随访信息很少、随访时间短、随访病例数少[3,6,16,67,74,75,83,102,103]。在既往研究中,有 35%~81% 的患犬术后仍需服药以维持生活质量[3,20-23,73,78,102-104]。最近我们在对行枕骨大孔减压颅骨成形术的 CKCS 患犬的长期随访研究中发现,52.4% 的患犬术后不需要服用任何药物来维持生活质量,47.6% 的患犬由他们主人根据其具体病情间歇性给予药物以维持生活质量。上述发现与人类减压术后的 CM 患者的临床预后相似[105-107],并且较之前的研究结果相比有所改善[3,6,16,67,74,75,83,102,103]。同时我们还发现,术后至最近一次 MRI 检查的平均时间间隔为 23.5 个月(12~102 个月),且在最近一次 MRI

影像中,空洞缩小的患犬占 48.6%,无明显改善的患犬占 33.6%,空洞增大的患犬占 7.5%。在空洞缩小的患犬中,有 15.4% 的患犬空洞完全消失。我们最近的一项长期随访研究的结果与既往的研究结果相比,术后患犬的预后显著改善,这受益于参与该研究的神经外科团队临床经验及手术技术水平较一致,均采用枕骨大孔减压联合钛网成形术这一新技术,且样本量更大,随访时间更长。

大多数 CLM 和(或)SM 患犬对药物治疗会有良好的反应,但这种反应通常是暂时的。在一组 10 只接受药物治疗的 CLM 和(或)SM 患犬中,有 5 只在 2 年内因病情进展且对药物反应减弱而实行安乐死[23]。在另一项研究中,36% 接受药物治疗的 CLM 和(或)SM 患犬由于其疾病的临床症状,在确诊后的平均 1.7 年内实行安乐死[78]。尽管 CLM 和(或)SM 患犬手术成功率较高,但是在不行颅骨成形术的情况下仅行枕骨大孔减压术时,由术后瘢痕组织增生而导致的高复发率令人难以接受。颅骨成形术似乎提高了枕骨大孔减压术的有效性,是目前作者推荐的有临床症状体征的 CLM 和(或)SM 患犬的首选治疗方式。

第五节　原发性分泌性中耳炎

大多数 CLM 和(或)SM 患犬行枕骨大孔减压和颅骨成形术后临床症状体征通常可以得到缓解。但是,在某些情况下异常抓挠可能会持续。原发性分泌性中耳炎(Primary secretory otitis media, PSOM)是一种似于人类分泌性中耳炎(Otitis media with effusion, OME)的犬科疾病,是引起患犬异常抓挠的常见病因。在最近对 120 例 CLM 患犬的研究中发现,有 38.7% 的患犬并发 PSOM[108]。PSOM 的发病率在 CKCS(46%)和非 CKCS(13%)之间存在显著差异($P<0.0001$)。CLM 患犬咽部"松弛"与脑干功能障碍密切相关,可导致咽鼓管狭窄或闭合,由此产生的中耳和咽之间的压力梯度理论上导致了黏液在中耳内积聚。患犬因鼓膜腔内黏液异常积聚,引起鼓膜突起,MRI 检查可清晰显示黏液(图 46.14)。针对 PSOM 患犬的治疗,目前建议行鼓膜切开术和冲洗,但是术后 6 个月内的复发率约为 25%~30%[108,109]。因此,术前应明确 CLM 和(或)SM 患犬是否同时合并 PSOM。对于术后症状复发患犬,应在排除 PSOM 后,再考虑手术失败的可能。

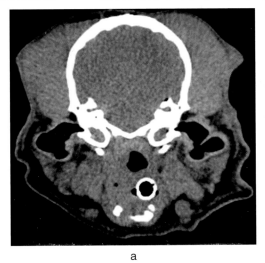
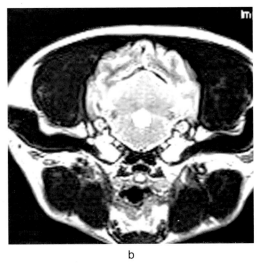

a　　　　　　　　　　　b

图 46.14　PSOM 的影像学表现(a 图为 CT;b 图为 MRI)

第六节　寰枕重叠

最近有研究描述了一种小型犬和玩具犬的颅颈交界区畸形,并将其称为 AOO[11-13]。在这种畸形中,寰椎(C_1)移位进入枕骨大孔内,枕骨和寰椎发生重叠。移位后可使小脑尾部受压,并使延髓受压和抬高。AOO 可能是颅底凹陷的一种形式,颅底凹陷是一种人类颅颈交界区的畸形,表现为寰椎(C_1)和(或)枢椎(C_2)陷入枕骨大孔内[38,110]。目前我们将此疾病视为一种单独的疾病,常伴发 CLM 或寰枢椎不稳。AOO 无论是同一患者唯一的颅脑畸形还是颅脑畸形的部分表现形式,其与 SM 均密切相关[7,8,12,29,111,112]。由于 MRI 检查对骨性成分辨别不佳,与其他颅颈畸形相同,需要通过 CT 检查进行确诊,因此 AOO 患犬可能会被误诊为 CLM(图 46.15)。我们对于颅颈交界区异常的患犬应常规行 MRI 与 CT 影像学检查,以充分评估畸形类型和区域。

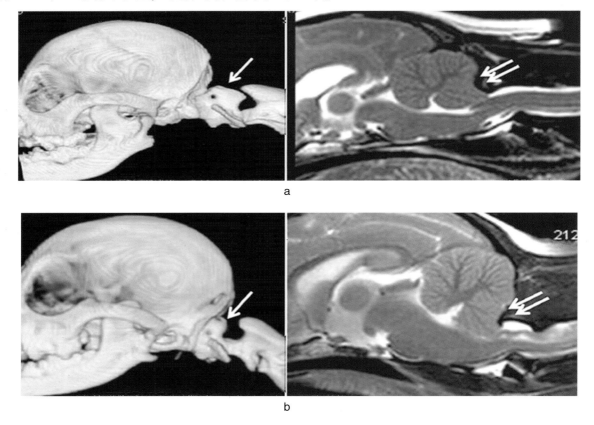

图 46.15　a 图示 CML 患犬(CT 结合 MRI 检查显示 C_1 颈椎位置正常[单箭头]和小脑广泛受压);b 图示 AOO 患犬 CT 影像上 C_1 椎体与后颅窝的位置关系(单箭头)及 MRI 影像学上小脑线形受压(双箭头)

AOO 患犬的典型临床表现为颈部疼痛和四肢不同程度的共济失调[11-13]。由于目前有关 AOO 的病例报道很少,因此无法就治疗提出一致性建议。但我们发现,大多数 AOO 患犬与 CLM 和(或)SM 患犬类似,药物治疗通常仅短期有效。在最近针对 70 例 AOO 患犬进行的回顾性研究中发现,所有的患犬均对 CLM 治疗中所述的减压术有效。在最近的一篇研究中报道了一种通过外科内固定技术来缓解 AOO 患犬临床症状的方法[13]。研究发现压缩性肿块似乎为软组织,可能是继发于慢性不稳定性的韧带代偿性肥大所致。作者认为,AOO 是 $C_1 \sim C_2$ 交界区不稳定的一种表现,可能是颅底凹陷的一种形式,可单独发生,也可与 CLM 或寰枢椎不稳定同时出现。对于同时合并 CLM 或寰枢椎不稳定或 $C_1 \sim C_2$ 背侧缩窄的病例,作者常采用前后入路联合的术式以同时解决这两个问题(图 46.16)。AOO 与 $C_1 \sim C_2$ 背侧缩窄的最佳治疗策略均尚存争议。但是由于其压缩特性,我们认为二者均可通过外科手术获益。

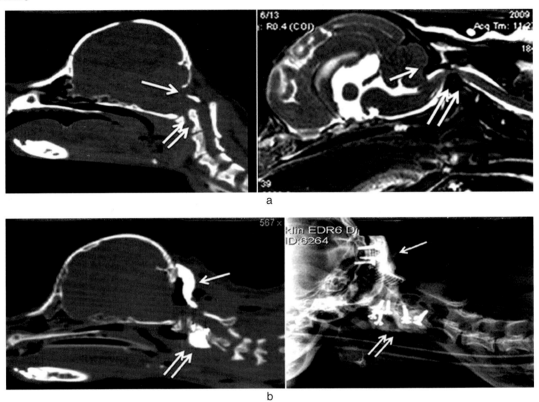

图 46.16　a 图示体重 1.0kg CML 患犬的术前 CT 和 MRI 影像(显示小脑压迫[单箭头]和颅颈交界区不稳定[双箭头]);b 图示行枕骨减压颅骨成形术(单箭头)和内固定术(双箭头)术后 CT 及 X 射线检查结果

第四十七章　Chiari 畸形的实验模型

Kyung Hyun Kim，Ji Yeoun Lee，Ki-Bum Sim，Seung-Ki Kim，Kyu-Chang Wang

第一节　引　言

Chiari 畸形（CM）被定义为小脑扁桃体经枕骨大孔向下移位>5.0mm。它不是一个固定的状况，而是一个动态的状况。因此，用"畸形"一词来描述这种情形本质上是不适当的。

传统定义上，根据伴发的开放性脊髓神经管缺陷（Open neural tube defect，ONTD）和脑干、第四脑室向下移位的程度，将 CM 分为 Ⅰ 型（CM Ⅰ）和 Ⅱ 型（CM Ⅱ）。CM 形态学特征主要表现为颅后窝的大小或形状与其内容物之间的差异，而 CM Ⅱ 型的这种差异度更加复杂深奥，这是由于在 CM Ⅱ 中发生脑干及第四脑室下移，造成第四脑室出口区域过度狭小，进而导致小脑扁桃体下疝和脑积水[1]。CM 的实验模型对于了解其病因、病理生理以及评估治疗效果有重要价值。

在本章中，作者描述了建立符合 CM 病因学背景的实验模型的理论方向。此外，还详细讨论了目前研究 CM 最常用的动物脊髓 ONTD 模型和计算机模型。

第二节　Chiari 畸形的病因学

如前所述，CM 常见的基本特征是相对于颅后窝的内容物而言，颅后窝骨性容积较小或由于枕骨大孔处的局部骨质异常内收向上生长同样造成颅后窝骨性容积偏小。要了解大多数病变的病因，应注意以下几个方面。

在颅盖骨中，枕骨比其他颅骨形成得早，而小脑的发育比大脑部分晚。因此，如果在胎儿晚期和婴儿早期形成较小的枕骨，那么生长发育较晚的小脑体积可能会超过颅后窝的骨性容量，造成蛛网膜下腔狭窄，致使颅后窝内容物通过枕骨大孔向外疝出。

如果骨质本身不涉及内在骨病，如代谢紊乱，那么正常的颅骨根据其内容物的大小而适应性生长。因此，在胎儿晚期和婴儿早期，如果存在颅后窝内容物减少的因素，如脑脊液（CSF）漏时，则枕骨发育形成也较小。

以下所列举的一系列因素可能导致 CM Ⅱ 型患者出现 CM 和脑积水[2]：①脑脊液漏；②颅后窝内

容物体积减小;③狭小的骨性颅后窝;④在已成型的狭小骨性颅后窝里小脑晚期发育体积激增;⑤颅后窝内容物过度拥挤;⑥颅后窝脑脊液循环通路梗阻所致脑积水或内容物移位,后者主要是指小脑组织(扁桃体)通过枕骨大孔的移位。

如果除脑脊液漏以外的其他因素导致骨性颅后窝已经形成或狭小,则会出现与上述变化相同的临床表现。如果颅后窝内容物拥挤程度较轻,则不会出现随之而来的脑积水。换句话说,导致小脑扁桃体向下移位(相对于枕骨大孔水平)的病因病变可分为以下几类:①个体年轻时形成的相对较小的颅后窝容积:原发性骨病变导致骨生长异常(枕骨大孔周围骨质局灶性的向上移位,如扁平颅底或颅底凹陷,颅骨的双侧人字缝早闭,其他可导致骨质异常生长的骨病)、继发性骨病变导致骨生长异常(脑脊液漏,即脊髓脊膜膨出或脑脊液分流术后);②颅后窝内容物增加:颅后窝占位性病变(通常称为"小脑扁桃体疝"而不是"CM")。

第三节　Chiari 畸形的实验模型

CM 的模型可根据其不同的发病机制而建立。目前,具有 CM 致病因素的实验动物模型被应用于 CM 发病机制的研究。研究发现在 CM 的多种致病机制中,只有脑脊液漏这种病理因素是一种常见可行的实验动物模型。无论是遗传、化学、营养或手术的因素造成的,只要是具有 CM Ⅱ 型的脊髓 ONTDs 的实验动物模型均可被用于研究。在实验动物生命的早期阶段进行脑脊液循环转向可能是另外一种实验方法,但它目前还没有被广泛用于实验研究中。

虽然没有涉及致病机制,但是基于研究流体动力学分析的计算机模型已经用于了解 CM(主要是 Ⅰ 型)的病理生理学研究,并用于评估预期的治疗结果。计算机建模的优势是可以对某个特定致病因素进行独立控制,一个可能致病因素的影响可以通过理论而不是现实情况来进行研究;缺点是尽管进行了计算机的实验模拟,但它或许不能准确地模仿出机体内的真实情况。通常在实际情况中,每个致病因素都与其他致病因素是相互关联的,目前研究人员还不能用计算机模拟所有的致病因素。然而,未来的人工智能(AI)技术可能会研发出一种更接近机体真实环境的计算机实验模型。

一、实验动物模型:开放性脊髓神经管缺陷模型

研究发现在实验动物和人类中,脊髓 ONTD 与 CM 有关,尽管它只表现在 CM Ⅱ 型中。无论遗传的、化学/营养的还是手术的致病因素,都可以成为 CM Ⅱ 型实验动物脊髓 ONTD 模型,用来进行实验研究。表 47.1 描述了每种动物实验模型的优缺点[3]。

表 47.1　具有 ONTDs 的不同动物实验模型的优缺点

动物模型类别	优点	缺点
遗传模型		多因子遗传
	自发性起源	不完全的外显率
	具有与人类 ONTD 相似的特征	产前流失率高
	可基因操控	出生后可能同类相噬
	可进行环境因素的调查研究	有限的利用度
	病变位置固定	复杂的维护
		病变的多样性
化学/营养模型	不同化学/营养物质对 ONTD 形成的分子机制研究	高的和早期的产前流失
		根据动物品种而有不同表型
	原发性神经生长障碍	同一种动物有不同的异常
	短效畸胎原	全身细胞毒性的影响
	可精确发育阶段和细胞数量	长期的饮食治疗
手术模型	无系统性和细胞毒性作用	不是人类 ONTD 的复制
	建立固定的手术程序	不是神经生长的主要缺陷
	可在子宫内或囊泡内修复 ONTD	高死亡率
	病变可控:初始缺陷的时间、位置和大小	动物孕育时段较长
	术后治疗程序时间可控	技术困难如早产,需要特殊设备和团队
	ONTD 与相关异常的因果关系分析	大型动物的费用较高
	评估机械或化学损伤对手术的继发性影响	
	动物胚胎治疗研究	
	手术技术的实践	

经 Sim 等许可转载[3]

遗传模型长期以来一直被用于 CM Ⅱ 的研究[4-7],基因分析和基因操控技术的最新进展为该领域的进一步发展奠定了基础。遗传模型的优点是 CM 是天然的,而不是人工的,与化学/营养模型和手术模型相比,它在发病率和形态上相对比较稳定。然而,脊髓 ONTD 和 CM 之间的因果关系并不像在化学/营养模型中那样清楚,一个基本的错误可能导致脊髓 ONTD 和 CM。另一方面,因果关系在手术模型中是明确的。此外,基因突变的影响可能并不局限于神经组织。

在突变小鼠模型中,使用最广泛的是卷尾小鼠模型和斑点小鼠模型。表 47.2[3] 列出了具有代表性的啮齿动物遗传性脊髓 ONTD 实验模型,相关 CM 见图 47.1[1]。

表 47.2　根据对叶酸、甲硫氨酸和肌醇的反应而分类的代表性遗传模型

模型的特点	啮齿动物基因突变体
叶酸-反应模型	Splotch,cart1,cited2,卷尾
叶酸-抵抗模型	卷尾,轴向缺陷,ephrin-A5 敲除

续表

模型的特点	啮齿动物基因突变体
对叶酸反应未分类模型	环尾、圈尾，染色体 12、14 为三染色体，纯合的 celsr1、shrm、pax3sp
甲硫氨酸–反应模型	轴向缺陷
甲硫氨酸–过反应模型	Splotch
肌醇–反应模型	Grhl3ct

经 Sim 等许可转载[3]

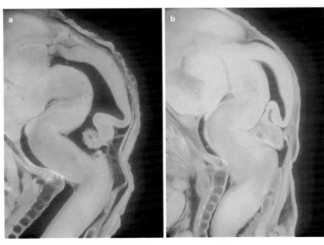

图 47.1　正常 C57BL/6J 小鼠胚胎 16 天的大脑(a)和伴有 ONTD 的迟发斑点小鼠(b)[与对照组比较，伴发有脊髓 ONTD 的胚胎呈现出一个较小的颅后窝容积和第四脑室、蛛网膜下腔狭窄(a,b:×32)(转自 Wang 等[1])]

在实验动物中，有许多致畸剂和营养素剥夺剂被用来诱导脊髓裂畸形(表 47.3)。然而，与遗传模型和手术模型相比，脊髓 ONTD 的发病率和表型因使用的致畸剂、给药的剂量和时间的不同而不同。研究发现，在遗传模型中，脊髓 ONTD 和 CM 之间的因果关系尚不清楚，致畸效应也并不局限于神经组织。对由于毒素介导的迟发性脊髓发育迟缓所导致的脊髓 ONTD 有时不太容易区分。此外，即使是同一种属动物，其致畸效应也因个体和遗传背景的不同而存在差异。然而，也有研究发现在实验动物模型中，无论致病因素是什么，不管化学物质或营养物质是如何被人为干预的，实验动物脊髓 ONTD 只要形成后，接下来就会导致 CM 的发生，两者存在相关。

表 47.3　诱导实验动物 ONTD 模型的代表性化学/营养剂

实验动物名称	化学/营养剂
小鼠	乙醛、铜、钙、砷、神经营养药、丙戊酸、氨甲蝶呤、伏马毒素 B₁、细胞松弛素 D 和 E、胰岛素、罂粟碱、衣霉素、利多卡因、5-溴脱氧尿苷、磷脂酶 C、高糖和酮体、苯妥英钠
大鼠	维生素 A、N-乙基-N-亚硝基脲、台盼蓝、噻二唑、孕产期高血糖
仓鼠	脂肪氰化物、维生素 A、氯贝丁酯、砷酸氢二钠、二甲基亚砜
小鸡	甲基酪氨酸、胰岛素、腐草霉素、罂粟碱、安定、细胞松弛素 B、咖啡因、局部麻醉药、秋水仙碱、β-巯基乙醇、刀豆蛋白 A、链霉素属、透明质酸酶、氨基蝶呤、视黄酸、台盼蓝、环巴胺、介芬胺、精胺、1,5-戊二酮、高糖、破伤风类毒素

过量的视黄酸和叶酸的缺乏可诱导典型的化学/营养模型。就像手术模型被用于治疗的评估一样，化学模型也被用于同样的目的。最近，Al-Shanafey 等[8]使用小鼠维甲酸化学/营养模型显示 CM 和对脊髓造成的损伤在小鼠妊娠期间都是进展性的，提示早产对动物的保护作用。Dionigi 等[9]报道通过经羊膜腔途径给视黄酸实验模型大鼠注入间充质干细胞，发现有轻度的 CM II 形成。

对于较大型实验动物来说，可以通过子宫内椎板切除术和硬脑膜开放伴或不伴脊髓切开术，以及在子宫内或神经管背侧切开来诱导脊髓 ONTD。尽管脊髓 ONTD 的手术诱导是完全人工的，但它的优势在于研究人员可以根据自己的需要在实验动物的脊髓选取部位、时间和程度上进行手术来制造模型，这样就可以明确脊髓 ONTD 发生的时间。

然而，研究者必须考虑动物出生后早期脊髓 ONTD 的自我恢复以及手术死亡率和并发症，这取决于实验动物种类、手术部位、手术进行时间和病变程度。此外，并非所有实验动物的脊髓 ONTD 都与 CM 形成有关。Guilbaud 等[10]在小羊体内进行了羊胎脊髓 ONTD 实验，发现只有一半脊髓 ONTD 的羊胎在出生后发生 CM。他们强调，对于产前修复这种情形应通过超声来评估 CM 的存在，以评估产前修复脊髓 ONTD 对预防 CM 的效果。CM 的程度也依赖于评价的时间，例如 Fontecha 等[11]使用了兔胎手术实验模型进行研究，发现早产可降低 CM II 型的严重程度。

当在动物胚胎早期进行手术时，手术操作本身可能导致其他畸形。然而，与遗传模型和化学/营养模型相比，最初的致畸损害往往局限于手术区域，而且当表现为 CM 时，脊髓 ONTD 和 CM 之间的因果关系就更加明显，尤其是手术是在实验动物产前晚期进行的时候。图 47.2 显示因鸡胚神经管切开而引起的 CM[12]。

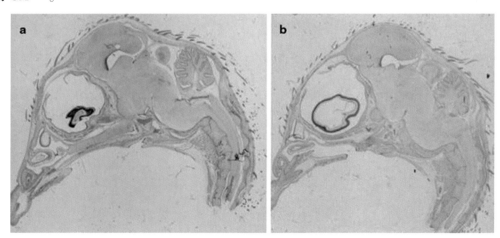

图 47.2　孵化第 14 天鸡胚胎的正中矢状位脑组织切片（a 图示对照组胚胎的正中矢状位脑组织切片；b 图示与对照组相比，术后第 11 天的伴有 ONTD 的胚胎［总孵化 14 天］，呈现出较小的颅后窝内的第四脑室和蛛网膜下腔的狭窄）（经韩国医学科学院 Sim 等[12]许可转载）

在手术模型中，因为脊髓 ONTD 的存在和部位是准确的，甚至在手术后维持很长时期（与基因或化学/营养模型相比），所以产前手术操作可以更加充分地进行，同时对其治疗效果的详尽评估也变得更加可行。事实上，该手术模型为目前通过对胎儿进行手术来治疗人类脊髓脊膜膨出提供了临床前的背景，在预防或改善 CM 的发生方面显示了有益的效果。

常用于手术模型的动物和技术如表 47.4 所示[3,10,13-29]。

表 47.4　应用于 ONTD 手术模型的各种胎儿手术技术

参考文献	实验动物	ONTD 形成（妊娠天数）	胚胎手术（妊娠天数）	修复方法
Michejda[13]	猕猴	妊娠晚期	即刻	同种异体骨胶
	大鼠	18	19	缝合皮肤
Heffez[14]	大鼠	18	即刻	腹膜补片
	猪	80~85	即刻	人体硬膜
Copeland[15]	绵羊	90	即刻	内窥镜下皮肤移植覆盖,纤维蛋白胶和（或）Surgicel©
Meuli[16]	绵羊	75	100	反转背阔肌皮瓣
Paek[17]	绵羊	75	100	硬膜和皮肤缝合同时 Alloderm© 覆盖
Chung[18]	小鸡	3	即刻	植皮手术
Bouchard[19]	绵羊	75	102	手术修补
Pedreira[20]	家兔	23	即刻	纤维素移植覆盖,伴/不伴皮肤缝合
Kohl[20]	绵羊	90~100	即刻	经皮胎儿镜补片和胎儿皮肤覆盖
von Koch[22]	绵羊	75	100	两层缝合或生物胶
Fontecha[23]	家兔	23	即刻	糖皮质激素
Eggink[24]	绵羊	72 或 79	86 或 93	胶原蛋白基质覆盖
Fauza[25]	绵羊	75	89~100	只覆盖 Alloderm© 或增加 NSC 移植
Abou-Jamra[26]	绵羊	75	102	纤维素移植覆盖与皮肤缝合
Hosper[27]	绵羊	79	即刻	具有生长因子的生物降解胶原支架
Fontecha[28]	绵羊	75	95	胎儿镜惰性 Silastic© 补片与生物黏合胶或免缝合 Marlex© 网丝
Saadai[29]	绵羊	75	100	植入 iPSC-NCSC 纳米纤维支架
Guiband[10]	绵羊	75	90	手术修补

NSC:神经干细胞;iPSC:诱导多能干细胞;NCSC:神经嵴干细胞。经 Sim 等许可转载和修改[3]

已经尝试使用其他方法,如热疗或放疗来建立脊髓和颅脑 ONTDs 的实验动物模型[30-32]。然而,这些方法目前主要被用来研究损害的致畸效果,而不是研究脊髓 ONTD 的病理生理学或治疗结果,包括其对 CM 的影响。

二、Chiari 畸形的计算机实验模型

尽管计算机作为研究工具的价值有限,但是 CM 是一种代表性疾病,其 CSF 流体动力学可在计算机模型辅助下进行严密的调查研究。在模拟健康对照病例和有或没有接受减压手术的 CM 病例的计算机模型中,能研究其 CSF 的峰值流速、压力梯度和流动方式。

计算机模型的优点在于可以方便地分别控制各研究参数,并能定量地给出结果参数。尽管如此,

它们的作用仍然存在局限性。2011 年,Shaffer 等[33]回顾性分析了已经发表的有关计算机 CSF 流体动力学或 CM Ⅰ 实验中 CSF 流动模型的文献,并总结出计算机模型的局限性:①由于年龄、性别或体重等因素,不同个体之间的数据不一致,因此建议在"特定-对象模型"中模拟或改变参数,而不是与其他个体进行比较;②由于技术困难或缺乏体内数据而使计算机模型过于简单化;③MRI 的分辨率有限,缺乏最佳边缘情况的信息;④由于计算机对影响"大脑"CFS 动力学和症状的"主观性质"理解认识的有限性,导致其出现推理解释困难。

然而,对于 CSF 流体动力学研究的计算机模型一直在不断完善发展。2010 年,Hentschel 等[34]回顾了有关相位对比 MRI 和 CSF 计算机流体动力学研究的文献,并在他们实验室研发出 CSF 流动的计算机模型。他们对已发表的数据进行回顾性分析,发现 CM Ⅰ 患者 CFS 流速峰值更大,流动模式更复杂,而同步性双向流动是 CSF 异常流动的病理标志之一。他们的研究结果还表明,根据脊髓层面和 CM Ⅰ 存在的情况,可以有不同的压力和流量模式。除了先前从静止状态下获得研究数据,Linge 等[35]分别研究了增加心率的对照组和计算机模拟实验组的 CSF 流体动力学。结果表明,当心率从每分钟 80 次到 120 次时,正常对照组的 CSF 小脑幕上下压力差和同步性双向流速范围均增加,而 CM Ⅰ 计算机模型 CSF 的小脑幕上下压差和同步性双向流速数值则增加更多。

对 CFS 流体动力学的研究与理解 CM 中脊髓空洞症的发病机制密切相关,脊髓空洞腔内各管段或小室间的 CSF 流速和压力梯度是主要的研究方向。Clarke 等[36]应用计算机流体动力学模型进行如下模拟:①正常对照组;②不伴有脊髓空洞症的 CM 组;③髓空洞症的 CM 组。比较不同组之间 CSF 的流速,结果发现 CM 模型组的 CSF 峰值压力更高。他们在每个单独的实验组模型中改变了脊髓上端的几何形状和 CSF 输入流波形,并证实了这两个改变的参数对流速的影响,表明它们是形成脊髓空洞症的潜在因素。

CSF 流动模式是另一个研究主题。Helgeland 等[37]在 CM Ⅰ 患者的多个模拟模型中测量了在一个心动周期中 CSF 的峰值速度,结合脉冲流和椎管几何性的复杂性计算出局部 CSF 的雷诺数,显示其具有湍流的特征。

计算机模型还是研究 CM 手术治疗后效果的一个有用工具。Linge 等[38]使用计算机流体力学模型来计算脊髓空洞症减压手术后的效果,通过研究颅后窝和上颈段椎管内 CFS 流体动力学变化,在一个心动周期比较研究以下三组数据:①正常对照组;②CM Ⅰ 术前;③三种不同大小的手术造瘘口。研究结果显示,随着手术造瘘口尺寸的增加,CSF 在一个心动周期内收缩期时的流速趋于正常化,而沿脊髓纵轴的压力梯度降低。

考虑到大脑的生理活动和相位对比 MRI 技术的进步,需要研发出更复杂的实验模型。Pahlavian 等[39]制作了一个颈髓连接处的计算机流体动力学模型,该模型可模拟 CM Ⅰ 患者一个心动周期内小脑扁桃体的运动,并测量发现 CFS 压力通过颈髓连接处在逐级降低。他们还应用基于时间-分辨的三维速度编码相位对比 MRI(四维相位对比法磁共振成像,phase contrast MRA,简写 4D PC-MRI)技术来测量健康对照组和 CM Ⅰ 患者组颈髓蛛网膜下腔的 CFS 流速,并将数据与基于计算机流体动力学模拟中获得的数据进行了比较,发现 CFS 在 4D PCMRI 技术测量下具有更高的流度。但是,他们并没有解释差异的原因[40]。飞速发展的人工智能的应用,将极大地改变计算机模拟技术在 CM 研究领域的水平。

第四节　结　论

在 CM 的研究中,动物脊髓 ONTD 模型和计算机模型被广泛应用。每种模型都有它自身的优点和局限性,研究者需要根据自己的研究目的来选择一种最适合、最有效的实验模型。

近年来,动物实验模型的应用正在扩大,技术进步正在创建出更复杂的遗传模型和计算机模型。

致　谢

本章部分内容经施普林格出版社授权转载。

这项研究得到首尔国立大学附属医院研究基金的资助(基金编号:04-2017-0240),以及首尔国立大学创新-先锋研究项目的资助(SNU No.800-20160282)。

第四十八章　预测分析在 Chiari 畸形 I 型中的应用

Sumit Thakar，Saritha Aryan，Subramaniyan Mani，R. Raghunatha Sarma

第一节　引　言

预测分析（Predictive analysis，PA）指根据一系列变量得出的模型来预测结果。它使用搜索大量信息的方法，对其进行分析以预测各个患者的结果。预测分析的信息不仅来自以前的治疗效果，还来自正在进行的研究。在医疗保健领域，PA 可以具有广泛的应用，包括确定疾病发生的可能性、做出准确的诊断、优化治疗以及预测结果。这对于以专利为中心或基于价值的护理越来越重要，因为准确的预测模型有助于知情决策、循证护理和持续的质量改进。

传统的统计学技术广泛地依赖于较小的样本以及对数据及其分布的多重假设，他们仅通过对实验数据集的测试来概括并进行数据精简，这些技术假设数据中存在线性关系，但是实际工作中的数据通常表现为非线性的复杂关系。PA 应用没有预先设想的理论结构的技术来预测未来的结果，并且可以揭示数据中某些特殊的关联，并且这些关联从未被预测过。在 PA 中，预测是针对个人而非群体进行的，并且其在临床实践中的应用不取决于预计效果的成本。

第二节　预测分析的效用

尽管预测分析在医学上传统应用贝叶斯方法，诸如回归模型、机器学习（Machine learning，ML）之类的数据统计技术正越来越多地用于结果研究中。通过大量数据的研究，机器学习评估了具有临床意义的产入和产出参数之间的关系。然后，它根据过去的数据创建一个预测模型，该模型允许新个体获得即时预测。随着时间的推移，该模型会逐步"学习"并变得更加精确，因为它会被部署到新个例中。机器学习的例子有神经网络、支持向量机和决策树[1]。

预测分析可提高诊断的准确性并在各种情况下识别高危患者，这有利于早期干预，可以极大改善可预防疾病的临床过程。预测分析的适用性不依赖于"高斯钟形曲线"分布，因此可以为任何指定患者选择最佳治疗方式。在正态分布中间位置的患者，其最有效的方法可能不适用于曲线两侧的患者。预测分析有助于为所有患者选择正确的治疗方法，而无须求助于多余甚至具有潜在风险的治疗方法。

俗语说"决策比方法更重要"[2]，从手术角度突出了预测分析的另一种用途：预测患者进行手术的风险或收益。该信息增强了患者的作用，使他们从一个单纯的护理接受者转变为一个知情的消费者，与医生一起努力以达到更好的结果。这在神经外科手术中具有更大的意义，其中一方面的好处可能会以另一方面为代价,而良性结果的期望与不良后果的风险密切相关。

神经外科为其复杂的临床表现提供大量多维数据的各种诊断和治疗方式,为创建基于 ML 的 PA 模型提供了合适的框架。ML 模型已被用作众多领域预测结果的工具,包括神经血管疾病、癫痫、肿瘤学、脑积水、帕金森病、脊柱和头外伤[3]。这些预测研究的例子包括评估癫痫手术后的癫痫发作可能性[4,5];恶性病变的不同切除率或立体定向放射手术的存活率[6,7];脊柱手术后的治疗效果[8,9]和蛛网膜下腔出血后的格拉斯哥评分预测[10]。现已证明某些 ML 模型预后指标[9,10]优于经典统计模型[3],其性能与临床专家相似或优于临床专家[4]。考虑到临床结局的复杂性以及被认为会影响 Chiari 畸形Ⅰ型(CM Ⅰ)结局的众多因素,令人惊讶的是,在 CM Ⅰ中,PA 的实用性仍未得到充分开发。

第三节　Chiari 畸形Ⅰ型的预测分析需求

Chiari 畸形(CMs)是一系列病症,其病理生理学尚不完全清楚。传统上将 CM 定义为以下疾病,即后颅窝(PCF)内容物在枕骨大孔(FM)下方突出或后颅窝容积较小合并小脑发育不全[11,12]。Chiari 畸形Ⅰ型指的是单纯小脑扁桃体下疝;Ⅱ型是指小脑和脑干下段的疝出;Ⅲ型是一种罕见的脑干下疝类型,合并颈部和枕部脑膨出;Ⅳ型涉及小脑发育不全和后颅窝内容物的移位。稍后将介绍另外两种类型的 CM:Chiari 畸形 0 型定义为后颅窝内容物结构异形但无小脑扁桃体疝(Tonsillar herniation, TH)的脊髓空洞症[13];Chiari 畸形 1.5 型的特征是脑干和小脑扁桃体的尾部迁移,通常与脊髓空洞症有关,但没有脊柱裂[14]。但是,这些因素中每个因素的确切相关性和独特性在临床医生中仍存在争议。

在上述所有类型的 Chiari 畸形中,预测分析提示 CM Ⅰ特别相关(CM Ⅰ是最常见的疾病类型)的因素有临床影像学表现、治疗方式和术后结果。尽管 CM Ⅰ是一个多世纪以来的研究主题,但其诊断、最佳治疗方法、临床症状改善的预测以及脊髓空洞症的解决方法仍然存在许多争议。大量研究分析了与 CM Ⅰ手术后的临床效果和放射学结果相关的不同术前变量(无论是单独的还是少量参数)。这些研究的结果是多种多样的,有时甚至是矛盾的。影响手术结果的变量数量之多突显了 CM Ⅰ患者对预计分析的需求。

从诊断角度来看,扁桃体疝在枕骨大孔以下超过 5.0 mm 是 CM Ⅰ的公认诊断标准。TH 的最常见原因是后颅窝狭小(经典 CM Ⅰ),尽管小脑扁桃体下疝>5.0 mm 的患者很容易被标记为 CM Ⅰ,但后颅窝拥挤且小脑扁桃体下疝程度较小的患者有被漏诊的风险。在这方面,预测分析有助于确定小脑扁桃体下疝以外的形态计量指标,从而提高 CM Ⅰ诊断准确性[15]。

绝大多数 CM Ⅰ患者,包括小脑扁桃体下疝程度较高的患者均无症状[16,17]。确实有症状的少数患者在其临床表现中表现出很大程度的异质性,症状包括咳嗽、头痛、颈部和非放射性肢体疼痛、无力、感觉异常、听觉-膀胱功能障碍、动眼障碍、晕厥、言语不清、喘鸣、吞咽困难、慢性呕吐[18]、尿失禁、睡眠障碍[19]、易怒[18]、认知功能障碍[20],甚至是猝死[21]。尽管 CM Ⅰ的这种临床异质性从形态上有颅颈交界区(CVJ)的后颅窝和脑脊液(CSF)动力学的广泛解剖学变化,但它也解释了这些具有不同的非线性和复杂关系的临床变量之间的可能性。通过基于 ML 的预测模型分析,可以最好地探索和发现这种关系。

CM Ⅰ的大量研究显示,减压手术后通常观察到的临床症状和影像学改善之间的不一致有关。一项研究中有一半以上的患者尽管已达到足够的影像学减压，但仍报告了不良的临床结果[22]。根据这些发现，临床症状、形态和流体动力学参数已被评估为可能的预后指标。由于大多数情况下这些参数都是单独或以组合形式进行分析的，因此从这些研究中得出的结论有很大的差异。举例来说，虽然有些研究确定了年龄、性别、随访时间、小脑扁桃体和空洞特征[23-26]，以及 $pB-C_2$ 距离[27]与影像学空洞消失相关，但另一项研究[28]未发现任何分析变量与影像学结果相关。在临床结果方面也存在类似的不一致之处，例如年龄[29]、症状持续时间[30,31]、眼球震颤[31]、三叉神经感觉障碍[31]、感觉缺陷[29,31]、咳嗽性头痛[22,32,33]、脊髓病[33]、空洞直径[33]、$pB-C_2$ 距离[27]、CSF 流量[34,35]、后颅窝容积（PFV）[35]、脊髓直径[36]，脊髓移位和颅内顺应性测量[37]被确定与预后相关。

基于预测分析的 CM Ⅰ 术后改善算法，将为术前客观和循证的咨询提供依据，并可能提高患者对手术的满意度[38]。在已经确定具有心理和认知内涵的情况下，这将具有更大的相关性[20]。基于 ML 预测模型的准确性会随着患者数量及时间的变化而提高，这种现象非常适合 CM Ⅰ 研究的连续性。

第四节　Chiari 畸形 Ⅰ 型中各种预测因子的回顾

一、Chiari 畸形 Ⅰ 型的诊断

CM Ⅰ 通常被描述为比枕骨大孔低 5.0 mm 或更多。即使假设小脑扁桃体下疝是由颅后窝"狭小"引起的，但众所周知它可能是由多种机制导致的[39]。人们还认为，下疝的程度并不总是与疾病的严重程度或对手术的反应有关[40-42]。由于主要的病理是 PCF 的改变，并且对所有不同的 CM 类型均采用了后颅窝减压的统一手术技术，因此提示影像学上小脑扁桃体下疝可能不是症状诊断的最佳参数。多项研究尝试使用其他方法来诊断 CM[16,43,44]，从而提高准确性，以减少误诊。Urbizu[45]对 7 种 PCF 指标进行了 logistic 回归分析，并建立了概率预测模型。该模型对经典 CM Ⅰ 患者和正常后颅窝患者的敏感性为 93%，特异性为 92%。在最近的一篇论文中[15]，该小组使用机器学习技术对成人 CM 进行影像学诊断。在分析了小脑扁桃体下疝以及多个后颅窝形态参数后，他们建议除了小脑扁桃体下疝，还应将颅底的改变纳入诊断成人 CM 的标准中。他们仅基于三个参数（从脑桥到 FM 的距离，从顶点到 FM 的距离以及基底角）的最终数学模型就可以准确地预测 90% 的具有不同 CM 类型的患者。

二、空洞的形成

各种不同 CM 的临床表现形成了一系列病症。除小脑扁桃体下疝本身外，引起不同临床表现的显著原因是脊髓空洞症，这表现在许多 CM 患者中。尽管已经提出了有关空洞形成的多种理论，但仍不清楚其危险因素。由于可以保守地处理无症状的 CM Ⅰ，如果可以预测到空洞的形成，这将有助于为患者提供咨询并确定影像学随访的频率。

Strahle 等在儿童 CM Ⅰ 的 MRI 研究中[46]发现，空洞好发于大龄儿童，女孩以及扁桃体下降和 CFS 流量受损程度较大的患者更为常见。在研究有无空洞的 CM Ⅰ 患儿的后颅窝时，Sgouros 等[47]发现有空洞的患儿的后颅窝容积比单纯 CM Ⅰ 患儿的要小得多。Halvorson[48]在 CM Ⅰ 中搜索了空洞形

成的形态计量指标,他们得出以下结论:小脑扁桃体下疝的程度与空洞形成的机会相关。尽管有些患者出现了空洞,而且患有空洞的患者小脑与后颅窝的体积比平均更高,但后颅窝的体积不能预测空洞形成。

在对 69 例 CM Ⅰ患者的回顾性 MRI 分析中,Gad 和 Jordem[49]发现有症状的患者中有 36%发展成脊髓空洞症。单因素分析显示,颅颈交界区骨质异常(齿状突后倾、扁平颅底、短斜坡和颅底凹陷)以及颅底角>135°是最有可能形成空洞的危险因素。在多变量分析中,只有后者具有显著的预测价值。

三、融合的要求

CM Ⅰ的外科手术方法是后颅窝减压术,伴或不伴硬膜成形术是公认的手术方式。然而在存在脊髓空洞症的情况下,最佳的手术治疗尚不清楚。另外还有一些所谓的技术,如枕下颅骨切除术、闩部填塞、造瘘和空洞分流手术。除了这些,还有一部分被称为"复杂 Chiari 畸形"的患者可能需要行枕颈融合术[50-52]。Brockmeyer[53]将复杂的 Chiari 畸形定义为"小脑扁桃体疝合并以下一项或多项放射影像学发现:通过枕骨大孔的脑干突出(Chiari 畸形 1.5 型)、脊髓扭结、齿状突移位、枕腭角异常、寰枕融合、颅底凹陷、脊髓型颈椎病或脊柱侧弯"。Fenoy[50]提示有压迫的 CM Ⅰ患者或先前在 FM 接受过减压的患者需要枕颈融合术。Bollo[54]试图确认哪些 CM Ⅰ患者接受后颅窝减压术后仍需要接受枕颈融合术。在研究的多个影像学参数中,他们发现 CM 1.5 的患者中颅底凹陷和后轴角<125°与原发性小脑扁桃体下疝减压在随后阶段需要融合的风险增加相关。

四、预测手术后的临床效果

作为复杂症状和行为不稳定的替代,对 CM Ⅰ患者进行的预测分析已被最大限度地用于疾病预后的预测可能并不奇怪。Dyste[31]试图预测 50 例有症状的 CM 成人和儿童的疾病结局。在回顾性分析中,临床和影像学参数与疾病结局有相关性。他们可以预料不良结果的术前体征,包括肌肉萎缩、症状持续时间超过 24 个月、共济失调、眼球震颤、三叉神经感觉减退和脊柱功能障碍。线性回归(Linear regression, LR)分析和正向以及反向逐步分析建立了一个预测模型,据此,它们可以基于仅三个临床特征(共济失调、肌肉萎缩和脊柱侧弯)的存在或不存在来预测结果。

在对 48 例接受 CM Ⅰ手术的患者的研究中,Arora[55]研究了临床影像学决定因素的结果。在随访的 6 个月中,他们发现 62.5%的患者预后良好。多变量分析表明,症状持续时间、呼吸窘迫消失和颅底凹陷消失与预后良好相关。但是,他们没有研究并发脊髓空洞症对治疗结果的潜在相互作用。Attal[30]研究了手术对于脊髓空洞症患者感觉症状的疗效,并指出只有症状持续的时间与预后有关。具体来说,在出现症状的 2 年内进行手术的患者预后较好。值得一提的是,除 CM 相关的空洞外,他们还研究了创伤后脊髓空洞症患者。

Kumar[56]分析了形态计量学参数,以确定手术结果的预测因素。他们发现测量的后颅窝体积是与临床症状改善相关的唯一因素,术前临界值为 198.58 cm³,其敏感性为 77.8%,手术后预后的特异性为 100%。

Aghakhani[57]研究了与 CM Ⅰ相关的空洞长期术后结局。在 157 例患者中,他们接受了 88 个月的中位随访。他们的患者中有 63%有所改善,30%的患者症状稳定,而 6%的患者病情恶化。他们发现年轻手术患者和阵发性高颅压的临床表现预示了症状的改善或稳定,年龄较大、长期受累、术中发现粘连性蛛网膜炎以及术后 MRI 上的空洞较大是其系列临床预后不良的危险因素。

Liu[58]对诊断为 CM Ⅰ 并接受小骨窗后颅窝减压术和自体筋膜硬膜成形术治疗的 92 例儿童的手术效果研究后发现,81%的患儿术后症状改善。他们发现较高的小脑扁桃体下疝程度、颅底凹陷和扁平颅底是临床预后不良的预兆。

五、头痛缓解

头痛是 CM Ⅰ 患者最常见的症状,发生率达 30% ~ 90%[16,59,60]。经典的 CM 头痛是枕下部痛,随着咳嗽、劳损或颈部运动而加剧。但是,CM Ⅰ 患者也可能会出现局部头痛。在 49 名 CM Ⅰ 患者中,Grangeon[61]报道 57%患者的头痛在术后得到改善,其余患者的头痛持续存在。多元回归分析证实了这些患者术后枕部头痛强度的增加、每月头痛天数的增加以及 Valsalva 动作的经典触发,可作为头痛症状有无缓解的预测指标。

六、空洞消失

Nagoshi[23]研究了标准手术方式后颅窝减压结合 C_1 椎板切除术和硬脑膜外层的切除与 CM Ⅰ 相关空洞的预后。根据术后 MRI 上的空洞大小,将 20 例患者分为"减少"或"不变",结果发现前者所有患者的临床症状均有改善,而后者中仅 1 名患者症状有改善。手术后,所有中央型脊髓空洞都减小,而其他类型没有。作者得出的结论是,与 CM 相关的空洞患者术后预后差与以下症状相关:症状持续时间更长、空洞长度更长,以及蛛网膜下腔的残腔(粘连蛛网膜炎的标志)。经过额外的空洞分流后,所有复杂形态空洞的患者均得到改善,因此,他们认为这类患者接受以分流为主的手术可能会有更好的效果。

七、脑脊液研究和结果预测

多项研究已证明 CM Ⅰ 枕骨大孔区的 CSF 流动异常[62-67]。有人认为,这种病理可能与小脑扁桃体下疝有关。Arora[68]采用放射性核素脑池显像技术研究枕骨大孔区的 CSF 动力学,并预测手术后的临床结果。他们发现,在脑池造影显示有明显枕骨大孔区阻滞的患者中,后颅窝减压可明显缓解临床症状,而对 CSF 流动正常的患者缓解较小。

磁共振相位对比电影成像是在枕骨大孔水平上评估 CSF 动力学的最常用方法。McGirt 等[34]回顾了 130 例行后颅窝减压术的 CM Ⅰ 患者的临床和影像学资料,没有后颅窝 CSF 流量异常迹象的患者被分类为"正常 CSF 流量",而枕骨大孔前后处流量减少的患者被归类为"CSF 流量异常"。记录患者的结局和手术后 CSF 流量的改善,91%CSF 异常患者的 CSF 流量较术前改善。术前后颅窝 CSF 流量正常的患者在后颅窝减压后更有可能经历治疗失败,除了正常的 CSF 流量,其他重要的复发症状预测指标有额叶头痛及脊柱侧弯。令人惊讶的是,脊髓空洞症与治疗失败无关。

同一小组发表了他们在一组儿科 CM 中对 CFS 流量与预后的相关性研究的结果[69]。随访期间有 30%的患者出现症状复发。回归分析表明,与无明显 CSF 阻塞的患者相比,后颅窝 CSF 阻塞的患者对减压的反应更好。背侧和腹侧同时有 CSF 流动异常的患者对后颅窝减压的反应比仅在枕骨大孔后缘

CSF 流动欠佳的患者更好。实际上,合并 CSF 流动异常可使术后症状复发的风险降低 2.6 倍,这表明仅有颅后窝后缘 CSF 流动异常的病理改变可能无法预测手术效果的改善。

Wang[70]近期在对 CSF 动力学和相位对比 MRI(PC-MRI)的研究中发现,术前颈椎后缘 CSF 峰值速度(Peak velocity,PV)>2.63 cm/s,且中脑导水管 PV>2.13 cm/s 的患者术后主要症状改善。因此,他们得出结论,PC-MRI 可能是预测患者预后的有用工具。

Sakas 的研究中[71]使用另一种称为空间磁化调制(spatial modulation of magnetization,SPAMM)的 MRI 技术来测量手术前后正常人和 CM Ⅰ患者的 CSF 流速。他们发现,在 CM Ⅰ患者中,颈椎管后部 CSF 流速低,在后颅窝减压手术后几乎没有增加,并且其预测价值有限。然而在手术后,颈椎管前后 CSF 流速总和增加>20%之后会出现头痛症状的显著改善。另外,空洞腔内 CSF 脉冲运动消失是运动或感觉功能改善的更早、更敏感的预测指标,而不是空洞的缩小。

SPAMM 被用于一系列包括 CM Ⅰ在内的多种病因的脊髓空洞症患者的空洞流体运动和 CSF 的流体动力学分析[72]。在 SPAMM-MRI 上测得的术前空洞内液体运动和 CSF 运动良好,尤其是前者良好,预示着更好的手术结果。

在一项针对 15 例 CM Ⅰ患者的初步研究中,Alperin[37]测量基于 MRI 的形态学和生理学参数,以识别术后改善的患者,这些措施包括对后颅窝容积、CSF 流速、组织运动的线性和体积形态学测量,以及颅内流体力学测量,这些测量值来自对颅内血液和 CSF 流量的测量[43,73,74]。依据患者主诉的反应,最能预测效果的术前参数包括最大脊髓移位,通过颈静脉的静脉引流百分比和脑血流量正常化。预测得分更高的参数是心动周期中的脊髓最大位移和颅内体积(ICV)变化,这些参数加起来具有 93.3%的准确性、85.7%的敏感性和 100%的特异性,没有一个形态计量学指标与结果相关。

八、脊柱侧弯进展

在多项研究中已经探讨了与 Chiar 畸形相关的脊柱侧弯及其在后颅窝减压后的进展。发现 CM Ⅰ手术患者中有 65%的患者脊柱侧弯恢复[75]。然而脊柱侧弯诊断时的年龄>10 岁且 Cobb 角>35° 可以预测侧弯的进展以及随后进行融合的必要性[75-77]。在最近的研究中,Ravindra[78]发现,伴随较高的 Cobb 角,初始 pB-C_2(硬膜腹侧基底与枢椎椎体下缘后部连接线之间的垂直距离)>9.0 和较小的斜向轴向角(CXA)可以预测脊柱侧弯的进展,较低的 CXA 也是胸腰椎融合延迟的独立预测因子。

九、Chiari 畸形Ⅰ型相关脑积水

与 Chiari 畸形相关的脑积水约占 CM Ⅰ患者的 7%~10%[79,80]。在一组针对 297 例行后颅窝减压术的小儿 CM Ⅰ患者的研究中,分析了 CM Ⅰ手术后需要长期 CSF 分流的危险因素[79]。研究发现,经过多元回归分析后,年龄<6 岁、术中出血量大的患儿以及在手术期间发现第四脑室内具有网状结构的患儿发生脑积水的风险较高。

十、术后并发症

在最近的文献中,Farber[81]比较了后颅窝减压手术中分别应用牛心包异种移植和同种异体移植硬膜成形术后脑膜炎及需要额外 CSF 分流手术的发生率,发现在两种术式中,采用前者术后脑膜炎和

需要额外 CSF 分流手术均较高。假性囊肿的形成是 CM Ⅰ 手术中的另一种罕见并发症。已知这种情况发生在 2%~6% 的后颅窝减压患者中[82,83]，并可能导致较高的发病率。Menger[81] 报道患者年龄的增加和硬膜成形术中密封剂的使用与假性脑膜膨出形成的风险增加有关，而与硬膜成形术的方法和材料都没有关系。

十一、预测评分工具

Greenberg 提出的 Chiari 畸形严重指数（Chiari severity index，CSI）（图 48.1）是用于预测 CM Ⅰ 结果的预测评分系统中一个很好的例子[33]。2015 年他们整合了临床和神经影像学特征，提出了使用术前分层方法预测 CM Ⅰ 手术后患者改善情况的方法。在一组接受 CM Ⅰ 手术的 158 名儿科患者中，根据头痛和脊髓病症状的特征将患者分为三个临床等级。根据是否存在 ≥6.0mm 的空洞将神经影像学分为两级。通过将两个指标合并，可以将所有患者在术前分为三个等级，预计患者改善率从 83%（1 级）到 45%（3 级）。作者声称，CSI 可用于在手术前为患者提供咨询，并可以在手术效果试验中对患者进行分层。

临床分级	临床表现/症状
1	经典的Chiari头痛 难以定位的头痛
2	额颞部头痛 没有头痛
3	脊髓症状

神经影像分级	影像发现
A	脊髓空洞<6mm 无脊髓空洞
B	脊髓空洞>6mm

神经影像分级	临床分级 1	临床分级 2	临床分级 3
A	CSI 1	CSI 2	CSI 2
B	CSI 1	CSI 3	CSI 3

图 48.1　Chiari 严重性指数基于临床和神经影像学等级（改编自 Greenberg[33]，由牛津大学出版社授权许可）

Aliaga 描述的芝加哥 Chiari 结果量表（Chicago chiari outcome scale，CCOS）（表 48.1）[84] 是 CM Ⅰ 研究中使用最广泛且经过验证的方法，是专为衡量 CM Ⅰ 手术能否成功而设计的量表，包括以下四个类别：疼痛症状、非疼痛症状、功能和并发症。患者在每个类别中的得分为 1~4，总得分为 4~16。最终得分 4 表示该人无行为能力，得分 8 表示受损，12 分等于功能好，16 分是一个很好的结局。作者声称 CCOS 允许在手术后进行标准化和可量化的结果评估。

在同一小组的一项回顾性研究中[29]，对 167 例接受了 CM 手术的患者进行了术前临床和影像学特征分析，他们在随访中被分为 CCOS 的四个类别。评分较高（11~16）的患者被认为手术效果良好（82%）；分数较低（4~10）的患者被认为手术效果较差（18%）。生存比率以识别与不良和良好结局相关的因素，周围神经症状，如神经病变或对针刺的敏感性下降可以预测患者预后不良。他们发现了三个可以预测良好手术效果的因素：年龄<18 岁、男性，以及出乎意料的空洞改变，而小脑扁桃体下疝的程度与手术效果无关。

表 48.1　芝加哥 Chiari 结果量表 (转载自 Aliaga[84] , 经牛津大学出版社许可)

疼痛症状	非疼痛症状	功能	并发症	总分
1-加重	1-加重	1-不能活动	1-持续存在并难以控制	4-无行为能力
2-无变化且药物难以控制	2-无变化或好转但损伤	2-中度损伤 (功能保留<50%)	2-持续存在且可控	8-功能受损
3-改善或药物可以控制	3-好转且无损伤	3-轻度损伤	3-短期并发症	12-功能良好
4-痊愈	4-痊愈	4-功能完好	4-无并发症	16-功能完美

第五节　Chiari 畸形 I 型的预后临床结果回归模型

我们先前使用总共 40 个变量 (构成 CM I 结果研究中迄今为止使用的最大变量数组之一), 已经生成了基于点的算法来预测 CCOS 的术后改善[85]。先前的研究分析了术前临床变量对 CCOS 的影响[54], 而我们的研究则利用临床和影像学变量来生成基于点的模型来预测结果。我们筛选了 120 例有症状的 CM I 合并脊髓空洞症的患者, 这些患者接受了 8 年跟踪的枕骨大孔减压 (CFM)、C_1 椎板切除术和硬膜成形术治疗, 该数据集中分析了 82 名成年患者在磁共振电影成像上记录的后颅窝 CSF 流速变化。

一、临床和影像学变量的应用

分析中使用的各种术前临床变量包括年龄、性别、体重指数、症状持续时间、咳嗽头痛或非咳嗽头痛的存在、脑干和颅神经症状、感觉异常、感觉减退、膀胱失禁、吞咽困难、运动障碍、感觉障碍、病理反射、步态不稳和小脑体征。

MRI 记录的放射学变量包括以下内容。

(1)低于枕骨大孔的小脑扁桃体下疝程度, 空洞特征 (直径、水平、位置和类型, 即中央、扩大或偏斜)[23,86]。

(2)是否存在脊柱侧弯。

(3)第四脑室的最大轴向宽度[28]。

(4)齿状突反转 (C_2 基底与齿状突尖连线的夹角) 和后倾 (齿状软骨线与齿状突尖端连线之间的夹角)[87,88]。

(5)斜坡椎管角度 (Wackenheim 的斜坡线和 C_2 椎体后缘的夹角)[89]。

(6)pB-C_2 距离[27]。

(7)囟部位置 (囟部和颅后窝最低点连线之间的距离, 图 48.2a)[33]。

(8)颈髓角。

（9）$C_2 \sim C_7$ 矢状位对齐（C_2 和 C_7 下终板的 Cobb 角）[90]。

（10）颈椎锥度比（颈椎管前后距离从上到下逐渐变小的锥度，图48.2b）[91]。

（11）后颅窝形态测量-枕骨大孔的尺寸，后颅窝/颅内体积比，其中后颅窝体积计算为 $4/3 \times \Pi$（Pi）$\times (x/2 \times y/2 \times z/2)$，$x$、$y$ 和 z 为后颅窝尺寸和颅内体积，计算得出等于 $948+(0.478 \times FM\ mm^2)$[92]。

（12）与"L线"有关的后脑形态（画在斜坡顶点并平行于 C_2 端板，图48.2c）和"M线"（垂直于 L 线绘制，图48.2d）。如前所述[93]，测量了每条线到脑桥沟、第四脑室顶点和扁桃体顶端的距离（图48.2，c~d）。

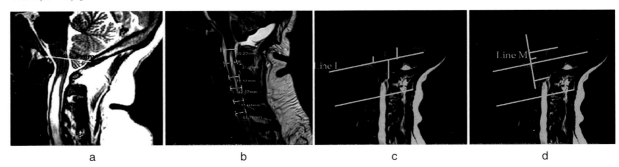

a   b   c   d

48.2 T_2 加权矢状面 MRI（a 图示闩部的距离（O）至颈髓交界处；b 图示 $C_2 \sim C_7$ 椎管前后径的颈椎"锥度"；c 图示 L 线，一条穿过斜坡顶点并与 C_2 终板平行的线；d 图示 M 线，垂直于 L 线绘制的线，测量每一条线到脑桥沟、第四脑室顶点和扁桃体顶端的距离）（改编自 Thakar[85]，经 Journal of Neurosurgery Publishing Group 的许可）

二、程序和结果评估

所有患者均进行了 3.0 mm×3.0 mm 的枕下颅骨切除术，其中包括当在枕大池的 CSF 流动不足或从第四脑室流出的 CSF 似乎不足时，切除应包括枕骨大孔边缘，C_1 椎板切除和硬膜外腔探查第四脑室出口的蛛网膜粘连。当除去蛛网膜粘连仍感觉脑脊液流量不足时，继续行小脑扁桃体烧灼皱缩术。在所有病例中均使用人工硬脑膜替代物进行硬膜扩大成形术，最后一次随访的临床结果由 CCOS 评估为 4~16 分，放射学结果以 MRI 上脊髓空洞症消退的百分比来衡量。

三、结果

在包括 82 位患者的研究中，研究或测试队列由 57 位连续患者组成，而其余 25 位患者构成了验证队列。在测试的各种临床和影像学变量中，运动功能障碍、步态不稳和 M 线-第四脑室顶点（FVV）距离与 CCOS 评分相关（$P \leqslant 0.05$），而运动功能障碍、病理反射和 PFV/ICV 比值与空洞的转归相关（$P<0.05$）。多元线性回归分析表明，步态不稳、闩部 obex 位置和 M 线-FVV 距离与 CCOS 得分相关（表48.2、48.3 和48.4），而仅运动功能障碍的存在与不良的空洞转归相关（表48.5）。

表48.2   用于评估与 CCOS 的独立相关性的多元线性回归分析

	B	SE	P 值
常数	16.25		
运动障碍	−0.47	0.44	0.31

	B	SE	P 值
步态不稳定	-0.96	0.43	0.04
闩部位置	-0.13	0.06	0.04
M 线-第四脑室顶点距离	-0.08	0.04	0.05

转载自 Thakar[85]，经神经外科杂志出版集团批准。B 为非标准化系数;SE 为标准误差

表 48.3　关于 CCOS 的方差分析

	平方和	df	均方	F	P 值
转归	34.79	4	8.70	3.86	0.008
剩余	117.14	52	2.25		
总数	151.93	53			

转载自 Thakar[85]，经神经外科杂志出版集团的许可。df 为自由度

表 48.4　线性回归模型的拟合优度分析

R	R^2	调整后 R^2	SE
0.68	0.46	0.40	1.50

转载自 Thakar[85]，经神经外科杂志出版集团批准。SE 为标准误差估计

表 48.5　用于评估与空洞回归的独立相关性的多元线性回归分析

	B	SE	P 值
常数	85.88		
咳嗽头痛	13.68	10.98	0.23
病理反射	-14.27	8.72	0.10
运动障碍	-34.41	9.57	0.002
PFV/ICV 比值	-0.26	0.17	0.12
颈椎锥度比	-12.72	8.77	0.15

转载自 Thakar[85]，经美国神经外科学会出版的《神经外科杂志》批准。B 为非标准化系数;SE 为标准误差;PFV 为前颅窝容积;ICV 为颅内容积

四、基于点的模型

为了获得预测模型,我们将线性回归模型的回归系数×10,然后将其四舍五入为最接近的整数,以将其用作权重。我们获得了对回归模型中重要变量的以下权重:步态不稳定性=-10,闩部位置=-1,M 线-FVV 距离=-1,截距=162。将权重与这些变量中每个变量的值相乘,然后求和以得出总分。我们测试了不同模型预测 CCOS 分数的能力。具有最佳预测的模型是:

总分 =162-[(10)＊a+(1)＊b+(1)＊c]

其中 a=步态不稳定性的存在或不存在(0 或 1);b=闩部位置,单位为 mm;c=M 线-FVV 距离,单位为 mm。因此,在该模型中,没有步态不稳、尾部位于颈髓交界处(闩部靠近 FM)以及较短的 M 线-FVV 距离的患者得分较高。

1. 模型的绩效指标

我们使用该模型对总评分进行了接受者操作特性曲线（Receiver operating characteristic，ROC）分析，并将其与临床改善进行了比较（图 48.3）。CCOS 得分 11 及以上被视为临床改善的标准，从该算法的 ROC 曲线确定了最佳阈为 128。该模型的样本外性能在 25 名患者中得到了验证。该模型在此验证集中证明了在预测更好的临床结果方面的公平表现，其曲线下面积（AUC）为 0.75，并且灵敏度高达 80%（即 80% 得分<128 的患者将被正确识别为 CCOS 得分<11）和 70% 的特异性（即 70% 得分>128 的患者在模型上证明 CCOS 得分为 11 或更高）。表 48.6 列出了该算法的其他性能指标。该模型的评分可靠性分析显示 κ 值为 0.85，表明一致性很好。

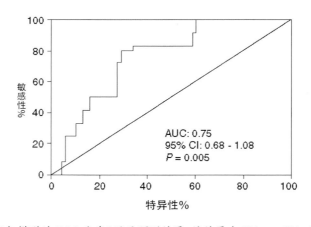

图 48.3　线性回归模型的 ROC 曲线（用于预测结果，该结果由 Chicago Chiari 结果量表测得）

表 48.6　不同预测模型的性能指标比较

	准确率	精密度	召回	AUC	F 值
线性回归分析	0.68	0.57	0.80	0.57	0.66
SVM	0.82	0.84	0.91	0.75	0.87
随机森林	0.70	0.70	1.00	0.50	0.82
XGBoost	0.84	0.80	1.00	0.80	0.88

AUC 为曲线下的面积，SVM 为支持向量机；XGBoost 为极端梯度提升

前述计分系统在其简单性和易用性方面是独特的，并且具有良好的预测能力。但是，可能要注意的是，该模型的预测值在大约 3 年的相对较短的随访期内保持良好。此外，我们的结果需要在更大样本量和不同患者人群中进行外部验证。

第六节　Chiari 畸形 I 型中基于 ML 的算法

像先前详细介绍的那样，通常使用的预测模型利用统计回归来确定特定条件下的结果预测因子或风险因素。但是已经确定，对于可能存在非线性的复杂条件，回归模型并不是最佳方法[94]。由于诸如对数据误差的敏感性和多重共线性等因素，此类模型通常会产生误导性的结论[95]。预测术后结果的另一种更可靠的方法涉及在创建预测算法中使用 ML,我们第一次使用 ML 来预测 CM I 中的结果。使用与上一部分相同的数据集,我们使用 Python 3.6 和各种 ML 工具,生成了"功能重要性排名"预测变量。AUC 和准确性是用来比较各种模型之间性能的主要指标。

在 ML 分析的预处理阶段,我们首先检查了数据是否缺少。如果医院记录中没有任何特定变量的信息,则用该特定变量的组均值代替缺失值。下一步,尝试使用主成分分析(Principal component analysis, PCA)和 t 分布随机邻域嵌入(t-distributed stochastic neighbor embedding, t-SNE)技术进行数据可视化。PCA 是一种数学技术,旨在提取可解释原始数据集中最大变化的最小数量的变量。另一方面,t-SNE 利用概率方法解决该问题。它试图最小化两个分布之间的差异:一个测量输入的成对相似性的分布和一个测量对应的低维点的相似性的分布[96]。t-SNE 可以更好地可视化数据集,而无须使用任何输出功能(图 48.4)。其结果还暗示数据集很复杂,并且基于树的模型(如随机森林和梯度增强)的使用可能会比从线性模型(如回归和支持向量机)获得的结果更可靠。

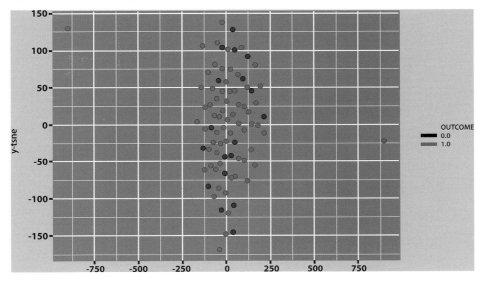

图 48.4　通过 t 分布随机邻域嵌入(t-SNE)技术进行数据可视化

本研究的数据集被发现是不平衡的,少数群体约占数据的 12%。为了在这种情况下获得良好的整体表现,我们使用了综合少数族裔过采样技术(Synthetic minority over-sampling technique, SMOTE)。SMOTE 创建少数类的综合实例,而不是创建副本,这有助于集成学习模型拓宽少数群体课程的决策范围[97]。然后我们将数据标准化,随后分成训练和测试集(比率为 85:15)。然后,使用 K 折交叉验证对模型进行迭代训练和验证,该技术通过生成训练和验证集的多个分割来避免过度拟合。

然后,我们在数据集上应用了支持向量机(Support vector machine, SVM)、基于树的集成模型、随机森林(Random forest, RF)分类器、"提升"以及极端梯度提升(XGBoost)等方法。线性 SVM 是一个线性分类器,它试图找到一个具有最大余量的超平面,该超平面将输入空间隔离到与数据集中类相关的感兴趣区域中[98]。基于树的集成模型通常被认为优于其他 ML 算法,因为它们在处理非线性方面的有效性[98]。随机森林分类器是一组用"装袋"方法训练的决策树[98,99]。一个"装袋"方法通过对数据重新采样来创建不同的模型,以使模型更健壮。"提升"是一种通过将一组"弱学习者"转换为"强学习者"来改善任何给定学习算法的模型预测的方法。它通过重复学习数据子集上的一组弱模型来做到这一点。梯度提升(Gradient boosting，GB)的工作原理是将预测变量顺序添加到一个整体中，每个预测因子都会更正其前身。它试图使新的预测器适合先前预测器产生的残差，XGBoost 是 GB 技术的改进版本，旨在提高速度和性能[98,100]。它已成为最成功的机器学习技术之一，因为它在计算上有效且可扩展，并且可以防止过度拟合。

我们的分析表明，使用 CCOS 得分为 12 及更高数值作为临床改善的临界值，与 RF 和 SVM 相比，XGBoost 分类器产生了明显更好的结果(图 48.5)。为 XGBoost 产生最佳结果的参数如下：估计器＝1000，最大深度＝8，缩放位置权重＝1，目标＝二进制逻辑。使用内置的 F 估计器，将最可预测的属性作为特征排名列表获得，权重<0.1 的属性被排除。从此列表中，重新运行该算法。随后，该算法的度量有了显著改善，AUC 为 0.80，准确度为 0.84(图 48.6)，最终功能排名列表显示在图 48.7 中。

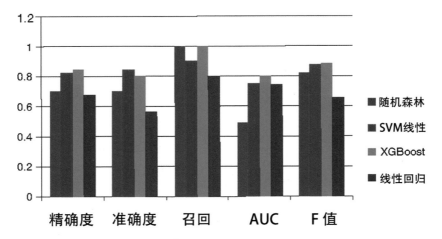

图 48.5　不同机器学习模型和线性回归模型的性能指标比较(SVM 为支持向量机，XGBoost 为极端梯度提升)

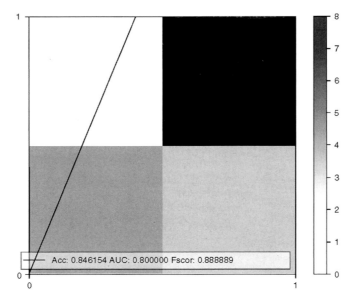

图 48.6　基于 XGBoost 预测模型的 ROC 曲线，用于预测结果，该结果由 Chicugo Chiari 对结果量表进行了特征重要性的测量

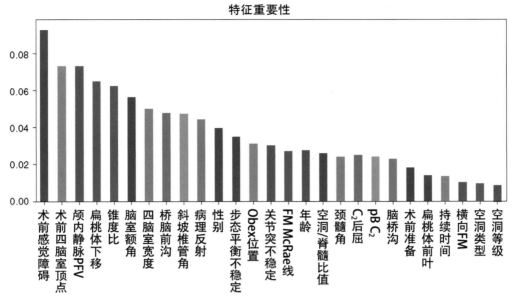

图 48.7　从机器学习模型获得的变量的特征等级列表

第七节　线性回归与各种 ML 模型的比较

如前所述,初步 ML 分析中的数据可视化技术证明了我们的数据集是非线性的和多维的。这强调了从传统的线性统计数据迁移到 ML 的需求,以便能够在 CM Ⅰ 中执行更强大的结果分析。我们基于 XGBoost 的 ML 模型在所有指标上均优于 LR 模型(表 48.6)。除具有较高的查全率(敏感性)、精度(正确预测的阳性观察值与预期的总阳性观察值之比)、F_1 值和准确性(正确预测的观察值与全部观察结果之比)之外,它的整体预测性能因为基于 AUC 而更高,像我们的 ML 模型一样,具有高精度和 AUC 的测试表明分类器在所有阈值下均能正常工作。在其他神经外科疾病中已经证明了 ML 的性能优于 LR[1],但我们是第一个在 CM Ⅰ 中证明这一点的人。

第八节　我们的回归模型的推论

我们使用回归模型进行的预测分析结果确定了运动障碍、病理反射和步态不稳的存在与 CM Ⅰ 手术后的结果相关[85]。这在先前的研究中也得到了认可[31,32],可以解释为,当 CM Ⅰ 患者出现这些特定的症状时,α 运动神经元和皮质脊髓束或脊柱中的严重神经功能障碍发生的程度使得手术干预不可能达到良好的放射学或临床效果。与以前的报道不同[29,33],我们发现咳嗽、头痛或任何感觉症状或缺陷与预后无关。在我们的研究中,临床改善与空洞消退之间没有相关性。先前已经描述了这一发现[36],其中指出,尽管脊髓直径本身与临床改善相关,但空洞/脊髓比率却不相关。假设这是由于手术后脊髓直径和空洞直径减小的速率不同所致。

在我们的研究中,与结果相关的后颅窝和后颅窝形态计量变量包括 PFV／ICV 比与空洞转归的相关性,以及闪部位置和 M 线–FVV 距离与 CCOS 的相关性。后颅窝形态改变在 CM Ⅰ 中已被证实[92]。有证据表明,后颅窝较小的患者对减压手术的反应比正常后颅窝大小的患者要好[35]。我们发现较小的 PFV／ICV 比值与更好的空洞转归相关,这与该观察结果一致。先前已经研究了在 CM Ⅰ 中相对于 FM 小脑扁桃体与颈髓交界处的位置[33],其尾端移位被认为是 CM Ⅰ 严重程度的标志[101]。我们的研究表明,随着 CM Ⅰ 的经典扁桃体下降,颈髓交界也倾向于朝 FM 尾部移位。先前的一项研究[93]指出,手术后后脑形态的各种变化表明变形的小脑恢复了其正常形态,而 M 线 FVV 则是拥挤后颅窝使小脑变形的标志[93]。我们注意到,该 M 线 FVV 距离与 CCOS 之间存在反比关系。

我们的结果强调了与 CM Ⅰ 结果相关的“更差即更好”范例的存在。以前的相关研究已经注意到这一点,并记录了后颅窝病理学较差的标记,如 CFS 流动不良[34]、后颅窝体积较小[35]和 pB-C$_2$ 距离>3.0mm[27]。这些研究的共识是,由于后颅窝较小或齿状体对枕大孔腹侧的压迫,后颅窝 CSF 流动受阻越严重,其在病理学上的病理病因作用就越直接,进行减压手术的预后也越好。在对多个变量进行调整之后,我们的预测算法确定了两个新的术前标记物,即闪部位置和 M 线-FVV 距离,证实了 CM Ⅰ 的“更差者”放射学表现。正如之前提到的,离 FM 较近的距离可被认为是 CM Ⅰ 疾病严重的标志。鉴于后颅窝过度拥挤被认为是 CM Ⅰ 的特征,因此可以推断出,较小的 M 线-FVV 距离与较小的 PFV／ICV 比相关,表明它是后颅窝形态异常的标志。从这两种术前新标记获得的较小值可在随访时转化为更好的 CCOS 评分。

第九节　机器学习算法的含义

我们的机器学习算法的整体预测性为 80%,分类精度为 84%,在所有性能指标方面均优于 LR 模型(表 48.6)。如前所述,随着时间的推移,随着包含新的数据点,这种 ML 算法可以更好地“学习”问题,从而提高了 ML 算法的准确性。因此,使用这种算法将有助于临床医生提高 CM Ⅰ 术后临床预后的预测精确度。这里应该注意的是,尽管在 LR 模型中确定的重要变量分别反映了与结果的正相关或负相关性,但从 ML 算法(图 48.7)获得的特征排名列表具有不同的含义。此列表提供的排名信息可判断每个变量包含的类别区分信息的程度,并不表示对类别标签的影响方向(正面或负面)。

在我们的 ML 分析中,用作输入变量的各种临床特征中,感觉障碍、病理反射和步态不稳定性在 ML 排名列表中显示出最高的重要性。其中,步态不稳定性也是我们的 LR 模型的重要预测指标。具有这些临床特征的患者可能代表该疾病的相对晚期,并且不太可能经历临床改善。该观察结果与以前的文献[29,31,33]一致,并提倡对有症状的 CM Ⅰ 患者进行早期手术干预。

有趣的是,在最终的 ML 排行榜中几乎所有其他变量都是放射学变量。预测算法中许多高度加权的放射学变量都与后脑形态的改变有关。先前描述的 M 线-FVV 距离(在 LR 模型中也很重要)、L 线-FVV 距离(图 48.2c)、第四脑室的轴向宽度代表了后颅窝小脑变形的程度。L 线-脑桥沟距离(图 48.2c)和 M 线-扁桃体尖端距离(图 48.2d)分别指示脑干变形和颅颈交界处的拥挤程度。这些变量所提示的神经受压或变形是直接影响临床结果,还是通过改变 CFS 动力学影响临床结果,还需要进一步阐明。从我们的机器学习分析中可以清楚地看出,这些变量代表了不同程度的后脑损害,在预测临床改善方面具有相对较高的辨别力。

ML 算法中其他排名较高的放射学变量包括 PFV／ICV、颈椎缩窄比和斜坡角度。颅后窝形态已被证明在 CMⅠ中发生了改变[92,102],并且术后 PFV 的增加与头痛的改善和总体手术结果相关[103]。虽然我们的 LR 模型证明了 PFV/ICV 和空洞转归之间的相关性,但 ML 算法将 PFV/ICV 确立为临床结果的预测指标。当前广泛的认知是,CMⅠ患者的颈椎缩窄比(衡量从 $C_1 \sim C_7$ 逐渐变窄的颈椎管的量度)(图 48. 2b)比正常人群更大[91,104-106]。

假定 CMⅠ的锥度会变陡,那么导致椎管的颅端和尾端之间的 CSF 压力梯度较高,从而导致 CSF 流量改变,有利于空洞的形成[91,104]。我们的算法首次证明这对手术后的临床改善也有影响。在 CMⅠ中发现的各种可能的颅底骨变异中,斜坡椎管角度可预示临床改善。这一发现与以前的研究相一致,以前的研究报告了改变的斜坡角度与临床效果不理想有关[107,108]。

第十节　结　论

临床放射学表现、治疗选项和 CMⅠ结果的绝对异质性使得对该疾病的理解成为患者及其护理人员的永恒挑战。预测分析是一个发展中的领域,它可能掌握着许多正在寻找答案的问题的关键。我们提供了迄今为止对 CMⅠ预测分析所做的所有工作的摘要。我们已经基于 ML 的模型提出了许多新颖的 CMⅠ临床预后指标。建立在大量和不同人群的验证模型可能有助于揭开这种复杂且可能致残疾病的神秘面纱。

致　谢

支持来源:作者尚未从任何来源获得任何资助以准备本章。作者和他们的机构在此提交的内容不涉及任何个人或机构的经济利益。

说明:本文不会引起利益冲突。

本章的某些部分内容已经在 Thakar 之前发表过[85]。复制材料的许可已从神经外科杂志出版集团获得。

第四十九章 Chiari 畸形 I 型的治疗费用

I-Wen E. Pan and Sandi Lam

第一节 引 言

一、美国的医疗支出和医疗质量

2017 年美国人均卫生支出为 10 209 美元,相当于美国国内生产总值的 17%。美国的医疗保健在过去 30 年中一直是经济合作与发展组织(Organisation for Economic Cooperation and Development, OECD)成员国中最昂贵的医疗体系[1],然而这种医疗支出并没有转化为美国更好的医疗质量[2]。与其他发达国家相比,美国人的健康状况更差,美国人平均体重超标,他们享受的医疗保险覆盖范围更小。超过 1/5 (22.3%的美国人口)的人表示,他们曾因费用过高而放弃进行医疗咨询。伴随着高医疗支出的是美国有限的医疗资源,以及医疗资源在地理上的分配不平衡,比如首都地区和城市地区的平均每 1000 人中医生的数量均远高于农村地区[3]。确保充足的资金和医疗资源是卫生保健服务的一项持续挑战。

过去,所有的患者都采用成本报销制度,医疗服务提供者按服务收费(fee-for-service, FFS)模式收费。在 20 世纪 80 年代,随着新医疗技术的贡献,医疗保险保费迅速增加,年保费增长率远远快于年通货膨胀率[4]。因此,公共和私人支付者开发了新的支付系统,以控制医疗支出的增长。

为医生报酬而设计的以资源为基础的相对价值量表(Resource-based relative value scale, RBRVS),从理论上反映了执行服务所需的医生工作量以及相关的成本。RBRVS 和医疗保险预期支付系统(Prospective payment system, PPS)于 20 世纪 80 年代和 90 年代引入医院[5,6],这些医疗保险支付系统旨在使医疗保险下的 FFS 合理化,减少医疗保健支出的快速增长,保证患者获得医疗服务的机会,并维持医疗质量。

同时,管理式的医疗保健计划,包括健康维护组织(Health Maintenance Organizations, HMOs)、现金支付的首选提供商组织(Preferred Provider Organizations, PPOs)和定点服务(Point-Of-Service, POS)建立了私人付款的系统。在 1988 年,71%的工人拥有传统的保险计划,29%的工人拥有管理式医疗计划。2008 年,90%的员工参加了管理式医疗保险计划,8%的员工参加了消费者驱动的高免赔额医疗保险。传统的基于成本的医疗保险在 2008 年缩减到私人保险市场的 2%,在 2012 年甚至不足 1%[4]。然而,这些策略主要侧重于成本控制,而不是医疗质量的改善。管理式医疗保险计划侧重于控制和减少医疗资源的利用率。医疗保健提供商合并以降低成本,出现了更多的医院系统,小型医院关闭或加入大型医院系统。其结果是,患者获得医疗保健的机会有限,而且利用率总体上没有下降。在 2005 年左右,消费者直接的高免赔额(Consumer-direct high-deductible, CDHD)健康计划引入市场。由于较高的免赔额,CDHD 健康计划鼓励消费者谨慎选择使用医疗资源,从而期望可以减少不必要的医疗使用。因为医疗服务定价缺乏透明度,所以这在现实中很难实现。

从卫生服务研究的角度来看,评估一个医疗保健系统的质量需要包括三个维度:效能(有效性)、效率和公平[7]。也就是说,需要评估卫生方面的改进、卫生服务的有效资源分配,以及卫生服务的公平性。可负担医疗法案(Affordable Care Act,ACA)于 2010 年颁布,其目标是"通过补贴(保费税收抵免)为更多的人提供负担得起的医疗健康保险,以降低医疗成本,扩大医疗补助计划,使其涵盖所有收入低于联邦贫困水平的 138% 的成年人,以及支持旨在降低医疗保健成本的创新医疗服务提供方法"[8]。法案颁布后,未参保率从 2010 年的 16.0% 下降到 2015 年的 9.1%[9]。随着参保人数的增加,医疗总支出也从 2010 年的 2.6 万亿美元增加到 2015 年的 3.2 万亿美元[10]。由于医疗资源有限,成本控制始终是卫生政策制订者的首要任务,平衡成本与医疗质量是终极目标,有效地利用资源、避免浪费非常重要。

二、捆绑支付

虽然获得医疗服务的机会有所增加,但医疗质量仍然令人担忧。近年来,捆绑支付(bundle payment,BP)这一从按服务付费的模式转型而来的概念受到了极大的关注。医疗保险和私人保险计划已经开始利用这种模式进行赔付,如医疗保险和医疗补助服务中心(Centers for Medicare & Medicaid Services,CMS)、医疗保险严重性诊断相关分组(Medicare Severity-Diagnosis-Related Groups,MS-DRGs)和患者细化诊断相关分组(All Patients Refined DiagnosisRelated Groups,APR-DRGs)[11-13]。此外,CMS 采用风险调整模型和层次共存状态模型进行医疗保险报销金额的调整[14]。一种新开发的称为 BPCI 的捆绑支付方案在 2009 年被提出,并在 2010 年开始实施[15]。BPCI 在一次医疗服务期间将多个服务的费用联系起来,其目的是在控制成本的同时,推动医疗质量的提高。特别是对于外科住院治疗,BPCI 提出的几种模式促使医疗服务提供者在自身风险的情况下控制成本,该方案在 2018 年开始在选定的成人人群中首次实施[16]。虽然这种支付方式没有影响到儿科医疗或神经外科医疗,但认识到这种趋势是至关重要的。捆绑支付的概念直接适用于外科住院手术,特别是那些择期手术,如大多数 Chiari 畸形Ⅰ型。外科医生、医疗服务提供者、医院系统和支付者必须了解成本和风险。

三、医疗卫生费用

特定的利益相关者对医疗成本的观点决定了医疗成本的范围及其成本估算。从患者角度,除了直接治疗费用之外,还需要将交通费用和其他与就业相关的机会成本增加到医疗保健服务的总成本中。而从支付者的角度来看,如当支付人是私人保险公司或政府实体时,诊断测试、药物、影像服务、实验室检查服务、外科设施、医疗设备、医务人员和专业费用构成医疗保健总成本。要理解为什么医疗支出持续增长,我们必须确定驱动医疗成本增加的因素是什么。

在本章中,我们的讨论将侧重于从支付者的角度来讨论医疗保健成本。Chiari 畸形Ⅰ型是一种常见的在小儿神经外科中选择性治疗的疾病,这种疾病的外科治疗是一个重要的医疗服务支出项目[17]。单次住院未经调整的费用估计为 7000~30 000 美元[18,19]。随着支付者继续开发捆绑支付的赔付模式,规定择期外科手术(如 Chiari 畸形Ⅰ型)的费用变得越来越重要。下一节将使用一个描述性研究来描述如何确定住院费用的驱动因素,并为 Chiari 畸形Ⅰ型的小儿神经外科治疗建立一个住院费用模型[20]。

第二节　描述性研究:住院治疗的 Chiari 畸形
Ⅰ型患儿的住院花费

一、数据源

理想情况下,从医院收集的逐项成本数据将是成本估算的最佳数据来源。然而,医院不太可能为了研究目的与第三方共享数据。因此,医疗成本研究中的一个常见数据来源是公开的行政索赔数据(医疗保险和医疗补助)或私人保险公司。本研究[20]数据来源于儿科住院数据库(KID),这个数据库由医疗成本和使用计划(Healthcare Cost and Utilization Project, HCUP)开发,HCUP由医疗卫生研究和质量控制的机构(Agency for Healthcare Research and Quality, AHRQ;位于美国马里兰州的 Rockville)所赞助。患者出院数据包括患者的人口统计学资料、入院类型和来源、疾病国际分类 ICD-9 代码诊断、住院天数(length of stay, LOS)、诊疗经过和账单信息。2009 年,有 44 个州的 4100 个医院参与这个计划,包含了 200 万~300 万儿科出院病例的信息,通过加权后可以代表 650 万~750 万的全国出院病例。该数据统计的基本单位是住院的次数,而不是以患者个体为计量单位,同时根据地区、城市或农村位置、教育程度和床的大小进行分层统计,并为独立的儿童医院增加了一个层次[21]。本研究的统计分析经过审查委员会的监督,对这些未鉴定的数据进行非人体研究,从而避免泄露患者隐私。

二、从理赔数据中识别 Chiari 畸形 I 型

医疗保险服务提供者拥有理赔数据,以显示从支付者那里获得的治疗费用报销额。包含索赔数据的数据库是确定医疗成本的最佳来源。然而,用于识别临床病例的编码并不完全是医疗记录的书写方式,因此分清代码与实际的临床措施之间的联系非常重要。Ladner 及其同事验证并发布了一个算法,可用于帮助识别 Chiari 畸形 I 型[22]。Chiari 畸形 I 型的病例被定义为 ICD-9 诊断代码为348.4,治疗代码包含 Chiari 畸形 I 型减压,其中 01.24 代表颅脑减压,03.09 代表椎管减压或椎板切除术,以及排除与 Chiari 畸形 II 型相关的病例(741.0)。

三、治疗成本和成本估算

从理赔数据中可以提取治疗收费,但不能获得治疗成本的信息。如果数据跨越年份较多,则必须考虑到消费物价指数(Consumer Price Index, CPI)的应用。在这个案例中,与 Chiari 畸形 I 型住院相关的患者费用被提取出来。KID 数据库提供了两种成本-收费比率(cost-to-charge ratios, CCRs),并将收费通过医院特定的 CCR 转换成成本,如果 CCR 缺失,则通过所有医院加权平均的 CCR 进行转换。此外,住院费用也通过地区工资指数进行调整,以控制地理区域的价格因素[23]。在本案例中,我们没有应用消费物价指数,因为所有数据都是从 2009 年儿童数据库中提取的。

四、成本模型:与成本相关的因素

包括得克萨斯州、亚利桑那州和佛罗里达州在内的几个州的医疗补助计划已经采用了基于 APR-DRGs 的 PPS 进行赔付[24,25]。APR-DRGs 包括没有医疗保险的人群,如调整疾病严重程度后的儿科患者[12,26]。本研究包括 APR-DRGs 使用的数据元素、主要诊断、次要诊断、程序、年龄和性别来构建成本模型。此外,考虑到地域差异、医院类型、注册护士或全职护士和非临床的因素,包括社会经济协变量,如种族、保险状况和收入水平,对医院成本的影响进行了检验[27,28]。三种已知的 Chiari 畸形 I 型合并症(脑积水、脊髓空洞症和脊柱侧弯)、儿童复杂慢性疾病(pediatric complex chronic conditions, P-CCCs)和围手术期并发症也包括在成本模型中[29,30]。住院时间不包括在模型中,因为它与围手术期并发症和 P-CCCs 高度相关。

我们研究了以下与成本相关的患者的人口特征和临床特征:年龄(0~4 岁、5~9 岁、10~14 岁或15~20 岁)、性别(男性或女性)、保险状况(私人、公共或其他)、种族(白人、黑人、西班牙裔、亚裔、其

他和不明)、儿童复杂慢性疾病和并发症。以往针对儿童人群的研究表明,P-CCC 分组比 Elixhauser 患病指数(应用于成人)更能表现儿童人群的疾病严重程度和医疗保险利用情况[29,31]。

本研究使用最新的儿童复杂慢性疾病第二版(Complex Chronic Conditions version 2, CCC v2)作为 Chiari 手术费用的风险调整[30]。所有并发症均由 ICD-9-CM 诊断和治疗代码确定[32]。与 Chiari 畸形Ⅰ型手术相关的手术并发症包括分流管插入、再手术或探查、脑膜炎、伤口感染、硬脑膜移植并发症、伤口破裂、医源性脑血管梗死或出血,以及其他神经外科相关的并发症(如脑脊液漏、假性脊膜膨出)和需要输血的出血。内科并发症包括肺并发症/肺炎、尿道-肾并发症、败血症、心脏并发症、血栓并发症、胃造瘘术、气管造瘘术、压疮和导管相关感染。除了 P-CCCs 和并发症,我们还分别检查了三种疾病特异性共病的影响:脑积水(331.3、331.4、742.3)、脊髓空洞症(336.0)、脊柱侧弯(737.3X)[29]。表 49.1[30]、49.2[33] 和 49.3[29] 列出了本队列识别所使用的代码。在这一组的 1075 个观察对象中,只有不到 10 个病例发生了住院死亡。对 22 名转院患者(占总人数的 2.2%)的住院花费进行敏感性分析,发现其住院费用与未转诊患者之间无统计学差异($P = 0.934$)。

表 49.1 修改后的儿童复杂慢性疾病分类(P-CCC v2)[30] 及相应的 ICD-9-CM 编码

分类	亚类	ICD-9 编码	作者注释
神经和神经肌肉系统	大脑和脊髓畸形	740.0~742.9	从原来的 CCC v2 中移除 741.0X,因为可能被误诊为 Chiari 畸形Ⅱ型
	精神发育迟滞	318.0~318.2	
	中枢神经系统退化性疾病	330.0 ~ 330.9, 334, 335.0 ~ 335.9, 331.1, 331.11, 331.19, 331.8, 331.89, 331.9, 333.2, 336.1, 336.8, 337.9, 759.5	从原来的 CCC v2 中移除 331.4,因为其单独检查脑积水
	小儿脑瘫	343.0~343.9	
	癫痫	345.01, 345.11, 345.3, 345.41, 345.61, 345.71, 345.81, 345.91	
	其他中枢神经系统障碍	341.8, 342.90, 344.0, 344.81, 344.9, 348.1, 780.03, 01.52, 01.53	为了识别研究人群而删除 348.4
	脑动脉闭塞	434.01, 434.91	
	肌营养不良和肌病	359.0~359.3	
	运动性疾病	332.0, 332.1, 333.0, 333.2, 333.4, 333.5, 333.7, 333.9	
	设备	V45.2, V53.01, V53.02, 02.35, 02.93, 03.93, 03.97, 04.92	为了识别并发症而删除 996.2, 996.63, 02.2, 02.21, 02.22, 02.3, 02.31, 02.32, 02.33, 02.34, 02.39, 02.4, 02.41, 02.42, 03.7, 03.71, 03.72 和 03.79
	移植	N/A	

续表

分类	亚类	ICD-9 编码	作者注释
心血管系统	心脏和大血管畸形	745.0 ~ 745.3, 745.60 ~ 745.69, 746, 747.1 ~ 747.49, 747.81, 747.89, 35.8, 35.81,35.82, 35.83, 35.84	
	心内膜疾病	424.0, 424.2, 424.3	
	心肌疾病	425.0 ~ 425.4,425.8, 429.1	
	传导障碍	426.0 ~ 427.4	
	心律失常	427.6 ~ 427.9	
	其他	416.1, 416.8, 416.9, 428.0, 429.3, 428.83,433.11, V45.81	
	设备	996.0, 996.1, 996.61, 996.62, V43.3, V45.0, V53.31, V53.32, V53.39, 00.50, 00.51, 00.53, 00.54, 00.55, 00.57, 17.51, 17.52, 37.41, 37.52, 37.53, 37.54, 37.55, 37.6, 37.60, 37.61, 37.63, 37.65, 37.66, 37.67, 37.68, 37.7, 37.71, 37.72, 37.74, 37.76, 37.79, 37.8, 37.80, 37.81, 37.82, 37.83, 37.85, 37.86, 37.87, 37.89, 37.94, 37.95, 37.96, 37.97, 37.98, 39.81, 39.82, 39.83, 39.84, 39.85, 89.46, 89.47, 89.48,89.49	
	移植	996.83, V42.1, V42.2, V43.2, 37.5, 37.51	
呼吸系统	呼吸系统畸形	748.0 ~ 748.9	
	慢性呼吸道疾病	327.25, 416.2, 516.3, 516.31, 518.84, 770.4, V45.76	
	囊性纤维化	277.0	
	其他	30.3, 30.4, 32.4, 32.41, 32.49, 32.5, 32.50,32.59	
	设备	519.0, V44.0, V55.0, V46.0, V46.1, 31.41, 31.74, 33.21, 34.85, 96.55, 97.23	将 31.2、31.21、31.29 从原列表中移除,归入气管造瘘术并发症
	移植	996.84, V42.6, 33.5, 33.50, 33.51, 33.52,33.6	

续表

分类	亚类	ICD-9 编码	作者注释
肾脏和 泌尿系统	先天性畸形	753.0~753.9	
	慢性肾功能衰竭	753.0~753.9	
	其他	V45.73，V45.74，55.5，55.51，55.52，55.53，55.54，56.4，56.41，56.42，56.7，56.71，56.79，57.7，57.71，57.79	
	慢性膀胱疾病	344.61，596.4，596.53，596.54	
	设备	996.68，V44.5，V44.6，V45.1，V53.6，V55.5，V55.6，38.95，39.27，39.42，39.93，39.94，39.95，54.98，55.02，55.03，55.04，55.12，55.93，55.94，55.97，56.5，56.51，56.52，56.6，56.61，56.62，56.72，56.73，56.74，56.75，57.2，57.21，57.22，59.93，59.94，86.07，96.45，96.46，96.47	
	移植	996.81，V42.0，55.6，55.61，55.69	
	先天性畸形	750.3，751.1~751.9	
	慢性肝病和肝硬化	571.4~571.9	
	炎症性肠病	555.0~556.9	
	其他	453.0，557.1，560.2，564.7，V45.3，V45.72，V45.75，25.3，25.4，42.42，43.9，43.91，43.99，45.63，45.8，45.81，45.82，45.83，50.4，52.6，52.7，54.71	
胃肠系统	设备	536.4，V44.1~V44.4，V53.50，V53.51，V53.59，V55.1~V55.4，42.1，42.10，42.11，42.81，44.12，44.3，44.32，44.38，44.39，46.1，46.13，46.2，46.22，46.23，46.3，46.32，46.4，46.40，46.41，46.43，96.24，96.36，97.02	将 43.1、43.11、43.19 从原列表中移除，归入胃造瘘术并发症组
	移植	996.82，996.86，996.87，V42.7，V42.83，V42.84，46.97，50.5，50.51，50.59，52.8，52.80，52.82，52.83，52.84，52.85，52.86	

续表

分类	亚类	ICD-9 编码	作者注释
血液系统或免疫系统	遗传性贫血	282.0~282.6	
	再生障碍性贫血	284	
	遗传性免疫缺陷	279.0~279.9,288.1,288.2,446.1	
	凝血/出血性疾病	286.0,286.3,287.32,287.33,287.39	
	白细胞减少症	288.01,288.02	
	嗜血细胞综合征	288.4	
	结节病	135	
	获得性免疫缺陷综合征	042~044	
	结节性多动脉炎及相关症状	446.0,446.21,446.4~446.7	
	结缔组织弥漫性疾病	710.0,710.1,710.3	
	其他	41.5	
	设备	N/A	
	移植	41.00,41.01,41.02,41.03,41.04,41.05,41.06,41.07,41.08,41.09,41.94	
代谢性疾病	氨基酸代谢	270.0~270.9	
	碳水化合物代谢	271.0~271.9	
	脂质代谢	272.0~272.9	
	储存障碍	277.3,277.5	
	其他	275.0~275.3,277.2,277.6,277.8~277.9	
	内分泌紊乱	243,253.2,253.5,253.6,235.9,255.0,255.13,255.2,06.4,06.52,06.81,07.3,07.64,07.65,07.68,07.69,62.4,62.41,64.5,65.5,65.51,65.53,65.6,65.61,65.63,68.4,68.41,68.49,68.5,68.51,68.59,68.6,68.61,68.69,68.7,68.71,68.79	
	设备	V45.85,V53.91,86.06	
	移植	N/A	
其他先天性或遗传性疾病	染色体异常	758.0~758.9	
	骨和关节畸形	259.4,756.0~756.5	删除737.3因为仅检查脊柱侧凸
	膈和腹壁疾病	553.3,756.6,756.7	
	其他先天性畸形	757.39,759.7~759.9	

续表

分类	亚类	ICD-9 编码	作者注释
恶性肿瘤	肿瘤	140~209，230~239，00.10，99.25	
	设备	N/A	
	移植	996.85，V42.81，V42.82	
早产和 新生儿	胎儿营养不良	764.01，764.02，764.11，764.12，764.21，764.22，764.91，764.92	
	极度不成熟	765.01，765.02，765.11，765.12，765.21~765.23	
	出生时脑出血	767.0	
	出生时脊髓损伤	767.4	
	新生儿窒息	768.5，768.9	
	呼吸系统疾病	770.2，770.7	
	缺血性脑病	768.7	
	其他	771.0，771.1，772.13，772.14，773.3，773.4，774.7，776.5，777.53，778.0，779.7	
未分类 的杂项	设备	996.4，996.66，996.67，996.9，V46.2 81.00，81.01，81.02，81.03，81.04，81.05，81.06，81.07，81.08，81.09，81.30，81.31，81.32，81.33，81.34，81.35，81.36，81.37，81.38，81.39，84.51	
	移植	996.80，996.89，00.91，00.92，00.93	

　　P-CCC：儿童复杂的慢性疾病；ICD-9(International classification of disease，Ninth edition)：国际疾病分类第九版

表 49.2　手术和医疗并发症及相应的 ICD-9-CM 编码

并发症	ICD-9 编码
分流器植入、翻修或探查	02.2，02.32~02.34，02.39，03.7，03.71，03.72，03.79，02.41~02.43
脑膜炎	003.21，036.0，100.81，320.0~320.7，047.9，322.0~322.2，322.9
伤口感染	324.1，478.24，682.1，730.00，730.08，730.20，996.67，998.5，998.51，998.59
硬脑膜的移植并发症	996.2，996.63，996.75
切口裂开	998.31~998.32
医源性脑血管梗死或出血	997.02
出血并发症	998.11~998.12
其他神经外科并发症	349.31，349.39，349.2，997.00997.01，997.09

续表

并发症	ICD-9 编码
肺部并发症/肺炎	003.22, 020.3~020.5, 021.2, 022.1, 039.1, 073.0~073.9, 083.0, 480.0~480.9, 481, 482.0~482.9, 483, 483.0~483.8, 484, 484.1~484.8, 485, 486, 510.0~510.9, 513.0, 518.81~518.85, 997.31~997.39
泌尿系统并发症	584.5~584.9, 997.5
败血症	003.1, 020.2, 022.3, 036.2, 036.42, 038.0~038.9040.82, 449, 421.0~421.9, 422.92, 790.7
心血管并发症	997.1, 410.00~410.92
血栓性并发症	415.11, 415.13, 415.19, 453.40~453.42
胃造瘘术	43.11~43.19
气管造瘘术	31.1~31.29
压疮	707.23~707.24
导管相关性感染	996.64, 999.31~999.32

ICD-9：国际疾病分类-第九版；ICD-9-CM Code：国际疾病分类第九版 Chiari 畸形诊断编码

表 49.3　脑积水、脊髓空洞症、脊柱侧弯及相应的 ICD-9-CM 编码

并发症	ICD-9 编码[a]
脑积水	331.3, 331.4, 742.3
脊髓空洞症	336.0
脊柱侧弯	737.3X

a：编码已修改，基于 Greenber 等算法我们排除了 331.5, 258.01~259.03 和 789.51[29]；在本儿童队列研究中没有这类病例入组

医院特征包括病床大小、教学/研究状况、利润状况、地理位置与医院的间接费用相关，并可能影响总住院费用的特征[34,35]。本研究调查的医院特征包括 KID 数据库中可用的变量、地区、每 1000 调整住院日的注册护士数量和医院类型，这些医院类型分为政府所有、非营利性（nonprofit，NP）成人医院、非营利性私人儿童医院、成人医院中的非营利性儿科病区、投资者所有的私立医院和其他未指明的医院。教学状况、医院规模和医院容量均不包括在分析中，因为它们与医院类型和注册护士数量有着高度的相关性。

五、统计分析

本研究采用地区加权的描述性统计方式，标准误差则根据医保研究和质量机构发布的 2009 年 KID 数据库中分层和聚类的抽样研究进行调整[36]。我们使用简单和多变量广义线性模型（generalized linear models，GLM）来建立成本模型。对数变换是常用的最小二乘回归模型中的一种成本估计方法，但它在重变换代价数据中存在缺陷，可能导致偏差[37,38]。此外，GLM 方法解决了医疗成本数据中的

重尾和偏态问题,并避免了重变换的偏差。GLM 能够指定一个反映均值和方差关系的条件分布和一个链接函数。采用 γ 族和对数链接函数的广义线性模型和构造成本模型[37-40],在单纯 GLM 中,$P>0.2$ 的协变量被排除在多变量 GLM 之外。由于每个住院患者访视都是嵌套在医院内的,因此在最终的成本模型中,采用了对每家医院进行随机影响的多层分析来解释组间相关性(个体住院访视/医院)。在最终的多变量广义线性模型中,检验结果 $P<0.05$ 的协变量被认为与住院费用的增加/减少具有统计学意义。

六、结果

本研究总共纳入 1075 位患者,平均和中位年龄分别为 10.4 岁和 11 岁(四分位距为 5~16 岁),其中 32.9% 为公共保险,61.5% 为私立保险。患者最常在成人医院的儿科病区接受治疗(39.6%),其次是非营利性的私立儿童医院(31.4%)[20](表 49.4)。每 1000 调整住院日的平均注册护士数量为 5.9 人(范围为 0.3~10.8 人,中位数 5.8 人,四分位距 5.1~6.6 人)。Chiari 手术根据收入调整的费用平均为 13 484.7 美元(四分位距为 10 474.6~18 266 美元),平均住院时间为 3.8 天(中位数为 3 天,范围为 1~48 天,四分位距为 3~4 天)。

在单变量分析中(单纯 GLM),年龄、性别、种族、保险类型、患者所在地区的家庭收入中位数水平和区域对总住院费用没有显著影响。医院类型和每 1000 调整住院日的平均注册护士数量与总住院花费显著相关[20](表 49.4)。

表 49.4　住院患者与医院的特征

特征	分类	全国总数	占比(%)	观察对象个数	总花费(中位数,四分间距)	P^b 值
	根据收入调整的总花费	1615		1075	13 484.7(10474.6, 18266.0)	
年龄	0~4	326	20.2	215	13 458.7(10276.1~18598.8)	0.844
	5~9	412	25.5	271	13 350.3(10541.7, 16900.8)	
	10~14	354	21.9	235	13 279.7(10088.6, 18840.2)	
	15~20	525	32.5	354	13 884.2(10712.5, 18149.3)	
性别	男	746	46.4	495	13 539.3(10390.3, 18840.2)	0.243
	女	861	53.6	574	13 458.7(10479.7, 17655.2)	
保险	私人	993	61.5	664	13 501.7(10526.0, 18592.6)	0.811
	公立	531	32.9	350	13 231.0(10070.4, 17682.3)	
	其他	91	5.7	61	11 166.8(14577.2, 16977.6)	
种族	白人	958	59.3	641	13 558.6(10681.0, 17235.1)	0.146
	黑人	92	5.7	62	13 899.4(10681.0, 18385.4)	
	西班牙人	135	8.4	89	14 719.8(10478.4, 21737.3)	
	亚裔和其他	97	6.0	65	13 458.7(9736.7, 16 624.6)	
	未指明的	334	20.7	218	12 960.2(9769.5, 20328.7)	

续表

特征	分类	全国总数	占比(%)	观察对象个数	总花费(中位数,四分间距)	P^b值
家庭收入中位数^c	25%(1~39999)	331	20.5	219	13 260.7(10125.4,17279.7)	0.400
	25%~50%(40000~49999)	419	26.0	279	13 914.7(10663.5,18385.4)	
	50%~75%(50000~65 999)	442	27.4	293	13 224.7(10088.6,18351.8)	
	75%~100%(66000+)	395	24.5	265	13 864.7(10546.2,19193.0)	
	未指明的	28	1.8	19	11 986.3(11096.3,15980.8)	
医院位置	东北部	211	13.0	152	12 701.5(9736.7,16 331.3)	0.152
	中西部	516	31.9	341	14 855.3(11900.7,19243.4)	
	南方	575	35.6	369	12 372.8(9771.0,17 655.2)	
	西部	314	19.4	213	14 022.8(10478.4,19282.9)	
医院类型	政府拥有	142	8.8	99	11 951.9(9427.3,15 794.4)	0.005
	非营利性私人成人医院	148	9.1	104	12 960.23(9591.2,16 935.1)	
	非营利性私人儿童医院	507	31.4	314	15 544.9(11986.3,22278.4)	
	非营利性私人医院的儿科病区	639	39.6	443	12 513.4(9816.3,15 500.5)	
	私人投资医院	22	1.4	15	8551.6(6865.8,16 473.4)	
	未指明的	157	9.7	100	17 682.3(11102.3,27 902.8)	

b:指 $P<0.2$ 的协变量被纳入最终模型中;c:患者家庭收入中位数

最常见的手术和医源性并发症是其他神经外科特异性并发症,包括脑脊液漏、假脊膜突出(38例,3.55%)和肺相关性疾病(11例,1.05%)[20](表49.5)。脑积水(合并症)、手术和医源性并发症与总住院费用显著相关。神经和神经肌肉系统、呼吸系统、胃肠系统、代谢系统、其他先天性遗传病和设备依赖型 P-CCCs 也与总住院费用相关[20](表49.5)

表 49.5 合并症、儿科复杂慢性疾病和并发症

种类		全国总数	占比(%)	观察对象个数	P＊值
合并症	脑积水	72.5	4.49	47	0.002
	脊髓空洞症	410.8	25.43	274	0.404
	脊柱侧弯	190.7	11.81	127	0.856

续表

种类		全国总数	占比(%)	观察对象个数	P＊值
儿科复杂慢性疾病	神经和神经肌肉系统	189.2	11.72	123	0.010
	心血管系统	65.9	4.08	44	0.075
	呼吸系统	21.7	1.34	14	0.004
	泌尿系统	20.7	1.28	14	0.769
	胃肠系统	35.5	2.20	23	<0.001
	血液系统和免疫系统	+	+	+	-
	代谢系统	21.3	1.32	14	<0.001
	其他先天性遗传缺陷	96.2	5.98	64	0.009
	恶性肿瘤	+	+	+	-
	早产和新生儿	+	+	+	-
	其他未分类的疾病	22.1	1.37	15	<0.001
手术并发症	总共	90.4	5.60	61	<0.001
	分流器插入、翻修或探查	18.2	1.13	12	-
	胃造口术	+	+	+	-
	脑膜炎	+	+	+	-
	伤口感染	+	+	+	-
	硬脑膜移植并发症	+	+	+	-
	出血并发症	+	+	+	-
	其他神经外科并发症	58.1	3.55	39	-
医源性并发症	总共	35.9	2.22	24	<0.001
	肺部并发症/肺炎	16.9	1.05	11	-
	泌尿系统并发症	+	+	+	-
	心血管并发症	+	+	+	-
	气管造口	+	+	+	-
	血栓性并发症	+	+	+	-
	导管相关性感染	+	+	+	-

+表示病例数量<10 个;＊表示不同组别医疗成本的变量统计学分析结果。$P<0.2$ 的协变量被纳入最终模型中

通过对多变量广义线性模型的后估计,证明了具有最小赤池信息量准则(Akaike information criterion,AIC)和贝叶斯信息准则(Bayesian information criterion,BIC)的 Gamma 函数是拟合成本模型的首选族函数。改良的 Hosmer 和 Lemeshow 检验证实了模型拟合度较好($P = 0.077$)。多变量广义线性模型的分析表明,患者的平均住院费用为 16 069 美元,患者的人口统计学特征与较高的费用无关,医院相关的因素,例如每 1000 调整住院日的注册护士数量和区域也与住院费用无关;而医院类型则是增加住院费用的一个危险因素。非营利性私立儿童医院与非营利性私立医院的儿科病房相比会增加住院的平均成本($P=0.001$)。Chiari 畸形Ⅰ型手术的住院总费用与医源性并发症($P<0.001$)和手术并发症($P<0.001$)显著相关[20](表49.6)。5 种 P-CCC 类别,神经和神经肌肉系统($P=0.021$),胃肠

系统($P=0.010$)，代谢系统($P=0.022$)，其他先天性遗传疾病($P=0.001$)和设备依赖型疾病($P<0.001$)同样也与更高的住院费用相关。

表 49.6　用于 Chiari 畸形Ⅰ型成本估算的多层多元广义线性模型分析

根据收入调整的总花费		Exp(B)	Exp(B)的95%置信区间		
协变量	类别	Exp(B)	上界	下界	P 值
种族	非西班牙裔白人	Ref			
	非西班牙裔黑人	0.991	0.926	1.061	0.797
	西班牙人	1.034	0.965	1.107	0.345
	亚裔及其他	0.945	0.889	1.005	0.072
	未指明的	0.986	0.899	1.081	0.763
地区	东北部	Ref			
	中西部	1.154	0.979	1.359	0.088
	南方	1.058	0.898	1.247	0.499
	西部	1.137	0.937	1.381	0.193
医院类型	政府拥有	Ref			
	非营利性私人成人医院	1.177	0.991	1.398	0.063
	非营利性私人儿童医院	1.058	0.937	1.194	0.362
	非营利性私人医院的儿科病区	1.320	1.129	1.544	0.001
	私人投资医院	0.836	0.622	1.125	0.237
	未指明的	1.243	1.018	1.519	0.033
每1000调整患者天的全职注册护士		0.992	0.955	1.030	0.676
脑积水	有	1.082	0.946	1.238	0.248
儿科复杂慢性疾病					
	神经和神经肌肉系统	1.004	1.012	1.156	0.021
	心血管系统	1.128	0.891	1.131	0.950
	呼吸系统	1.125	0.929	1.368	0.223
	胃肠系统	1.125	1.028	1.232	0.010
	代谢系统	1.301	1.039	1.630	0.022
	其他先天性遗传疾病	1.193	1.077	1.322	0.001
	其他未分类的疾病	2.281	1.854	2.806	<0.001
手术并发症	有	1.390	1.226	1.576	<0.001
医源性并发症	有	1.847	1.446	2.359	<0.001

在表 49.6 中,Exp(B)指数系数,即经计算的平均成本比率。比如,如果协变量是一致的,出现医疗并发症的患者比没有出现并发症患者的平均医疗成本额外增加 84.7%。

最主要的提高住院费用的因素是设备依赖型 P-CCC,平均增加 20 617 美元(95% 置信区间,13 721~29 026 美元)的单次住院费用。其次是医源性并发症,平均增加 13 632 美元(95% 置信区间,7163~21 845 美元)的住院费用(图 49.1)。

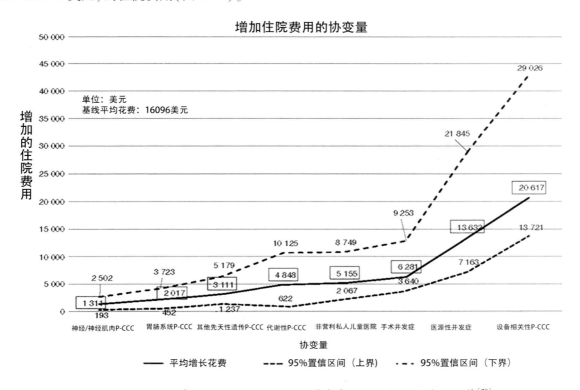

图 49.1　增加住院费用的协变量(P-CCC:儿童复杂慢性疾病;图引自 Lam 等[20])

七、讨论

本研究中我们使用全国最大的含有儿科住院信息的 KID 数据库,以确定与 Chiari 畸形Ⅰ型住院费用增加相关的多个因素,这个大范围的成本分析为 Chiari 畸形Ⅰ型手术构建了基于住院费用的赔付模型。

先前的研究表明,种族和社会经济地位可能是影响儿科手术和小儿脑积水手术护理费用的因素[41,42],然而本研究中我们没有发现这些因素与 Chiari 畸形Ⅰ型的治疗费用相关。在本研究中,私人和公共医保支付者的比例与其他研究中报道的比例相似[29,41],此外,私人医保支付者的比例与支付者的区域分布没有相互影响。

据报道,儿童医院的住院费用较高[27,43],在本研究中我们也确实发现了非营利性私立儿童医院和医院的儿科病区之间的平均成本差异为 5155 美元(95% 置信区间,2067~8749 美元),这些差异体现在不同的医疗领域,如影像学检查、护理质量和其他辅助医疗服务[27,44]。这些高成本的影响超出了本文的探讨范围,但这些可以作为儿科中心中最佳的外科护理标准的参考[45,46]。

与更高的资源集中度类似,我们发现非营利性私立儿童医院相比医院的儿科病区拥有更高的护士/患者的比例,比如非营利性私立儿童医院每 1000 调整住院日的有执照全职护士数量为 0.25 人,全职注册护士为 7.19 人,而儿科病区中相对应的人数分别为 0.14 人和 5.41 人。这一结果可能反映了作为大型转诊中心的指定儿童医院所提供的护理和医疗人员具有较高的复杂性[47],同样的,儿童医院作为三级转诊中心,需要为更复杂的病例提供更高水平的医疗服务。举例来说,非营利性私立医院的儿科病区中 0.68% 的患者为转诊患者,而儿童医院中 5.73% 的患者为转诊患者。此外,儿童医院中 6.69% 的患者有两种或更多复杂的慢性疾病,而在医院的儿科病区中这种患者比例只有 5.72%。但除此以外,拥有复杂慢性儿科疾病的患者比例两者之间没有统计学差异。

P-CCC 和并发症是住院费用增加的主要原因,与没有 P-CCC 的患儿相比,合并神经及神经肌肉系统、胃肠系统、代谢系统、先天性遗传缺陷和设备相关的 P-CCC 的患儿拥有更高的住院费用(分别增加了 0.4%、12.5%、30.1%、19.3% 和 128.1%),因为这些患儿会使用更多的医疗资源[48]。与此同时,合并医源性并发症和手术并发症的患者与没有并发症的患者相比也会导致更高的住院费用(见表 49.6)[20]。

本研究的结果可能有助于为 Chiari 畸形Ⅰ型手术的捆绑支付或分期付款模式建立风险调整的模型,医生需要对每种疾病和手术拥有详尽的了解,因为对单一风险进行调整的方法可能无法阐明所有手术和专业的细微差别。未来的研究可以建立在这个模型的基础上,因为该模型仍需要更多的数据来更准确地预测手术或医疗费用。

综上所述,该案例提供了一个针对特定疾病、手术和患者人群建立成本模型的示例,同时在建模中考虑到患者水平、医院水平和较大的社会经济因素。

本研究的局限性来源于 KID 数据库的固有限制。在这个全国性住院数据库中,临床数据的细腻度是有限的,而且同其他全国性行政索赔研究一样,它不可能通过回顾性的方式独立验证诊断和诊疗过程。幸运的是,Ladner 等已经通过大型数据库发表了一项优秀的 Chiari 畸形Ⅰ型手术识别验证研究,而我们在本研究中采用了该标准[22]。并不是所有疾病处理流程和手术经历这种类型的验证。此外,临床相关的细节不能在这种类型的研究设计中被检验,如根据行政索赔数据无法知道手术的临床适应证,具体的临床结果无法在这项研究中进行纳入或测量。需要进一步的研究来检查临床结果、再次入院、再次手术和其他与预后相关的信息。特别是在 Chiari 畸形Ⅰ型的手术中,手术和临床处理的细节一直是争论的话题,不同处理方式带来的临床结果并不明确。因此,关注多中心临床研究,如 ParkReeves 脊髓空洞症研究协会,以提供进一步的临床资料是很重要的。手术方案(如是否进行硬脑膜重建的减压手术)是否会影响预后、住院天数及其相关成本,这仍然有待研究[19]。

虽然医院病床分配是成本中重要的考虑因素,但由于 KID 数据库的限制,我们无法确定或分辨每个地点(重症监护室与病房)的总住院天数。CCRs 提供了将花费转换为成本的方式,但这并不反映实际的成本数据。这项研究中,在成本估算中使用的 CCR 对结果没有显著影响,只有一小部分对象没有特定的 CCRs,因而使用加权得到 CCRs(45 例,占整个研究的 4%),这些数据是通过 HCUP 提供的方法从该州的同龄群体中计算出来的。在这种情况下,加权的 CCRs 可能无法考虑到成本的地域差异。通过对调整的工资指数进行成本估算的分析,我们发现地域因素并没有导致住院成本的增加。

儿科亚专科手术的成本模型还处于起步阶段,KID 数据库还未达到可以建立预测模型所需的详细程度。未来需要对更多的数据库进行研究,才能使预测成本模型更容易使用。

当我们进一步了解亚专科手术的风险调整时,对于捆绑定价的了解可能会有更多潜在的应用。因此,随着 ICD-10 的出现及其更细节的描述,该成本模型可能会有更大的潜力。在未来,ICD-10 编码 G93.5(Chiari 畸形Ⅰ型)特异性的提高可能会提高数据库查询的准确性,方便进一步评估与治疗相关的医疗事件。

当然,还有许多其他方法来估算成本,包括从医院的角度或患者的角度。这个描述性研究是一种使用行政索赔数据库来建立特定疾病、特定手术和特定患者群体的基本模型,从保险支付人的角度估算成本的方法。从目前的研究来看,确定增加成本的因素中可变的风险和不可变的风险是一项艰巨的任务,在不久的将来还需要做更多的研究。此外,这些研究只是补充,而不能取代正在进行的临床研究,以确保将最高质量的医疗应用于儿科患者。

第三节　结　论

本章重点以 Chiari 畸形Ⅰ型手术为例介绍了成本研究的背景和重要性,我们使用一个描述性的研究来说明研究的设计与如何从数据库中进行建模。在这项研究中,我们确定了 Chiari 畸形Ⅰ型手术住院费用增加的因素,包括在非营利性私立儿童医院进行治疗、复杂的慢性疾病和围手术期并发症。

这一描述性研究可以为诸如捆绑支付或预期支付系统等金融风险模型的建立提供信息,这些信息可能在未来的儿童保险支付政策中得到应用。本研究发现了与医院费用增加相关的特定风险因素,有些风险因素是可以改变的,但有些则不能,因此外科医生、医疗保健提供者和政策制订者需要注意这些信息。Chiari 畸形Ⅰ型手术成本模型的进一步发展将有助于指导补偿结构,如 90 天捆绑付款(例如医疗保险和医疗补助中心提出的某些 BPCI 模型)。对控制医疗成本和改进医疗质量的关注可以着重于医疗保健的成本和价值交付的平衡。

第五十章　Chiari 畸形 I 型的多学科临床治疗模式

Leon S. Dure，W. Jerry Oakes，Curtis J. Rozzelle，Anastasia Arynchyna，Katherine Barnes

第一节　引　言

Chiari 畸形常有影像学诊断,却没有明确的临床相关症状[1, 2]。虽然某些客观的发现,如共济失调或颅神经损伤,可能是可定位的,且符合 Chiari 畸形 I 型(CM I)诊断的临床症状,但这些特征并不能同其他颅后窝病变区别开来[3]。因此,医生常常需要综合患者临床症状和影像学证据做出诊断。虽然有大量典型、非典型的 CM I 相关的文献供临床医生参考,然而,随着 CT 和 MRI 的普及,结合此前报道的 CM I 发病率,可以肯定的是,转诊到专科的患者将包括症状、体征与影像学诊断并无关联的 CM I 患者。

考虑到症状性 CM I 通常涉及手术治疗,大部分患者需转诊到神经外科去治疗。这些转诊的患者可能来自神经科医生、儿科医生、内科医生、家庭医生或其他医疗保健提供者,他们获得了具有诊断意义的患者的磁共振图像,得到了患者存在 CM I 的影像学报告。有趣的是,在我们的研究所,症状性 CM I 的发生率远低于转诊患者的一半。这说明为这些患者提供有效和适当的诊疗,不仅要判断患者是否符合 CM I 的典型症状,同时还要处理患者伴随的其他症状。我们的机构——亚阿拉巴马大学伯明翰分校(University of Alabama at Birmingham, UAB)在儿童 CM I 的外科治疗领域有着杰出的神经外科专业知识,这种情况已经在我们的机构中得到了明显的体现[4]。由于需要处理可能与 CM I 无关的症状,UAB 的儿科神经学科的成员之一,在 2010 年开始研究一种多学科方法来处理 CM I 患者转诊。此外,该临床诊疗方案将为 CM I 患者的典型性临床表现、伴随症状特点以及疾病结果收集资料并提供数据来源。本章节对这方面的临床经验做了一个总结。

第二节　方　法

亚阿拉巴马儿童医院(Children's Hospital of Alabama, COA)是一个独立的三级护理机构,不仅服务于亚阿拉巴马州,还为毗邻的乔治亚州、佛罗里达州、密西西比州和田纳西州提供医疗服务。该地区儿童的亚专科儿科护理主要由 COA 的医生提供,特别是神经外科的诊疗服务。

自 1989 年以来,COA 在具有丰富专业知识的神经外科医师 JO(本章合著者)的指导下,专门设立了专注于 CM I 诊断和治疗的神经外科科室。儿童患者在影像学诊断为 CM I 后,被转诊到该科室。从 2010 年 1 月开始,转诊到该科室的儿童被纳入多学科诊疗模式,其中包括神经外科医生 JO、CR(合著作者)和神经学家 LD(合著作者)。只有经过影像学(CT 或 MRI)确认或排除 CM I 后,才会将患者纳入治疗并作进一步评估。

每个儿童都进行了全面的病史和体格检查,同时复查了影像学检查。初步评估的主要目标是:①影像学证据是否支持 CM I 的诊断;②主要症状或表现症状是否由 CM I 所导致。在符合这些标准的情况下,进行神经外科护理和管理计划,通常包括监护建议或少数情况下提供外科手术干预。然而,对不符合这些标准的患者,为了确定患者主诉的其他可能的病因,我们会进行神经学会诊,并给予适当的护理和管理建议。

第三节　结　果

数据收集 2010 年 1 月—2016 年 12 月的 350 例患者,患者统计信息详见表 50.1。在分组中,男性占53%,女性占 47%。85%的患者为白色人种,14%的患者为非洲裔美国人。患者的平均年龄为 10.1 岁,年龄范围从 9 个月至 23 岁。就年龄分布而言,年龄介于 0~4 岁的患者占 15%(54 人),5~8 岁的患者占25%(89 人),9~12 岁的患者占 21%(75 人),13~17 岁的患者占 38%(132 人)。

表 50.1　患者统计学信息(n =350)

项目一	项目二	人数(比例)
性别	男性	187(53%)
	女性	163(47%)
种族	白种人	297(85%)
	非洲裔美国人	49(14%)
	拉美裔	3(0.8%)
	其它	1(0.2%)
年龄	平均年龄	10.1 岁(±4.75 岁)
	分组范围	0~23 岁
	0~4 岁	54(15.4%)
	5~8 岁	89(25.4%)
	9~12 岁	75(21.4%)
	>13 岁	132(37.7%)

所有患者均进行了头部 MRI 检查,重新回顾了这些研究,并测量了小脑扁桃体下疝程度。350 例患者中有 69 例患者数据丢失或曾接受过手术减压。余下的 281 例中,有 71 例(25%)患者小脑扁桃体突出≤5.0mm,未表现出与 CM I 相一致的结果。其他 210 例存在 CM I 的病例中,有 131 例(62%)小脑扁桃体突出程度为 6.0~10mm,诊断为轻度或中度下疝。剩下的 79 例(38%)患者小脑扁桃体突出>10mm,诊断为显著下疝。25 例(12%)CM I 患者发现合并有颈髓空洞。

整个研究人群中其临床表现多种多样,但以头痛为主要症状,其中 183 例(51%)患者进行 MRI 检查的主要原因系头痛,其他原因包括颈部疼痛、内分泌学评价、头部创伤和脑震荡评估以及头颈部肌肉骨骼疼痛。有影像学证据和没有影像学证据的两组 CM I 患儿行 MRI 检查的适应证十分相似。表

50.2 详细说明了所报告的影像学检查的适应证。

表 50.2　行 MRI 检查的适应证

症状	非影像学确诊的 Chiari 畸形(n=71)	影像学确诊的 Chiari 畸形(n=279)
头痛	32(45%)	151(54%)
内分泌学评价	6(8%)	23(8%)
头部外伤/脑震荡	7(10%)	18(6%)
骨骼肌/颈部疼痛	7(10%)	14(5%)
其他	19(27%)	73(26%)

在对 MRI 结果、临床病史和神经系统检查进行回顾后,神经外科医生和神经内科医生为每个儿童制订护理计划。总体而言,281 例患者中,有 171 例(61%)患者推荐进行神经外科长期跟踪随访,而仅有 11 例(4%)患者推荐神经内科随访。针对 71 例 MRI 表现没达到 CM Ⅰ 诊断标准的患者,神经内科医生和神经外科医生联合制订了与患者临床病史相一致的方案。如果患者有神经系统疾病,神经科医生将承担所有的医疗管理责任。

在进行影像学检查的 281 例患者中,通过对患者影像、临床病史和体格检查彼此间的相关性分析,来确定其症状是否与 CM Ⅰ 有关。247 例(88%)患者症状体征的诊断价值不亚于影像学证据。该组患者的主诉统计见表 50.3。头痛是最常见的主诉,还有些病例被诊断为紧张性头痛或偏头痛。鲜有患儿表现出特征性的症状,如与 Valsalva 动作、咳嗽或运动相关的头痛,且没有表现出与 CM Ⅰ 相关的异常表现。表现出头痛症状的患儿表示其症状对日常生活影响并未产生较大影响。另一个最常见的情况是,在遗传学或内分泌学评估过程中,通过影像学检查偶然检出 CM Ⅰ。在管理上,这些患儿被转回到他们的主治医生那里继续观察,或者转到他们的亚专科医生那里进行治疗。总体而言,61%的门诊患儿建议神经外科随访,并定期通过影像学检查来追踪病情进展。

表 50.3　247 名CM Ⅰ患者的主诉、影像学诊断、未表现出相关神经系统症状

主诉	数量及占比
头痛	134(54%)
内分泌/遗传学(疾病)	23(9%)
骨骼肌/创伤	23(9%)
癫痫	16(6%)
其他(如打鼾、震颤、其他疼痛、眼球震颤)	51(22%)

最后一组 34 名患儿,其影像学诊断与临床病史或体格检查结果与 CM Ⅰ 诊断相一致。大多患儿神经系统检查问题不显著。该组 34 例有症状的 CM Ⅰ 患儿中有 25 例曾接受减压手术治疗。换言之,在这段时间内所有有影像学随访证据的门诊患者中,有 12%患者被认为具有手术指征。手术组的患者临床特征包括:10 例(40%)患者有咳嗽后头痛,14 例(50%)患者有脊髓空洞症,6 例(24%)有睡眠异常,4 例(16%)有头颈疼痛。基于患者整体的临床表型,包括对症状体征严重程度的评估来决定是否建议其手术治疗。值得注意的是,该组中一名患儿在被雷击后接受了 MRI 检查,临床上无症状,但 X 射线检查结果显示较大的 CM Ⅰ 和脊髓空洞,由于该患者空洞过大,我们为该患者进行了减压手术治疗[5]。

第四节　讨　论

在本报告中,我们总结了具有专业评估和治疗 CM I 能力的三级医疗机构在多学科模式下收治转诊患者的管理经验,研究结果在多个层面上都值得注意。在临床收集的 281 例连续患者的影像资料中,只有 25% 的患者的影像学证据显示与 CM I 无关。而临床实践中将影像学证据作为对所有拟诊为 CM I 患者的评估方法,很显然,这种做法与有关机构的诊疗准则并不一致[1]。本研究的局限性在于未收集官方开具的影像学报告资料,考虑到影像学图像被错误分析或指南被保守地应用的可能性,因此我们无法得出确切的结论。然而医生按照影像学报告中分析的结果并将其应用到临床诊断中,这反映了他们对 CM I 畸形诊断标准及临床症状认识的不足。

虽然有大量的文献报道了 MRI 筛查的阳性率[6, 7],但随后通常由专科医生完成进一步的评估,他们必须确定影像学异常与临床表型之间是否相关。在本次研究中,1/4 的病例是在没有影像学异常的情况下确诊的,因此,放射科医生和临床医生需要有良好的互动,或提高对影像学证据的临床意义的认识。我们的实践中有一个更显著突出的问题,即在我们的研究中,50% 的研究病例因头痛而接受了 MRI 检查。在治疗儿童头痛方面,各种研究表明,尽管疾病筛出的阳性率(包括 CM I)接近 20%,但影像学的临床应用价值很低[8, 9]。因此,我们可以认为,过度使用神经影像,再加上对影像结果的误读,导致了不适当转诊到我们诊所的高发生率。因此,我们认为,影像手段的过度使用以及影像结果的错误分析是导致我们科室不恰当转诊患者数量居高不下的问题所在。本次的研究发现对医疗实践模式和医疗资源整合有重要意义,指出了一个值得进一步研究的重要问题。

研究的另一个分析结果显示,在对通过影像学诊断的 210 例 CM I 患者进行评估时,超过 80% 的患者并未表现出与 CM I 一致的症状。与大量的 CM I 相关研究结果一致[2, 10],该结论进一步强调了转诊医生需要更好地了解 CM I 的临床特征。另外,研究结果建议,专门从事 CM I 评估和管理的诊所医生至少应该能够获得适当医疗资源用于关注患者的其他诊断。

在我们诊所,我们选择结合神经内科学专业知识来协助管理转诊的 CM I 患儿。我们提供的护理方案是成功的,所有患儿都得到对症治疗。儿童疾病的多学科治疗模式已成功应用于多种疾病,包括镰状红细胞贫血[11]、家族遗传病[12]和糖尿病[13, 14],并获得了显著的临床效果。此外,研究还表明,多学科治疗模式更有利于控制整体医疗成本[13,15],同时也为进一步创新和研究打下基础。另一方面,不同于其他复杂的医疗模式,我们的经验可以形象地描述为"大面积撒网",转诊到专门治疗 CM I 的神经外科门诊的患者中大约有 25% 没有 CM I 的诊断证据。因此,另一个计划实施的策略是制订一个筛查过程,在申请转诊前对患者影像特点进行评估。这使得医疗资源得到更适当的利用,但也要求首诊医生具有更高的医疗水平。

第五节　总　结

综上所述,我们报告了应用多学科方法治疗儿童 CM I 的经验。虽然从患者纳入和治疗的角度来看是成功的,但研究结果表明,在对患儿影像学检查的应用和解释方面仍存在诸多问题。预期我们的结论将有助于为其他类似的研究提供资料。

第五十一章 Chiari 畸形：患者诊疗指南

Nadine Bradley, E. Haley Vance

第一节 引 言

本章的目的是为患者及其家属提供有关诊断和治疗 Chiari 畸形的医学知识，并不作为医疗建议。有关 Chiari 畸形诊断的具体问题应咨询专科医师。

第二节 脑和脊柱的解剖

如果你想对自己或家人罹患的 Chiari 畸形有所了解，那么首先了解脑和脊柱的基本解剖结构是非常重要的。脑由以下三个主要部分组成：大脑、小脑和脑干（图 51.1）。大脑占据了人脑的大部，负责听觉、视觉、语言、情感、运动和感觉等高级功能。小脑位于大脑的后部，是脑内第二大器官，负责平衡、协调和运动。脑干是大脑连接脊髓的部分，控制着呼吸、吞咽和心率等对生命至关重要的生理功能。脊柱由小的椎骨组成，牢固且灵活。脊髓则位于椎骨围成的椎管内。

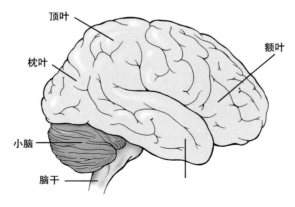

顶叶

枕叶

额叶

小脑

脑干

图 51.1 脑的主要结构示意图

第三节 什么是 Chiari 畸形

Chiari 畸形（图 51.2）是指小脑扁桃体向下延伸，经枕骨大孔突入颈椎管的一种先天性发育异常。当小脑扁桃体（即小脑的底部，即 Chiari 畸形 I 型）向下疝入椎管内，它会干扰脑脊液循环并导致其在脊髓的异常集聚,这便形成了脊髓空洞症(图 51.2)。

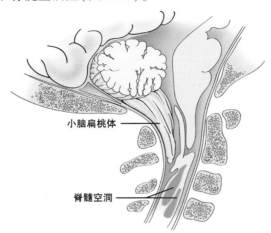

小脑扁桃体

脊髓空洞

图 51.2　Chiari 畸形合并脊髓空洞症示意图

要确诊为 Chiari 畸形Ⅰ型,小脑扁桃体必须向下延伸突入椎管至少 5.0mm,通常人们认为这是一种先天畸形。然而,一些颅内高压或颅内肿瘤的患者小脑扁桃体也可病理性下降至椎管内,往往多个家庭成员可能被诊断为 Chiari 畸形。

Chiari 畸形可分为以下几种类型:①0 型:轻微的小脑扁桃体下疝合并脊髓空洞症,这类患者往往术后才明确诊断;②Ⅰ型:该类畸形最常见,小脑扁桃体疝出枕骨大孔,突入椎管>5.0mm,伴或不伴脊髓空洞症;③Ⅱ型:本型仅见于脊柱裂患者(先天性脊髓脊膜膨出,背部液囊内含/不含脊髓组织),小脑和脑干疝入椎管,伴或不伴脊髓空洞症;④Ⅲ型:罕见且最严重的分型,明显的小脑、脑干发育不良,在颅后形成囊性结构,但不疝入椎管内。

一、症状和体征

Chiari 畸形的症状因年龄和畸形类型而异。患者最常见的症状是头痛,且多位于颅底/颈部区域,通常由咳嗽、打喷嚏、紧张或运动等活动引起,不会持续很长时间。头痛症状急,并在去除诱因后很快缓解。其他症状还包括重度打鼾、声音嘶哑、吞咽困难、呼吸困难、眼球震颤、肌力减退和四肢麻木或刺痛感。其他潜在症状还有很多。

当患者存在脊柱异常弯曲(称为脊柱侧弯)时,也可能诊断为 Chiari 畸形。这是因为该类患者的脊柱侧弯通常是由潜在的脊髓空洞症诱发,而后者多合并 Chiari 畸形。当 Chiari 畸形或脊髓空洞症得到手术治疗,多数病情较轻的早期脊柱侧弯患者状况可以得到改善。

二、诊断

头颈部 MRI 是 Chiari 畸形最佳的诊断方法。要诊断为 Chiari 畸形Ⅰ型,小脑扁桃体须突入椎管内至少 5.0mm,单一的 CT 不能可靠地诊断 Chiari 畸形。患者筛查其他疾病的时候,偶尔也会发现 Chiari 畸形。一旦诊断为 Chiari 畸形,神经外科医生将对患者进行评估,必要时会进行额外的辅助检查来协助诊断和治疗。这些检查包括颈部 X 射线检查、全脊柱 MRI 检查、吞咽功能检查和睡眠情况评估,全脊柱 MRI 可以让神经外科医生评估脊髓是否存在空洞。吞咽功能和睡眠情况有助于评估患者脑干功能。

三、治疗方案

并非所有 Chiari 畸形患者都需要手术。事实上,大多数通过 X 射线诊断的 Chiari 畸形患儿并没有表现出相应的临床症状。如果患者没有表现任何与 Chiari 畸形相关的症状,神经外科医生会建议患者定期随访,以监测病情的进展。如果患者的症状与 Chiari 畸形无关,他们可能会被转诊到神经内科医生那里进行对症治疗。

如果神经外科医生确定患者症状正在恶化或影响日常生活,患者会被推荐手术治疗。如果患者 Chiari 畸形合并较大的脊髓空洞症,同样会被建议手术治疗。

第四节 手术治疗

后颅窝减压术有风险,应谨慎使用该术式。其目的是在颅底为小脑疝出部位腾出更多的空间,并恢复脑脊液的正常流动。

手术团队由一名神经外科医生、一名麻醉师和手术室工作人员组成。患者进入手术室后,麻醉师会使用药物将其麻醉。然后,神经外科医生将协助患者面部朝下趴在手术台上,并将头部固定在医用头架中。颅底到颈部上部为手术区域,清洗后剪去毛发。神经外科医生首先在皮肤上切开一个切口,然后撑开肌肉和其他软组织,暴露头骨和上颈部,随后去除一部分头骨(图 51.3)。根据 Chiari 畸形的严重程度,可能需要去除上段颈椎部分骨质。术中可能会切开硬脑膜,也可能不会。如果硬脑膜被切开,那么就需要在切开处进行修补,以充分减压。整个手术过程往往需要数个小时。

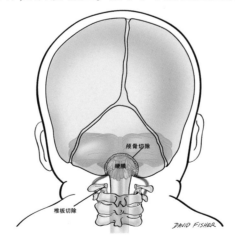

图 51.3 后颅窝减压术中被切除的部分颅骨和上段脊柱

一、术后

术后,患者被安置在重症监护病房,并接受密切监测,以防发生术后并发症。如果状态平稳,患者将被转移到普通病房(通常在手术楼层)。术后患者多感颈部疼痛和僵硬,偶尔会有恶心呕吐,但多在两天后消失。术后通常住院观察 2~4 天。

二、并发症

手术并发症风险很低,可能出现的并发症包括:①出血。②感染:可以在切口外部(表面)或切口深处,如果是浅表感染,神经外科医生一般选用口服抗生素治疗,如果感染严重,患者可能需要重新回到手术室清洗切口并重新缝合。此外,一般还需要静脉注射抗生素 10~14 天。③脑脊液漏:只有当术中切开硬脑膜时才可能会发生,这会增加患者感染脑膜炎的风险。如果发生脑脊液漏,神经外科医生需要对切口深层进行缝合,如果脑脊液继续漏出,则需要进一步手术治疗。④切口下积液:切口术后渗出液可以在皮肤下积聚而不会从切口漏出,也称假性脑膜膨出,根据液体聚集的多少和持续时间选择合适的治疗方式,如果液体在几天内继续增加,患者可能需要进一步手术治疗。

三、后期住院治疗

外科医生通常会在切口部位敷上敷料并定期换药。之后,每天用普通肥皂和新鲜自来水清洗切口部位。清洗切口要轻柔,避免用指甲刮擦切口。除非有外科医生的指示,否则不要在患处涂抹乳液或乳霜。术后第一周避免将切口浸入水中。

术后患者可能会感到疲劳及创口区域不适,疼痛一般可以用非处方止痛药来缓解,术后不适会在几天到几周内逐渐好转。当患者感觉自己已经恢复正常时,可以恢复正常活动。恢复时间因人而异,但通常在几周之内,患者应尽量避免对手术部位造成创伤。对于儿科患者来说,建议 3 个月内不参加任何体育运动。

需要及时联系医生的情况有以下几种:①发烧:38.6℃(101.5℉)或更高,持续或药物治疗未缓解;②切口部位渗出:血性渗出液,白色脓性渗出液,或状如脑脊液的清亮液体;③头痛:频次增多或程度加重,且非处方药物无法缓解、持续恶心或呕吐、四肢感觉异常、更严重的疼痛、伤口处有渗出。

术后 1~3 周内,让神经外科医生再次检查伤口,拆除缝线,对症状缓解情况进行评估,讨论是否能够重返校园或工作岗位,并制订远期随访计划,本次随访不需要行 MRI 检查。如果患者术前有空洞存在,则应在术后 3~6 个月待患者康复一段时间后行 MRI 检查。

第五十二章　结　论

R. Shane Tubbs，Mehmet Turgut，W. Jerry Oakes

至此，读者已经学习了关于 Chiari 畸形的许多知识，包括了这类疾病可以被证明的每个方面。目前看来，我们对 Chiari 畸形认识有限，但我们确信在本书出版之后还会有新的内容出现。正如引言中所描述的，我们介绍了一部分不是由颅颈交界区脑脊液平衡问题引起的脊髓空洞症，这样介绍是因为两者在临床上联系紧密。

因为许多有关胚胎学和解剖学的背景资料都已经被详细地论述，所以在此基础上，我们对该疾病发生的基本理解得以建立。即使粗略地看一下胚胎学的章节，读者也会对我们理解这个疾病早期发展的程度留下深刻印象。据我们所知，没有其他相关文献可以与之相当。

Dr. Heiss 为我们讲解了人类发生 Chiari 畸形这类疾病的流行病学，这个疾病的调查研究刚刚开始不久。但正如指出的那样，详细介绍遗传学只是为了强调我们对该疾病早期的理解。

我们的两个病理学章节中叙述了有关 Chiari 畸形Ⅱ型（CMⅡ）的大量信息，但病理学对我们理解 Chiari 畸形Ⅰ型（CMⅠ）起到的作用很小。通过调查 CMⅠ与其他疾病的关联，我们可能会获得有助于遗传分析以及疾病病理生理学的理解。并且，许多疾病最终的共同结局是导致小脑下疝。

我们的兽医学同事 Dr. Marino 提供了非常有趣的章节。通过临床观察，特别令人感兴趣的发现是，在某些犬类中 CMⅠ和脊髓空洞症是普遍存在的。因此，我们想知道是否有可能通过在兽医界的随机化治疗方案来评估与人类手术减压相关的许多技术问题。据我们了解，没有哪个外科领域具有如此浓郁的探索氛围。

Dr. Barkovich 及其同事回顾了此类疾病的放射学诊断过程中获得的大量信息。他们郑重强调，小脑扁桃体疝入枕骨大孔并不是一个真正的先天性异常，而只是对其他力量的反应。如果在小脑扁桃体完全发育之前，胎儿的颅内和椎管腔内存在压力差，那么小脑蚓部和脑干会向尾部移动。如果这种压力差发生在发育的晚期，小脑扁桃体已经形成，那么小脑扁桃体就会移位。造成这种移位的原因可能是颅内压（ICP）升高（脑积水、脑瘤等）或颅骨发育不全（生长激素缺乏、某些形式的颅骨异常等），也可能是椎管内压力的异常降低，而此类情况常见于由先天（脊髓脊膜膨出）或者后天（例如腰椎-腹腔分流）因素引起的脊髓脑脊液漏或异常引流。

Dr. Iskandar 进一步探讨了这些问题和其中的关系，他们研究了 CMⅠ患者的病理生理学和脑脊液流动特征，他们发现这个领域将来还有许多东西需要研究，并且脑脊液流体动力学研究是有趣的，但对做出临床决策的帮助极其有限。

Dr. Menezes 关于颅颈交界区畸形的研究这一章，读者粗略阅读就能发现这来自一名颅颈交界区畸形专家的丰富经验，把数千名患者的经验压缩到简短的一个章节中是十分困难的，但是我们相信它已经取得了成功。

如前所述，我们特别增加了与小脑扁桃体下疝无关的脊髓空洞症这一章节，用以帮助读者了解与由 CM Ⅰ 合并脊髓空洞症所引起相似症状和体征的患者。此外，我们特别要求 Dr. Klekamp 为我们解释了引起脊髓空洞症的蛛网膜下腔网络。这在影像学上很难检测到，所以现在才被认为是另一种"特发性"脊髓空洞症的原因。他的第二章致力于为持续存在临床症状的成人进行二次手术。这一章节中对这样一群困难患者的剖析是非常值得阅读的，并且我们都可以从他的经验中获益。

脊柱侧弯合并 CM Ⅰ 在一个单独的章节进行论述，因为这个问题在临床上是非常重要的。Dr. Brockmeyer 除了更加传统的信息，还提到了发生在不合并脊髓空洞症 CM Ⅰ 患者的脊柱侧弯，非常值得将来进一步关注这一亚组的患者情况。

在所有章节中，对 CM Ⅰ 和 CM Ⅱ 的自然史的讨论是非常重要的，应该被包含在每一个单独的章节里。在无法预知没有干预会发生什么的情况下，医生该如何建议患者进行或不进行手术治疗呢？阅读本章节可以明显看出，随着 MRI 的普及，大量患者向神经外科医生表达了他们的恐惧和对未来的担忧。本章节和我们在多学科 Chiari 诊所的经验描述都在很大程度上解释了无症状患者的手术是可以避免的，因为许多人在长期随访中都没有症状。

最后，我们总结了两个不适用于 Chiari 原始分类的新类型。文章重点指出，所描述的 Chiari 畸形 0 型仅见于存在脊髓大空洞时，该脊髓空洞在后颅窝减压术后得以解决。被称为 Chiari 畸形 1.5 型的混合型，该型具备无神经管畸形的小脑扁桃体下移的 CM Ⅰ 和典型脑干下移的 CM Ⅱ 的各个方面的特征，这类患者的治疗和预后将会面临更大的挑战。

两名经验丰富的临床医生总结并介绍了儿童和成人 CM Ⅰ 患者的临床表现。他们对这组患者临床表现的解读，对经验有限的读者甚至是经验丰富的专家都是非常有帮助的。

非常规的其他临床表现被分为两部分：有客观依据的部分和没有客观依据的部分。大量的证据显示，肌痛和任何形式的小脑下疝没有任何关系。关于"非常规"陈述的章节是最吸引人的，在患者身上有许多独特的表现，使得他们的初级保健医生很难按照诊断标准进行识别。很多时候，这个表现的唯一作用就是表明症状局限于脑干的髓质区域。另一方面，MRI 实用性已经使许多相关医生和神经外科医生对此类患者的独特发现和复杂症状的研究感到惊讶。并且，CM Ⅰ 患者的这一方面是最有趣，也是寻找其他异常情况的强烈动力。最后，如何在解释患者局限于髓质的罕见症状和试图通过手术治愈所有头痛患者之间取得平衡是一个难点。

更加困难的一个方面是论述脑积水和假性脑瘤与小脑下疝的关系。我们相信这次论述的内容不是这方面的最终结论，但是作者总结了我们目前的知识见解。

Dr. Blount 论述了儿童 CM Ⅱ 患者的临床表现，他强调 ICP 升高作为大多数患者的一个共同的决定因素是有待商榷的。所以在考虑任何后颅窝减压术之前都必须进行脑脊液分流手术的评估，尤其是婴儿期的紧急手术时值得再次强调。

Dr. Heiss 根据他在美国国立卫生研究院的丰富经验总结了成人 CM Ⅰ 患者的治疗方案，忠告临床医生在接诊自己的患者时，谨记这些丰富的手术经验。

关于小儿 Chiari 减压手术技术应用的两个章节虽然没有探讨有用的选项，仅简单地引导读者，同时尝试提醒神经外科医生潜在的陷阱以及如何避免它们。只要不止一位神经外科医生正在做这些手术，他们就会继续探索无数的手术选择。

在各种可用的技术中，最为激烈的争议是关于打开或不打开硬脑膜。Dr. Hankinson 充分总结已知信息，公允地概述了每种技术的优缺点。

因为没有关于并发症和效果的部分，以手术为主题的章节就不完整。所以这两个部分内容都由经验丰富的专家详细介绍。

本文包括了由两位经验丰富的护士撰写的一篇简短外行评论,是关于作为一个正在接受 CM Ⅰ 或 CM Ⅱ 手术的患者应该做些什么的内容。我们试图使用绝大多数公众都能理解的语言,在患者或家长的一般知识水平层次宣传这一部分章节,我们希望可以与潜在的手术患者及其家属共享这一部分。

总而言之,在过去的 40 年里,我们对这类临床疾病的了解取得了令人印象深刻的进步。我们已经从认为 CM Ⅰ 和脊髓空洞症是退行性疾病的层次上升到对此类疾病的病理生理学有了基本的认识,这也使外科手术干预总体上具有更好的效果。本文也陈述了许多例外情况,由于医源性的蛛网膜下腔出血和小脑扁桃体内侧软脑膜的手术创伤,导致脑脊液从第四脑室流出的情况变得更糟,使得此类患者有无法解决的顽固性头痛。一些患者具有腹侧压迫和颅颈交界区微小移位的复杂问题,此类患者甚至使经验丰富的神经外科医生也感到棘手。然而,很少有疾病在相当短的时间内如此进展。

本书第二版的编辑们在此感谢那些为 Chiari 畸形的研究贡献了知识的专家。我们确信,读者将会从每一个章节中受益。